Einführung in die Nephrologie und Nierenersatzverfahren

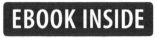

Die Zugangsinformationen zum eBook inside finden Sie
am Ende des Buchs.

Matthias Klingele
Doreen Brodmann
Hrsg.

Einführung in die Nephrologie und Nierenersatz- verfahren

Für Pflegende, Medizinstudenten und Assistenzärzte

Mit 62 Abbildungen

Unter Mitarbeit von
Manfred Breit

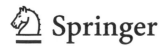 Springer

Herausgeber
Matthias Klingele
Nephrologie Bad Homburg
Hochtaunus-Kliniken gGmbH
Bad Homburg
Deutschland

Doreen Brodmann
Spital Wallis – Spitalzentrum Oberwallis
Visp
Schweiz

ISBN 978-3-662-54582-9   ISBN 978-3-662-54583-6   (eBook)
DOI 10.1007/978-3-662-54583-6

Die Deutsche Nationalbibliothek verzeichnet diese Publikation in der Deutschen Nationalbibliografie;
detaillierte bibliografische Daten sind im Internet über http://dnb.d-nb.de abrufbar.

Umschlaggestaltung: deblik Berlin
Fotonachweis: © beerkoff / stock.adobe.com

Gedruckt auf säurefreiem und chlorfrei gebleichtem Papier

Springer ist Teil von Springer Nature
Die eingetragene Gesellschaft ist Springer-Verlag GmbH Deutschland
Die Anschrift der Gesellschaft ist: Heidelberger Platz 3, 14197 Berlin, Germany

Vorwort

Das Wissen und der Fortschritt in der Medizin haben in den vergangenen Jahren rasch zugenommen. In besonderer Weise gilt dies für die Nephrologie, die zusätzlich von technischen Weiterentwicklungen im Bereich der Dialysegeräte und -verfahren beeinflusst wird. Trotz all dieser Fortschritte ist ein profundes Wissen über die Aufgaben der Niere und das Verständnis für ihre physiologischen Funktionen elementar für die Betreuung von Patienten mit Nierenerkrankungen oder an der Dialyse. Aus der Vielzahl der Aufgaben der Nieren erklären sich die komplexen Auswirkungen eines renalen Funktionsverlustes auf sämtliche Organsysteme. Zudem stellt das Wissen um die Physiologie der Niere die Basis für die Funktionsweise der Dialyse dar.

Auf dieser Grundlage basiert auch die Gliederung dieses Buches mit den Abschnitten gesunde Niere, kranke Niere mit den hieraus resultierenden Funktionseinschränkungen und Nierenersatztherapie. Der Aufbau des Buches wurde bewusst an keinem Lehrplan oder Weiterbildungskatalog ausgerichtet, vielmehr soll er dazu beitragen, durch das Wissen um die physiologischen Grundlagen die konservativen therapeutischen Prinzipien und die Nierenersatztherapie zu verstehen.

Im klinischen Alltag spielt die Dialyse häufig eine zentrale Rolle in der Nephrologie. Die Kapitel zur Hämo- und Bauchfelldialyse (▶ Kap. 6 und 7) sind daher besonders ausführlich. Praxisnah werden auch Themen wie die Wahl des Dialyseverfahrens (▶ Kap. 5), diätetische Aspekte (▶ Kap. 11) oder auch technische Grundlagen (▶ Kap. 4) und Komplikationen bei der Dialyse (▶ Kap. 6 und 10) dargestellt.

In erster Linie richtet sich das Buch an Krankenschwestern oder -pfleger, die ihre Kenntnisse im Bereich der Nephrologie vertiefen wollen oder eine Weiterbildung der Fachpflege für Nephrologie anstreben. Das Konzept ist ausgelegt auf Verständnis der physiologischen Zusammenhänge und das für den klinischen Alltag notwendige Wissen. Das Buch bietet aber auch Studenten und interessierten Ärzten einen leicht verständlichen Einstieg in die Nephrologie und Dialyse.

Matthias Klingele, Bad Homburg und Usingen
Doreen Brodmann, Visp
Im März 2017

Die Herausgeber

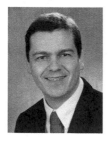

Priv.-Doz. Dr. med. Matthias Klingele

- Medizinstudium in Tübingen, Bordeaux und Toulouse
- Dissertation am WHO Collaborative Center – Measles Infection, Luxemburg, Abschluss 2002
- Facharztausbildung Innere Medizin (Abschluss 2008) und Nephrologie (Abschluss 2010) an der Charité und ab 2002 an der Medizinischen Klinik IV des Universitätsklinikums des Saarlandes
- Oberarzt an der Medizinische Klinik IV des Universitätsklinikums des Saarlandes
- 2015 Chefarzt an den Hochtaunuskliniken Bad Homburg und Usingen
- 2017 Habilitation

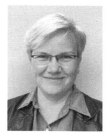

Dr. med. (Universität Bern) Doreen Brodmann

- Medizinstudium Universität Jena (Abschluss 2000)
- Facharztausbildung Innere Medizin (Abschluss 2007) und Nephrologie (Abschluss 2010) in verschiedenen Kliniken in Deutschland und der Schweiz
- Dissertation an der Universität Bern zum Thema „Anwendung von Dalteparin zur Thromboembolieprophylaxe bei Patienten mit Niereninsuffizienz" 2008
- Dozentin an der Schule für nephrologische Fachpflege in Erfurt von 2009-2013
- Leitende Ärztin Innere Medizin und Nephrologie am Spitalzentrum Oberwallis CH-Visp seit 2013; hier unter anderem in der Ausbildung von Assistenzärzten für Innere Medizin und Nephrologie tätig

Abkürzungen

A.	Arteria, Arterie
ACD	Acid-Citrate-Dextrose
ACE	Angiotensin-Converting-Enzym
ACR	American College of Rheumatology
ACT	aktivierte Gerinnungszeit („activated clotting time")
ADH	antidiuretisches Hormon
ADPKD	autosomal-dominant vererbte polyzystische Nierenerkrankung („autosomal dominant polycystic kidney disease")
AfnP	Arbeitsgemeinschaft für nephrologisches Personal
AIN	akute interstitielle Nephritis
AKI	akute Nierenschädigung („acute kidney injury")
ANA	antinukleäre Antikörper
ANCA	antineutrophile zytoplasmatische Antikörper
Anti-GBM	anti-glomeruläre Basalmembran-Antikörper
ANV	akutes Nierenversagen
APD	automatisierte Peritonealdialyse
aPTT	aktivierte partielle Thromboplastinzeit („activated partial thromboplastin time")
ARPKD	autosomal-rezessiv (vererbte) polyzystische Nierenerkrankung („autosomal recessive polycystic kidney disease")
ASS	Acetylsalicylsäure
AT1	Angiotensin-II-Rezeptor Subtyp 1
AT III	Antithrombin III
ATP	Adenosintriphosphat
AVVH	„accelerated venovenous hemofiltration"
BANP	Bundesarbeitsgemeinschaft nephrologische Pflege
BE	Broteinheit
BIA	Bioimpedanzanalyse
BMI	Body-Mass-Index
BZ	Blutzucker
Ca	Kalzium
CAPD	kontinuierliche ambulante Peritonealdialyse
CAVH	kontinuierliche arteriovenöse Hämofiltration
CCPD	kontinuierliche zyklische Peritonealdialyse
CKD	chronische Niereninsuffizienz („chronic kidney disease")

CKD-EPI	Chronic Kidney Disease Epidemiology Collaboration
CKD-MDB	„chronic kidney disease – mineral and bone disorder"
CMV	Zytomegalievirus
CO_2	Kohlenstoffdioxyd
COPD	chronisch obstruktive Lungenerkrankung („chronic obstructive pulmonary disease")
COX	Cyclooxygenase
CRP	C-reaktives Protein
CT	Computertomografie
CVVH	kontinuierliche venovenöse Hämofiltration
CVVHD	kontinuierliche venovenöse Hämodialyse
CVVHDF	kontinuierliche venovenöse Hämodiafiltration
DALI	direkte Adsorption von Lipoproteinen
DGE	Deutsche Gesellschaft für Ernährung
DKG	Deutsche Krankenhaus-Gesellschaft
DNA	Desoxyribonukleinsäure
DSO	Deutsche Stiftung Organtransplantation
EDD	„extended daily dialysis"
EDTNA	European Dialysis and Transplant Nurses Association
eGFR	geschätzte („estimated") glomeruläre Filtrationsrate
EKG	Elektrokardiogramm
EPO	Erythropoetin
ePTFE	expandiertes Polytetraflourethylen
ERCA	European Renal Care Association
EZR	Extrazellulärraum
FNB	Fachverband nephrologischer Berufsgruppen
FPSA	fraktionierte Plasmaseparation
FSGS	fokal segmentale Glomerulosklerose
GBM	glomeruläre Basalmembran
GFR	glomeruläre Filtrationsrate
GKW	Gesamtkörperwasser
GN	Glomerulonephritis
Hb	Hämoglobin
HCO_3	Bicarbonat
HCO-Filter	High-Cut-off-Filter
HD	Hämodialyse

HDF	Hämodiafiltration	NT	nicht transplantabel
HDL	High-Density-Lipoprotein	NTPD	nächtliche Tidal-Peritonealdialyse
HIT	heparininduzierte		
	Thrombozytopenie	P	Phosphat
HIV	„human immunodeficiency virus"	PAL	körperliches Aktivitätsniveau
HLA	humanes Leukozyten-Antigen		(„physical activity level")
H₂O	Wasser	pAVK	periphere arterielle
H-PF	Heparin-Plättchen-Faktor		Verschlusskrankheit
HU	„high urgency"	PBE	„pressure blood entrance"
HYPO-He	hypochrome Erythrozyten	PCR	Polymerase-Kettenreaktion
		PEP	Phosphat-Einheiten-Programm
Ig	Immunglobulin	PET	peritonealer Äquilibrationstest
IHD	intermittierende Hämodialyse	PEW	Protein-Energie-Mangelernährung
INR	„international normalized ratio"		(„protein-energy wasting")
i.p.	intraperitoneal	PFT	peritonealer Funktionstest
IPD	intermittierende Peritonealdialyse	PIRRT	„prolonged (daily) intermittent renal
ISRNM	International Society of Renal		replacement therapy"
	Nutrition and Metabolism	p.o.	per os
i.v.	intravenös	PRA	präformierte Antikörper
IVR	Intravasalraum	PRCA	„pure red cell aplasia"
IZR	Intrazellulärraum	PTT	partielle Thromoplastinzeit
KDIGO	Kidney Disease: Improving Global	RAAS	Renin-Angiotensin-Aldosteron-
	Outcomes		System
KDOQI	Kidney Disease Outcome Quality	RET-He	Retikulozyten-Hämogloblin-
	Initiative		Äquivalent
KG	Körpergewicht	RNS	Ribonukleinsäure
KHE oder KE	Kohlenhydrateinheit	RR	Blutdruck
KHK	koronare Herzkrankheit	RTA	renal tubuläre Azidose
LDH	Laktatdehydrogenase	SAD	„safety air detector"
LDL	Low-Density-Lipoprotein	s.c.	subkutan
		SCD	„slow continous dialysis"
M.	Musculus, Muskel	SCUF	(slow) kontinuierliche Ultrafiltration
MARS	Molecular Adsorbent Recirculating	SGA	Subjective Global Nutrition
	System		Assessment
MCV	mittleres korpuskuläres Volumen	SLE	systemischer Lupus erythematodes
MDRD	Modification of Diet in Renal	SLED	„slow extended dialysis", „sustained
	Disease		low efficiency dialysis"
MHC	Haupthistokompatibilitätskomplex	SLEDD	„slow extended daily dialysis", „sustai-
	(„major histocompatibility		ned low efficiency (daily) dialysis"
	complex")		
Mg	Magnesium	TMP	Transmembrandruck („transmemb-
MG	Molekulargewicht		rane pressure")
MIDD	Monoclonal Immunglobulin	TSC	Tri-Sodium-Citrat
	Deposition Disease		
MRSA	Methicillin-resistente	UF	Ultrafiltration
	Staphylococcus aureus	UFF	Ultrafiltrationsfaktor
MRT	Magnetresonanztomografie	UH	unfraktioniertes Heparin
N.	Nervus, Nerv	V.	Vena, Vene
NIPD	nächtliche intermittierende	VDRA	Vitamin-D-Rezeptor-Agonist
	Peritonealdialyse		
NMH	niedermolekulare Heparine	ZVD	zentralvenöser Druck
NSAID/NSAR	nichtsteroidale Antiphlogistika/	ZVK	zentraler Venenkatheter
	nichtsteroidale Antirheumatika		

Inhaltsverzeichnis

Autorenverzeichnis

Manfred Breit
Krankenhaus der Barmherzigen Brüder,
2. Medizinische Abteilung
Nordallee 1
54292 Trier

Dr. med. Doreen Brodmann
Spital Wallis – Spitalzentrum Oberwallis
Pflanzettastr. 8
3930 Visp, Schweiz

Priv.-Doz. Dr. med. Matthias Klingele
Hochtaunus-Kliniken gGmbH
Nephrologie Bad Homburg
Zeppelinstraße 32
61352 Bad Homburg

Medizinische Klinik Usingen
Weilburger Str. 48
61250 Usingen

Die gesunde Niere und die gestörte Nierenfunktion

M. Klingele

© Springer-Verlag GmbH Deutschland 2017
M. Klingele, D. Brodmann (Hrsg.), *Einführung in die Nephrologie und Nierenersatzverfahren*,
DOI 10.1007/978-3-662-54583-6_1

Die Nieren haben viele Aufgaben: Sie regulieren den Wasser-, Mineral- und Säure-Basen-Haushalt sowie den Blutdruck, sie produzieren Hormone, z. B. für die Blutbildung und steuern den Kalzium-Phosphat-Haushalt und somit den Mineralstoffwechsel der Knochen. Diese Vielfalt von Aufgaben spiegelt sich im Aufbau der Nieren teilweise wider.

1.1   Lage der Nieren und Aufbau

Die Nieren sind als paariges Organ angelegt und liegen geschützt seitlich im Retroperitonealraum. Die Nieren des Erwachsenen sind ca. 11–12 cm lang, 5–6 cm breit und wiegen etwa 150 g. Die linke Niere steht etwa 1,5 cm höher als die rechte Niere. Die Nieren sind eingebettet in eine bindegewebige Kapsel und eine Fettkapsel (◻ Abb. 1.1). Grob werden anatomisch zwei Hauptstrukturen unterschieden:
— Nierenhilus und
— Nierenparenchym.

Nierenhilus   Über den Nierenhilus treten die großen Gefäße **A.** und **V. renalis** in die Niere ein, während der Harnleiter (**Ureter**) hier austritt. Er nimmt den im Nierenbeckenkelchsystem gesammelten Urin auf und transportiert ihn zur Blase.

Nierenparenchym   Das Nierenparenchym ist das eigentliche funktionelle Nierengewebe. Es wird unterteilt in:
— die 1–1,5 cm breite Rinde (**Cortex**), die peripher liegt, und
— das zentral liegende Mark (**Medulla**).

Nephron   Die funktionellen Einheiten der Niere sind die sog. Nephrone. In diesen erfolgt die Urinbildung. Dabei unterscheidet man zwei anatomische Strukturen des Nephrons: den Glomerulus, der im Bereich der Rinde liegt und quasi der Filter ist, in dem aus dem Blut Flüssigkeit abgepresst wird, der Primärharn. Das tubuläre System ist die nachfolgende, zweite Einheit. Die Tubuli liegen im Markbereich und sind für die weitere Verarbeitung des Primärharns zum eigentlichen Urin verantwortlich. Jede Niere enthält ca. 1–3 Millionen Nephrone.

◻ **Abb. 1.1**   Anatomische Strukturen der Niere. (Aus Nowak et al. 2009)

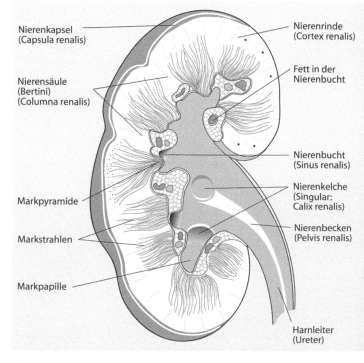

Nierenkapsel (Capsula renalis)

Nierensäule (Bertini) (Columna renalis)

Markpyramide

Markstrahlen

Markpapille

Nierenrinde (Cortex renalis)

Fett in der Nierenbucht

Nierenbucht (Sinus renalis)

Nierenkelche (Singular: Calix renalis)

Nierenbecken (Pelvis renalis)

Harnleiter (Ureter)

1.2 Aufbau und Funktion der Glomeruli

Ein Glomerulus besteht aus einer Hülle, der Bowman-Kapsel, und einem darin befindlichen Gefäßkonvolut. Die Bowman-Kapsel kann man sich vorstellen wie einen Ball, durch den ein Wasserschlauch mit kleinen Löchern hindurchzieht, aus denen etwas Flüssigkeit heraustropft: Ein Blutgefäß tritt an der einen Seite in die Bowman-Kapsel ein, bildet ein Knäuel (mehrere Schleifen und Knoten) und tritt an der gegenüberliegenden Seite wieder aus (◘ Abb. 1.2). Das Blut tritt dabei ein über die zuführende (afferente) Arteriole, diese verzweigt sich in ein knäuelartiges Kapillarnetz und vereint sich dann wieder zur abführenden (efferenten) Arteriole, die das Blut wieder herausführt.

Im Bereich des Gefäßknäuels wird der Primärharn filtriert. Das Blut durchströmt die Kapillaren, die kleine Lücken aufweisen. Ähnlich einem feinen Teesieb kann etwas Flüssigkeit aus dem Blut durch die Lücken gelangen und tropft dabei in die umgebende Bowman-Hülle. Um sicherzustellen, dass keine größeren Blutbestandteile, z. B. das Albumin, durch diesen Filter gelangen, liegt den Kapillaren des Gefäßknäuels von außen eine zweite Lage von Zellen auf, die sog. Podozyten. Diese liegen so eng beieinander, dass nur kleine Moleküle hindurchpassen. Neben diesen beiden mechanischen Filtern sorgt die in der Basalmembran fixierte negative Ladung dafür, dass insbesondere Eiweiße, die eigentlich durch das Filter passen würden, nicht abgefiltert werden können. Der Cut-off der glomerulären Filtrationsmembran, d. h. die durch die Molekülgröße bestimmte Ausschlussgrenze für die Filtration, liegt bei einem Molekulargewicht von ungefähr 65.000 Dalton und damit im Bereich des Albumins, d. h. alle Substanzen mit einem geringeren Molekulargewicht als Albumin können passieren, alle größeren Moleküle werden zurückgehalten.

Bei Erkrankungen, die mit einer Zerstörung des glomerulären Filters einhergehen (z. B. Glomerulonephritiden), wird u. a. Albumin vermehrt im Primärharn auftauchen. Da die nachgeschalteten tubulären Strukturen nur eine kleine Menge an Albumin aufnehmen und in den Körper zurückführen können, besteht eine Proteinurie. Die einfachste Methode, eine Albuminurie und damit eine Erkrankung der Glomeruli nachzuweisen, erfolgt mittels eines Teststreifens. Ungeachtet der zugrunde liegenden Erkrankung kann auf diese Weise eine glomeruläre Beteiligung nachgewiesen werden, z. B. eine hypertensive oder diabetische Nephropathie.

> ❱ Das abgepresste Ultrafiltrat (180 l/Tag, das entspricht dem 60-fachen Plasmavolumen) wird als Primärharn bezeichnet. Es enthält keine Blutzellen und entspricht im Wesentlichen der Zusammensetzung des Blutplasmas. Bei strukturellen Schäden des Glomerulus kommt es zu einer Passage des Albumins, was anhand einer Proteinurie im Teststreifen leicht nachzuweisen ist.

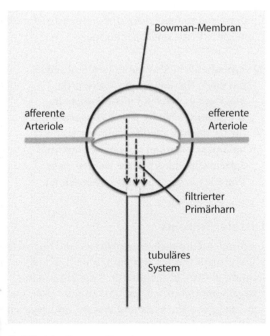

Bowman-Membran

afferente Arteriole

efferente Arteriole

filtrierter Primärharn

tubuläres System

◘ **Abb. 1.2**   Bowman-Kapsel

1.3 Aufbau und Funktion des Tubulussystems

In den verschiedenen Abschnitten des Tubulussystems wird der Primärharn weiterverarbeitet. Dabei wird das Volumen von rund 180 l pro Tag auf das endgültige Urinvolumen von rund 1,5–2 l pro Tag reduziert. Daneben werden dem Urin weitestgehend alle

Bestandteile entzogen, die zwar frei filtriert wurden, die aber nicht ausgeschieden werden sollen wie beispielsweise Glucose oder Aminosäuren. Dies wird mit dem Begriff „Rückresorption" bezeichnet. Zudem werden dem Urin über das Tubulussystem aktiv Substanzen beigemischt, die ausgeschieden werden sollen.

Für die verschiedenen Transportprozesse sind zahlreiche spezielle Kanäle im Epithel des Tubulus vorhanden, die entweder aktiv unter Energieverbrauch arbeiten oder den passiven Transport entlang eines bestehenden Konzentrationsgefälles erlauben. In den verschiedenen Tubulusabschnitten befinden sich unterschiedliche Kanäle und Transportmechanismen. Diese werden von Hormonen, z. B. dem Renin-Angiotensin-System, beeinflusst, aber auch von Arzneiwirkstoffen, z. B. den Diuretika. Ein Teil dieser Transportprozesse ist energieverbrauchend und daher sehr empfindlich gegenüber Störungen.

Die Transportprozesse von Wasser, aber auch Elektrolyten und anderen Stoffen finden zwischen dem im Tubuluslumen befindlichen Urin und dem Blut statt. Anatomisch sind die Tubuli daher von Kapillaren umgeben. Hierzu teilt sich die efferente Arteriole nach ihrem Austritt aus dem Glomerulus in ein feines Kapillarnetz auf, das die Tubuli umgibt. Das Tubulussystem läuft durch das Mark zum Nierenbecken, von wo aus der „fertige" Urin über den Ureter zur Harnblase transportiert wird.

> **Die tubulären Transportprozesse spielen eine wichtige Rolle für:**
> - die Begrenzung des Verlustes von Glucose und kleineren, frei filtrierten Proteinen,
> - die gezielte Entfernung überschüssiger Elektrolyte, Säuren etc.,
> - die Rückgewinnung von unverzichtbaren Elektrolyten und Puffern und
> - die Wasserrückresorption.

1.3.1 Tubulusabschnitte

Das tubuläre System wird entsprechend seinem anatomischen Aufbau in Abschnitte eingeteilt. Diese weisen jeweils funktionelle Besonderheiten auf in Bezug auf die Resorption von Elektrolyten und Wasser, was nachfolgend dargestellt werden soll.

Proximaler Tubulus

Erster Abschnitt des Tubulussystems, in dem 60–80% des filtrierten **Kochsalzes** und **Wassers**, aber auch kleine Moleküle wie Glucose, Aminosäuren oder Bicarbonat rückresorbiert werden. Bei einer Störung in diesem Abschnitt tauchen im Urin vermehrt diese kleinen Moleküle auf, da in den nachgeschalteten Abschnitten zwar ein großer Teil des Wassers und der Elektrolyte kompensatorisch aufgenommen werden können, nicht aber diese kleinen Moleküle. Dies führt zu Störungen vor allem des Säuren-Basen-Haushaltes, dem sog. Fanconi-Syndrom.

Henle-Schleife

Der zunächst in Richtung Nierenmark laufende Tubulus ändert seine Richtung im Bereich der sog. Henle-Schleife und kehrt in den Bereich der Nierenrinde zurück. In diesem Tubulusabschnitt werden vor allem **Natrium** und **Chlorid** zurückgewonnen. Diese aktive Elektrolytrückresorption ist die Grundlage einer späteren weiteren Aufkonzentrierung des Urins. Erfolgt an dieser Stelle eine Hemmung der Elektrolytrückresorption, wird vermehrt Urin ausgeschieden. Auf diesem Prinzip basieren die sog. Schleifendiuretika, die eine Elektrolytrückresorption verhindern und damit eine vermehrte Diurese (gesteigerte Urinmenge) bedingen.

> **Typisches Schleifendiuretikum: Furosemid, das einen Natriumchlorid-Transporter blockiert; es verbleibt mehr Natrium im Urin. Natrium bindet passiv Wasser, wodurch die Urinmenge letztlich zunimmt. Da diese Volumensteigerung auf einer vermehrten Salzausscheidung basiert, werden diese Diuretika auch als Saluretika bezeichnet.**

Distaler Tubulus

Im distalen Tubulus werden **Wasser** und **Kochsalz** rückresorbiert. Der Natriumchlorid-Transport kann in diesem Abschnitt durch die Thiaziddiuretika gehemmt werden. Dies führt zu einer Mehrausscheidung von Kochsalz und Wasser. Im Vergleich zur Wirkung der Schleifendiuretika kommt es durch die Blockade der Salzausscheidung durch Thiazide zu einer vermehrten Rückresorption von Kalzium. Dies wird therapeutisch genutzt, um beispielsweise den Verlust von Kalzium über die Nieren zu reduzieren. Allerdings kann dieser Mechanismus auch zu einer zu geringen Kalziumausscheidung unter Thiaziden führen, wodurch sich eine Hyperkalzämie entwickeln kann.

Am Ende des distalen Tubulus, kurz vor Einmündung in das Sammelrohr, steht die weitere Natriumrückresorption unter dem Einfluss des Nebennierenhormons Aldosteron. Die Besonderheit liegt darin, dass unter dem Aldosteron ein Austausch von Kalium gegen Natrium erfolgt: Zum Preis eines Kaliumverlustes kann Natrium rückresorbiert werden. Entsprechend kann dieser Mechanismus durch Medikamente (z. B. Spironolacton) gehemmt werden; was zu einer deutlich verminderten Ausscheidung des Kaliums führt. Dies wird therapeutisch häufig genutzt, indem man ein Saluretikum mit einem Aldosteronantagonisten mit dem Ziel kombiniert, den Kaliumverlust unter diuretischer Therapie zu begrenzen und einer Hypokaliämie vorzubeugen.

> Bei Patienten mit eingeschränkter Nierenfunktion besteht ohnehin die Neigung zur Hyperkaliämie. Daher sind diese Medikamente dann nur unter engmaschiger Überwachung des Kaliumhaushaltes einsetzbar, da die Gefahr einer Hyperkaliämie besteht.

Sammelrohre

Die distalen Tubuli münden in die Sammelrohre. Ein Sammelrohr nimmt den Urin zahlreicher Tubuli auf. In den Sammelrohren findet nochmals unter dem Einfluss von ADH (antidiuretisches Hormon) eine **Wasserrückresorption** statt. Die Besonderheit der Wasserresorption an dieser Stelle ist, dass nur Wasser, aber keine Elektrolyte aufgenommen werden. Daher ist diese Wasserresorption elementar, um die Osmolalität des Serums zu steuern. Kommt es an dieser Stelle zu einer Fehlsteuerung, führt dies entweder zu einer übermäßigen Produktion eines nur gering konzentrierten Urins (Diabetes insipidus) bzw. zu einer ausgeprägten Wasserrückresorption mit entsprechender

„Verdünnung" des Serums, was sich klinisch insbesondere als Hyponatriämie zeigt.

> Die tubulären Abschnitte der Niere dienen der Konzentration des Primärharns auf das definitive Urinvolumen. Daher spielen die verschiedenen tubulären Abschnitte eine wesentliche Rolle bei der Steuerung des Wasser- und Elektrolythaushaltes (◘ Abb. 1.3).

1.3.2 Resorptionsvorgänge im Bereich der Tubuli

Aminosäuren

Aminosäuren werden glomerulär frei filtriert und müssen daher tubulär wieder resorbiert werden, um keinen Verlust über den Urin zu erleiden. Die Rückresorption von Aminosäuren erfolgt durch spezialisierte Kanäle bzw. Transportmechanismen. Man kennt 4 verschiedene Transportenzyme, die jeweils nur bestimmte Aminosäuren transportieren. Die Transportkapazität der einzelnen Transportenzyme ist begrenzt. Unter physiologischen Bedingungen erscheinen aber keine Aminosäuren im Urin.

Kommt es zu einer Ausscheidung von Proteinen oder Aminosäuren über den Urin, spricht man von einer Proteinurie. Dabei werden eine glomeruläre und eine tubuläre Genese der Proteine unterschieden.

Tubuläre Proteinurie Die tubuläre Proteinurie entsteht durch eine verminderte Rückresorption von filtrierten Eiweißen bei Störung der entsprechenden tubulären Transportsysteme. Bei einer tubulären Proteinurie lassen sich die physiologisch filtrierten aber tubulär nur unzureichend rückresorbierten Eiweiße nachweisen. Dies sind die kleinen Eiweiße, die noch durch die Poren passen.

Glomeruläre Proteinurie Eine glomeruläre Proteinurie beruht auf Schäden des glomerulären Filters (Basalmembran, Podozyten). Dies führt zu einem vermehrten Abfiltrieren auch von Eiweißen mit höherem Molekulargewicht, insbesondere von Albumin in den Primärharn. Tubulär kann eine so

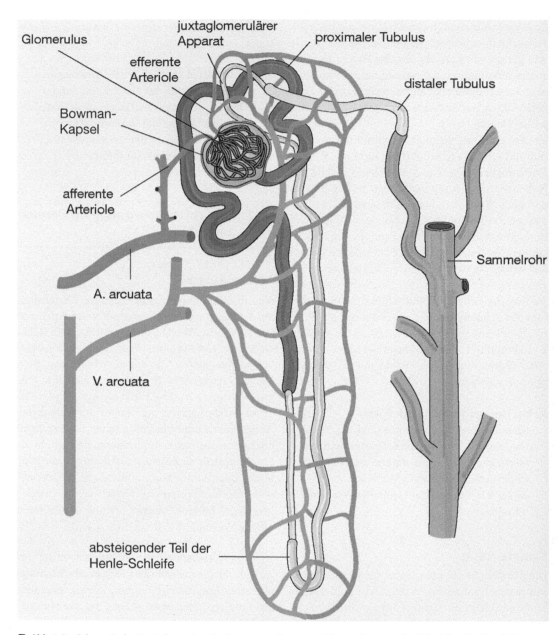

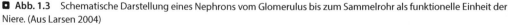

Abb. 1.3 Schematische Darstellung eines Nephrons vom Glomerulus bis zum Sammelrohr als funktionelle Einheit der Niere. (Aus Larsen 2004)

große und unphysiologische Menge an Eiweißen aber nicht rückresorbiert werden, weshalb diese Eiweiße dann im Urin nachweisbar sind. Es lassen sich daher Eiweiße mit kleinem Molekulargewicht nachweisen und glomeruläre Eiweiße mit einem großen Molekulargewicht, die nur bei einem glomerulären Schaden filtriert werden.

Glucose

Glucose wird glomerulär frei filtriert und tubulär normalerweise komplett rückresorbiert, sodass Glucose nicht im Urin erscheint. Diese Rückresorption erfolgt zu 98% im frühen proximalen Tubulus. Das Transportmaximum für Glucose liegt bei etwa 300 mg/min (Frauen) bis 375 mg/min (Männer). Wird die

Transportkapazität überfordert, tritt eine Glucosurie auf. Das ist z. B. der Fall, wenn der Blutzuckerwert 180 mg%, bzw. 12 mmol/l übersteigt. Im klinischen Alltag ist daher der Nachweis einer Glucosurie mittels Teststreifen hinweisend auf eine Hyperglykämie oder einen Defekt im Bereich des proximalen Tubulus.

Da Glucose Wasser bindet, besteht bei einer Glucosurie gleichzeitig eine vermehrte Ausscheidung von Wasser. Dies wird als osmotische Diurese bezeichnet. Klinisch fällt eine große Urinmenge auf, gekennzeichnet durch häufigen Gang zur Toilette und ein vermehrtes Durstgefühl. Da im Urin Glucose ist, schmeckt dieser süß. Dies ist der Ursprung des Begriffes „Diabetes mellitus", was so viel heißt wie „honigsüße Harnflut".

1.4 Funktion der Niere und Folgen bei Dysfunktion

Die Funktionen der Nieren sind vielfältig. Neben der Steuerung des Wasserhaushaltes sollen nachfolgend systematisch die wichtigsten Nierenfunktionen dargestellt werden und gleichzeitig die Folgen einer entsprechenden Dysfunktion erläutert werden.

1.4.1 Wasserhaushalt und seine Regulationsmechanismen

Der Mensch besteht zu einem großen Teil aus Wasser. Beim Mann sind es ca. 60%, bei der Frau 50%. Der Wasseranteil wird neben dem Geschlecht (Muskelmasse im Verhältnis zum Fettanteil) auch durch das Alter bestimmt. Beim Neugeborenen liegt der Wasseranteil um 75% und geht im Alter auf rund 55% beim Mann bzw. 45% bei der Frau zurück. Ein Mann,

der 80 kg wiegt, hat demnach ein Gesamtkörperwasservolumen von ca. 48 l.

Das Gesamtkörperwasser (GKW) verteilt sich auf 2 Kompartimente, die durch Zellmembranen voneinander abgetrennt sind:
- den Extrazellulärraum (EZR) mit 1/3 des GKW,
- den Intrazellulärraum (IZR) mit 2/3 des GKW.

Der Extrazellulärraum kann weiter unterteilt werden in:
- die interstitielle Flüssigkeit im Interstitium, welches die Zellen umgibt,
- das (Blut-)Plasma des Intravasalraums (IVR) (◻ Abb. 1.4).

Vereinfachend kann man sich den Menschen als ein Wasserfass vorstellen mit einem Volumen von ca. 50 und 60% des Körpergewichtes. In dem Wasserfass sind Zwischenböden eingezogen, die das Fass unterteilen. Bei einem Mann mit einem Körpergewicht von 80 kg und einem Gesamtkörperwasservolumen von 48 l (60%) verteilen diese sich auf 32 l im IZR und 16 l im EZR, der nochmals unterteilt werden kann in ca. 11 l Interstitium und 5 l im Intravasalraum.

Der transzelluläre (Dritte) Raum (seröse Hohlräume wie Herzbeutel, Pleuraraum, Bauchfell, Darmlumen) spielt unter physiologischen Bedingungen keine Rolle, kann aber bei bestimmten Krankheitszuständen (z. B. Ileus, Pankreatitis) von großer Bedeutung sein, da dann große Mengen an Flüssigkeit in diese Räume verschoben werden.

Die Kompartimente sind durch Membranen voneinander abgetrennt. Wasser kann frei durch diese Membranen hindurchfließen. Die im Wasser gelösten Teilchen wie beispielsweise Elektrolyte können diese Membranen dagegen nicht durchqueren. Viele von diesen Teilchen binden Wasser an sich, insbesondere das Natrium, aber auch Glucose oder

◻ **Abb. 1.4** Verteilung des Körperwassers. *EZR* Extrazellulärraum, *IZR* Intrazellulärraum

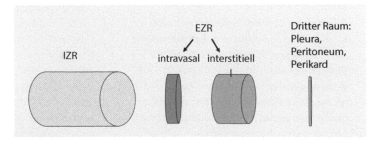

Harnstoff. Die Verteilung dieser Teilchen ist daher relevant für die Verteilung des Wassers zwischen den Kompartimenten (IZR und EZR).

> **Die Menge der für die Wasserverteilung relevanten Stoffe pro l wird unter dem Begriff der Osmolalität zusammengefasst. Je mehr dieser wasserbindenden Teilchen sich in einer Lösung befinden, umso mehr Wasser wird auch gegen einen äußeren Druck gebunden, weshalb man auch vom osmotischen Druck einer Lösung spricht.**

In unserem Körper liegt normalerweise eine Serumosmolalität von ca. 280–290 mosmol/l vor, wodurch die Wasserverteilung zwischen dem IZR und dem EZR konstant bleibt. Ändert sich beispielsweise die Menge des Natriums im EZR, führt dies zu Volumenänderungen des IZR: Bei einer Hyponatriämie wird dadurch weniger Wasser im EZR gehalten und fließt in den IZR, wodurch die Zellen anschwellen. Dagegen führt eine Hypernatriämie zu einer entgegengesetzten Wasserverschiebung und die Zellen verlieren an Volumen. Für eine optimale Funktion der Zellen und deren Funktion ist es daher elementar, dass die Volumenverhältnisse zwischen den Kompartimenten stabil gehalten werden. Hierauf haben die Nieren, die den Wasser- und auch den Elektrolythaushalt regulieren, einen wesentlichen Einfluss.

Für die Verteilung des Wassers zwischen den beiden Räumen des EZR spielt der sog. kolloidosmotische Druck eine wichtige Rolle. Gelöste Eiweiße, vor allem das Humanalbumin, sorgen dafür, dass insbesondere das Wasser des intravasalen Raumes nicht ins Interstitium abfließen kann, sondern intravasal gebunden wird.

> **Daher führt ein Albuminmangel zur Bildung von Ödemen, d. h. einer Volumenansammlung zwischen den Zellen. Ein Albuminmangel tritt typischerweise bei einer gestörten Synthese auf, insbesondere bei Lebererkrankungen, oder bei einem Verlust, der die Produktion übersteigt, z. B. beim nephrotischen Syndrom, bei dem der glomeruläre Filter schadhaft ist und daher große Mengen an Albumin abfiltriert und über den Urin verloren werden.**

Regulation des Volumenhaushaltes

Ungeachtet der Zufuhr von Volumen durch Trinken oder des Verlusts über Stuhl oder Schweiß muss das Volumen des Gesamtkörperwassers konstant gehalten werden. Dies ist eine der Hauptaufgaben der Nieren. Gesunde Nieren regeln den Volumenhaushalt und passen die Ausscheidung entsprechend an. Bei geringer Wasserzufuhr begrenzt sie den Wasserverlust (Antidiurese), entsprechend wird die Wasserausscheidung bei hoher Zufuhr erhöht (Wasserdiurese). Diese Steuerung erfolgt über die Rückresorptionsvorgänge in den tubulären Strukturen.

Bis zum distalen Tubulus ist die Resorption von Wasser relativ konstant und kann wenig variiert werden. Im distalen Tubulus und in den Sammelrohren wird durch das ADH, das antidiuretische Hormon, die resorbierte Wassermenge dem Hydratationszustand des Organismus angepasst. Dieses Hormon steuert einerseits über das Durstgefühl die Aufnahme von Wasser, andererseits wird über die Nieren gleichzeitig die Ausscheidung reduziert. Bei Volumenüberschuss wird dieses Hormon normalerweise nicht ausgeschüttet, weshalb in solchen Momenten kein Durstgefühl besteht und renal weniger Wasser rückresorbiert wird.

Letztlich kann man sich dies so vorstellen, dass das gesamte zugeführte Volumen immer auch wieder ausgeschieden werden muss. Ansonsten besteht eine positive Volumenbilanz. Das überschüssige Volumen muss demnach im Körper eingelagert werden, meist im Bereich des Interstitiums. In Abhängigkeit der Herzfunktion wird das überschüssige Volumen bei einer Linksherzinsuffizienz nicht adäquat aus der Lunge „abgepumpt", was zu einem interstitiellen Ödem in der Lunge führt (im Extremfall einem Lungenödem). Dies zeigt sich klinisch als Luftnot bzw. Belastungsdyspnoe. Entsprechend kommt es bei einer rechtsführenden Herzinsuffizienz zu peripheren Ödemen.

Schwankungen in der Volumenbilanz schlagen sich immer direkt im Gewicht nieder. Eine positive Volumenbilanz ist an einer raschen Gewichtszunahme leicht zu erkennen. Daher ist die tägliche Erfassung des Gewichtes elementar für die Beurteilung des Volumenhaushaltes und seiner Entwicklung. Als Faustregel kann dabei gelten: Eine Gewichtszunahme >200 g/Tag ist in der Regel einer

Volumenschwankung zuzuordnen. Insbesondere eine Gewichtszunahme von mehreren Kilogramm innerhalb weniger Tage ist immer ein Hinweis auf eine positive Volumenbilanz, auch wenn klinische Symptome wie Dyspnoe oder periphere Ödeme noch nicht nachweisbar sind.

> **Eine unzureichende Volumenausscheidung bedeutet daher immer zwei Dinge:**

- **Die Zufuhr muss reduziert werden, d. h. die Trinkmenge (und ggf. Infusion) sollte beschränkt werden.**
- **Die Ausscheidung muss erhöht werden. Hierzu dienen meist Diuretika, wodurch vermehrt Salz und Wasser ausgeschieden werden, indem die physiologischen Resorptionsvorgänge der Tubuli pharmakologisch beeinflusst werden.**

1.4.2 Elektrolythaushalt

Im Bereich der Tubuli wird durch die Resorptionsvorgänge der Elektrolythaushalt gesteuert. Nachfolgend sollen die beiden besonders bedeutsamen Elektrolyte, das Natrium und das Kalium, dargestellt werden.

Natrium

In der Medizin spricht man vereinfachend vom Salz, auch wenn man das Natrium meint. Das Natrium ist entscheidend für den osmotischen Druck und damit die Wasserverteilung zwischen dem EZR und IZR. Der Salzhaushalt ist lebenswichtig und eine der Aufnahme entsprechende Ausscheidung ist folglich elementar.

Die meisten Menschen nehmen rund 10 g Salz am Tag zu sich. Normalerweise scheiden die Nieren ungefähr die Menge an Salz aus, die durchschnittlich aufgenommen wird. Kommt es zu größeren Schwankungen bei der Salzaufnahme, führt dies daher zu Gewichtsschwankungen: Ein Päckchen Chips kann zu einer Gewichtszunahme von rund 1 kg führen. Entscheidend hierfür ist das darin enthaltene Salz: 6 g Salz binden ca. 800 ml Wasser. Da die Nieren eine relativ gleichbleibende

Menge an Salz pro Tag ausscheiden (z. B. 10 g/Tag), führt der Verzehr eines Päckchens Chips zu einer außerordentlichen Salzaufnahme (insgesamt ca. 16 g/Tag), weshalb im Körper an diesem Tag rund 6 g Salz verbleiben und damit auch die daran gebundenen 800 g Wasser. Nach einigen Tagen hat sich das Gewicht gewöhnlich wieder normalisiert, da die Nieren das überschüssige Salz ausgeschieden haben.

> **Diese enge Verknüpfung von Salz und Wasser bedeutet, dass einer Hypervolämie immer ein Salzüberschuss zugrunde liegt.**

Dies macht man sich therapeutisch beim Einsatz von Diuretika zunutze, indem die renalen Rückresorptionsvorgänge für das Natrium blockiert werden. Dadurch wird vermehrt Natrium und damit auch daran gebundenes Wasser ausgeschieden.

Eine solche medikamentöse Therapie sollte diätetisch durch eine limitierte Salzaufnahme unterstützt werden. Schließlich erscheint es nicht sinnvoll, viel Salz über die Nahrung aufzunehmen und gleichzeitig medikamentös über die Nieren mehr Salz ausscheiden zu lassen.

Kalium

Kalium ist ein Mineral, das besonders in Früchten und Gemüse, aber auch in Fleisch vorkommt. Eine Banane enthält ca. 10–15 mmol, ein großes Steak ca. 40 mmol. Durchschnittlich wird je kg Körpergewicht 1 mmol pro Tag aufgenommen. Der überwiegende Teil wird renal ausgeschieden.

Im Körper liegt das Kalium zu ca. 98% im IZR und zu 2% im EZR. Diese Verteilung ist elementar für die Ausbildung einer Spannung zwischen den Zellen und deren Umgebung, die Grundlage des Aktionspotenzials. Dadurch können die Nerven leiten und das Aktivieren der Muskeln ist möglich. Bei einer Zunahme des Kaliums im EZR nimmt die Spannung zwischen Zelle und Umgebung ab. Eine Hyperkaliämie führt daher klinisch zu Muskelschwäche und meist bradykarden Rhythmusstörungen, da auch das Reizleitungssystem des Herzens hiervon betroffen ist. Im schlimmsten Fall kann dies zum Tod durch Herzstillstand führen. Damit solche Herzrhythmusstörungen und die Muskelschwäche nicht auftreten, sorgt die Niere dafür, dass der Kaliumspiegel im EZR im optimalen Bereich zwischen 3,5 und 5,1 mmol/l eingestellt ist.

> ❯ Bei einem Kaliumwert im Labor >5,1 mmol/l spricht man von einer Hyperkaliämie.

Dabei unterscheidet man verschiedene Formen der Hyperkaliämie:
- Pseudohyperkaliämie,
- relative Hyperkaliämie und
- absolute Hyperkaliämie.

Pseudohyperkaliämie   Durch Zerstörung von Erythrozyten (bei der Blutentnahme, Transport der Blutprobe) wird Kalium freigesetzt – jedoch erst in der Blutprobe. Eine erneute Probe ohne Stauen, vorsichtig entnommen und ins Labor transportiert, hilft, eine Pseudohyperkaliämie zu identifizieren.

Relative Hyperkaliämie   Nach Ausschluss einer Pseudohyperkaliämie wird erneut eine Hyperkaliämie nachgewiesen. Gleichzeitig besteht aber eine Azidose. Dadurch kommt es zu einer Verschiebung von Kalium nach EZR im Austausch gegen eine Aufnahme von H^+ nach IZR. Die Gesamtmenge des Kaliums im Körper ist daher normal, lediglich die Verteilung zwischen EZR und IZR ist aufgrund einer Azidose verändert. Durch eine Normalisierung des Säure-Basen-Haushaltes bildet sich die relative Hyperkaliämie zurück. Vergleiche: Zu Beginn einer Dialyse besteht häufig eine Hyperkaliämie und eine metabolische Azidose. Durch die Dialyse werden gleichzeitig das Kalium gesenkt und die Azidose ausgeglichen, was zu einer weiteren indirekten Absenkung des Kaliums führt. In der Summe kann dies zu einem raschen Abfall des Kaliums führen, wodurch das Auftreten tachykarder Rhythmusstörungen begünstigt wird.

Absolute Hyperkaliämie   Nach Ausschluss einer Pseudohyperkaliämie und bei normalisiertem bzw. ausgeglichenem Säure-Basen-Haushalt. Hierbei ist die Gesamtmenge des Kaliums im Körper zu hoch. Zur Normalisierung kann kurzfristig eine Verschiebung in den EZR durchgeführt werden (durch Alkalisierung, Gabe von Glucose und Insulin etc.), letztlich muss aber eine Ausscheidung des Kaliums

zur nachhaltigen Normalisierung des Kaliumspiegels erfolgen. Bei noch funktionsfähigen Nieren kann die Gabe von NaCl-Lösung und Schleifendiuretika erfolgen oder die Applikation oraler kaliumbindender Austauschharze (z. B. Resonium) bei gleichzeitig abführenden Maßnahmen, ggf. muss eine Absenkung des Kaliums durch eine Dialyse erfolgen.

> ❯ Bei bereits leicht eingeschränkter Nierenfunktion kann es zu Hyperkaliämien kommen. Ursachen sind insbesondere eine außergewöhnliche Zufuhr von Kalium, meist jedoch Medikamente, die die renale Ausscheidung von Kalium reduzieren. Hierunter fallen die kaliumsparenden Diuretika, Aldosteronantagonisten, ACE-Hemmer (Angiotensin-Converting-Enzym-Blocker) und AT1-Blocker (Angiotensin-II-Rezeptor-Subtyp-1-Antagonisten).

Eine Hyperkaliämie stellt eine potenziell tödliche Komplikation dar. Im klinischen Alltag stehen die Symptome einer Muskelschwäche und die EKG-Veränderungen mit oder ohne symptomatische Arrhythmie im Vordergrund. Die Muskelschwäche tritt klinisch meist durch ein Sturzereignis zu Tage und bleibt oftmals zunächst unerkannt, wenn nur eine unfallchirurgische Patientenversorgung ohne Abklärung der Sturzursache erfolgt. Mittels einer Blutgasanalyse kann aus venösem Blut innerhalb von 1–2 Minuten die Kaliumbestimmung erfolgen. Nur so kann rasch eine lebensbedrohliche Situation erkannt und ggf. therapiert werden. Denn wenn eine schwere Hyperkaliämie letztlich ursächlich für einen Sturz und eine dabei zugezogene Fraktur ist, besteht die Gefahr der Arrhythmie. Die Senkung des Kaliums hätte daher Priorität vor der Operation einer Fraktur.

> ❯ Bei jedem Dialysepatienten bzw. Patienten mit bekannter Niereninsuffizienz ist bei einem Sturzereignis, ebenso wie bei kardialen Rhythmusstörungen eine Blutgasanalyse durchzuführen, um eine Hyperkaliämie auszuschließen bzw. nachzuweisen.

1.4.3 Säure-Basen-Haushalt

Unter dem Begriff der Säure versteht man chemisch eine Substanz, die ein Wasserstoffproton (H^+) abgibt. Als Base bezeichnet man eine Substanz, die ein solches H^+ aufnimmt. Wie stark eine Säure ist, hängt letztlich von der Menge der Wasserstoffprotonen ab und davon, wie stark diese auf eine andere Substanz übertragen werden. Deren Konzentration wird als pH-Wert angegeben. Dabei hat das neutrale Wasser einen pH-Wert von 7,00, eine Säure liegt unterhalb dieses Wertes, eine Base darüber.

Im Körper liegt ein ausgeglichener Säure-Basen-Haushalt bei einem Blut-pH von 7,35–7,45 vor. Nur innerhalb dieser engen Grenzen herrscht ein optimales Milieu, das allen Organen und Enzymen eine gute Funktion ermöglicht.

Nach Zufuhr von Säuren oder Basen über die Nahrung und durch im Körper anfallende saure Metabolite, müssen diese zunächst gepuffert werden, um keinen Schaden anrichten zu können. In einem zweiten Schritt erfolgt die Ausscheidung über die Nieren oder die Lunge.

Als bedeutsames Puffersystem verwendet der Körper das Bicarbonat (HCO_3). Dieses kann ein H^+ einer Säure aufnehmen und zerfällt dabei zu Wasser (H_2O) und Kohlenstoffdioxyd (CO_2), das über die Lunge abgeatmet wird. Auf diesem Weg kann der Körper Säure quasi abatmen. Die Atmung passt sich daher u. a. auch dem Säuregehalt des Körpers an: Bei vermehrtem Anfall von Säure, z. B. durch körperliche Anstrengung, wird die Atmung beschleunigt. Die sauren Metabolite, z. B. Laktat, werden über HCO_3 zunächst gepuffert und das entstehende CO_2 wird abgeatmet.

> **Bei einer metabolischen Azidose besteht eine vertiefte Atmung, die sog. Kussmaul-Atmung, wodurch vermehrt Säure in Form von CO_2 abgeatmet wird.**

Die Nieren beeinflussen den Säure-Basen-Haushalt, da sie Säure ausscheiden können, die Puffersubstanz Bicarbonat produzieren und das glomerulär frei filtrierte Bicarbonat tubulär rückresorbieren. Kommt es durch eine Nierenschädigung zu einer eingeschränkten Produktion oder eingeschränkten Rückresorption von Bicarbonat und auch einer verminderten Ausscheidung von Säure, entsteht eine metabolische Azidose. Typische Kennzeichen hierfür sind die Erniedrigung des pH-Wertes (Azidose), ein erniedrigter Base Excess (z. B. –10 mmol/l) und ein reduziertes Bicarbonat (<20 mmol/l).

Der Ausgleich einer metabolischen Azidose erfolgt normalerweise über die Atmung. Diese Kompensation basiert auf einer vertieften und vermehrten Atmung, der Kussmaul-Atmung. Diese wird manchmal als Dyspnoe fehlinterpretiert. Im Zuge einer Blutgasanalyse erkennt man dabei aber die typischen Aspekte der metabolischen Azidose und gleichzeitig einen deutlich erniedrigten Kohlendioxidpartialdruck (pCO_2) als Ausdruck der vermehrten Abatmung von Säure. Ist dabei der pH-Wert ausgeglichen (um 7,35), spricht man von einer respiratorisch kompensierten metabolischen Azidose. Da die Lungenfunktion normal ist, wird durch die vermehrte und vertiefte Atmung nicht nur mehr CO_2 abgeatmet, sondern auch Sauerstoff aufgenommen. Der Sauerstoffpartialdruck (pO_2) liegt daher meist >100 mmHg.

In einer solchen Situation ist die Gabe von Bicarbonat wichtig. Letztlich gleicht man die renale Minderproduktion von außen aus, wodurch dem Körper wieder ausreichend HCO_3 zur Pufferung zur Verfügung gestellt wird. Meist kommt es bei einer ausreichenden Gabe rasch zu einer Normalisierung der Atmung.

1.4.4 Endokrine Nierenfunktion

Die Niere produziert Hormone. Die Fähigkeit der Hormonproduktion wird unter dem Begriff endokrine Funktion subsumiert.

Die Hormone der Niere sind:
- Renin: zur Steuerung des Blutdrucks, des Salz- und des Wasserhaushaltes
- Prostaglandine: zur Steuerung der intrarenalen Durchblutung
- Erythropoetin: zur Steuerung der Bildung der Erythrozyten im Knochenmark
- Vitamin D_3: zur Steuerung des Kalzium- und Knochenstoffwechsels

Renin

Unter Volumenmangel oder Hypotonie kommt es zu einer Minderdurchblutung der Nieren, verbunden mit einer inadäquaten Volumenausscheidung. Ein Blutdruckabfall in den Nieren und der damit verbundene Rückgang der glomerulären Filtration werden entlang des Tubulussystems der Niere als ein vermindertes Natriumangebot wahrgenommen. Dies ist der Stimulus für die Reninfreisetzung mit dem Ziel einer verminderten renalen Ausscheidung und einer Anhebung des Blutdrucks. Dies wird einerseits erreicht durch Kontraktion der afferenten Gefäße des Glomerulus, wodurch weniger Primärharn filtriert wird. Andererseits werden im tubulären Anteil mehr Salz und Wasser rückresorbiert.

Eine Reninfreisetzung initiiert eine Kaskade mit Aktivierung des Angiotensins, was letztlich in der Produktion von Aldosteron endet. Dieses bewirkt eine vermehrte Salz- und Wasserretention, was zu einer Zunahme des Körpervolumens und des Blutdrucks führt.

> **Praxistipp**
>
> Durch Blockade des Enzyms, das Angiotensin aktiviert, kann diese vom Renin ausgelöste Kaskade unterbrochen und damit eine Blutdrucksteigerung unterbunden werden. Auf diesem Prinzip beruhen die ACE-Hemmer bzw. die AT-Blocker.

Prostaglandine

Die Niere kann Hormone mit Wirkung auf die renale Mikrozirkulation bilden, die Prostaglandine. Eine Freisetzung dieser Hormone bewirkt eine vermehrte Durchblutung auf lokaler Ebene. Auf diesem Weg kann die Nierendurchblutung und damit indirekt die Nierenfunktion und Ausscheidung beeinflusst werden.

Medikamente, die einen Einfluss haben auf die Bildung von Prostaglandinen, sind insbesondere Schmerzmittel aus der Gruppe der nichtsteroidalen Antirheumatika (NSAR, z. B. Aspirin, Ibuprofen, Diclofenac etc.). Unter deren Einfluss werden weniger Prostaglandine freigesetzt, wodurch die renale Mikrozirkulation reduziert wird. Die Folge

kann ein Nierenversagen sein. Daher sind diese Schmerzmittel bei allen Patienten mit einer eingeschränkten Nierenfunktion zu vermeiden.

Erythropoetin

Der Sauerstofftransport erfolgt per Hämoglobin, dem Farbstoff der Erythrozyten. Zur Sicherstellung einer ausreichenden Sauerstoffversorgung müssen genügend dieser Erythrozyten vorhanden sein. Der Hämoglobin-Wert (Hb) wird daher auch als Maß für die Sauerstofftransportkapazität des Blutes angegeben. Dieser liegt bei Männern normalerweise zwischen 14 und 17 g/dl (140–170 g/l) Blut, bei Frauen etwas darunter bei rund 12–15 g/dl (120–150 g/l).

Im Knochenmark werden die roten Blutkörperchen gebildet. Gesteuert wird diese Bildung durch einen Botenstoff, das Erythropoetin. Je mehr davon im Knochenmark ankommt, desto mehr rote Blutkörperchen werden dort gebildet. Sinkt der Sauerstoffgehalt im Blut ab, wird dies von den Nieren erkannt und sie setzen mehr Erythropoetin frei. Dadurch werden mehr rote Blutkörperchen gebildet, wodurch mehr Sauerstoff im Blut transportiert werden kann. Sobald genug Sauerstoff an den Nieren ankommt, drosseln diese die Produktion von Erythropoetin wieder. Auf diese Weise werden immer entsprechend dem aktuellen Sauerstoffangebot rote Blutkörperchen gebildet. Dies macht man sich beim sog. Höhentraining im Leistungssport zunutze, da durch den geringeren Sauerstoffgehalt in der Höhe die Blutbildung angeregt wird, was über eine höhere Erythropoetinfreisetzung zu einer Erhöhung des Hb-Wertes führt. Mit der Rückkehr in tiefere Lagen besteht für einige Tage ein leichter Überschuss an roten Blutkörperchen, gemessen am Sauerstoffgehalt der Luft, was kurzfristig die körperliche Leistungsfähigkeit bessern kann. Das Höhentraining wird daher bei Spitzensportlern gerne vor Wettkämpfen genutzt.

Bei einer Niereninsuffizienz besteht eine unzureichende Produktion des Erythropoetins in den Nieren. Daher liegt bei den meisten Patienten eine sog. renale Anämie vor. Der Hb-Wert liegt meist um 8–10 g/dl. Die Leistungsfähigkeit ist daher eingeschränkt, was im Alltag durch rasches Ermüden und eine Belastungsdyspnoe in Erscheinung treten kann.

Praxistipp

Durch die Gabe von gentechnisch hergestelltem Erythropoetin ist es seit einigen Jahren möglich, auf die früher notwendigen Transfusionen weitestgehend zu verzichten.

Die Diagnose einer renalen Anämie basiert auf folgenden Elementen:

- Nachweis einer eingeschränkten Nierenfunktion (▶ Abschn. 1.4.6, „Beurteilung der Nierenfunktion),
- normozytäre Anämie (MCV [mittleres korpuskuläres Volumen] 80–99 fl, Hb <12 g/dl) sowie
- erniedrigte Zahl von Retikulozyten (<2%) bei ausreichendem Vorrat an Eisen (Ferritin >100).

Leider wird im klinischen Alltag häufig eine Blutung des Magen-Darm-Traktes vermutet, wenn bei einem Patienten der Hb-Wert <10 g/dl liegt, weshalb manchmal eine Gastro- und ggf. auch eine Koloskopie durchgeführt wird, um eine vermeintliche Blutungsquelle nachzuweisen. Bei einer Blutungsanämie ist in der Regel eine Blutung anamnestisch (Teerstuhl etc.) oder anhand okkulten Bluts im Stuhl nachweisbar. Laborchemisch findet sich bei persistierenden Sickerblutungen meist ein chronischer Eisenmangel (Ferritin erniedrigt, ein mit <80 fl erniedrigtes MCV sowie eine erhöhte Zahl von Retikulozyten (>4%).

Praxistipp

Eine laborchemische Abklärung mittels der Parameter Hb-Wert, Retikulozyten, Ferritin und Nierenfunktion ist meist ausreichend, um eine renale Anämie zu diagnostizieren bzw. von einer Blutungsanämie zu unterscheiden.

Bei einer renalen Anämie besteht ein Mangel an Erythropoetin aufgrund der Niereninsuffizienz. Allein durch die Gabe von Erythropoetin wird innerhalb von ca. 4 Wochen die Zahl der Retikulozyten und damit die Produktion von Erythrozyten im Knochenmark ansteigen, nach ca. 6 Wochen ist auch ein deutlicher Anstieg des Hb-Wertes zu sehen.

> Nur eine ausreichende Gabe von Eisen, am besten parenteral, stellt sicher, dass unter dem Erythropoetin eine ausreichende Erythropoese im Knochenmark erfolgen kann.

Vitamin D

Vitamin D wird über die Nahrung aufgenommen oder unter der UV-Einwirkung in der Haut synthetisiert. Die Aktivierung in das biologisch aktive Vitamin D_3 oder 1,25-Cholecalciferol erfolgt in der Niere. Ohne diesen Schritt besteht trotz einer ausreichenden Zufuhr von Vitamin D über die Nahrung oder eine ausreichende Bildung in der Haut unter Sonneneinstrahlung dennoch ein Mangel an aktivem Vitamin D. Verschiedene Organfunktionen werden seitens des aktiven und des inaktiven Vitamin D beeinflusst. Besonders wichtig ist die Wirkung des aktiven Vitamin D auf den Knochenstoffwechsel. Es steigert die Kalziumaufnahme im Darm, senkt die Kalziummobilisation aus den Knochen und die Kalziumausscheidung durch die Niere. Aktives Vitamin D spielt daher auch eine Rolle bei der Steuerung des Kalzium-Phosphat-Haushaltes.

1.4.5 Kalzium- und Phosphathaushalt

Die Knochen bestehen zu einem großen Teil aus Kalzium und Phosphat. Daher benötigen Kinder zum Wachstum diese beiden Stoffe. Aber auch der Erwachsene benötigt diese, da ein ausgewachsener Mensch alle 5–10 Jahre sein Skelett komplett erneuert.

Phosphat spielt zudem eine wichtige Rolle als chemischer Hauptbestandteil der körpereigenen Energiespeicherung in Form des ATP, des Adenosintriphosphats. Dieses befindet sich vor allem in Muskeln. Ohne Phosphat bzw. das ATP wären die Muskeln steif, was dem Mechanismus der Totenstarre entspricht.

Im Blut liegt das Kalzium in zwei Formen vor: an Albumin gebundenen und als freies, ionisiertes Kalzium. Beide zusammen werden in Laborkontrollen als „Kalzium im Serum" gemessen mit einem Normwert um 2,2–2,5 mmol/l. Insbesondere das ionisierte Kalzium ist für die Funktion von Muskeln und Nervenzellen wichtig. Daher versucht der Körper, die im Blut befindliche Menge des ionisierten Kalziums konstant zu halten. Dies geschieht über ein aus der Nebenschilddrüse stammendes Hormon, das Parathormon. Sobald der Kalziumspiegel abfällt, wird Parathormon ausgeschüttet. Dieses stimuliert die den Knochen abbauenden Zellen, die Osteoklasten. Dadurch wird Kalzium aus dem Knochen freigesetzt, wodurch der Kalziumspiegel wieder ansteigt.

Täglich werden über die Nahrung 1–2 g Phosphat aufgenommen. Für eine anschauliche Darstellung dessen, was aufgenommenes Phosphat im Körper bewirkt, bis es letztlich wieder ausgeschieden wird, soll die in der Nahrung befindliche Menge an Phosphat mit 100 Einheiten angenommen werden.

Diese 100 Einheiten Phosphat werden fast komplett aus dem Darm resorbiert und ins Blut aufgenommen. Dort verbindet sich das negativ geladene Phosphat mit freiem ionisierten Kalzium und dessen Spiegel sinkt. In der Folge wird Parathormon freigesetzt, wodurch aus dem Knochen wieder Kalzium freigesetzt wird, bis der Spiegel des freien Kalziums wieder ausgeglichen ist. In unserer Beispielrechnung verbinden sich 100 Einheiten Phosphat mit 100 Einheiten des freien Kalziums, weshalb das Parathormon aus dem Knochen 100 Einheiten Kalzium freisetzt. Da aber beim Abbau des Knochens in gleichen Teilen Kalzium und Phosphat entstehen, bedingt das Parathormon gleichzeitig die Ausscheidung von 100 Einheiten Phosphat über die Niere. Letztlich wird die per Nahrung zugeführte Menge an Phosphat indirekt über eine ossäre Pufferung renal ausgeschieden.

Kommt es im Zuge einer eingeschränkten Nierenfunktion zu einer unzureichenden Ausscheidung des Phosphats, führt jede Zufuhr von Phosphat unweigerlich zu einem Teufelskreislauf: Wie oben dargestellt, kommt es zum Absenken des ionisierten Kalziums, was eine Aktivierung des Parathormons nach sich zieht mit der Folge des Knochenabbaus. Das hierbei aber freigesetzte Phosphat wird nicht oder nur teilweise renal ausgeschieden, wodurch wiederum ionisiertes Kalzium gebunden wird und die Kaskade von vorne beginnt.

Die im Blut hierbei nachzuweisende Erhöhung des Parathormons wird als sekundärer Hyperparathyreoidismus bezeichnet. Im Laufe der Zeit kommt es daher zu einem zunehmenden Abbau der Knochen, was als renale Osteopathie bezeichnet

wird. Gleichzeitig führt die zunehmende Menge an Kalzium und Phosphat im Bereich der Gefäße zu einer „Gefäßverkalkung", der Arteriosklerose.

Heutzutage versterben die meisten Patienten mit Niereninsuffizienz an den Spätfolgen der Arteriosklerose, d. h. an Herzinfarkt, einer peripheren arteriellen Verschlusskrankheit oder einem Schlaganfall. Mit Erkenntnis dieses Pathomechanismus ist der Kalzium-Phosphat-Haushalt bzw. der sekundäre Hyperparathyreoidismus zunehmend in den Mittelpunkt der therapeutischen Anstrengungen gerückt.

1.4.6   Exokrine Nierenfunktion

Neben den vielfältigen vorstehend genannten Aufgaben hat die Niere auch die Aufgabe der Entgiftung, wobei nur wasserlösliche Stoffe ausgeschieden werden können. Diese Ausscheidungsfunktion wird als exokrine Funktion bezeichnet. Als Maß für die Entgiftungsleistung der Niere werden körpereigene Metabolite laborchemisch beurteilt, die auch als die Retentionswerte bezeichnet werden: Harnstoff, Kreatinin und Cystatin C.

Harnstoff

Beim Abbau von Eiweiß bzw. Aminosäuren bleibt eine Aminogruppe als nicht weiter verwertbarer chemischer Rest in Form des toxischen Ammoniaks übrig. In der Leber wird der Ammoniak mit CO_2 zu Harnstoff umgewandelt, einem deutlich weniger toxischen, wasserlöslichen Stoff.

Eine gesunde Niere ist in der Lage, ungeachtet des Eiweißstoffwechsels und der dabei anfallenden Mengen von Harnstoff, diesen im Normbereich von 10–50 mg/dl (1,6–8 mmol/l) zu halten. Bei eingeschränkter Nierenfunktion kommt es zu einer verminderten Ausscheidung des Harnstoffs. Ein Anstieg des Harnstoffs wird als Urämie bezeichnet. Klinisch werden ab Harnstoffkonzentrationen von 150–200 mg/dl (25–33 mmol/l) die typischen Symptome einer Urämie beobachtet: Unwohlsein, Abgeschlagenheit und Appetitverlust sowie Juckreiz.

❯ Zur Bemessung der Nierenfunktion wird die Harnstoffkonzentration nicht herangezogen, da eine tubuläre Sekretion und Reabsorption

stattfindet. Vielmehr dient die Harnstoffkonzentration als Maß für die Schwere einer
Urämie und damit neben den klinischen
Symptomen auch als Maßstab, wann bei
einer Niereninsuffizienz ein Nierenersatzverfahren in Erwägung zu ziehen ist.

Kreatinin und Nierenfunktionsmessung

Kreatinin ist ein Abbauprodukt des Muskelstoffwechsels, das glomerulär filtriert und tubulär nicht
mehr reabsorbiert wird. Kreatinin dient daher auch
als Marker zur Abschätzung der glomerulären Filtrationsleistung (GFR). Je höher die Konzentration
des Kreatinins im Blut, umso geringer ist die GFR.
Allerdings besteht kein linearer Zusammenhang zwischen der Höhe des Kreatininwerts und der GFR.
Dies bedeutet, dass erst bei einer Nierenfunktionseinschränkung von mehr als 50% ein Anstieg der
Serumkonzentration des Kreatinins sichtbar wird
(Normwerte: <1,1 mg/dl bzw. <100 µmol/l [Mann]
und <0,9 mg/dl bzw. 90 µmol/l [Frau]). Eine Nierenfunktionseinschränkung kann daher im Labor mit
normwertigen Kreatininwerten einhergehen. Man
spricht daher vom „kreatininblinden Bereich" zwischen 50% und 100% Nierenfunktion. Dies kann ein-
drucksvoll an einem Beispiel gezeigt werden.

Beispiel
Nach einer Nierenspende bleiben dem Spender
formal 50% der bisherigen Nierenleistung erhalten.
Vor der Nierenspende lag das Serumkreatinin bei
0,9 mg/dl und danach häufig ebenfalls oder nur gering darüber. Die GFR sank aber dennoch um die
Hälfte. Dies ist aber nicht sichtbar aufgrund des
kreatininblinden Bereiches.

Zudem ist der Kreatininwert stark von Muskelmasse
und damit von Geschlecht, Rasse und Patientenalter
abhängig. So können bei hoher Muskelmasse falsch
hohe Werte eine schlechte Nierenfunktion vortäu-
schen. Klinisch relevanter ist dagegen ein Überschät-
zen der Nierenfunktion, wenn durch eine geringe
Muskelmasse im Körper nur wenig Kreatinin entsteht und daher auch bei deutlich eingeschränkter
Nierenfunktion der Kreatininwert im Normbereich
liegen kann. Dieses Phänomen tritt besonders bei
älteren Frauen auf.

Beispiel
Ein junger Mann, der Bodybuilding betreibt, hat
einen Serumkreatininwert von 1,6 mg/dl (140
µmol/l), was in Anbetracht der hohen Muskelmasse
noch normal sein kann. Eine ältere Dame mit dem
gleichen Wert hat bereits eine schwere Nierenfunktionseinschränkung. Würde man in diesen beiden
Fällen die GFR mit anderen Methoden messen,
käme man auf ca. 100 ml/min für den jungen Bodybuilder, aber nur auf ca. 25 ml/min bei der älteren
Dame. Ein Kreatininwert von 1,6 mg/dl kann daher
einer GFR von 25–100 ml/min entsprechen.
Zur Abschätzung der renalen Funktion ist es daher
günstiger, auf der Basis des Kreatininwerts die GFR
anhand von Formeln zu berechnen. In diese Formeln gehen Korrekturfaktoren für Alter, Geschlecht
etc. ein, wodurch die GFR einigermaßen korrekt
abgeschätzt werden kann. Da es sich um eine geschätzte GFR handelt nennt, man diese auch eGFR
(für „estimated" = geschätzt).
Genauere Aussagen zur GFR lassen sich mithilfe der Clearance-Bestimmung treffen. Die renale
Clearance gibt das Plasmavolumen an, welches pro
Zeiteinheit von einer bestimmten Substanz befreit
wird. Daher wird meistens die Kreatinin-Clearance
mithilfe eines 24-h-Sammelurins bestimmt, die in
etwa der GFR entspricht.

Cystatin C

Zunehmend wird im klinischen Alltag das Cystatin
C zur Beurteilung der Nierenfunktion bestimmt.
Dieses wird von allen Körperzellen produziert und
ins Serum abgegeben. Es ist glomerulär frei filtrier-
bar und wird als kleines Protein tubulär reabsorbiert
und verdaut. Die im Blut nachzuweisende Menge an
Cystatin C korreliert daher sehr gut mit der GFR.
Zudem haben alle Menschen ähnlich viele Zellen.
Daher ist der Cystatin C deutlich weniger beeinflusst vom Alter, dem Geschlecht oder gar der Muskelmasse. Zudem steigt der Wert im Serum bereits
bei einer leichten Einschränkung der GFR an.
Würde man das Cystatin C bei dem jungen Bodybuilder und der älteren Dame vom obigen Beispiel
messen, käme bei dem Bodybuilder ein Wert von
ca. 1,0 mg/dl und bei der älteren Dame ein Wert von
ca. 2,6 heraus, was einer eGFR von 98 und 24 ml/
min entspricht.

Praxistipp

Ohne Berechnungen mittels komplexer Formeln oder einer Sammlung des Urins über 24 Stunden kann anhand des Cystatin C die Nierenfunktion sehr einfach und präzise abgeschätzt werden, weshalb automatisch bei einer Bestimmung des Cystatin C im Labor immer auch die entsprechende GFR angegeben wird.

Bislang ist das Cystatin C als Messwert noch nicht flächendeckend verbreitet, wenngleich bereits seit 2001 als wertvoller Parameter der Abschätzung der GFR bekannt. Eine Messung ist in jedem Labor heutzutage möglich. Ein Grund für die zögerliche Verbreitung ist der hohe Preis für die Bestimmung des Cystatin C im Vergleich zum Kreatinin.

Beurteilung der Nierenfunktion

Zur Beurteilung der Nierenfunktion werden die beiden elementaren Funktionen der Niere erfasst:
- Volumenausscheidung (gemessen in ml/h/kg Körpergewicht)
- Entgiftungsleistung, die GFR (gemessen in ml/min)

Letztlich entspricht diese Untergliederung auch den beiden funktionellen Einheiten des Nephrons: Glomerulär erfolgt die Filtration des Primärharns, was der GFR entspricht. Die Entgiftungsleistung ist an die tubuläre Funktion geknüpft. Es ist daher möglich, dass ein Patient Urin ausscheidet, aber keine relevante Entgiftung stattfindet. Findet hingegen keine glomeruläre Filtration statt, ist auch keine Entgiftung möglich.

> Fälschlicherweise wird im klinischen Alltag oft die Urinproduktion mit der Nierenfunktion gleichgesetzt. Wie oben dargestellt, kann die tubuläre Funktion letztlich nur durch eine Messung der im Urin befindlichen Stoffe bzw. der Messung der Entgiftung überprüft werden.

Die Abschätzung der renalen Funktion ist bei jedem Patienten bedeutsam, da alle Medikamente entweder über die Leber oder die Nieren ausgeschieden werden. Ist die renale Funktion eingeschränkt, wird ein renal auszuscheidendes Medikament langsamer eliminiert. Dies kann zu einer Kumulation (Ansammlung) des Wirkstoffs im Körper führen. Daraus ergeben sich zum Teil schwere Komplikationen. Als Beispiel seien die neuen oralen Antikoagulationsmedikamente genannt. Bei einer unzureichenden Nierenfunktion können diese kumulieren und es kann zu schweren Blutungen kommen. Da diese Medikamente meist ältere Patienten mit reduzierter Muskelmasse einnehmen, ist die Beurteilung der Nierenfunktion mittels Berechnung, 24-h-Sammelurin oder am einfachsten per Cystatin C eigentlich unerlässlich, um ggf. eine Anpassung der Dosis an die Nierenleistung vorzunehmen.

Praxistipp

Als Faustregel kann im klinischen Alltag die Nierenfunktion (GFR in ml/min) gleichgesetzt werden mit der Nierenfunktion in Prozent.

Messung der Kreatinin-Clearance mit Sammelurin
Die Kreatinin-Clearance wird am zuverlässigsten mit der gesamten während eines Tages im Urin ausgeschiedenen Kreatininmenge errechnet. Hierzu muss der Patient zu einer sorgfältigen und möglichst verlustfreien Urinsammlung über 24 h instruiert werden. Aus der Urinkonzentration im Sammelurin, der Menge des Sammelurins und des Serumkreatinins zum Zeitpunkt der Urinsammlung errechnet sich die Kreatinin-Clearance C nach folgender Formel:

$$C = \frac{U_{Krea} \times V \times 1,73m^3}{S_{Krea} \times t \times KO}$$

U_{Krea} Kreatininkonzentration im Urin in mg/dl
V Urinvolumen in ml
S_{Krea} Kreatininkonzentration im Serum zum Zeitpunkt der Urinsammlung in mg/dl

t	Zeit in Minuten; bei 24-h-Urin also 1440 (24 h × 60 min = 1440 min)
KO	Körperoberfläche, ermittelt aus einem Normogramm nach Gewicht und Größe

Um die ermittelte Clearance zwischen unterschiedlich großen Personen vergleichen zu können, wird sie auf die Körperoberfläche als Schätzmaß bezogen.
Der Normalwert der Kreatinin-Clearance beim Erwachsenen

Männer:	97–140 ml/min
Frauen:	85–125 ml/min

Literatur

Larsen R (2007) Anästhesie und Intensivmedizin für die Fachpflege, 7. Aufl. Springer, Berlin, Heidelberg

Nowack R, Birck R, Weinreich T (2009) Dialyse und Nephrologie für Fachpersonal, 3. Aufl. Springer, Heidelberg

Niereninsuffizienz

D. Brodmann

© Springer-Verlag GmbH Deutschland 2017

M. Klingele, D. Brodmann (Hrsg.), *Einführung in die Nephrologie und Nierenersatzverfahren*,

DOI 10.1007/978-3-662-54583-6_2

2.1   Akutes Nierenversagen

┌─ **Definition** ──────────────────────

Das akute Nierenversagen (ANV; englisch
„acute kidney injury", AKI) ist ein klinisches
Syndrom, das durch eine abrupte
Einschränkung der Nierenfunktion mit
verminderter Entgiftungsleistung und
Urinausscheidung gekennzeichnet ist.

└──────────────────────────────────────

- Es führt zur Akkumulation von
  Stoffwechselendprodukten und
  Störungen im Wasser-, Elektrolyt- und
  Säure-Basen-Haushalt.
- Es kann im Rahmen verschiedener Grund-
  erkrankungen auftreten.
- Es kann je nach Ursache reversibel sein oder
  in einen bleibenden Nierenschaden bis hin zur
  Dialysepflicht münden.

2.1.1   Diagnosekriterien und Beurteilung des Schweregrades

Das Auftreten und der Schweregrad eines akuten
Nierenversagens werden anhand des Serumkreatinins (Entgiftungsleistung) und der Urinausscheidung beurteilt. Bis 2007 gab es international keine
einheitliche Definition des Nierenversagens.

Von einem akutem Nierenversagen spricht
man heutzutage entsprechend den AKIN-Kriterien
(Acute Kidney Injury Network), wenn mindestens
eines der folgenden Kriterien bezüglich Ausscheidungsfunktion und Entgiftungsleistung erfüllt ist:
- Anstieg des Serumkreatinins um mindestens
  0,3 mg/dl (26,5 µmol/l) innerhalb 48 Stunden
- Anstieg des Serumkreatinins auf mindestens
  das 1,5-Fache innerhalb 7 Tagen
- Abfall der Urinausscheidung auf unter 0,5 ml/kg
  KG/h für mindestens 6 Stunden

Die Stadien- und Schweregradeinteilung des
akuten Nierenversagens nach AKIN und KDIGO
(Kidney Disease: Improving Global Outcomes)
zeigt ◻ Tab. 2.1.

2.1.2   Vorgehen bei Nierenversagen

Beim Erstkontakt mit einem Patienten mit erhöhtem Kreatinin oder verminderter Urinmenge gilt es,
einige Fragen zu beantworten. Hierbei hat sich fol-
gendes Vorgehen bzw. folgende Reihenfolge bewährt.

■ **Ist der Patient akut gefährdet?**
Bestehen Komplikationen des akuten Nierenversa-
gens:
- Ist das Kalium gefährlich erhöht?
- Hat der Patient Atemnot aufgrund eines
  Lungenödems?

◻ **Tab. 2.1** Stadieneinteilung bzw. Schweregradeinteilung des akuten Nierenversagens nach AKIN 2007 und KDIGO 2013

KDIGO	Kreatinin-Kriterien	Urinvolumen
AKI 1	– Anstieg um ≥0,3 mg/dl (26,5 µmol/l) – oder auf das 1,5- bis 1,9-Fache des Ausgangswertes	<0,5 ml/kg KG/h über 6–12 h
AKI 2	– Anstieg auf das 2,0- bis 2,9-Fache des Ausgangswertes	<0,5 ml/kg KG/h ≥12 h
AKI 3	– Anstieg auf das ≥3-Fache des Ausgangswertes – oder Anstieg auf ≥4 mg/dl (353,6 µmol/l) – oder Beginn einer Nierenersatztherapie – oder GFR-Abfall auf ≤35 ml/min bei unter 18-Jährigen	<0,3 ml/kg KG/h ≥24 h oder Anurie ≥12 h

AKI „acute kidney injury", *GFR* glomeruläre Filtrationsrate, *KG* Körpergewicht.

▬ Ist der Patient verwirrt oder schläfrig bei laborchemischer Urämie (Harnstoff >150–200 mg/dl bzw. 25-33 mmol/l)?

Bei diesen Befunden ist eine Nierenersatztherapie indiziert, auch wenn die Ursache des Nierenversagens noch nicht bekannt ist.

■ **Ist das Nierenversagen akut oder chronisch?**
Nicht immer ist ein Kreatininvorwert bekannt. Somit ist auch bei Erstkontakt nicht immer bekannt, ob es sich um ein akutes oder ein chronisches Nierenversagen handelt, wenn ein erhöhter Kreatininwert vorliegt. Denn ein ANV ist definiert über einen raschen Anstieg des Kreatinins. Da sich jedoch die Ursachen von akutem und chronischem Nierenversagen meist unterscheiden und oft auch die Therapie unterschiedlich ist, ist eine Differenzierung zwischen akutem und chronischem Nierenversagen wichtig. Diese Differenzierung erfolgt anhand anamnestischer Angaben (Waren Sie schon einmal beim Nephrologen? Hat der Hausarzt schon mal von schlechten Nierenwerten gesprochen? etc.) sowie der Konstellation von Laborwerten, Hinweisen im Ultraschall der Nieren und dem weiteren Verlauf. Eine Übersicht gibt ◘ Tab. 2.2.

■ **Was ist die Ursache des Nierenversagens?**
Während beim chronischen Nierenversagen immer eine strukturelle oder funktionelle Schädigung der Nieren besteht, kann die Ursache eines akuten Nierenversagens auch in den Begleitumständen und -erkrankungen liegen. Die Einteilung in prä-, intra- und postrenal hat sich bei der strukturierten Suche nach der Ursache bewährt.

Prärenales Nierenversagen Beim prärenalen Nierenversagen liegt die Ursache, wie schon aus dem Namen ersichtlich, vor den Nieren. Ursächlich ist eine verminderte Nierendurchblutung durch Kreislaufveränderungen (z. B. ein ausgeprägtes Flüssigkeitsdefizit, ein Blutverlust, eine Sepsis oder eine schwere Herzinsuffizienz). Hinweise für ein prärenales Nierenversagen finden sich in der Anamnese (Durchfall und Erbrechen, gastrointestinale Blutung, Blutdruckabfall in der Überwachungskurve etc.) sowie in der klinischen Untersuchung (niedriger Blutdruck, leere Halsvenen, stehende Hautfalten etc.). Es kommt zu einer verminderten Nierendurchblutung und einer daraus resultierenden unzureichenden Sauerstoffversorgung der Niere, was zu einem intrarenalen Nierenversagen führen kann. Ein solches Nierenversagen bessert sich je nach Schweregrad innerhalb weniger Tage bis einigen Wochen nach Beheben der Ursache.

Postrenales Nierenversagen Beim postrenalen Nierenversagen liegt die Ursache hinter den Nieren. Der Harnabfluss ist gestört. Zu einem Nierenversagen mit signifikantem Anstieg der Retentionswerte kommt es

◘ **Tab. 2.2** Differenzierung von akutem und chronischem Nierenversagen bei unbekanntem Vorwert

Akut		Chronisch
Kreatininvorwerte der letzten Monate normal oder konstant erhöht	Anamnese	Nierenprobleme bekannt
		Beim Nephrologen in Behandlung
(Keine Vorwerte vorhanden?)	Alte Werte anschauen	Erhöhtes Kreatinin in den Vorwerten
Nieren normal groß (>10 cm), Parenchym breit (>1–1,5 cm)	Ultraschall der Nieren	Nieren verkleinert <10 cm, schmales Parenchym, meist echoreich
Manchmal große Nieren, sehen „verwaschen" aus		Hinweise für Nierenerkrankungen: Zystennieren, Nierenverkalkungen, chronischer Harnstau
PTH nicht oder leicht erhöht	Labor	Oft Anämie (mit niedrigen Retikulozyten), PTH erhöht
Weiterer Anstieg innerhalb Tagen	Kreatininverlauf	Konstant, leicht steigend (über Wochen bis Jahre)

PTH Parathormon.

bei gesunden Nieren jedoch nur, wenn beide Nieren von der Nierenstauung betroffen sind oder nur eine Niere (z. B. eine Transplantatniere) vorhanden ist. In der Anamnese finden sich manchmal Flankenschmerzen oder blutiger Urin. Oft sind Anamnese und klinische Untersuchung jedoch unauffällig. Obwohl das postrenale Nierenversagen mit ca. 10% aller akuten Nierenversagen selten ist, sollte die initiale Untersuchung des Patienten immer einen Ultraschall zum Nachweis oder Ausschluss einer Nierenstauung beinhalten. Die Diagnose kann damit innerhalb von Minuten gestellt und die Ursache oft rasch behoben werden.

Intrarenales Nierenversagen   Beim intrarenalen Nierenversagen liegt die Ursache in den Nieren selbst.

Die Nierenfunktion ist schlecht, weil das Nierengewebe geschädigt wurde oder gerade noch geschädigt wird. Die Suche nach Ursachen für eine Nierenschädigung kann sehr umfangreich sein. Die Anamnese und Durchsicht der Akten gibt Hinweise auf die Einnahme oder Gabe von nephrotoxischen Substanzen, auf Begleitsymptome einer Autoimmunkrankheit oder auf vorangegangene Blutdruckabfälle. Im Labor schaut man nach Zeichen für eine Rhabdomyolyse, Hämolyse, Elektrolytstörungen und nach Autoimmunkrankheiten. Durchblutungsstörungen der Nieren sollten bei Unklarheiten ausgeschlossen werden. Oft ist jedoch zur Klärung der Ursache eine Nierenbiopsie erforderlich.

◻ Tab. 2.3 gibt einen Überblick über die häufigsten Ursachen des akuten Nierenversagens.

◻ **Tab. 2.3** Ursachen des akuten Nierenversagens

	Prärenal	(Intra)renal	Postrenal
Häufigkeit	50%	40%	10%
Pathophysiologie	Kreislaufveränderungen (Hypotonie, Hypovolämie) führen zu einer verminderten Nierendurchblutung	Komplexe strukturelle und funktionelle Schäden in der Niere selbst	Abflussstörung des Urins in den harnableitenden Wegen führt zur Stauung des/der Nierenbecken
Beispiele, Grunderkrankungen	Vermindertes intravasales Volumen – Dehydratation – Blutverlust – Verschiebung von Flüssigkeit in den 3. Raum (Pankreatitis, Ileus, Sepsis)	Vaskuläre Ursachen – Nierenarterienverschluss, Embolien – Nierenvenenthrombose – Vaskulitis	Obstruktion in den ableitenden Harnwegen – Steine – Koagel – Papillennekrose – Blasentamponade – Harnröhrenstrikturen
	Verminderte Herzleistung – Herzinsuffizienz – Herzrhythmusstörungen – Herzklappenerkrankungen	Ischämische Schädigung – Renale Hypoperfusion jeglicher Ursache (Maximalvariante des prärenalen Nierenversagens) Primäre oder sekundäre renoparenchymatöse Erkrankungen – Glomerulonephritis – Interstitielle Nephritis Schädigung durch exogene (z. B. Kontrastmittel, NSAID, manche Antibiotika etc.) oder endogene (Hämoglobin bei Hämolyse, Myoglobin bei Rhabdomyolyse, Harnsäure beim Tumorlysesyndrom etc.) nephrotoxische Substanzen	Obstruktion der ableitenden Harnwege von außen – Bei Schwangerschaft – Retroperitonealfibrose – Tumoren – Gastrointestinale Entzündungen wie Morbus Crohn oder Divertikulitis – Prostatavergrößerung

◻ **Tab. 2.3** Fortsetzung

	Prärenal	(Intra)renal	Postrenal
Renale Prognose	Nach Beseitigung der Ursache rasch reversibel. Ist die Ursache des prärenalen Nierenversagens schwer oder lang andauernd, kann es zu einer renalen Ischämie mit Tubulusnekrose und somit zu einem intrarenalen Nierenversagen kommen	Kann zu bleibenden Schäden bis hin zur dauerhaften Dialysepflicht führen	Nach Beseitigung der Ursache rasch reversibel (sofern noch nicht zu lange bestehend)

NSAID nichtsteroidale Antiphlogistika.

2.1.3 Klinik und Verlauf

Die klassischen Symptome des akuten Nierenversagens sind gleichzeitig auch die Diagnosekriterien. Es kommt teilweise zu einem Rückgang der Urinproduktion (Oligurie: <500 ml Urin pro Tag, Anurie: <100 ml Urin pro Tag)

Es kommt zu einem Anstieg der Nierenretentionsparameter:
- Das Serumkreatinin steigt an. Der Anstieg ist jedoch erst ab einer Verschlechterung der Nierenfunktion auf ca. 50% sichtbar.
- Der Harnstoff steigt an. Dieser ist ein eher ungenauer Parameter und abhängig von vielen Störgrößen wie Ernährung, Hydratationszustand, Medikamenten etc. Mit Einschränkungen kann er als Maß für die Urämie dienen.

Andere Beschwerden bei akutem Nierenversagen sind oft Symptome der Grunderkrankung oder Komplikationen.

Akute Nierenversagen laufen, wenn auch in unterschiedlicher Ausprägung und Dauer der einzelnen Stadien, nach immer demselben Muster ab. Nach der Initialphase mit Oligurie und steigenden Retentionsparametern setzt eine Phase mit oft Tage bis Wochen gleichbleibend schlechter Nierenfunktion ein. In dieser Zeit kann die Nierenfunktion deutlich eingeschränkt, aber noch konservativ führbar sein. Oft ist jedoch der Patient oligo- bis anurisch und es wird bereits eine Nierenersatztherapie eingeleitet. Als erstes Zeichen einer Besserung und Übergang in die Erholungsphase steigt die Urinmenge, welche sich im weiteren Verlauf bis zur Polyurie steigern kann. Eine Übersicht gibt ◻ Tab. 2.4.

◻ **Tab. 2.4** Phasen des akuten Nierenversagens

Stadium	Dauer	Symptome	Komplikationen
Initialphase	Stunden bis Tage	Oligurie bis Normurie, Kreatininanstieg	
Erhaltungsphase	Tage bis Wochen	Oligurie, erhöhtes Kreatinin	Hypervolämie, Hyperkaliämie, Azidose, Urämie, Medikamentenüberdosierung
Erholungsphase	Tage bis Wochen	Polyurie, Besserung des Kreatinins	Dehydratation, Elektrolytverluste

2.1.4 Allgemeine Therapieprinzipien

> ❯ Die Therapieprinzipien umfassen die
> Therapie der Ursache des Nierenversagens,
> die Optimierung aller Begleitumstände sowie
> die Behandlung der Komplikationen.

Prärenales Nierenversagen Die Therapie des prärenalen Nierenversagens besteht in der Beseitigung
der Ursache, also meist dem Ersatz des Flüssigkeits-
defizites. Danach nehmen die Nieren meist rasch die
Funktion wieder auf, weitere Maßnahmen sind oft
nicht erforderlich.

Postrenales Nierenversagen Die Therapie des postrenalen Nierenversagens gehört vorwiegend in urologische Hände. Die Wiederherstellung des Harnabflus-
ses wird dabei unter anderem durch Kathetereinlagen,
Ureterschienen und Nephrostomien herbeigeführt.
Auch hier nimmt die Niere meist rasch die Funktion
wieder auf. Typischerweise erfolgt dies über eine ausgeprägte Phase der Polyurie, weshalb eine engmaschige
Überwachung des Volumenstatus und der Elektrolyte
mit entsprechender Substitution erforderlich ist.

Intrarenales Nierenversagen Die Therapie des intrarenalen Nierenversagens gestaltet sich schwieriger. Wichtig ist die Suche nach behandelbaren Ursachen wie Durchblutungsstörungen oder

Autoimmunkrankheiten, welche einer kausalen Therapie zugeführt werden können.
    In jedem Fall wird/werden
— die Begleitumstände optimiert:
    = Ausreichender Volumenstatus und
      Blutdruck
    = Nephrotoxische Medikamente nach
      Möglichkeit stoppen (NSAID, Angiotensin-
      Converting-Enzym[ACE]-Hemmer etc.)
    = Kontrastmitteluntersuchungen wenn
      möglich vermeiden
    = Anpassen der Medikamentendosierungen
    = etc.
— die Komplikationen behandelt:
    = Gabe von Diuretika bei Hypervolämie
    = Therapie einer Hyperkaliämie (▶ Abschn. 5.1)
    = Behandlung von Infektionen
— der Patient hochkalorisch und eiweißreich
  ernährt
— die Nierenfunktion mittels Dialyse ersetzt
  (▶ Abschn. 9.1) (❏ Tab. 2.5)

2.1.5 Prognose

Beim prärenalen und postrenalen Nierenversagen ist die Prognose recht gut. Meist kommt es zu
einer vollständigen Erholung der Nierenfunktion
(zumindest auf vorbestehende Werte). Die Prognose

❏ **Tab. 2.5** Übersicht Therapieprinzipien nach KDIGO (KDIGO 2013)

Hohes Risiko	AKI 1	AKI 2	AKI 3
– Ausreichenden Volumenstatus und Perfusionsdruck sicherstellen – Nephrotoxische Substanzen meiden – Bei Kontrastmitteluntersuchungen strenge Indikationsstellung oder alternative Untersuchung bevorzugen – Kreatinin und Urinausscheidung überwachen – Hämodynamisches Monitoring in Betracht ziehen – Hyperglykämien vermeiden			
	– Nichtinvasive Suche nach Ursachen für das akute Nierenversagen und deren Behandlung – Bei Unklarheiten bzgl. Ursache des Nierenversagens invasive Diagnostik in Betracht ziehen – Komplikationen behandeln		
		– Medikamentendosierung überprüfen – Verlegung auf Intensivstation in Betracht ziehen – Nierenersatzverfahren in Betracht ziehen	
			– Subclaviakatheter möglichst vermeiden

des intrarenalen Nierenversagens bei Patienten auf der Intensivstation hängt im Wesentlichen von der Grunderkrankung ab. Das Nierenversagen ist dabei ein Marker für die Schwere der Erkrankung, welche durch die Angaben einer respiratorischen Insuffizienz mit Beatmung, katecholaminpflichtiger Kreislaufinsuffizienz oder Sepsis oft noch ergänzt werden kann. Überlebt der Patient das akute Nierenversagen, kommt es in fast 90% der Fälle zu einer kompletten Erholung.

Ist die Ursache des akuten intrarenalen Nierenversagens eine Autoimmunkrankheit, hängt die renale Prognose davon ab, wie viel Nierengewebe bis zur Diagnosestellung und Wirkung der eingeleiteten Therapie schon geschädigt ist.

2.2 Chronische Niereninsuffizienz

> **Definition**
>
> Von einer chronischen Niereninsuffizienz spricht man, wenn:
> - ein pathologischer Nierenbefund (Histologie, Urinsediment, Bildgebung etc.) und/oder
> - eine glomeruläre Filtrationsrate (GFR) ≤60 ml/min während mindestens 3 Monaten vorliegt.

Das klinische Bild der chronischen Niereninsuffizienz (englisch „chronic kidney disease", CKD) ist, vor allem in den weit fortgeschrittenen Stadien, unabhängig von der zugrunde liegenden Nierenerkrankung gleich. Chronisch verlaufende Nierenerkrankungen führen zum terminalen Nierenversagen. Die Progredienz dieser Erkrankungen ist abhängig von Art und Ausmaß der Nierenschädigung, der Reaktion des Organismus und von den Begleiterkrankungen des Patienten.

2.2.1 Diagnose und Stadieneinteilung

Die Diagnose einer Nierenerkrankung wird in den meisten Fällen durch die Bestimmung des Kreatinins und der anschließenden Berechnung der glomerulären Filtrationsrate (GFR) gestellt. Ist die GFR unter 60 ml/min, dies auch nachweislich über mehr als 3 Monate, ist die Diagnose einer chronischen Nierenerkrankung gesichert. Aber auch die Zufallsbefunde eines (auch in der Kontrolle) pathologischen Urinstatus bzw. Nierenveränderungen im Ultraschall oder anderen bildgebenden Verfahren sichern definitionsgemäß die Diagnose einer chronischen Niereninsuffizienz auch bei (noch) normalem Kreatinin bzw. normaler GFR.

Zur Diagnose, Stadieneinteilung und Verlaufskontrolle empfehlen die Leitlinien die Bestimmung der GFR und der Eiweißausscheidung im Urin (Proteinurie bzw. Albuminurie). Aufgrund dieser Befunde kann der Schweregrad und die Progression der Niereninsuffizienz abgeschätzt werden. Die Einteilung der Niereninsuffizienz erfolgt entsprechend der Stadieneinteilung nach K/DOQI (Kidney Disease Outcome Quality Initiative) bzw. nach KDIGO (Kidney Disease: Improving Global Outcomes) in 5 Schweregrade, die Proteinurie wurde zusätzlich als Prognosefaktor aufgenommen (◘ Tab. 2.6).

Ein Patient mit dem Stadium G1A1 hat eine normale Nierenfunktion und keine Proteinurie. Das kann z. B. ein Patient mit einer Nierenzyste sein oder ein Patient mit familiären Zystennieren in einem frühen Stadium. Das schwerste Stadium V oder entsprechend G5A3 steht für einen Patienten mit einer GFR unter 15 ml/min, in diesem Stadium eigentlich fast immer mit einer Proteinurie >300 mg pro Tag einhergehend, oder einen Dialysepatienten. Je weiter fortgeschritten das Stadium, desto höher die Wahrscheinlichkeit für Folgeerkrankungen der Niereninsuffizienz, desto höher das kardiovaskuläre Risiko und desto höher die Wahrscheinlichkeit einer Dialysepflicht.

2.2.2 Klinik

Bis zu einem Verlust von ca. 50% der normalen Nierenfunktion reichen die renalen Funktionsreserven aus, um Defizite zu kompensieren. Der Patient ist (bis auf Symptome einer eventuell bestehenden Grunderkrankung) symptomfrei. Diese Phase wurde früher als Stadium der kompensierten Retention bezeichnet. Nach der aktuellen Stadieneinteilung entspricht dies den Stadien I–III. In der Frühphase

◻ Tab. 2.6 Stadieneinteilung nach K/DOQI und nach KDIGO

K/DOQI		GFR	KDIGO	Proteinurie		
I.	GFR normal oder erhöht	≥90 ml/min		A1	A2	A3
				≤30 mg/Tag	30–300 mg/Tag (Micral-Test positiv)	≥300 mg/Tag (Protein im Urinstix positiv)
			G1	G1A1		
II	GFR leicht eingeschränkt	60–89 ml/min	G2			
III	GFR leicht bis mittelschwer eingeschränkt	45–59 ml/min	G3a			
	GFR mittelschwer bis schwer eingeschränkt	30–44 ml/min	G3b			
IV	GFR schwer eingeschränkt	15–29 ml/min	G4			
V	Nierenversagen	<15 ml/min	G5			G5A3

der Niereninsuffizienz sind die Symptome unspezifisch. Es kommt zu Müdigkeit, Leistungsabfall, Schlafstörungen, eventuell zu Ödemen und meist zu Hypertonie. Mit weiterem Fortschreiten der Niereninsuffizienz können Hautveränderungen, Juckreiz, Appetitlosigkeit, Übelkeit, Erbrechen, Muskelschwäche, Knochenschmerzen, Foeter uraemicus und Vigilanzstörungen hinzukommen. Diese Veränderungen sind Symptome der Urämie und weisen auf eine deutlich eingeschränkte Nierenfunktion und die nahende Dialysepflicht hin.

Folgeerscheinungen der chronischen Niereninsuffizienz

Mit zunehmender Einschränkung der Nierenfunktion wird die Wahrscheinlichkeit der bekannten Folgeerscheinungen größer. Einerseits können die Nieren ihre vielfältigen Funktionen nur noch in vermindertem Umfang wahrnehmen, andererseits kommt es durch die verminderte Ausscheidung der Abfallprodukte zu toxischen Reaktionen an anderen Organen.

Das Fortschreiten der Nierenerkrankung beeinträchtigt die sekretorischen Funktionen der Nieren. Es kommt zur Retention von Natrium und Wasser, darauf folgend zu Ödemen und Hypertonie. Die gestörte Ausscheidung von Säuren und Kalium führt zur metabolischen Azidose und zu Hyperkaliämie.

Die verminderte Ausscheidung von Medikamenten kann zu gefährlichen Überdosierungen führen.

Durch den Ausfall der endokrinen Funktionen kommt es zu den bekannten Folgeerkrankungen der Niereninsuffizienz:

- Die verminderte Hydroxilierung von Vitamin D in den Nieren induziert zusammen mit der verminderten Phosphatausscheidung über die Nieren den sekundären Hyperparathyreoidismus. Die renale Osteopathie (zusammengefasst unter dem neuen Begriff CKD-MBD = „chronic kidney disease – mineral bone disorder") ist Folge dieser Vitamin-D- und Parathormon-Regulationsstörung.
- Die renale Anämie ist zu einem großen Anteil durch die mangelnde Erythropoetinbildung bedingt.
- Durch den Ausfall funktionsfähiger Nephrone sowie lokaler Minderdurchblutungen in den Nieren ändert sich die Reninfreisetzung. Eine Stimulation des Renin-Angiotensin-Aldosteronsystems erhöht den Blutdruck. Eine verminderte Reninfreisetzung kann zur Hyperkaliämie und renal-tubulären Azidose beitragen.

Schlussendlich werden die Nieren durch eigene Kompensationsvorgänge geschädigt. Der Verlust intakter Nephrone führt zu einer kompensatorischen Hyperfiltration der noch vorhandenen Nephrone. Es kommt zu einem erhöhten glomerulären Kapillardruck, welcher seinerseits die Endothel- und Mesangiumzellen schädigt.

◩ Abb. 2.1 gibt einen exemplarischen Überblick über die Funktionen der Nieren und die Konsequenzen eines Ausfalls, ◩ Abb. 2.2 zeigt die Häufigkeit von Folgeerkrankungen der Niereninsuffizienz. Die erklärende Pathophysiologie zu diesem Kapitel wurde in ▶ Kap. 1 ausführlich dargestellt.

Urämisches Syndrom

Definition

Das urämische Syndrom ist ein Symptomenkomplex, welcher durch die Symptome der oben beschriebenen Folgeerscheinungen und durch die toxische Wirkung der nicht ausgeschiedenen Abfallprodukte (Urämietoxine) auf andere Organe hervorgerufen wird. Es stellt den Endzustand der Niereninsuffizienz dar.

Die Urämiesymptome bei akutem Nierenversagen und chronischer Niereninsuffizienz unterscheiden sich nicht grundsätzlich. Bei chronischer Niereninsuffizienz tritt jedoch die Symptomatik langsam und schleichend ein und zeigt primär Symptome aufgrund des Ausfalls endokriner Funktionen. Patienten mit akutem Nierenversagen fallen eher durch die Komplikationen eines Ausfalls exokriner Funktionen auf (Hypervolämie, Hyperkaliämie, urämische Perikarditis, urämische Enzephalopathie).

Patienten mit Urämie zeigen häufig die Symptome:
- Appetitlosigkeit
- Konzentrationsschwäche
- Juckreiz und Hautveränderungen
- gastrointestinale Beschwerden wie Übelkeit und Erbrechen
- hohen Blutdruck
- Lid- und Unterschenkelödeme

Zum Foeter uraemicus kann es bei sehr hohen Harnstoffkonzentrationen kommen. Der Patient riecht nach Urin. Es kann des Weiteren zum Ausschwitzen von Harnstoffkristallen kommen, welche sich auf der Haut ablagern, dem sog. „urämischen Frost".

Grundsätzlich beeinflusst die Urämie jedes Organ bzw. Organsystem. Am häufigsten sind jedoch kardiale, gastrointestinale, hämatologische und neurologische Symptome.

- **Urämische Blutungsneigung**

Klinisch manifestiert sich die erhöhte Blutungsneigung durch Haut-, Nasen-, urogenitale oder gastrointestinale Blutungen. Selten kommt es zu intrakraniellen oder retroperitonealen Blutungen. Ursachen sind die gestörte Thrombozytenfunktion und die renale Anämie. Die erhöhte Blutungsneigung konnte früher durch die Bestimmung der Blutungszeit festgestellt werden. Die heute routinemäßig durchgeführten Gerinnungsparameter Quick/INR (International Normalized Ratio) und PTT (partielle Thromoplastinzeit) erfassen die urämische Blutungsneigung nicht.

- **Urämische Perikarditis (Herzbeutelentzündung)**

Durch den entzündlichen Reizzustand des Herzens kommt es zu einer Flüssigkeitsbildung/-kollektion im Herzbeutel, zu thorakalen Schmerzen und zu einem typischen Geräusch bei der Herzauskultation. Durch eine plötzliche Einblutung in den Herzbeutel kann es zu einem konservativ nicht beherrschbaren Rechtsherzversagen mit der Indikation zu einer notfallmäßigen Herzbeutelpunktion kommen.

❯ **Patienten mit Perikarditis sollten heparinfrei dialysiert werden.**

- **Urämische Enzephalopathie und Polyneuropathie**

Neurologische Symptome bei Niereninsuffizienz sind häufig. Diese können von Schlaflosigkeit, Restless-Legs-Syndrom, Tremor bis hin zu epileptischen Anfällen, Schläfrigkeit und Koma in fortgeschrittenen Stadien der Niereninsuffizienz reichen. In der klinischen Untersuchung zeigen sich manchmal abgeschwächte Reflexe oder ein vermindertes Vibrationsempfinden. Auch das vegetative Nervensystem kann betroffen sein (verminderte Herzfrequenzregulation, orthostatische Dysregulation etc.)

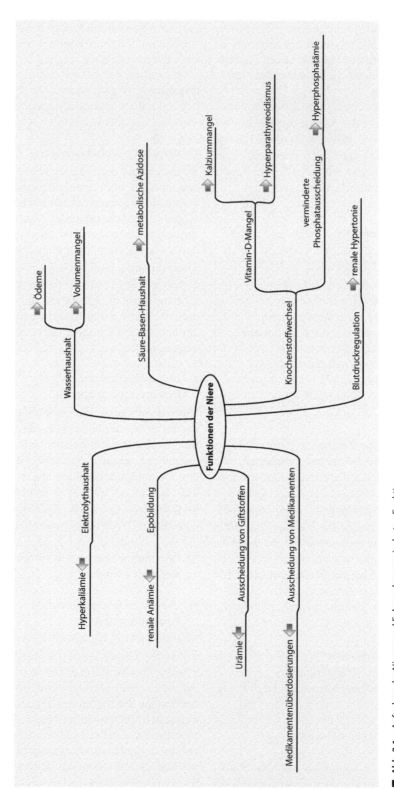

◻ Abb. 2.1   Aufgaben der Nieren und Folgen der verminderten Funktion

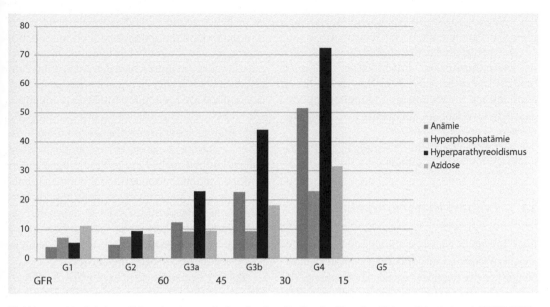

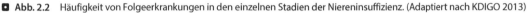

Abb. 2.2   Häufigkeit von Folgeerkrankungen in den einzelnen Stadien der Niereninsuffizienz. (Adaptiert nach KDIGO 2013)

- **Gastrointestinale Komplikationen**

Auch gastrointestinale Symptome sind bei Niereninsuffizienz häufig. Im Vordergrund stehen Übelkeit und Erbrechen. Es können jedoch auch alle Schleimhäute vom Mund (Stomatitis) bis zum Enddarm (Proktitis) entzündet sein und zu gefährlichen urämischen gastrointestinalen Blutungen führen.

> Eine Nierenersatztherapie sollte möglichst vor Eintreten der urämischen Komplikationen eingeleitet werden.

Von der Urämie ist der Begriff Azotämie abzugrenzen. Azotämie ist die Erhöhung der Retentionswerte im Blut ohne klinische Zeichen der Urämie.

2.2.3 Überwachung und Betreuung von Patienten mit chronischer Niereninsuffizienz

Patienten mit chronischer Niereninsuffizienz sollten regelmäßig kontrolliert werden. Je nach Stadium der Niereninsuffizienz erfolgen nephrologische Kontrollen in jährlichen (bis ca. Stadium G3aA2) bis monatlichen oder gar kürzeren Abständen (z. B. im Stadium G5A3 zur Vorbereitung und Planung der Dialyseeinleitung).

Bei den Kontrollen sollten Patienten nach den häufigsten Symptomen von Komplikationen gefragt werden:

- Urämie: morgendliche Übelkeit, Erbrechen, Thoraxschmerz (Perikarditis), urämischer Foeter
- Überwässerung: Gewichtsverlauf, Atemnot, Atemnot oder Husten im Liegen, Ödeme z. B. an Unterschenkeln und Augenlidern
- Anämie: nachlassende Leistungsfähigkeit, Atemnot, Erschöpfung, Blässe, ungewöhnliches Schlafbedürfnis
- Komplikationen: Blutdruckkrisen, Hinweise auf Harnwegsinfekte wie Brennen beim Wasserlassen, Fieber, Flankenschmerzen
- Probleme bei der Medikamenteneinnahme

Die körperliche Untersuchung umfasst die Messung des Blutdrucks und des Gewichtes. Beine, Augenlider und Lunge werden auf Hinweise einer Überwässerung untersucht und das Herz mit der Frage nach dem typischen Perikardreiben abgehört. Die Laboruntersuchungen umfassen die Retentionswerte, Elektrolyte und Werte zur Suche oder Verlaufskontrolle der Folgeerkrankungen (Hämoglobin, Kalzium, Phosphat, Parathormon [PTH], Blutgasanalyse etc.).

Nicht zuletzt sollte in fortgeschrittenen Stadien der Niereninsuffizienz die Indikation zur Einleitung der Dialyse bei jedem Besuch neu beurteilt und Maßnahmen zur Vorbereitung (Aufklärung, Wahl des Dialyseverfahrens, Shuntanlage etc.) getroffen werden.

Weitere Hinweise zur Betreuung in der Prädialysephase finden Sie in ▶ Abschn. 5.2.

2.3   Primäre Nierenerkrankungen

Eine chronische Niereninsuffizienz verläuft meist in gleicher Weise und mit ähnlichen Symptomen unabhängig von der zugrunde liegenden Erkrankung. Von diesen gibt es ganz vielfältige, die aber alle eine chronische Niereninsuffizienz verursachen und teilweise bis zum terminalen Nierenversagen führen. Eine Systematik der zugrunde liegenden Erkrankungen ist nicht ganz einfach, da die Einteilung nach verschiedenen Kriterien möglich ist. So kann zwischen angeborenen bzw. vererblichen und erworbenen Nierenerkrankungen unterschieden werden. Einteilungen nach der betroffenen renalen Struktur (glomeruläre Erkrankungen, interstitielle Erkrankungen etc.) oder nach dem klinischen Erscheinungsbild (Erkrankungen mit nephrotischem oder nephritischem Syndrom etc.) sind ebenso möglich. Nicht zuletzt können auch Nierenerkrankungen unterschieden werden, bei denen die Erkrankung primär die Nieren betrifft (primäre Nierenerkrankungen, z. B. Glomerulonephritiden) oder bei denen die Nierenerkrankung die Folge einer anderen Erkrankung ist (sekundäre Nierenerkrankungen, z. B. diabetische Nephropathie bei Diabetes mellitus).

◘ Tab. 2.7 versucht einen exemplarischen Überblick der wichtigsten Erkrankungen in verschiedenen Einteilungen zu geben. Einzelne Erkrankungen können dabei durchaus in mehreren Kategorien erscheinen, die Übergänge sind oft fließend.

◘ **Tab. 2.7** Beispielhafte Einteilung der Nierenerkrankungen

Betroffene Struktur	Primäre Nierenerkrankung	Sekundäre Nierenerkrankung	Hereditäre (vererbliche) Nierenerkrankung
Glomerulum	– Glomerulonephritis	– Diabetische Nephropathie – Hypertensive Nephropathie – Vaskulitiden (z. B. Morbus Wegener)	– Syndrom der dünnen Basalmembran – Alport-Syndrom
Interstitium	– Analgetikanephropathie – Strahlennephritis	– Sarkoidose – Uratnephropathie – Chronische Pyelonephritis	
Tubulussystem, Sammelrohr	– Renal tubuläre Azidose – Renaler Diabetes insipidus	– Cast-Nephropathie und tubuläre Dysfunktionen bei multiplem Myelom – Akute Tubulusnekrose nach z. B. schwerer Hypotonie oder bei Sepsis	– Bartter-Syndrom – Gitelmann-Syndrom – Zystinurie
Nierentumoren	– Nierenzellkarzinom		– Von-Hippel-Lindau-Syndrom – Tuberöse Sklerose
Andere	– Nierenzysten		– Autosomal-dominant vererbte polyzystische Nierenerkrankung (familiäre Zystennieren, ADPKD) – Autosomal-rezessiv vererbte polyzystische Nierenerkrankung (Potter-Syndrom bei Säuglingen und Kleinkindern)

2.3.1 Glomeruläre Erkrankungen

Glomeruläre Erkrankungen spielen unter den primären Nierenerkrankungen die größte Rolle als Ursache der chronischen Niereninsuffizienz. Die Glomeruli mit den Kapillarschlingen, der Basalmembran und Mesangiumzellen sind empfindliche Strukturen und können einer Vielzahl von Schädigungen ausgesetzt sein. Verletzungen und Störungen der Basalmembran führen zu veränderten Filtereigenschaften. Diese sind in Veränderungen des Urins erkennbar, besonders durch das Vorhandensein einer Proteinurie (erhöhten Eiweißausscheidung im Urin). Diese Veränderungen an der Basalmembran können folgende verschiedene Ursachen haben:

- Immunologisch bedingte Entzündungen bei den Glomerulonephritiden
- Ablagerungen pathologischer Eiweiße z. B. bei Amyloidose
- Genetisch bedingte Veränderungen z. B. beim Alport-Syndrom
- Stoffwechselveränderungen z. B. beim Diabetes mellitus
- Physikalische Schäden z. B. durch erhöhten Druck bei Bluthochdruck

Die glomeruläre Schädigung kann sich in unterschiedlichen klinischen Symptomkomplexen äußern. Die Einteilung nach diesen Symptomkomplexen bzw. Syndromen hilft bei der Differenzialdiagnose der Glomerulonephritiden. Die exakte Zuordnung der zugrundeliegenden Glomerulonephritis (GN) erfolgt jedoch meist durch eine Nierenbiopsie.

Symptome glomerulärer Nierenerkrankungen

■ **Nephrotisches Syndrom**

❯❯ **Das nephrotische Syndrom ist gekennzeichnet durch das gleichzeitige Auftreten von:**
   - **Proteinurie >3,5 g/Tag**
   - **Ödemen**
   - **erniedrigtem Albuminspiegel im Serum (Hypoalbuminurie)**
   - **erhöhten Blutfetten (Hyperlipidämie)**

Bei diesem Syndrom ist die Rückhaltefähigkeit der glomerulären Filtrationsbarriere gestört. Dabei kommt es

- durch den Eiweißverlust im Urin zu einem Mangel von Eiweiß (Albumin) im Blut sowie
- zur verstärkten Produktion von Lipoproteinen (fetttransportierenden Eiweißen);
- durch den Verlust von Immunglobulinen zu erhöhter Infektneigung,
- durch den Verlust von antithrombotisch wirkenden Eiweißen zu erhöhter Thromboseneigung.

In der Histologie findet man meist nichtproliferative Veränderungen. Es finden sich Veränderungen an der glomerulären Basalmembran, den Podozyten oder Sklerosierungen (◘ Abb. 2.3).

Erkrankungen, die sich vorwiegend in dem Bild eines nephrotischen Syndroms äußern, sind in ◘ Tab. 2.8 aufgelistet.

■ **Nephritisches Syndrom**

❯❯ **Das nephritische Syndrom ist ein Symptomenkomplex aus:**
   - **Ausscheidung von Erythrozyten im Urin (Hämaturie)**
   - **Hypertonie**
   - **Proteinurie, meist <3,5 g/Tag**
   - **Ödemen**

Diagnostisch wegweisend ist die Urinmikroskopie. Insbesondere der Nachweis von abnorm geformten Erythrozyten (glomerulären oder dysmorphen Erythrozyten, auch als Akanthozyten bezeichnet) oder von Erythrozytenzylindern im Urin sichert die Diagnose. Glomeruläre Erythrozyten sind Erythrozyten, die durch die (pathologische) Passage der Basalmembran verformt werden. Erythrozyten aus dem restlichen Harnsystem sind normal geformt.

Beim nephritischen Syndrom kann die Nierenfunktion normal oder eingeschränkt sein. Es kann auch Vorbote einer rapid progressiven Nierenerkrankung sein.

In der Histologie finden sich vor allem proliferative Veränderungen. Es kommt zur Proliferation (Vermehrung) von mesengialen, epithelialen oder endothelialen Zellen. Entzündungszellen sind nachweisbar. Manchmal finden sich Zeichen einer

◘ Abb. 2.3   Nephrotisches Syndrom

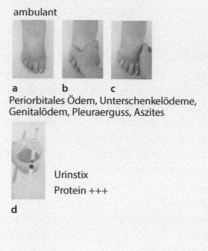

Nephrotisches Syndrom

ambulant   stationär

Hypoalbuminämie
Hyperlipidämie
Proteinurie > 3 g/Tag

a   b   c
Periorbitales Ödem, Unterschenkelödeme,
Genitalödem, Pleuraerguss, Aszites

Urinstix   e   Nierenbiopsie

Protein +++   Zum Beispiel
                                       -   Membranöse GN
d   -   Diabetische Nephropathie
                                       -   Lupus erythematodes
                                       -   ….

Vaskulitis (Gefäßentzündung), Ablagerungen von Immunkomplexen auf der Basalmembran oder Anti-Basalmembran-Antikörper (◘ Abb. 2.4).

Die wichtigsten glomerulären Erkrankungen sind eingeteilt nach typischem Symptomenkomplex in ◘ Tab. 2.8 zusammengestellt.

Krankheitsbilder

- Glomerulonephritis

> Glomerulonephritiden sind entzündliche Erkrankungen der Glomeruli. Als Ursache werden autoimmune Reaktionen vermutet.

Eine kurze Übersicht über die häufigsten Glomerulonephritiden gibt ◘ Tab. 2.9.

- Rapid progressive Glomerulonephritis (RPGN)
  - Die rapid progressive Glomerulonephritis ist ein nephrologischer Notfall.
  - Sie ist gekennzeichnet durch einen rasch (über wenige Tage) fortschreitenden Verlust der Nierenfunktion. Meist liegt ein nephritisches Urinsediment vor (oder der Patient ist schon anurisch).

Ursächlich sind Systemerkrankungen wie Lupus erythematodes, ANCA-assoziierte Vaskulitiden und das Goodpasture-Syndrom. Nur eine rasche Diagnose und Einleitung einer (immunsuppressiven) Therapie reduzieren die Wahrscheinlichkeit einer Dialysepflicht oder an der Erkrankung zu versterben.

Histologisch findet sich das Bild wie beim nephritischen Syndrom. Die Entzündungsreaktion, Vaskulitis und Zellproliferation kann deutlich ausgeprägter sein. Häufig finden sich glomeruläre Halbmondbildungen (extrakapilläre Proliferation) und glomeruläre Schlingennekrosen.

- Chronische Glomerulonephritis

> Die chronische Glomerulonephritis ist das chronische Stadium aller bekannten Glomerulonephritiden. Die Symptome Proteinurie, Hämaturie und Hypertonie persistieren.

Die Nierenfunktion kann über Jahre stabil bleiben, jedoch auch rasch in Richtung Dialysepflicht abnehmen. In den frühen Stadien der Niereninsuffizienz sind die Patienten meist asymptomatisch und die Diagnose ist ein Zufallsbefund bei Routineabklärungen wie zum Bespiel bei einer arteriellen Hypertonie. In seltenen Fällen ist die Urämie das erste Symptom.

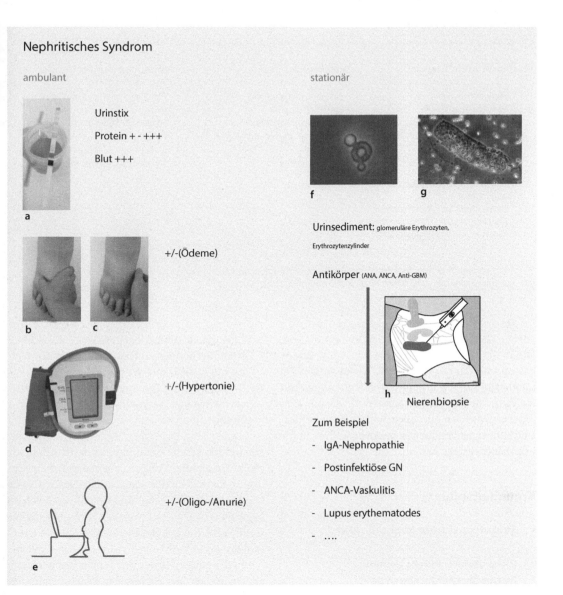

Nephritisches Syndrom

ambulant

Urinstix

Protein + - +++

Blut +++

a

+/-(Ödeme)

b   c

+/-(Hypertonie)

d

+/-(Oligo-/Anurie)

e

stationär

f   g

Urinsediment: glomeruläre Erythrozyten,

Erythrozytenzylinder

Antikörper (ANA, ANCA, Anti-GBM)

h   Nierenbiopsie

Zum Beispiel

- IgA-Nephropathie
- Postinfektiöse GN
- ANCA-Vaskulitis
- Lupus erythematodes
- ....

◘ Abb. 2.4 Nephritisches Syndrom. *ANA* antinukleäre Antikörper, *ANCA* antineutrophile zytoplasmatische Antikörper, *GBM* glomeruläre Basalmembran. (Urinsedimentbilder mit freundlicher Genehmigung von R. Russi)

2.3.2 Interstitielle Erkrankungen

Definition

— Interstitielle Nierenerkrankungen sind Erkrankungen (Entzündungen) des Nierenbindegewebes (im Gegensatz zu Erkrankungen des Glomerulums – den Glomerulonephritiden)

— Wir unterscheiden bei den entzündlichen Erkrankungen des Nierenbindegewebes (des Interstitiums) akute und chronische Verläufe der interstitiellen Nephritis.

Symptome interstitieller Nierenerkrankungen

Durch die akute oder chronische Entzündung des Bindegewebes kommt es zu einer akuten oder

◘ **Tab. 2.8** Beim nephrotischen und nephritischen Syndrom häufig gefundene Erkrankungen

Nephrotisches Syndrom	Nephritisches Syndrom	Rapid progressive GN
– Membranöse GN – Minimal-Change-GN – FSGS – Membranoproliferative GN	– Poststreptokokken-GN – IgA-Nephropathie – Membranoproliferative GN – Formen der rapid progressiven GN – Vaskulitis – Alport-Syndrom	– ANCA-assoziierte Vaskulitiden (Morbus Wegener, selten rapid progressiv ist die mikroskopische Polyangiitis) – Goodpasture-Syndrom – Manchmal IgA-Nephropathie
– Diabetische Nephropathie – Amyloidose – Durch Medikamenteneinnahme wie Gold, NSAID – Durch Toxine wie Quecksilber		

ANCA antineutrophile zytoplasmatische Antikörper, *FSGS* fokal segmentale Glomerulosklerose, *GN* Glomerulonephritis, *IgA* Immunglobulin A, *NSAID* nichtsteroidale Antiphlogistika

chronischen Einschränkung der Nierenfunktion. Durch die Nähe zum Tubulussystem sind oft auch Transportfunktionsstörungen der Tubuli vorhanden, sichtbar an Störungen der Rückresorption von Elektrolyten, Puffern, Aminosäuren und Glucose. Dies führt zu einzelnen oder allen Symptomen wie Elektrolytstörungen, metabolische Azidose, Proteinurie oder Glucosurie.

Krankheitsbilder

■ **Akute interstitielle Nephritis (AIN)**

❯ **Die akute interstitielle Nephritis ist eine akute Entzündung des Interstitiums mit rascher Verschlechterung der Nierenfunktion und meist pathologischem Urinsediment (Leukozyturie und Proteinurie).**

Die Ursachen einer akuten interstitiellen Nephritis sind vielfältig. Auslösende Faktoren können sein:
— Medikamente: besonders NSAID, Antibiotika, Diuretika, Protonenpumpenhemmer; grundsätzlich kann jedes Medikament oder jeder Stoff (z. B. Teesorten) eine interstitielle Nephritis auslösen

— Infektionen: die Pyelonephritis als klassische bakteriell bedingte interstitielle Nephritis, aber auch z. B. die Hantavirus-Infektion
— Im Rahmen von Systemerkrankungen (Lupus erythematodes, Sarkoidose)
— Unklar (idiopathisch)

Die beiden ersten Gruppen haben im Alltag die größte Bedeutung. Aufgrund der allergischen Auslösung kann die akute interstitielle Nephritis von Hautausschlägen, Fieber und Gelenkbeschwerden begleitet sein. Das Spektrum der Nierenbeteiligung reicht von Urinveränderungen mit leichter Nierenfunktionseinschränkung bis hin zur Dialysepflicht.

In der Nierenbiopsie findet man Zeichen einer akut toxischen oder allergischen Reaktion mit Infiltraten aus Lymphozyten, Histiozyten, Plasmazellen und – bei allergischer Genese – eosinophile Granulozyten im Tubulussystem und Interstitium.

Die Behandlung besteht in der symptomatischen Therapie des Nierenversagens bis hin zur Dialyse. Im Falle der medikamentös-toxischen AIN ist die Therapie der Wahl das Weglassen des auslösenden Stoffes, sofern man ihn denn identifizieren kann. Eine evidenzbasierte Therapie zur Behandlung der interstitiellen Nephritis besteht nicht. Berichte legen jedoch die Verkürzung der Erkrankungsdauer durch Steroide nahe. Etwa 60% der akuten interstitiellen

☐ **Tab. 2.9** Häufige primäre glomeruläre Erkrankungen

Erkrankung	Typische Klinik und Befunde	Therapie
IgA-Nephritis (IgA-Nephropathie, mesangioproliferative Nephropathie, Morbus Berger)	– Häufigste primäre Glomerulonephritis – Gekennzeichnet durch glomeruläre Mikro-hämaturie, manchmal nach unspezifischen Infekten Makrohämaturie – Selten Proteinurie, manchmal bis hin zum nephrotischen Syndrom – Oft gutartiger Verlauf, bei ca. 20% der Patienten chronische Niereninsuffizienz bis hin zur Dialysepflicht – Ursache sind IgA-enthaltende Immunkomplexe im Mesangium der Glomeruli	– Je nach Verlauf und Schweregrad: Prinzipien der Progressionsverlang-samung allein oder in Kombination mit Immunsuppression
Postinfektiöse Glomerulonephritis (Poststreptokokken-Glomerulonephritis)	– Akute Glomerulonephritis, die 1–4 Wochen nach einem Streptokokken-Infekt (selten auch nach anderen Infekten) auftritt – Klinisches Bild des nephritischen Syndroms (Hämaturie, Proteinurie, Bluthochdruck, Ödeme, Nierenversagen) – Ursache sind Immunkomplexablagerungen in den glomerulären Kapillaren und Aktivierung des Komplementsystems	– Prognose gut – Keine spezifische Therapie – Symptomatische Therapie bis hin zur Dialyse – (Therapie des Infektes, falls noch vorhanden)
Membranöse Glomerulonephritis	– Chronische Glomerulonephritis – Im Erwachsenenalter häufigste Ursache für ein nephrotisches Syndrom – Verlauf variabel von spontan vollständiger Ausheilung bis zur Dialysepflicht – Primäre/idiopathische Form (PLA2R-positiv) – Sekundäre Formen bei Infekten (z. B. Hepatitis), Tumoren, Lupus erythematodes u. a.	– Bei allen Patienten Maßnahmen der Progressionsverzögerung – Bei sekundärer Form Suche nach und Behandlung der Grundkrankheit – Bei primärer Form je nach Risiko der Progression zusätzlich Immunsuppression
Membranoproliferative Glomerulonephritis	– Seltene Glomerulonephritis – Meist nephritisches, manchmal nephrotisches Syndrom – Idiopathische/primäre Formen meist im jugendlichen Alter – Sekundäre Formen bei chronischen/schleichenden Infektionen (Endokarditis), Hepatitis, Lupus erythematodes	– Alle Patienten Maßnahmen der Progressionsverzögerung – Bei sekundären Formen Behandlung der Grundkrankheit – Bei primären Formen Immunsuppression
Fokal Segmentale Glomerulosklerose (FSGS)	– Gekennzeichnet durch lichtmikroskopisch sichtbare Vernarbungen und Sklerose der Kapillarschlingen vereinzelter Glomeruli – Meist nephrotisches Syndrom und Hypertonie – Angeborene Formen durch Mutation bei den Podozyten – Die Ursache der primären Formen ist unbekannt – Sekundäre Formen bei chronischen Infekten, Heroinmissbrauch, Lupus erythematodes, Zustände mit vermehrter Nierenperfusion (Adipositas, Hypertonie, Einnierigkeit)	– Alle Patienten Maßnahmen der Progressionsverzögerung – Bei sekundären Formen Behandlung der Grundkrankheit – Bei primären Formen Immunsuppression

◘ Tab. 2.9   Fortsetzung

Erkrankung	Typische Klinik und Befunde	Therapie
Minimal-Change-Glomerulonephritis	– Bei Kindern die häufigste Ursache des nephrotischen Syndrom – Ursache meist idiopathisch oder medikamentenassoziiert (NSAID, Antibiotika, Bisphosphonate etc.), tumorassoziiert, bei chronischen Infekten, Allergien, Lupus erythematodes – Meist normale Nierenfunktion, in seltenen Fällen akutes Nierenversagen – Rückfälle nach erfolgreicher Therapie sind häufig	– Alle Patienten Maßnahmen der Progressionsverzögerung – Bei sekundären Formen Behandlung der Grundkrankheit – Bei primären Formen Immunsuppression

IgA Immunglobulin A, *NSAID* nichtsteroidale Antiphlogistika, *PLA2R* Phospholipase-A2-Rezeptor.

Nephritiden heilen vollständig aus, der Rest entwickelt eine chronische Nierenerkrankung.

Bakterielle interstitielle Nephritiden werden antibiotisch behandelt. Gegen die virale Genese der interstitiellen Nephritis besteht keine Therapie. Die in unseren Breitengraden vorkommende Form des Hantavirus (Puumula) kann zwar ein akutes Nierenversagen bis hin zur Dialysepflicht auslösen, heilt jedoch in den meisten Fällen vollständig wieder aus.

Interstitielle Nephritiden auf dem Boden einer Autoimmunerkrankung werden nach den Regeln der Grunderkrankung behandelt.

▪ **Chronische interstitielle Nephritis**

❯ Der Begriff chronische interstitielle Nephritis fasst eine chronische Entzündung des Interstitiums aufgrund unterschiedlicher Ursachen zusammen.

Ursachen sind wie bei der AIN Medikamente (Analgetika, Rheumamedikamente, Antibiotika u. a.) oder chemische Belastungen (z. B. Blei, Kadmium, Lithium). Anders als bei der AIN führt hier die chronische Belastung mit diesen Stoffen zu einer chronisch schleichenden Entzündung und zu einem langsamen Verlust der Nierenfunktion.

Beispielhaft seien die Balkan-Nephropathie, Analgetikanephropathie und die Refluxkrankheit beschrieben.

Balkan-Nephropathie   Ein spezielles Beispiel für eine chronisch interstitielle Nephritis ist die endemisch in einigen ländlichen Regionen des Donaudeltas auftretende sog. Balkan-Nephropathie. Sie entsteht durch den langjährigen Verzehr von Brot, welches aus Mehl von mit den Samen eines Ackerunkrauts (Biberkraut) verunreinigten Weizens hergestellt wurde. Die arme Landbevölkerung kann sich eine effektive Bekämpfung des Unkrauts nicht leisten und erntet somit mit dem Weizen auch die Samen des Unkrauts. Die Ursache dieser schon in den 1950er Jahren erstmals beschriebenen Erkrankung wurde erst 2007 entdeckt.

Analgetikanephropathie

❯ Die Analgetikanephropathie wird durch die regelmäßige Einnahme großer Mengen von Schmerzmitteln verursacht und führt zur chronischen Niereninsuffizienz.

Die klassische Analgetikanephropathie wird auch Phenacetin-Niere genannt. Phenacetin (eine Vorstufe des heutigen Paracetamol) war Anfang des letzten Jahrhunderts zusammen mit Coffein Bestandteil von Mischpräparaten gegen Schmerzen bei Migräne, Rheuma und Neuralgien. Wegen des leicht euphorisierenden Effektes wurde es auch zur Leistungssteigerung von Beschäftigten z. B. in der Uhrenindustrie verwendet. Kumulative Dosen von ca. 1 kg Phenacetin werden mit der Entwicklung der Analgetikanephropathie in Verbindung gebracht. Die kumulative Dosis bezeichnet die über einen Einnahmezeitraum addierte Gesamtmenge des konsumierten Stoffes. Wegen der Gefahr der chronischen Niereninsuffizienz und des gehäuften Auftretens von Urothelkarzinomen ist Phenacetin seit 1986 in Deutschland nicht mehr im Handel. Unter den aktuell noch verwendeten Arzneistoffen werden ursächlich auch Paracetamol, Acetylsalicylsäure (ASS) und andere NSAID – insbesondere als Mischpräparate mit z. B. Coffein – in Betracht gezogen. Vor dem Phenacetin-Verbot hatten zwischen 4 und 9% der dialysepflichtigen Patienten eine Analgetikanephropathie als Ursache der Dialysepflicht. Laut einer Untersuchung bei den Autopsien des Universitätsspitals Basel 2006, also 20 Jahre nach dem Phenacetin-Verbot, ist die Analgetikanephropathie fast verschwunden.

Die Analgetikanephropathie verläuft klinisch meist stumm. Manchmal geben die Patienten Kopfschmerzen an, dies kann Ursache des hohen Schmerzmittelkonsums oder erster Ausdruck der Erkrankung sein. Auffällig sind ein schmutzig graubräunliches Hautkolorit und eine Anämie. Die Patienten beschreiben auch Koliken und Hämaturien als Ausdruck von Papillennekrosen. Die abgestorbenen Zellen bleiben im Ureter hängen und verursachen Koliken. Anamnestisch hinweisend ist die vor allem langjährige Schmerzmittelanamnese (wenn es denn der Patient zugibt und als Problem erkennt). Analog zum Phenacetin ergäbe sich eine kumulative Dosis von 1 kg Paracetamol durch die Einnahme von 1 g Paracetamol täglich über 3 Jahre. In Ultraschall oder Computertomografie findet man kleine Nieren mit unregelmäßigen narbigen Einziehungen aufgrund der abgelaufenen Papillennekrosen sowie Verkalkungen der Papillen. Therapie der Wahl ist das Weglassen jeglicher mit dieser Erkrankung in Verbindung gebrachter Substanzen. Gelingt dies vor Eintreten einer höhergradigen Niereninsuffizienz, kann der weitere Progress aufgehalten werden.

Chronische Pyelonephritis und Refluxkrankheit

> **Die chronische Pyelonephritis ist eine chronisch rezidivierende fortschreitende entzündliche Destruktion des Nierengewebes aufgrund rezidivierender bakterieller Infektionen.**

Meist liegen diesen bakteriellen Infektionen Anomalien der ableitenden Harnwege zugrunde. Aber auch rezidivierende Steinbildungen, Diabetes und vorbestehende Nierenerkrankungen können die rezidivierende bakterielle Besiedlung begünstigen.

Der vesikorenale Reflux ist ein unphysiologischer Rückfluss von Harn aus der Blase über die Harnleiter in die Nierenbecken. Es werden primäre angeborene von sekundären Formen unterschieden. Bei der primären Form besteht eine Fehlanlage der Ureteröffnung in der Blasenwand. Der in der Blasenwand verlaufende Anteil des Harnleiters ist verkürzt. Dadurch kann die Ureteröffnung bei steigendem Druck in der Blase nicht ausreichend abgedichtet werden und es kommt zu einem Rückfluss des Urins aus der Blase in den Harnleiter oder bis zu den Nierenbecken. Durch den unphysiologischen Rückfluss werden rezidivierende Harnwegsinfekte mit zum Teil hochfieberhaften Pyelonephritiden begünstigt. Je nach Schweregrad kommt es auch zu einer Druckbelastung des Nierenbeckenkelchsystems. Circa 40% der Kinder mit Harnwegsinfekten haben einen vesikoureteralen Reflux, bei Diagnosestellung haben schon ca. 30% Nierennarben. Spätsymptome können arterielle Hypertonie, Niereninsuffizienz, renale Wachstumsretardierung, unklare Gedeihstörungen im Kindesalter und kindliche Harninkontinenz sein. Je nach Schweregrad des Refluxes und Alter des Kindes besteht die Therapie aus der Vermeidung von Infektionen oder einer operativen Korrektur.

2.3.3 Tubuläre Erkrankungen

Tubuläre Syndrome können im Rahmen interstitieller Nierenerkrankungen als Begleitsymptom auftreten oder z. B. als vererbte Transportstörung ohne weitere Krankheitsmanifestation bestehen.

Symptome tubulärer Nierenerkrankungen

Tubuläre Syndrome äußern sich in Störungen der Rückresorption. Je nachdem, welches System gestört ist, kommt es zu unterschiedlichen Symptomen.

Symptome tubulärer Nierenerkrankungen
- Störung der Rückresorption von Elektrolyten: Störungen im Wasserhaushalt und Elektrolythaushalt
- Störung der Rückresorption von Wasser: nephrogener Diabetes insipidus
- Störung der Rückresorption von Puffern: metabolische Azidose
- Störung der Rückresorption von Aminosäuren: Proteinurie
- Störung der Rückresorption von Glucose: Glucosurie

Wichtige Krankheitsbilder sind die renal tubuläre Azidose (RTA) und der nephrogene Diabetes insipidus.

Krankheitsbilder

- **Renal tubuläre Azidose (RTA)**

> Die renal tubuläre Azidose ist eine Störung in der renalen Regelung des Säure-Basen-Haushaltes. Die restlichen Funktionen der Nieren sind (noch) ungestört.

Man unterscheidet eine proximal-tubuläre und eine distal-tubuläre Form (◨ Tab. 2.10).

- **Nephrogener Diabetes insipidus**

> Der Diabetes insipidus ist gekennzeichnet durch eine vermehrte Urinausscheidung (Polyurie) und ein gesteigertes Durstgefühl mit vermehrtem Trinken (Polydipsie). Er kann angeboren oder erworben sein.

◨ **Tab. 2.10** Formen der RTA

	Proximal-tubuläre Azidose	Distal-tubuläre Azidose
Ursache	Proximal-tubuläre Rückresorptionsstörung für Bicarbonat	Distal-tubuläre Sekretionsstörung für Protonen
Pathophysiologie und Klinik	Durch einen Rückresorptionsdefekt des proximalen Tubulus kann Bicarbonat nicht rückresorbiert werden. Es kommt zu Natrium- und Kaliumverlusten, Volumendepletion und Aktivierung des Renin-Angiotensin-Aldosteron-Systems (RAAS). Diese Störung ist häufig Teil des sog. Fanconi-Syndroms. Hier sind gemeinsam mehrere Transportprozesse gestört und es kommt neben der Azidose auch zur vermehrten Ausscheidung von Aminosäuren, Phosphat und Glucose. Es galt häufig als Indikator einer chronischen Schwermetallbelastung (Blei) und kann erste Manifestation einer Leichtkettenerkrankung sein.	Durch eine Störung der Sekretion von H^+-Ionen kann der Urin nicht ausreichend angesäuert werden, obwohl im Blut eine Azidose entsteht. Als Alternative zu den H^+-Ionen wird Kalium, Natrium und Kalzium ausgeschieden. Es kommt zu Hypokaliämie, Hyperkalzurie mit Risiko zur Nierensteinbildung, metabolischer Azidose und Volumenmangel.
Therapie	Zufuhr großer Mengen von Natriumcitrat oder Natriumlaktat. Kaliumsparende Diuretika (z. B. Triamteren) sollen den renalen Bicarbonatverlust vermindern können.	Substitution von Kalium, Natriumhydrogencarbonat und Citrat

Bei der nephrogenen Form kann trotz Anwesenheit von antidiuretischem Hormon (ADH) kein normal konzentrierter Urin gebildet werden. Ursächlich kann ein defekter oder fehlender Aquaporinkanal, ein defekter ADH-Rezeptor (X-chromosomal vererbte Erkrankung) oder eine Schädigung des Tubulussystems durch z. B. Medikamente wie Lithium sein.

Bei der zentralen Form (zentraler Diabetes insipidus) fehlt das Hormon ADH. Für den ADH-Mangel können ein Schädel-Hirn-Trauma mit Abriss des Hypophysenstiels, eine Zyste, eine Operation, eine Entzündung, eine infiltrative Erkrankung, eine Blutung, ein Infarkt oder ein Tumor im Hypothalamus oder in der Hypophyse verantwortlich sein.

Bei beiden Formen scheidet die Niere vermehrt Wasser aus. Wenn Wasser nicht genügend durch Trinken ersetzt wird, kommt es zu einer Konzentrierung von Natrium im Blut (Hypernatriämie), einer sog. hypertonen Dehydratation.

2.3.1 Vererbliche Nierenerkrankungen

Familiäre Zystennieren

Bei dem Begriff „familiäre Zystennieren" ist die autosomal-dominante polyzystische Nierenerkrankung (englisch: „autosomal dominant polycystic kidney disease", ADPKD) gemeint. Wie der Name sagt, wird die Erkrankung autosomal-dominant vererbt. Das heißt, jedes erkrankte Elternteil kann die Erkrankung mit einer Wahrscheinlichkeit von 50% an ein Kind jeglichen Geschlechts (autosomal) weitervererben. Dieses Kind erkrankt (dominant). Die Häufigkeit dieser Erkrankung liegt bei ca. 1:500 bis 1:1000 Personen, Männer und Frauen sind gleich häufig betroffen.

Durch zystische Degeneration der Nierentubuli kommt es über Jahrzehnte zu einer Vergrößerung der Nieren. Mehrere hundert Zysten von prallelastischer Konsistenz in einer Größe von wenigen Millimeter bis zu mehreren Zentimeter werden dabei in beiden Nieren gebildet. Während eine gesunde Niere ca. 150 g wiegt, kann eine ausgeprägte Zystenniere mehrere Kilogramm wiegen. In ca. 75% der Fälle haben die Patienten auch Leberzysten.

Die Diagnose ergibt sich aus der Familienanamnese und dem typischen Ultraschallbefund mit beidseits vergrößerten zystisch veränderten Nieren. Dies ist jedoch erst in einem Alter, in dem schon Zysten gebildet sind, möglich. Hinweise im Ultraschall sind ab ca. dem 11. Lebensjahr sichtbar. Ein Gentest ist vorhanden und könnte auch schon bei kleinen Kindern die Diagnose sichern. Durch die fortschreitende zystische Veränderung der Nieren geht immer mehr funktionstüchtiges Nierengewebe verloren und die Nierenfunktion nimmt ab. Es entsteht das klinische Bild einer fortschreitenden Niereninsuffizienz. Erste Symptome treten im Erwachsenenalter auf. Fast alle Patienten werden dialysepflichtig, meist im Alter zwischen dem 50. und 60. Lebensjahr. Oft ist das Alter bei Eintritt der Dialysepflicht bei Familienangehörigen ähnlich. Es werden aktuell Medikamente untersucht, die das Fortschreiten der zystischen Umwandlung verlangsamen. Vor Kurzem ist ein Medikament mit diesem Wirkmechanismus zugelassen worden. Die Therapie folgt des Weiteren den Prinzipien der Therapie der chronischen Niereninsuffizienz mit Maßnahmen der Progressionsverlangsamung, Behandlung der Folgeerkrankungen, Dialyse und Transplantation.

Portter-Syndrom

Das Portter-Syndrom wird auch als Schwammniere oder autosomal-rezessiv vererbte Zystennierenerkrankung (ARPKD) bezeichnet. Etwa jeder 70. Mensch ist Genträger. Eine Erkrankung entsteht jedoch erst, wenn beide Elternteile das Erkrankungsgen auf ein Kind jeglichen Geschlechts übertragen. Die Häufigkeit ist mit ca. 1:20.000 deutlich geringer. Allerdings erkranken die Patienten bereits im Kindesalter, manchmal schon im Mutterleib. Je früher das Erkrankungsalter, desto schwerer die Erkrankung und schlechter die Prognose.

Alport-Syndrom und Syndrom der dünnen Basalmembran

Das Alport-Syndrom ist die häufigste vererbbare chronisch progrediente Nephropathie mit Nierenversagen. Die Prävalenz beträgt ca. 1:7500. Circa 80% der Betroffenen sind männlich, da die Vererbung mehrheitlich X-chromosomal und nur selten autosomal erfolgt. Am Alport-Syndrom erkranken Menschen, die die Erkrankung auf dem einzigen X-Chromosom

(Männer), auf beiden X-Chromosomen (Frauen mit der Erkrankung auf beiden X-Chromosomen) oder auf beiden Autosomen vererbt bekommen haben. Diese nennt man homozygote Träger.

Die Symptome erklären sich durch Defekte der α-Kette des Typ-IV-Kollagens, das in den Basalmembranen des Innenohrs und in der Niere vorkommt.

Das erste Symptom ist meist eine Hämaturie und später Proteinurie. Im jungen Erwachsenenalter kommt es in 50% der Fälle zu einer beidseitigen Innenohrschwerhörigkeit, bei etwa 10% kommt es zu Augenveränderungen (Katarakt). Im weiteren Verlauf entwickelt sich eine chronisch-progrediente Niereninsuffizienz, die meist zu Beginn der zweiten Lebensdekade eine Nierenersatztherapie notwendig macht.

Es gibt keine spezifische Therapie. Die frühzeitige konsequente Blutdruckeinstellung auf tiefe Normwerte mit einem ACE-Hemmer scheint den Verlauf bis zur Dialysepflicht allerdings deutlich hinauszuzögern.

Menschen, bei denen nur eines der Chromosomenpaare betroffen ist, nennt man heterozygote Träger (dies sind Frauen mit nur einem betroffenen X-Chromosom oder Menschen jeglichen Geschlechts mit nur einem betroffenen Autosom). Betroffene Personen fallen oft durch eine Mikrohämaturie auf und elektronenmikroskopisch lässt sich in der Biopsie eine dünne Basalmembran – daher der Name „Syndrom der dünnen Basalmembran" – nachweisen. Früher wurde diese Erkrankung als harmlos und benigne abgetan. Jedoch besteht auch hier ein erhöhtes Risiko für eine Niereninsuffizienz, insbesondere wenn eine weitere Erkrankung wie Hypertonie oder Diabetes mellitus hinzukommt. Des Weiteren sind sie Überträger. Spätestens wenn eine Mikroalbuminurie vorliegt, sollte auch bei diesen Patienten eine konsequente Blutdruckeinstellung mit einem ACE-Hemmer oder Angiotensin-II-Rezeptor-Subtyp-1(AT1)-Blocker erfolgen.

Von-Hippel-Lindau-Syndrom

Das Von-Hippel-Lindau-Syndrom ist eine seltene erbliche Tumorerkrankung. Die Patienten entwickeln meist gutartige, geschwulstähnliche Gewebsveränderungen (Angiome) vornehmlich im Bereich der Netzhaut des Auges, im Kleinhirn, Hirnstamm und Rückenmark. Die Gewebsveränderungen im zentralen Nervensystem werden operiert, wenn durch deren Lage und Größe gefährliche Folgen für die Patienten eintreten können.

Bösartige Geschwulste treten vor allem an den Nieren (Nierenzellkarzinome) auf und werden gemäß den Richtlinien der Behandlung dieser Erkrankung behandelt. Diese Behandlung umfasst die Entfernung der oft an anderen Stellen wiederkehrenden Tumore und Chemotherapie. Durch die Entfernung der immer wieder neu auftretenden Tumore kann es zu einer (operativen) Verminderung des Nierengewebes mit nachfolgender Dialysepflicht kommen. Da die Krankheit schon frühzeitig erkannt werden kann, werden regelmäßige Kontrolluntersuchungen empfohlen.

Tuberöse Sklerose

Die tuberöse Sklerose (auch als Bourneville-Pringle-Syndrom bezeichnet) ist eine autosomal-dominante Erbkrankheit, die mit Fehlbildungen und Tumoren des Gehirns, Hautveränderungen und meist gutartigen Tumoren in anderen Organsystemen einhergeht. Klinisch ist sie häufig durch epileptische Anfälle und kognitive Behinderungen gekennzeichnet. In den Nieren treten gehäuft gutartige Tumoren, sog. Angiomyolipome, und Nierenzysten auf. Diese Veränderungen machen häufig keine Beschwerden, können aber selten bösartig entarten.

Um ein Gefühl für die Häufigkeit und Relevanz einzelner Nierenerkrankungen zu bekommen, zeigen ◘ Abb. 2.5 und ◘ Abb. 2.6 die Grunderkrankungen neu dialysepflichtiger Kinder und Erwachsener aus dem QuaSi-Niere-Register (welches leider vor einigen Jahren eingestellt wurde und deshalb keine neueren Daten liefert).

2.4   Erkrankungen, die zur Niereninsuffizienz führen können

2.4.1   Diabetes mellitus und Nieren

Diabetes mellitus ist eine Stoffwechselstörung, die durch erhöhte Blutzuckerwerte gekennzeichnet ist. Der Begriff Diabetes mellitus heißt so viel wie

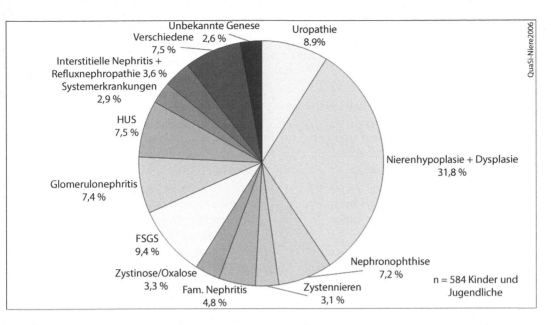

☐ **Abb. 2.5** Grunderkrankungen bei dialysepflichtigen Kindern in Deutschland 2006 (Quelle: Frei und Schober-Halstenberg 2008, QuaSi-Niere)

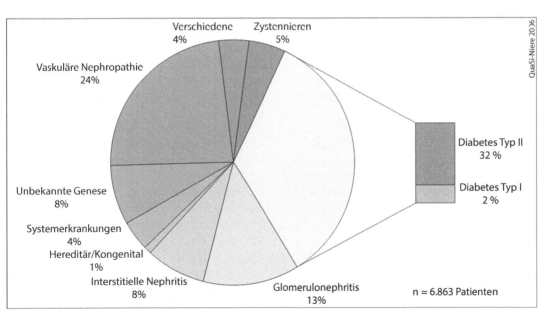

☐ **Abb. 2.6** Grunderkrankungen neu dialysepflichtiger Patienten in Deutschland 2006 (Quelle: Frei und Schober-Halstenberg 2008, QuaSi-Niere)

„honigsüßer Harnfluss" und kam durch den aufgrund des hohen Zuckergehaltes süßen Urin dieser Patienten zustande.

Ursache des Diabetes mellitus ist ein vollständiger Mangel an Insulin beim Typ-1-Diabetes. Beim Typ-2-Diabetiker besteht eine im Vergleich zum Bedarf verminderte Insulinproduktion, welche zusammen mit einem verminderten Ansprechen der Zellen auf das vorhandene Insulin (Insulinresistenz) vergesellschaftet sein kann. Bei beiden

Formen des Diabetes mellitus führt die chronische Hyperglykämie zu Schäden an verschiedenen Organsystemen.

Spätkomplikationen des Diabetes mellitus

- **Diabetische Mikroangiopathie**: Im Bereich der kleinen Gefäße (Kapillaren) kommt es zu einer Verdickung der Membranen. Betroffen sind alle Organe, bei den Nieren spricht man von einer diabetischen Nephropathie, an den Augen von der diabetischen Retinopathie.
- **Diabetische Makroangiopathie**: Unspezifische Gefäßveränderungen der großen Gefäße manifestieren sich u. a. als koronare Herzkrankheit, periphere arterielle Verschlusskrankheit (pAVK) oder Schlaganfall.
- **Periphere diabetische Neuropathie**: beschreibtdistal betonte sensorischen Ausfallerscheinungen, subjektiv als ein „Ameisenlaufen" oder Brennen an den Füßen oder als Gangunsicherheitwahrgenommen.Klinisch ist ein vermindertes Vibrationsempfinden nachweisbar
- **Autonome diabetische Neuropathie**: beinhaltet Magenentleerungsstörungen oder verminderte Herzfrequenzvariabilität und orthostatische Dysregulation, weshalb bei der Dialyse die Gefahr von Blutdruckabfällen zunimmt.
- **Diabetisches Fußsyndrom**: Ursache des diabetischen Fußsyndroms ist eine Kombination aus peripherer Neuropathie und Mikro- und Makroangiopathie. Durch die Neuropathie mit verminderter Sensibilität werden Verletzungen erst spät wahrgenommen (ein Stein im Schuh wird nicht bemerkt), weshalb sie bei Therapiebeginn meist fortgeschritten und entzündet sind. Aufgrund der Mikro- und Makroangiopathie ist die Durchblutung des Gewebes vermindert und Verletzungen heilen deutlich schlechter.

Diabetische Nephropathie

> **Die diabetische Nephropathie ist in Industrieländern die häufigste Ursache einer Niereninsuffizienz.**

Je nach Literatur entwickeln 20–40% aller Diabetiker eine diabetische Nephropathie, ca. 1/3 aller neuen Dialysepatienten haben einen Diabetes mellitus als Grunderkrankung.

Die diabetische Nephropathie ist eine Spätfolge des Diabetes mellitus, welche bei Typ-1-Diabetikern nach frühestens 10 Krankheitsjahren auftritt. Bei Typ-2-Diabetikern ist aufgrund der oft nur geringen Symptome des Diabetes der Erkrankungsbeginn nicht genau zu bestimmen und erst die bereits vorhandene Nephropathie kann in Einzelfällen zur Diagnose des Diabetes führen.

Durch die chronische Hyperglykämie kommt es in den Nieren zu veränderten Durchblutungsverhältnissen sowie metabolischen und entzündlichen Veränderungen. Dies führt zu Störungen in der Autoregulation der Kapillardurchblutung, wodurch die Glomeruli erhöhten Drücken ausgesetzt sind und dadurch im weiteren Verlauf mechanisch geschädigt werden. Dieses Phänomen ist klinisch an einer (zumindest anfänglich) erhöhten GFR ersichtlich und die Nieren erscheinen im Ultraschall groß. Im weiteren Verlauf verdickt sich die glomeruläre Basalmembran und erste geschädigte Glomeruli gehen zugrunde und vernarben. Zu diesem Zeitpunkt wird die Nierenfunktionsstörung durch eine Mikroalbuminurie sichtbar und viele Patienten entwickeln begleitend eine Hypertonie. Durch Schädigung und Vernarbung weiterer Glomeruli entwickelt sich schließlich eine progrediente Niereninsuffizienz bis hin zur Dialysepflicht.

Das erste Anzeichen der anfänglich symptomlosen diabetischen Nephropathie ist das Auftreten einer Mikroalbuminurie (Ausscheidung von >30 mg Eiweiß/Tag). Diese ist nicht mit einem normalen Urinstix festzustellen und erfordert eine quantitative Methode der Proteinuriebestimmung oder einen sensitiveren Urinstix (Mikraltest). Bei einer typischen Befundkonstellation (sonografisch große Nieren, erhöhte GFR, normales Serumkreatinin, Mikroalbuminurie, langjähriger Diabetes mellitus, schlechte Stoffwechselkontrolle und ggf. noch vorbekannte Retinopathie) ist keine Nierenbiopsie zur Sicherung der Diagnose notwendig.

Ziel jeglicher Therapie ist die Verlangsamung der Progression der Niereninsuffizienz bis hin zur Dialysepflicht und eine Senkung des deutlich erhöhten kardiovaskulären Risikos. Hierbei steht eine ideale Blutzuckereinstellung sowie die adäquate Behandlung aller kardiovaskulären Risikofaktoren im Vordergrund (Therapieprinzipien und Zielwerte ▶Abschn. 5.1). Besonders in den frühen Stadien der diabetischen Nephropathie ist die renale Funktion nur gering eingeschränkt und es besteht allenthalben „ein bisschen Proteinurie". Dennoch besteht bereits in diesem Stadium ein deutlich erhöhtes kardiovaskuläres Risiko sowie eine erhöhtes Risiko für ein akutes Nierenversagen z. B. durch Kontrastmittelgabe oder Schmerzmedikamente.

2.4.2 Hypertonie und Nieren

Beim Zusammentreffen von Hypertonie und Niereninsuffizienz ist nur selten klar, ob die Einschränkung der Nierenfunktion Ursache oder Folge der Hypertonie ist. Sie haben in ▶ Kap. 1 erfahren, dass die Nieren maßgeblich an der Blutdruckregulation beteiligt sind und die meisten Nierenerkrankungen im Verlauf zu einer Hypertonie führen. Andererseits kann aber auch die Hypertonie selbst Schäden an den Nieren verursachen – es entsteht das Bild der hypertensiven Nephropathie.

Letztlich gilt es, behandelbare Ursachen der Hypertonie und der Niereninsuffizienz auszuschließen bzw. zu behandeln und den Blutdruck adäquat auf aktuelle Zielblutdruckwerte einzustellen.

Hypertensive Nephropathie

Die hypertensive Nephropathie (auch Nephrosklerose) ist die zweithäufigste Ursache einer neu aufgetretenen dialysepflichtigen Niereninsuffizienz.

Sie ist die Folge eines langjährig erhöhten Blutdrucks und geht mit einer Proteinurie und progredienter Niereninsuffizienz einher. Die Entwicklung verläuft über Jahre bis Jahrzehnte, wobei sich histologisch Bindegewebsvermehrung (Fibrose), Vernarbung (Sklerose) und Hyalineinlagerungen in Arteriolen, Tubuli und im Interstitium finden. Symptome

treten oft erst bei fortgeschrittener Niereninsuffizienz auf. Bei typischer Anamnese wie langjährigem Bluthochdruck kann bei Abwesenheit von Hinweisen für eine andere Nierenerkrankung auf eine Nierenbiopsie zur Diagnosesicherung verzichtet werden. Auch hier besteht die grundlegende Therapie in der konsequenten Einstellung des Blutdruckes und aller anderen kardiovaskulären Risikofaktoren.

Im Gegensatz zu der eben beschriebenen benignen Nephrosklerose kann es bei der malignen Nephrosklerose zu einem raschen Nierenversagen kommen. Die Symptome werden durch die vom hohen Blutdruck verursachten Schäden an Herz, Nieren und Gehirn verursacht und können von Verschwommensehen über Herzinsuffizienz bis zu Hirnblutung und Krampfanfällen reichen. Bei dieser Erkrankung handelt es sich um einen hypertensiven Notfall. Therapie der Wahl ist die kontrollierte Blutdrucksenkung.

Nierenarterienstenose

Die Nierenarterienstenose stellt ein Beispiel einer (manchmal behandelbaren) Ursache der renalen Hypertonie dar. Durch Verengung (Stenose) der das Organ versorgenden Nierenarterie kommt es zu einer verminderten renalen Durchblutung. Die Niere versucht ihre Durchblutung zu verbessern, indem der Blutdruck über die Aktivierung des Renin-Angiotensin-Aldosteron-System (RAAS) gesteigert wird. Einseitige Nierenarterienstenosen führen meist nur zur Hypertonie, beidseitige Stenosen gehen neben der Hypertonie oft mit einer Verschlechterung der Nierenfunktion einher. Der Verdacht auf eine sekundäre Hypertonie aufgrund einer Nierenarterienstenose besteht insbesondere bei Blutdruckkrisen (zum Teil mit einem Lungenödem einhergehend), schwer einstellbarem Blutdruck (trotz Behandlung mit mindestens 3 Blutdruckmedikamenten), Verschlechterung der Nierenfunktion unter Therapie mit ACE-Hemmern und Differenz der Nierengröße im Ultraschall. In diesen Fällen sollte mittels Duplex der Nierengefäße, MRT oder Angiografie nach einer Nierenarterienstenose gesucht werden.

Ursache dieser Stenosen ist bei älteren Patienten mit kardiovaskulären Risikofaktoren meist eine Arteriosklerose der Nierenarterien. In den letzten Jahren hat bei diesen Patienten die Beseitigung der

Stenose durch Dilatation an Bedeutung verloren, da die konservative antihypertensive Therapie in mehreren Studien der Angiografie mit Dilatation gleichwertig war. Sie ist nur noch ausgewählten Fällen vorbehalten.

Anders verhält es sich bei der fibromuskulären Dysplasie, einer Proliferation von Bindegewebe und Muskelzellen in den Gefäßwänden. Bei dieser Erkrankung kommt es zu Gefäßverengungen insbesondere der Nierenarterien (Hypertonie). Meist sind junge Frauen betroffen, die Ursache ist nicht bekannt. Eine Dilatation einer Nierenarterienstenose bei dieser Erkrankung ist indiziert und erfolgversprechend.

2.4.3 Rheumatologische Erkrankungen und Nieren

In der rheumatologischen Praxis sind Nierenerkrankungen relativ häufig anzutreffen. Bis zu 50% der rheumatologischen Patienten sind betroffen. Nierenerkrankungen können in der Rheumatologie verschiedene Ursachen haben und im Rahmen der Abklärung lohnt es sich, folgende Fragen zu stellen:

- Ist die Nierenerkrankung eine Folge der Therapie der rheumatischen Grunderkrankung? Schmerzmittel und Entzündungshemmende Medikamente (NSAID) können insbesondere zusammen mit Dehydratation, ACE-Hemmern, Kontrastmittel zu einem akutem Nierenversagen oder auch zu chronischen Nierenerkrankungen wie die Analgetikanephropathie führen. Zudem gibt es nephrotoxische Therapeutika wie das Ciclosporin
- Ist die Nierenerkrankung Teil der Komorbiditäten des Patienten ohne Zusammenhang mit der rheumatischen Erkrankung? Auch Patienten mit Rheuma können jegliche andere nephrologische Erkrankung bekommen. Die Abklärung umfasst immer auch die Suche nach prärenalen und postrenalen Ursachen. Eine hypertensive oder diabetische Nephropathie ist auch bei diesen Patienten möglich.
- Ist die Nierenerkrankung Ursache der rheumatischen Beschwerden? Patienten mit deutlich eingeschränkter Nierenfunktion haben Störungen im

Kalzium-Phosphat-Vitamin-D-Parathormon-Haushalt. Sie haben meist eine Osteoporose/Osteopenie/adyname Knochenerkrankung und es kann zu Knochenfrakturen kommen. Die Einlagerung von Kalziumkristallen in den Gelenkknorpel und hieraus resultierenden Gelenkbeschwerden sind möglich und werden als Pseudogicht bezeichnet. Analog führt eine gestörte Harnsäureelimination zu Gicht bei Ansammlung von Harnsäurekristallen in Gelenken.

- Ist die Nierenerkrankung Teil der rheumatischen Erkrankung? In der Folge werden rheumatische Erkrankungen besprochen, bei denen die renale Manifestation oft Teil des Krankheitsbildes ist.

Vaskulitis

Der Begriff Vaskulitis beschreibt Erkrankungen, bei denen es durch autoimmunologische Prozesse zu Entzündungen der Gefäße (Arterien, Arteriolen, Kapillaren, Venolen und Venen) kommt. Dadurch kommt es zu Schädigungen der durch diese Gefäße versorgten Organe. Die Symptome sind neben den Anzeichen für eine Systemkrankheit wie Gewichtsverlust, Abgeschlagenheit, Nachtschweiß, Anämie und erhöhte Entzündungswerte im Blut, von den betroffenen Organsystemen abhängig (Augen – Uveitis, Herz – Herzinfarkt, Gehirn – Schlaganfälle, Magen-Darm-Trakt – blutige Durchfälle und Bauchschmerzen, Nieren – nephritisches Syndrom und meist akutes Nierenversagen, Lunge – blutiger Husten und Infiltrate im Röntgenbild, periphere Blutgefäße – pAVK und ggf. Finger- oder Zehennekrosen, Haut – vaskulitische Purpura). ◘ Abb. 2.7 zeigt die nephrologisch relevanten Vaskulitiden in Zusammenhang mit der betroffenen Gefäßgröße und serologischen Parametern, die wichtigsten werden nachfolgend beschrieben.

▪ ANCA-assoziierte Vaskulitis

Zur Gruppe der ANCA-assoziierten Vaskulitiden gehören die Wegener-Granulomatose (in der neuen Nomenklatur als Granulomatose mit Polyangiitis bezeichnet) und die mikroskopische Polyangiitis. Die Wegener-Granulomatose beginnt typischerweise mit einer Tage bis Wochen dauernden Anamnese von

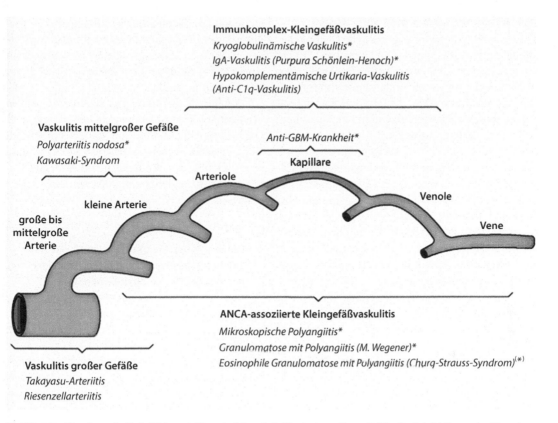

Immunkomplex-Kleingefäßvaskulitis
Kryoglobulinämische Vaskulitis*
IgA-Vaskulitis (Purpura Schönlein-Henoch)*
Hypokomplementämische Urtikaria-Vaskulitis
(Anti-C1q-Vaskulitis)

Vaskulitis mittelgroßer Gefäße
Polyarteriitis nodosa*
Kawasaki-Syndrom

Anti-GBM-Krankheit*

Kapillare

Arteriole

Venole

kleine Arterie

große bis mittelgroße Arterie

Vene

ANCA-assoziierte Kleingefäßvaskulitis
Mikroskopische Polyangiitis*
Granulomatose mit Polyangiitis (M. Wegener)*
Eosinophile Granulomatose mit Polyangiitis (Churg-Strauss-Syndrom)(*)

Vaskulitis großer Gefäße
Takayasu-Arteriitis
Riesenzellarteriitis

◻ Abb. 2.7   Einteilung der Vaskulitiden mit Nierenbefall nach Größe der betroffenen Gefäße, Berücksichtigung der Chapel-Hill-Klassifikation. * Erkrankungen mit Nierenbeteiligung. (Aus Puchner 2016, adaptiert nach Holl-Ulrich 2014)

HNO-Symptomen. Die Patienten haben rezidivierende Nasennebenhöhlenentzündungen, blutigen Schnupfen und Otitis media. Im weiteren Verlauf treten häufig Husten und manchmal blutiger Auswurf auf. Zu diesem Zeitpunkt sind meist auch andere Organe betroffen und der Urin zeigt bei Nierenbeteiligung ein aktives Sediment und die Nierenfunktion ist oft schon eingeschränkt. Die Wegener-Granulomatose kann im Sinne eines pulmorenalen Syndroms einen sehr rasch progredienten Verlauf haben.

Die mikroskopische Polyangiitis kann auch grundsätzlich jedes Organ betreffen, der typische zeitliche Ablauf fehlt jedoch oft. Erstmanifestation ist häufig das Symptom akutes Nierenversagen, oft mit einer Anamnese von Magen-Darm-Problemen.

Die Diagnose wird durch den Nachweis typischer Autoantikörper (ANCA) und eine Nierenbiopsie gesichert. Die Therapie besteht aus einer Immunsuppression, ggf. zusätzlich einer Plasmapherese.

▪ Goodpasture-Syndrom
Diese seltene Erkrankung entsteht durch Autoantikörper, die gegen die Basalmembran der Blutgefäße der Glomeruli und der Lungenbläschen gerichtet sind. Betroffen sind somit isoliert die Nieren und Lunge mit dem oft fulminanten Bild eines pulmorenalen Syndroms. Auch hier wird die Diagnose durch Nachweis von Antikörpern (anti-glomeruläre Basalmembran-Antikörper, Anti-GBM) und die Nierenbiopsie gesichert. Die rasch und konsequent durchgeführte Immunsuppression und Plasmapherese kann Leben und Nierenfunktion retten. Mit Einführung der Immunsuppression konnte die Sterblichkeit bei dieser Erkrankung von ca. 90% auf immer noch hohe 20% gesenkt werden.

Systemischer Lupus erythematodes

Der Lupus erythematodes gehört zur Gruppe der Bindegewebserkrankungen (Kollagenosen). Durch ein fehlgeleitetes Immunsystem werden Antikörper gegen körpereigene Zellkernbestandteile (antinukleäre Antikörper, ANA) gebildet, welche körpereigene Zellen schädigen und zu deren Absterben führen. Diese abgestorbenen Zellen werden vom Körper fälschlicherweise als fremd erkannt und die weitere Antikörperbildung angeregt. Weiterhin führen diese abgestorbenen Zellen zu einer Entzündungsreaktion, welche das umliegende Gewebe zusätzlich schädigt. Typischerweise sind Frauen im gebärfähigen Alter betroffen, als mögliche Auslöser werden unter anderem Hormonveränderungen, Lichtexposition und Infektionen diskutiert. Grundsätzlich kann jedes Organ betroffen sein, gleichzeitig oder in unterschiedlichem zeitlichen Abstand. In unterschiedlicher Häufigkeit klagen die Patienten über Gelenkschmerzen, Allgemeinbeschwerden (Müdigkeit, Leistungsschwäche), Hautveränderungen, Gelenkentzündung, Raynaud-Syndrom, Beschwerden des Zentralnervensystems (möglich sind auch Schlaganfälle), Schleimhautveränderungen, Magen-Darm-Beschwerden, Rippenfellentzündung, Lymphknotenerkrankung, Herzbeutelentzündung, Lungenbeteiligung, Muskelentzündung, Herzmuskelentzündung, Bauchspeicheldrüsenentzündung. Nierenbeteiligungen sind bei über 75% der Lupuspatienten häufig, deshalb gehört in die Überwachung der Lupuserkrankung auch immer das regelmäßige Screening auf Nierenbeteiligung durch Kreatininbestimmung und den Urinstatus (Frage Proteinurie). Die Diagnose wird gesichert durch das Vorhandensein mehrerer Diagnosekriterien des American College of Rheumatology (ACR-Kriterien). Da es unterschiedliche Formen der renalen Beteiligung mit jeweils abweichendem meist immunsuppressivem Therapiekonzept gibt, ist eine Nierenbiopsie bei Nierenbeteiligung obligat.

2.4.4 Herzerkrankungen und Nieren (kardiorenales Syndrom)

Herz- und Nierenerkrankungen korrelieren miteinander. Beispielsweise haben herzinsuffiziente Patienten mit nur leicht eingeschränkter Nierenfunktion ein schon signifikant erhöhtes Risiko, an einer kardiovaskulären Ursache zu versterben. Auch versterben ca. 90% der niereninsuffizienten Patienten an einer kardiovaskulären Ursache, bevor die Dialysepflicht eintritt.

Der Begriff „kardiorenales Syndrom" taucht in den letzten Jahren zunehmend in der Literatur auf. Die ursprüngliche Definition von 2004 beschrieb einen Zustand, bei dem die Therapie zur Besserung einer Herzinsuffizienz durch eine zunehmende Niereninsuffizienz begrenzt wird. 2008 wurde der Begriff ausgeweitet.

> **Kardiorenales Syndrom**
>
> Der Begriff beschreibt eine Pathophysiologie von Herz oder Niere, bei der eine akute oder chronische Erkrankung des einen Organs durch eine akute oder chronische Erkrankung des anderen Organs ausgelöst wird..

Pathophysiologisch kommt es durch eine verminderte Herzleistung zu einer verminderten Nierenperfusion und damit zu einem reduzierten Filtrationsdruck und rückläufiger Flüssigkeitsausscheidung. Die Kompensationsmechanismen (RAAS) führen zu einer vermehrten Salz- und Flüssigkeitsrückresorption, welche die schon bestehende Überwässerung verschlechtert und damit in einem Circulus vitiosus wiederum die Herzinsuffizienz verschlimmert. Theoretisch könnte mit einer Besserung der Herzfunktion auch die Nierenfunktion gebessert werden. Meist sind jedoch Herz und Nieren chronisch geschädigt, weshalb jegliche Therapie lediglich auf die Optimierung der noch vorhandenen Funktion zielt. Dies geschieht durch eine optimierte Herzinsuffizienztherapie nach den Regeln der inneren Medizin sowie die Optimierung der Folge- und Begleiterkrankungen der Niereninsuffizienz (Azidose, Anämie, Hypertonie etc.).

Eine besondere Rolle spielt in diesem Zusammenhang der Flüssigkeitshaushalt. Der häufigste Hospitalisationsgrund dieser Patienten ist die Überwässerung mit pulmonalen und peripheren Ödemen. Zur Rekompensation sind oft hohe (parenterale) Dosierungen von Diuretika, meist in Kombination, nötig. Bei Diuretikaresistenz und zunehmender Verschlechterung der Nierenfunktion wird zunehmend auch die Dialyse zum akuten Flüssigkeitsentzug eingesetzt. Bei häufigen (>2-mal in 6 Monaten) hypervolämen Dekompensationen kann bei eingeschränkter Nierenfunktion (GFR <30 ml/min) eine chronische Dialysebehandlung in Erwägung gezogen werden. Wegen des langsamen und schonenden Flüssigkeitsentzuges sowie des nicht notwendigen kreislaufbelastenden Shunts ist die Peritonealdialyse hierbei aus medizinischer Sicht der Hämodialyse vorzuziehen.

2.4.5 Lebererkrankungen und Nieren

Eine Kombination aus Leber- und Nierenerkrankung kann z. B. durch Infektionen (z. B. Leptospirose, Mononukleose, Hepatitis) oder Vergiftungen (z. B. Pilzvergiftungen, Tetrachlormethan) mit Schädigung beider Organe auftreten. Weiterhin ist eine funktionelle Nierenschädigung bei dekompensierter Leberzirrhose möglich – das hepatorenale Syndrom.

Nierenbeteiligung bei Virushepatitiden

Die Nierenbeteiligung bei einer Virushepatitis kann sich in sehr unterschiedlichen klinischen Bildern manifestieren. Sehr selten ist die Nephritis durch das Hepatitis-B-Virus. Häufiger kommt es über immunologische Reaktionen zu verschiedenen Glomerulonephritiden. Mit der Hepatitis B werden die membranöse, membranoproliferative sowie die fokal segmentale Glomerulonephritis und die Hepatitis-B-assoziierte Panarteriitis nodosa in Verbindung gebracht. Die chronische Hepatitis C kann über eine Kryoglobulinämie zu einer Glomerulonephritis führen. Manchmal ergibt erst die Abklärung der Niereninsuffizienz bzw. Proteinurie die Diagnose einer Hepatitis.

Hepatorenales Syndrom

Das hepatorenale Syndrom ist eine funktionelle Nierenfunktionsstörung bei Patienten mit fortgeschrittener Leberzirrhose und Aszites. Prinzipiell wäre diese Niereninsuffizienz bei Besserung der Leberfunktion reversibel. Pathophysiologisch kommt es aufgrund der Leberzirrhose über Veränderungen der Durchblutung des Splanchnikusgebietes und der systemischen Hämodynamik zu einer renalen Minderperfusion.

Die diagnostischen Kriterien verlangen:
- Leberzirrhose mit Aszites
- Serumkreatinin >1,5 mg/dl (>132 µmol/l)
- Keine Besserung des Serumkreatinins nach 2-tägiger Diuretikapause und Volumengabe
- Ausschluss anderer Ursachen der Niereninsuffizienz

Das hepatorenale Syndrom muss von anderen häufigen Ursachen einer sich verschlechternden Nierenfunktion bei Leberzirrhose abgegrenzt werden. Dies sind insbesondere prärenales Nierenversagen durch übermäßige Diuretikatherapie oder nach gastrointestinaler Blutung, Infektionen wie die spontanbakterielle Peritonitis, akute Tubulusnekrose durch Hypotonie oder Schock, oder auch Verschlechterung der Nierenfunktion durch nephrotoxische Medikamente. Prinzipiell kann auch jede andere renale Erkrankung bei Patienten mit Leberzirrhose auftreten.

Die Therapie umfasst alle Maßnahmen zur Besserung der Leberfunktion. Überbrückend kommt innerhalb der Wartezeit auf eine geplante Lebertransplantation allenfalls eine Dialyse in Frage. Die Prognose ist abhängig von der Prognose der Leberinsuffizienz, welche sich mit Eintritt eines hepatorenalen Syndroms jedoch deutlich verschlechtert.

2.4.6 Lungenerkrankungen und Nieren

Das gleichzeitige Auftreten von Lungenerkrankungen und Niereninsuffizienz ist nicht ungewöhnlich. Beispielsweise können schwere Pneumonien mit Sepsis zu einem Nierenversagen führen. Weiter kann ein akutes Nierenversagen über den Volumenüberschuss zu einem Lungenödem führen oder Nierenvenenthrombosen können eine Niereninsuffizienz verursachen und zur Lungenembolie führen. Das gleichzeitige Auftreten eines akuten Nierenversagens mit pulmonalen Infiltraten und vielleicht sogar noch blutigem Husten sollte jedoch immer auch an ein pulmorenales Syndrom denken lassen.

Pulmorenales Syndrom

Das pulmorenale Syndrom ist eine nephrologische Notfallsituation und potenziell lebensbedrohlich. Meist liegt diesem Symptomenkomplex eine systemische Autoimmunerkrankung, in ca. 60% der Fälle eine ANCA-assoziierte Vaskulitis und bei ca. 20% ein Goodpasture-Syndrom, zugrunde. Seltener können auch ein Lupus erythematodes oder andere Vaskulitiden mit diesem Syndrom einhergehen. Dabei führt eine Kapillaritis der renalen und pulmonalen Gefäße zu einem raschen Organversagen. Klinisch haben die Patienten ein akutes Nierenversagen, Husten (manchmal blutig) und Atemnot. Im Röntgenbild finden sich beidseitige Infiltrate und Ergüsse. Sofern der Patient noch nicht anurisch ist, ist ein aktives Urinsediment mit glomerulären Erythrozyten, Akanthozyten oder Erythrozytenzylindern nachweisbar. Die Diagnose wird durch die Antikörperdiagnostik (ANCA und Anti-GBM) und eine Nierenbiopsie mit Nachweis einer extrakapillär proliferierenden Glomerulonephritis bestätigt. Eine rasche Immunsuppression und Plasmapheresen können sowohl die Gesamtprognose als auch die renale Prognose des Patienten verbessern. Supportiv sind überbrückend häufig Dialysen und Beatmung notwendig.

Sarkoidose

Die Sarkoidose (oder auch Morbus Boeck) ist eine systemische Bindegewebserkrankung mit Granulombildung. Sie tritt meist im jüngeren Lebensalter zwischen dem 20. und 40. Lebensjahr auf und betrifft meist Männer. Aus noch ungeklärter Ursache bilden sich mikroskopisch kleine Knötchen (Granulome) im betroffenen Organgewebe, welche zu einer vermehrten Immunantwort führen. In über 90% der Fälle sind Lymphknoten (meist mediastinal) und die Lunge betroffen. Beteiligungen von Leber, Milz, Haut, Augen, Herz, Nervensystem und Nieren sind möglich.

Die Nierenbeteiligung wird je nach Literatur mit einer Häufigkeit von 1–20% angegeben. Die Sarkoidose kann in den Nieren eine interstitielle Nephritis (mit oder ohne Granulome) oder sekundär eine (meist membranöse) Glomerulonephritis hervorrufen. Aufgrund einer Hyperkalzämie durch vermehrte 1,25-Vitamin-D-Bildung in den Granulomen kann es zu einem akuten Nierenversagen kommen.

Die Prognose der Sarkoidose ist insgesamt gut mit einer sehr hohen Tendenz zur Spontanheilung. Nur bei schwerwiegenden Organbeteiligungen wird man eine Therapie mit Corticosteroiden oder einer alternativen Immunsuppression beginnen.

2.4.7 Onkologische Erkrankungen und Nieren

Nierenbeteiligungen in der Onkologie sind vielfältig, dazu einige Beispiele:

- Chemotherapeutika können nephrotoxische Eigenschaften haben.
- Durch eine Chemotherapie kann bei großer Tumormasse durch den Zellzerfall ein sog. Tumorlyse-Syndrom ausgelöst werden.
- Bestrahlungen, die die Nierenregion einschließen, können eine akute Strahlennephritis auslösen.
- Ein Tumor selbst kann die Nieren infiltrieren.
- Tumoren können den Harnabfluss behindern und zu einem postrenalen Nierenversagen führen.
- Manche Tumorerkrankungen (z. B. Bronchialkarzinom, Kolonkarzinom, Lymphome) können eine Glomerulonephritis hervorrufen und werden im Rahmen der nephrologischen Abklärung erst entdeckt.

Beispielhaft seien hier zwei Erkrankungen näher erklärt, die eine häufige Schnittstelle zwischen Nephrologie und Onkologie darstellen.

Multiples Myelom, Plasmozytom

Das multiple Myelom ist eine Erkrankung des höheren Lebensalters und entsteht durch die Vermehrung eines pathologischen Plasmazellklons im Knochenmark. Finden sich derartige Plasmazellen – sog. Myelomzellen – an verschiedenen Stellen im Körper, spricht man vom multiplen Myelom, treten sie als umschriebener Tumor an einer Stelle auf, nennt man sie Plasmozytom. Normale Plasmazellen bilden die Bausteine der Immunglobuline, die schweren und die leichten Proteinketten der Antikörper. Die pathologischen Plasmazellen bilden übergroße Mengen eines Teilstückes der Immunglobuline, meist

Kappa- oder Lambda-Leichtketten (früher Bence-Jones-Protein genannt). Symptome der Erkrankung entstehen durch die Vermehrung der Myelomzellen, Infiltration der Myelomzellen ins umliegende Gewebe und die Wirkung der vermehrt entstehenden und nicht weiterverwertbaren Leichtketten.

Typische Symptome des multiplen Myeloms
- **Durch Vermehrung der Myelomzellen:**
  Diese verdrängen gesundes Knochenmark und rote Blutkörperchen (Anämie), Thrombozyten (Thrombozytopenie) und Leukozyten (Leukopenie) werden vermindert gebildet. Die Verdrängung gesunder Plasmazellen führt zu gestörter und verminderter Bildung von Immunglobulinen mit erhöhter Infektanfälligkeit.
- **Durch Infiltration von Geweben:**
  Die Infiltration des Knochens führt zu einer erhöhten Frakturgefahr und Knochenschmerzen. Durch den Knochenabbau kann es auch zur Hyperkalzämie kommen.
- **Durch vermehrte Bildung von Eiweißen (Leichtketten):**
  Es kommt zur Ablagerung der Leichtketten im Gewebe und in den Organen (siehe auch Amyloidose). Vermehrtes Eiweiß im Blut führt zu veränderten Fließeigenschaften, einem sog. Hyperviskositätssyndrom, und damit erhöhter Thrombosegefahr.

- **Nierenbeteiligung beim multiplen Myelom**

Je nach Definition haben ca. 50% der Myelompatienten bei Erstdiagnose eine eingeschränkte Nierenfunktion. Häufig führt die Abklärung einer Niereninsuffizienz oder Proteinurie zur Diagnose des multiplen Myeloms. Zur Nierenbeteiligung führen unterschiedliche Mechanismen mit jeweils unterschiedlichen Symptomen.
- Die mit ca. 70% der Fälle häufigste Manifestation ist die **Cast-Nephropathie** – auch Myelomniere genannt. Die normalerweise

filtrierten und im Tubulussystem rückresorbierten Leichtketten können nun aufgrund der sehr hohen Menge nicht mehr rückresorbiert werden und verbleiben im Tubulussystem. Dort „verklumpen" sie nach Überschreiten einer kritischen Menge und „verstopfen" die Nierentubuli. Neben der möglichst raschen Verhinderung einer weiteren Leichtkettenbildung durch eine Chemotherapie gibt es Bestrebungen, diese Leichtketten aus dem Blut zu entfernen. Dies erfolgt effektiv mit einer Dialyse, bei der ein sog. High-Cut-off-Filter (HCO-Filter) verwendet wird. Dieser Filter besitzt im Vergleich zu normalen Dialysefiltern deutlich größere Poren von 48 kDa, weshalb Leichtketten abfiltriert werden.
- Circa 20% der Patienten mit Nierenbeteiligung haben eine **Amyloidose** (siehe unten) und fallen durch eine Proteinurie mit oder ohne Niereninsuffizienz auf.
- Selten kommt es durch Ablagerung der Leichtketten an der Basalmembran ohne Umwandlung zu Amyloid zur sog. **Monoclonal Immunglobulin Deposition Disease (MIDD)**. Leitsymptom ist ein nephrotisches Syndrom. Eine spezifische nephrologische Therapie gibt es nicht.
- Schwere **Hyperkalzämien** können zu einem akuten Nierenversagen führen
- Bei allen Myelompatienten besteht ein deutlich erhöhtes Risiko für ein akutes Nierenversagen bei Gabe von Diuretika, NSAID, Kontrastmittel etc.

Amyloidose

Der Begriff Amyloidose steht für eine Gruppe von Erkrankungen mit unterschiedlichem Auslöser, aber gleicher Konsequenz. Er bezeichnet eine Anhäufung veränderter Proteine im Interstitium. Diese Eiweiße werden als pathogen bezeichnet, da sie eine sog. Beta-Faltblatt-Struktur einnehmen und deshalb vom Körper nicht ausreichend abgebaut werden können. Diese unlöslichen Ablagerungen können elektronenmikroskopisch als charakteristische Amyloidfibrillen dargestellt werden. In der lichtmikroskopischen Untersuchung erfolgt der Nachweis nach Anfärben mit Kongorot.

Man kennt mehr als 25 unterschiedliche amy-loid-bildende Proteine, davon können 15 zu klinisch relevanten Erkrankungen führen. Die Differenzie-rung dieser Proteine gibt Hinweise auf die zugrunde liegende Erkrankung. Die Herkunft dieser Proteine ist unterschiedlich und beruht meist auf einer gestei-gerten Bildung, in seltenen Fällen auf einer vermin-derten Elimination dieser Proteine. Aus nephrolo-gischer Sicht relevant sind die sog. AL-Amyloidose, die AA-Amyloidose und die dialyseassoziierte Amy-loidose (◘ Tab. 2.11).

Bei der AL-Amyloidose werden freie Leicht-ketten abgelagert. Diese von Plasmazellen gebilde-ten Teilstücke der Immunglobuline werden durch eine Autonomie eines Plasmazellklons nicht mehr im richtigen Verhältnis gebildet. Die zu viel gebilde-ten Teile der Immunglobuline können somit nicht weiterverarbeitet werden und lagern sich im Gewebe ab. Das Plasmozytom, monoklonale Gammopathien und gelegentlich Lymphome sind beispielsweise ursächlich für eine AL-Amyloidose. Vorherrschen-des Therapieprinzip ist die möglichst rasche Vermin-derung der Bildung dieser freien Leichtketten durch eine Chemotherapie analog der Therapie des mul-tiplen Myeloms, wobei eine nachfolgende autologe Stammzelltransplantation indiziert sein kann.

Bei der AA-Amyloidose kommt es zur Ablage-rung von Serum-Amyloid A. Dieses Protein wird aufgrund chronischer Entzündungen in der Leber vermehrt gebildet. Zugrunde liegende Erkrankungen sind z. B. chronische Infekte wie Tuberkulose, chro-nisch entzündliche Darmerkrankungen wie Morbus Crohn oder Colitis ulcerosa, rheumatoide Arthritis oder auch Erbkrankheiten mit chronischer Entzün-dung (z. B. familiäres Mittelmeerfieber). Oft verge-hen Jahre vom Beginn der Grunderkrankung bis zum Auftreten einer Amyloidose und glücklicher-weise kommt es nur bei einem kleinen Anteil von Patienten mit chronisch entzündlichen Erkrankun-gen zu dieser Erkrankung. Therapieprinzip bei der AA-Amyloidose ist neben der symptomatischen The-rapie die gute und konsequente Therapie der Grund-erkrankung. Je nach Organbeteiligung kommt ggf. eine Organtransplantation in Frage.

Die dialyseassoziierte Amyloidose ist durch die Ablagerung von β2-Mikroglobulin gekennzeichnet. β2-Mikroglobulin wird normalerweise im proxima-len Nierentubulus metabolisiert. Bei einer Nierenin-suffizienz ist dieser Mechanismus unzureichend. Die Serumkonzentrationen sind folglich deutlich erhöht und zusammen mit noch nicht vollständig bekann-ten anderen Gründen kommt es zur Amyloidbildung mit schweren Schäden hauptsächlich an Knochen und Gelenken. Das β2-Mikroglobulin konnte mit den Dialysefiltern der letzten Jahrzehnte kaum aus dem Körper entfernt werden. Mit den aktuell ver-besserten Dialyseverfahren und Filtern sollte die dia-lyseassoziierte Amyloidose jedoch bald eine Rarität werden.

Klinik und Diagnose   Die Amyloidose wird oft erst im fortgeschrittenen Stadium symptomatisch, wobei die Symptome meist nur unspezifisch sind. Mit Ausnahme des ZNS können die Ablagerungen alle Organe betreffen, selten ist auch ein Befall nur eines Organsystems möglich. Die Symptome richten

◘ **Tab. 2.11** Synopsis nephrologisch relevanter Amyloidosen

Form	Protein	Vorwiegend betroffene Organe	Therapie
AL-Amyloidose Häufigste Form in Industrieländern	Abnorme freie Leichtketten	Nieren, Herz, Leber, peripheres Nervensystem	Reduktion der Bildung der freien Leichtketten (Chemotherapie)
AA-Amyloidose Häufigste Form in Entwicklungsländern	Serum-Amyloid A	Nieren, Leber, Milz, Gastrointestinaltrakt	Therapie der Grunderkrankung
Dialyseassoziierte Amyloidose	β2-Mikroglobulin	Knochen, Gelenke	Entfernung des β2-Mikroglob-ulins durch verbesserte Dialysefilter

☐ Tab. 2.12 Symptome der Amyloidose nach Organbeteiligung

Organ	Mögliche Symptome/Befunde
Herz	Herzinsuffizienz vor allem mit verdicktem Herzmuskel in der Echokardiografie, Rhythmusstörungen, periphere Niedervoltage im EKG
Lunge	Ungeklärte Pleuraergüsse, Infiltrate, Diffusionsstörungen
Leber	Vergrößerte Leber
Nieren	Proteinurie bis nephrotisches Syndrom, eingeschränkte Nierenfunktion, manchmal Hämaturie
Gastrointestinaltrakt	Malabsorption, Gewichtsverlust, Blutungen, Motilitätsstörungen
Nervensystem	Periphere (Kribbeln der Zehen/Füße, Sensibilitätsstörungen u. a.) oder autonome (orthostatische Dysregulation, veränderte Schweißbildung u. a.) Neuropathie
Weichteile	Makroglossie (große Zunge), periorbitale Blutungsneigung (Waschbäraugen), Hautblutungen, Gelenkschwellungen, Myopathien

sich nach dem betroffenen Organ. Bei renaler Beteiligung fällt eine Proteinurie mit oftmals vollständigem Bild eines nephrotischen Syndroms auf. Eine Nierenfunktionseinschränkung sowie eine Hämaturie sind möglich, wobei sie zu Beginn allerdings selten auftreten. Symptome anderer Organbeteiligungen zeigt ☐ Tab. 2.12.

Die Diagnose einer Amyloidose erfolgt durch den histologischen Nachweis der Amyloidablagerungen im betroffenen Organ und Suche nach der zugrunde liegenden Erkrankung. Die Prognose ist abhängig von der Grunderkrankung und den betroffenen Organen. Sie reicht von wenigen Monaten bis Jahre nach Diagnosestellung.

Literatur

Gross O (2012) Alport-Syndrom und Syndrom der dünnen Basalmembran – Update 2012. Internationale State-of-the-Art-Empfehlungen zur Diagnostik und Therapie. Nephrologe 7: 511–514

Czock D et al. (2005) Nephrotoxische Arzneimittel. Dtsch Med Wochenschr 130: 2579–2584

Frei U, Schober-Halstenberg H-J (2008) Nierenersatztherapie in Deutschland. Bericht über Dialysebehandlung und Nierentransplantation in Deutschland 2006–2007. Qua-Si-Niere, Berlin. http://www.bundesverband-niere.de/fileadmin/user_upload/QuaSi-Niere-Bericht_2006-2007.pdf. Zugegriffen: 13. Januar 2017

Geiger H et al. (2003) Nierenerkrankungen. Schattauer, Stuttgart

de Groot K, Schnabel A (2005) Das pulmorenale Syndrom. Internist 46:769–782

Holl-Ulrich K (2014) Vaskulitis. Neue Nomenklatur der Chapel-Hill-Konferenz 2012. Z Rheumatol 73:823–835

KDIGO (2013) KDIGO clinical practice guideline for acute kidney injury. Kidney Int Suppl 2(1). doi:10.1038/kisup.2012.1

Mihatsch MJ, Khanlari B, Brunner F (2006) Obituary to analgesic nephropathy – an autopsy study. Nephrol Dial Transplant 21: 3139–3145

Nationale Versorgungsleitlinie (2010) Nierenerkrankungen bei Diabetes im Erwachsenenalter; Langfassung 26.11.2010. http://www.deutsche-diabetes-gesellschaft.de/fileadmin/Redakteur/Leitlinien/Evidenzbasierte_Leitlinien/nvl-001dl_S3_Nierenerkrankungen_bei_Diabetes_Erwachsene_2013-05_01.pdf. Zugegriffen: 24. Januar 2017

Nowack R, Birck R, Weinreich T (2009) Dialyse und Nephrologie für Fachpersonal, 3. Aufl. Springer, Heidelberg

Puchner R (2016) Die systemischen Vaskulitiden. Wien Klin Wochenschr 1–4

Rauch PJ et al. (2014) Systemische Amyloidosen. Schweiz Med Forum 14(50): 943–948

Rheinberger M, Böger A (2014) Diabetische Nephropathie: Neues in Diagnose, Prävention und Therapie. Dtsch Med Wochenschr 139: 704–706

Schmidt C (2008) Akutes Nierenversagen: Pathophysiologie und klinisches Management. Dtsch med Wochenschr 133: 542

Schönweiß G (2006) Dialysefibel 3. Abakiss, Nüdlingen

Schwenger V et al. (2014) Dialyse- und Ultrafiltrationsverfahren bei kardiorenalem Syndrom. Kardiologe 8: 26–35

Diagnostik und Therapie

D. Brodmann

© Springer-Verlag GmbH Deutschland 2017
M. Klingele, D. Brodmann (Hrsg.), *Einführung in die Nephrologie und Nierenersatzverfahren*,
DOI 10.1007/978-3-662-54583-6_3

3.1   Nephrologische Diagnostik

3.1.1   Anamnese und klinische Untersuchung

Die Anamnese und klinische Untersuchung des Patienten stellt auch in der heutigen Zeit einen zentralen Baustein in der Diagnostik und Behandlung eines jeden Patienten dar. Dieser Abschnitt beschäftigt sich mit den Besonderheiten in der Nephrologie.

Das Vorgehen ist bei einem neuen Patienten ohne bisher bekannte Nierenerkrankung etwas anders als bei einem Patienten mit chronischer Niereninsuffizienz oder einem bekannten Dialysepatienten. Bei jedem Patienten sollten jedoch als Erstes gefährliche Situationen ausgeschlossen werden

---

Praxistipp

Hinweise auf gefährliche Situationen:
- Hat der Patient Luftnot oder atmet er schnell (als Hinweis für ein Lungenödem)?
- Ist er verwirrt oder schläfrig oder hat/hatte er einen Krampfanfall (als Hinweis für eine Urämie oder ein Hirnödem)?
- Berichtet er über Schwäche in den Beinen oder ein komisches Gefühl auf der Zunge (als Hinweis für eine Hyperkaliämie)?

Bei einem Patienten mit einer neu aufgetretenen Nierenerkrankung wird in der Anamnese und Untersuchung nach Hinweisen für die Ursache des Nierenversagens gesucht und versucht, die Erkrankung einem Syndrom zuzuordnen (akutes Nierenversagen oder chronische Niereninsuffizienz, prärenal/postrenal/renal, nephrotisches oder nephritisches Syndrom etc.).

Anamnese

- **Aktuelle Anamnese**

Neben den aktuellen Beschwerden, die der Patient selbst nennt, sollten gezielt die Leitsymptome für Nierenerkrankungen erfragt werden.

Oligurie/Anurie   Abnahme der Urinmenge auf <500 ml/Tag (Oligurie) oder gar <100 ml/Tag (Anurie). Dies findet man bei akutem Nierenversagen oder weit fortgeschrittener chronischer Nierenerkrankung.

Polyurie   Harnmenge >3000 ml/Tag. Dies muss nicht unbedingt krankhaft sein und kommt auch bei hoher Trinkmenge vor. Von den Patienten wird es oft nicht bemerkt oder fällt nur bei rapiden Änderungen auf oder ist ein Zufallsbefund bei der Urinsammlung. Mögliche pathologische Ursachen sind: dekompensierter Diabetes mellitus (Glucosurie mit osmotischer Diurese), polyurische Phase eines akuten Nierenversagens, Diuretikatherapie, nach Alkoholgenuss durch Hemmung der Sekretion von antidiuretischem Hormon (ADH), bei Tubuluserkrankungen, bei Diabetes insipidus (mangelnde ADH-Bildung oder mangelndes Ansprechen der Nieren auf ADH).

Nykturie   Nächtliches Wasserlassen mit einer höheren Urinmenge als am Tag. Kommt insbesondere bei Herzinsuffizienz vor. Blasenentleerungsstörungen, Prostataerkrankungen und tubulointerstielle Erkrankungen sind weitere Ursachen.

Dysurie   Brennen und Schmerzen beim Wasserlassen als Hinweis für einen Harnwegsinfekt oder erschwertes Wasserlassen als Hinweis für eine Harnwegsobstruktion.

Pollakisurie   Harndrang in kurzen Abständen meist mit nur kleinen Urinmengen. Typisches Symptom bei Blasenentzündungen, jedoch auch bei Blasenentleerungsstörungen (Überlaufblase) und Prostataerkrankungen zu finden.

Hämaturie   Blut im Urin. Wenn der Patient roten/blutigen Urin beschreibt, dann handelt es sich um eine Makrohämaturie (ab ca. 1 ml Blut auf 1 l Urin sichtbar). Diese ist meist Zeichen einer Erkrankung der harnableitenden Wege wie Infektionen (Blasenentzündung, Pyelonephritis u.a.), Harnsteine, Tumoren, Verletzungen nach Blasenkatheterisierung oder auch bei Störungen der Blutgerinnung oder rupturierten Nierenzysten. Eine glomeruläre Hämaturie ist meist nicht mit dem bloßen Auge sichtbar und findet sich nur im Urinstatus (Mikrohämaturie).

Pyurie Milchig trüber Urin bei Harnwegsinfekt. Die Trübung entsteht durch die deutlich vermehrten Leukozyten im Urin.

Schäumender Urin Wenn beim Wasserlassen der Urin in der Toilette aufschäumt, kann das ein Hinweis auf das Vorliegen einer Proteinurie sein.

Flankenschmerzen Ein- oder beidseitig bestehende dumpfe Schmerzen in der Flanke können Hinweis für eine Pyelonephritis, selten auch für eine Glomerulonephritis sein. Differenzialdiagnostisch ist immer auch an eine Wirbelsäulenerkrankung zu denken.

Heftige kolikartige Flankenschmerzen mit Ausstrahlung in die Leiste, Hoden, Schamregion sind das Leitsymptom der Nieren- bzw. der Uretersteine.

Ödeme Wassereinlagerungen im Gewebe. Renal bedingte Ödeme kommen insbesondere beim nephrotischen Syndrom vor und können teilweise sehr ausgeprägt sein. Periorbitale Ödeme (Schwellung der Augenlider und um die Augen) können auch beim nephritischen Syndrom auftreten.

Symptome einer Multisystemerkrankung Neben diesen Leitsymptomen werden auch Beschwerden erfragt, welche auf eine Multisystemerkrankung hinweisen. Dies sind insbesondere Gelenkschmerzen, Hautausschläge, Fieber, Nachtschweiß, Gewichtsverlust, Symptome an anderen Organen (blutiger Husten, Luftnot etc.), blutiger Schnupfen oder häufige HNO-Infekte und einiges mehr.

- **Anamnese der Vorerkrankungen**

Diese gibt Hinweise auf Erkrankungen, die zu einer Niereninsuffizienz führen können. Beispiele sind der Diabetes mellitus, die arterielle Hypertonie, rheumatologische Erkrankungen (wie z. B. Lupus erythematodes, Morbus Wegener, ▶ Kap. 2), Hepatitis oder HIV, Krebserkrankungen.

- **Familienanamnese**

Die Frage nach Nierenerkrankungen oder Dialysepatienten in der Familie (Eltern, Großeltern, Geschwister, Onkel/Tanten) gibt Hinweise auf mögliche ererbte Nierenerkrankungen wie z. B. die autosomal-dominante Zystennieren (▶ Kap. 2).

- **Sozialanamnese**

Sie gibt Hinweise auf die berufliche Exposition mit potenziell nephrotoxischen Substanzen wie z. B. Blei und Kadmium.

- **Medikamentenanamnese**

Neben dem Wissen um die aktuelle Medikation gibt die Medikamentenanamnese Hinweise auf Vorerkrankungen, die der Patient bisher nicht berichtet hat (Blutdruckmedikamente für die Hypertonie, Acetylsalicylsäure [ASS] bei koronarer Herzkrankheit [KHK] oder peripherer arterieller Verschlusskrankheit [pAVK] etc.). Weiterhin sollte in der Vormedikation nach potenziell nephrotoxischen Substanzen gefahndet werden, z. B. Schmerzmitteln (nichtsteroidale Antiphlogistika, NSAID), Antibiotika. Wurden kürzlich neu Medikamente begonnen, die z. B. eine interstitielle Nephritis auslösen könnten?

Klinische Untersuchung

Die klinische Untersuchung des nephrologischen Patienten umfasst die komplette körperliche Untersuchung. Besonders gesucht werden Befunde, die entweder eine gefährliche Situation anzeigen, z. B.:

- Verwirrtheit, Schläfrigkeit, Gedächtnisstörungen bei Urämie oder Hirnödem,
- niedriger Blutdruck und sehr leise Herztöne bei möglichem Perikarderguss,
- schnelle Atmung und Rasselgeräusche bei der Lungenauskultation bei Lungenödem,
- Schwäche in den Beinen bei Hyperkaliämie,
- sehr hoher Blutdruck als Ausdruck einer hypertensiven Notfallsituation;

oder Hinweise auf die Grunderkrankung/Ursache der Niereninsuffizienz geben, z. B.:

- Flankenschmerzen und Klopfschmerz in den Nierenlogen bei Pyelonephritis oder Nierenstauung,
- deutlich vergrößert tastbare Harnblase im Unterbauch mit Nierenstauung,
- Strömungsgeräusche im Bereich des Bauchnabels bei Nierenarterienstenose,
- Gelenkschwellungen, Hautausschlag, Auffälligkeiten der Schleimhäute und Bindehaut bei Systemerkrankungen,

- Ödeme bei nephrotischem Syndrom sowie bei Herzinsuffizienz,
- Hypertonie als Hinweis für eine hypertensive Nierenerkrankung,
- periphere Neuropathie als Hinweis auf einen Diabetes mellitus mit Folgeerkrankungen oder auch eine urämische Neuropathie;

oder auf renale Folgeerkrankungen hinweisen können, z. B.:
- blasse Haut und Augen bei Anämie,
- Schmerzen der Knochen, Klopfschmerz der Wirbelsäule als Hinweis auf einen Hyperparathyreoidismus,
- schnelle Atmung bei Lungenödem oder zur Kompensation einer metabolischen Azidose.

Bei bekannten Patienten mit chronischer Niereninsuffizienz ist die ausführliche Anamnese und Untersuchung bei der Erstkonsultation oder Krankenhausaufnahme bereits erfolgt, die Ursache der Nierenerkrankung oft bekannt und meist besteht ein Behandlungskonzept. Bei diesen Patienten soll die Anamnese und Untersuchung helfen,
- das aktuelle Befinden zu klären,
- neue Symptome der Nierenerkrankung zu erkennen (z. B. Appetitverlust, vermehrte Müdigkeit, Übelkeit/Erbrechen als Hinweise für Urämie),
- Wirkung und Verträglichkeit/Nebenwirkungen einer neu begonnenen Therapie zu beurteilen,
- die Notwendigkeit einer Therapieanpassung zu überprüfen (Änderung der Blutdruckmedikation bei zu hohem oder zu tiefem Blutdruck, Anpassung der Diuretikatherapie an den Verlauf der Ödeme),
- die Medikation zu aktualisieren und ggf. durch andere Ärzte verordnete Medikamente auf Kontraindikationen zu prüfen und wenn nötig die Dosis an die Nierenfunktion anzupassen.

Bei Dialysepatienten ist in der Anamnese zusätzlich die Frage nach den Dialysetagen und dem Datum der letzten Dialyse bzw. dem Dialyseregime bei Peritonealdialyse-Patienten, nach der Resturinmenge, dem Dialysezugang und möglicherweise nach damit bestehenden Problemen sowie Problemen während der letzten Dialysen zu stellen. Bei der körperlichen Untersuchung sollten immer auch der Dialysezugang und der aktuelle Hydratationsstatus (Ödeme, Atemnot) beurteilt werden.

Urinuntersuchungen

Der Urinbefund ist ein sehr wichtiger Bestandteil der nephrologischen Diagnostik. Die meisten intrarenalen Ursachen für eine Niereninsuffizienz führen zu pathologischen Befunden des Urins wie Proteinurie (Eiweiß im Urin), Hämaturie (Blut im Urin) oder Leukozyturie (Leukozyten im Urin). Diese Befunde können mittels Urinstix anhand einer Urinprobe (möglichst als Mittelstrahlurin) rasch erhoben werden. Der Urinstix erlaubt neben diesem Screening auch eine Beurteilung des pH-Werts und der Dichte und zeigt eine Glucosurie, Ketone, Bilirubin sowie Nitrit als Hinweis für das Vorhandensein nitritbildender Bakterien an.

Bei der Anzeige von Blut im Urinstix sollte immer auch ein Urinsediment (mikroskopische Untersuchung des zentrifugierten Urins) angefertigt werden.

> **Praxistipp**
>
> Anhand von Akanthozyten im Urinsediment kann eine glomeruläre einfach von einer postrenalen (Mikro-)Hämaturie unterschieden werden.
> Der Urinstix zeigt auch Myoglobin als Blut an, den Abbaustoff der Muskulatur z. B. bei einer Rhabdomyolyse. In dieser Situation finden sich unter dem Mikroskop keine Erythrozyten.

Bei Nachweis von ausschließlich normalen Erythrozyten liegt oft die Ursache in den ableitenden Harnwegen (Entzündung, Tumor, bei Frauen auch Menstruation – deshalb immer fragen), sog. postrenale Hämaturie. Bei Nachweis von glomerulären Erythrozyten (◘ Abb. 3.1) im Urinsediment liegt auf jeden Fall eine glomeruläre Störung vor. Man geht davon aus, dass die normalerweise durch die intakte Basalmembran zurückgehaltenen Erythrozyten sich nach Verletzungen im Glomerulum durch entstandene Lücken „hindurchquetschen" und dadurch verformt werden. Vereinzelt findet man auch Erythrozytenzylinder als Hinweis für eine glomeruläre Hämaturie.

■ **Abb. 3.1** **a** Normale Erythrozyten,
b glomeruläre Erythrozyten
= dysmorphe Erythrozyten.
Typisch sind die Verformung und
bläschenförmigen Ausziehungen.
c Deformierte Erythrozyten mit
kugeligen Ausziehungen nach innen
oder wie „Mickymausohren" nach
außen nennt man Akanthozyten.
(Aus Neuendorf 2013). **d**
Akanthozyten. **e** Erythrozytenzylinder.
(Mit freundlicher Genehmigung von
R. Russi)

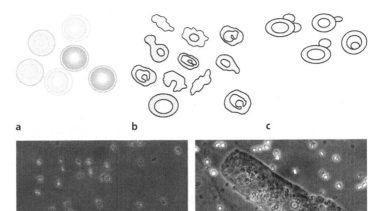

a   b   c

d   e

❯ **Der Nachweis von glomerulären Erythrozyten oder Akanthozyten im Urin weist auf das Vorliegen einer Nierenerkrankung hin.**

Im Urinsediment lassen sich auch eine Leukozyturie bei positivem Stix verifizieren (häufig falsch positiv bei Vorhandensein von Plattenepithelien aus der Scheide) sowie Bakterien oder Kristalle nachweisen.

Bei positivem Protein im Urinstix sollte immer die Menge des Eiweißes bestimmt werden. Dies kann im Sammelurin über 24 h gemessen oder über den sog. Protein-Kreatinin-Quotienten abgeschätzt werden.

Definition

Ab 30 mg Eiweißausscheidung im Urin spricht man von einer Mikroalbuminurie oder nach den neuen KDIGO-Leitlinien von einer Proteinurie A2, eine Proteinurie von >300 mg/Tag ist signifikant und entspricht dem Stadium A3 nach KDIGO, eine Proteinurie >3–3,5 g/Tag wird häufig als große Proteinurie oder Proteinurie im nephrotischen Bereich bezeichnet.

Der Protein-Kreatinin-Quotient (Messung von Protein und Kreatinin im Urin und Bildung des Quotienten) hat den Vorteil eines schnellen Ergebnisses, weil nur ein Spoturin notwendig ist und das

fehlerbehaftete Urinsammeln entfällt. Auch wenn er nicht so genau ist wie die Sammlung, beim einzelnen Patienten ist er jedoch ein guter Verlaufsparameter. Bei einer Bestimmung der Proteine im Urin werden chemisch alle Eiweiße erfasst, auch solche, die vom Stix nicht erkannt werden. Der Protein-Kreatinin-Quotient zeigt daher auch Eiweiße an, die unter der Detektionsgrenze des Urinstix liegen (der Urinstix zeigt Proteine erst ab ca. 300 mg/l an) oder die im Urinstix nicht angezeigt werden (Bence-Jones-Proteine oder freie Leichtketten beim Plasmozytom).

❯ **Der Urinstix erfasst Albumin, andere Eiweiße werden nicht erkannt. Daher kann eine große Proteinurie z. B. bei Plasmozytom auch bei unauffälligem Protein im Stix möglich sein.**

Zur Bestimmung der Zusammensetzung des ausgeschiedenen Eiweißes kann eine Urin-Eiweiß-Elektrophorese angefertigt werden. Dabei werden die vorliegenden Proteine nach ihrem Molekulargewicht getrennt und es können Rückschlüsse auf den Ort der Störung gezogen werden.

Das Vorhandensein von Leukozyten im Urin weist in den meisten Fällen auf einen Harnwegsinfekt hin. In seltenen Fällen kann sich – insbesondere bei Verschlechterung der Nierenfunktion – eine interstitielle Nephritis hinter diesem Befund verbergen.

Bei Verdacht auf einen Harnwegsinfekt kann in vielen Fällen der vorliegende Keim mittels einer

Urinkultur nachgewiesen werden. Bei Nachweis des Keimes können auch gleichzeitig die für diesen Erreger wirksamen Antibiotika getestet werden (Antibiogramm). Dies muss nicht bei jedem unproblematischen Harnwegsinfekt gemacht werden. Jedoch ist bei Patienten mit häufigen vorhergegangenen Antibiotikatherapien (mögliche Ausbildung von Resistenzen), immunsupprimierten Patienten (Risiko für raschen und schweren Verlauf) und Patienten mit Systemreaktionen (Fieber, Schüttelfrost, hohes C-reaktives Protein [CRP]) oder Sepsis die Abnahme einer Urinkultur möglichst vor der ersten Antibiotikagabe wichtig.

Für alle Untersuchungen im Spontanurin sollte vor der Entnahme eine gründliche Reinigung der Umgebung der Harnröhrenöffnung erfolgen und ein Mittelstrahlurin gewonnen werden. Das heißt, dass eine erste Portion der Urinausscheidung verworfen wird und erst der danach folgende Urin aufgefangen und ins Labor gegeben wird. Dies verringert die Kontamination des zu untersuchenden Urins mit in der Harnröhre befindlichen Zellbestandteilen und vor der Harnröhre befindlichen Bakterien durch „Wegspülen" derselben mit der ersten verworfenen Urinportion.

Glossar wichtiger Laborwerte (alphabetisch)

Dieser Abschnitt gibt eine kleine Übersicht der häufig bestimmten Laborwerte. Die jeweiligen Normbereiche schauen Sie idealerweise auf den Laborblättern Ihrer Abteilung nach, sie sind hier nicht angegeben. Eine Umrechnung der häufig verwendeten Werte in die unterschiedlichen Einheiten sowie orientierende Normbereiche sind in ◻ Abb. 3.2 dargestellt.

Albumin und Protein   Das Gesamteiweiß stellt die Menge aller im Blut befindlichen Eiweiße dar. Den größten Anteil des Bluteiweißes bildet Albumin, der Rest wird durch Akute-Phase-Proteine, Immunglobuline und weitere Proteine gebildet. Durch die

Hämoglobin			Kreatinin		Harnstoff		Calcium		Phosphat		Parathormon		25 OH-Vit D	
mmol/l	g/l	g/dl	mg/dl	µmol/l	mg/dl	mmol/l	mg/dl	mmol/l	mg/dl	mmol/l	pg/ml	pmol/L	ng/ml	nmol/l
0,621	10	1	1	88,4	1	0,167	1	0,25	1	0,323	1	0,1	1	2,496
4,3	70,0	7	0,8	71	40	6,7	4,0	1,0	2,00	0,65	10	1,0	4	10
4,7	75,0	7,5	1	88	47	7,8	4,3	1,1	2,15	0,69	20	2,0	6	15
5,0	80,0	8	1,2	106	54	9,0	5,0	1,3	2,30	0,74	30	3,0	8	20
5,3	85,0	8, 5	1,4	124	61	10,2	5,5	1,4	2,45	0,79	40	4,0	10	25
5,6	90,0	9	1,6	141	68	11,4	6,0	1,5	2,60	0,84	50	5,0	12	30
5,9	95,0	9,5	1,8	159	75	12,5	6,5	1,6	2,75	0,89	60	6,0	14	35
6,2	100,0	10	2	177	82	13,7	7,0	1,8	2,90	0,94	70	7,0	16	40
6,5	105,0	10,5	2,2	194	89	14,9	7,5	1,9	3,05	0,99	80	8,0	18	45
6,8	110,0	11	2,4	212	96	16,0	8,0	2,0	3,20	1,03	90	9,0	20	50
7,1	115,0	11,5	2,6	230	103	17,2	8,5	2,1	3,35	1,08	100	10,0	22	55
7,5	120,0	12	2,8	248	110	18,4	9,0	2,3	3,50	1,13	110	11,0	24	60
7,8	125,0	12,5	3	265	117	19,5	9,5	2,4	3,65	11,8	120	12,0	26	65
8,1	130,0	13	3,2	283	124	20,7	10,0	2,5	3,80	1,23	130	13,0	28	70
8,4	135,0	13,5	3,4	301	131	21,9	10,5	2,6	3,95	1,28	140	14,0	30	75
8,7	140,0	14	3,6	318	138	23,0	11,0	2,8	4,10	1,32	150	15,0	32	80
9,0	145,0	14,5	3,8	336	145	24,2	11,5	2,9	4,25	1,37	160	16,0	34	85
9,3	150,0	15	4	354	152	25,4	12,0	3,0	4,40	1,42	170	17,0	36	90
9,6	155,0	15,5	4,2	371	159	26,6	12,5	3,1	4,55	1,47	180	18,0	38	95
9,9	160,0	16	4,4	389	166	27,7	13,0	3,3	4,70	1,52	190	19,0	40	100
10,2	165,0	16,5	4,6	407	173	28,9	13,5	3,4	4,85	1,57	200	20,0	42	105
10,6	170,0	17	4,8	424	180	30,1	14,0	3,5	5,00	1,62	210	21,0	44	110
10,9	175,0	17,5	5	442	187	31,2	14,5	3,6	5,15	1,66	220	22,0	46	115
11,2	180,0	18	5,2	460	194	32,4	15,0	3,8	5,30	1,71	230	23,0	48	120
11,5	185,0	18,5	5,4	477	201	33,6	15,5	3,9	5,45	1,76	240	24,0	50	125
11,8	190,0	19	5,6	495	208	34,7	16,0	4,0	5,60	1,81	250	25,0	52	130
12,1	195,0	19,5	5,8	513	215	35,9	16,5	4,1	5,75	1,86	260	26,0	54	135
12,4	200,0	20	6	530	222	37,1	17,0	4,3	5,90	1,91	270	27,0	56	140
12,7	205,0	20,5	6,2	548	229	38,2	17,5	4,4	6,05	1,95	280	28,0	58	145
13,0	210,0	21	6,4	566	236	39,4	18,0	4,5	6,20	2,00	290	29,0	60	150
13,4	215,0	21,5	6,6	583	243	40,6	18,5	4,6	6,35	2,05	300	30,0	62	155
13,7	220,0	22	6,8	601	250	41,8	19,0	4,8	6,50	2,10	310	31,0	64	160
14,0	225,0	22,5	7	619	257	42,9	19,5	4,9	6,65	2,15	320	32,0	66	165

◻ **Abb. 3.2**   Umrechnung wichtiger Laborwerte (gerundet und mit orientierendem Normbereich)

Eiweißelektrophorese lassen sich die einzelnen Proteine nach ihrer Größe definierten Fraktionen zuordnen. So lassen sich z. B. Erhöhungen (wie beim multiplen Myelom) oder Verminderungen (wie bei Störungen im Immunsystem durch Immunglobulinmangel) der Immunglobuline feststellen. Verminderungen des Gesamtproteins sind meist durch eine Verminderung des Albumins bedingt. Diese treten bei einer Vielzahl von Erkrankungen auf. In der Nephrologie ist insbesondere der Proteinverlust beim nephrotischen Syndrom zu nennen oder auch die Verminderung von Albumin und Protein bei Mangelernährung.

Autoantikörper Die Bestimmung der Autoantikörper hilft, Systemerkrankungen und Glomerulopathien zu erkennen und einzuordnen. Die wichtigsten Antikörper in der Nephrologie sind ANA (**a**nti**n**ukläre **A**ntikörper, z. B. bei Lupus erythematodes und anderen Kollagenosen), ANCA (**a**nti**n**eutrophile **c**ytoplasmatische **A**ntikörper, z. B. bei Morbus Wegener und mikroskopischer Polyangiitis) sowie Anti-GBM (anti-**g**lomeruläre **B**asal**m**embran, z. B. bei Goodpasture-Syndrom).

Blutgasanalyse Bei akutem und chronischem Nierenversagen verlieren die Nieren die Ausscheidungsfähigkeit für Säuren und zusätzlich sinkt die Synthese und Reabsorptionsfähigkeit von Bicarbonat. Es kommt zur metabolischen Azidose. In der Blutgasanalyse können (neben anderen Dingen) der pH-Wert des Blutes und die Menge an Bicarbonat bestimmt werden.

Cystatin C Cystatin C wird in allen kernhaltigen Zellen des Körpers gebildet und nur über die glomeruläre Filtration aus dem Körper entfernt. Es ist deshalb sensibler und spezifischer als Kreatinin und zusätzlich unabhängig von der Muskelmasse der Person. Die Bestimmung ist allerdings noch recht teuer und deshalb speziellen Fragestellungen vorbehalten.

Ferritin und Transferrinsättigung Der Ferritinspiegel korreliert sehr gut mit dem Eisenvorrat im Körper. Eisenmangel ist die einzige Ursache für ein tiefes Ferritin, weshalb dieser Wert einen Eisenmangel sehr gut nachweisen kann. Da jedoch das Ferritin aus vielen verschiedenen Gründen erhöht sein kann (Entzündungen, Lebererkrankungen und viele mehr), beweist ein normaler Ferritinwert nicht eine ausreichende Eisenversorgung.

Bei Unklarheiten bezüglich des Eisenhaushaltes kann die Bestimmung des Retikulozyten-Hb (Retikulozyten-Hämogloblin-Äquivalent, RET-H$_e$), des Anteils hypochromer Erythrozyten (%HYPO-H$_e$) oder des löslichen Transferrinrezeptors nützlich sein.

Harnstoff Harnstoff ist ein Stoffwechselprodukt des Eiweißstoffwechsels und ist zur Bestimmung der Nierenfunktion nicht geeignet. Er wird vielfach beeinflusst, z. B. durch den Eiweißgehalt der Ernährung, den erhöhten Zellumsatz bei Tumorerkrankungen oder Traumata, bei Lebererkrankungen. Allerdings ist der Wert des Harnstoffs bei präterminaler Niereninsuffizienz und bei akutem Nierenversagen ein wichtiger Parameter für die Indikation zur Nierenersatztherapie.

In einem Sammelurin kann neben der Kreatinin-Clearance auch analog die Harnstoff-Clearance bestimmt und über den Mittelwert dieser beiden Parameter die Aussagekraft der Messung gesteigert werden.

Hb-Wert Der Hämoglobinwert (Hb) gibt an, wie viel Blutfarbstoff die Erythrozyten haben. Ein verminderter Wert wird als Anämie bezeichnet. Die Nieren sind über die Erythropoetinbildung an der Blutbildung beteiligt und eine Anämie ist bei fortgeschrittener Niereninsuffizienz häufig. Bei Patienten mit Niereninsuffizienz wird das Hb regelmäßig für die Indikation oder Dosisanpassung der Erythropoetintherapie gemessen.

Kalium Ein ausgeglichener Kaliumspiegel ist insbesondere für das Reizleitungssystem des Herzens als auch für die Muskelfunktion äußerst wichtig. Dieser Wert wird normalerweise durch die Regulationsmechanismen des Körpers in engen Grenzen gehalten. In der Regulation spielen die Nierenfunktion, der Säure-Basen-Haushalt und der Hydratationszustand des Patienten eine große Rolle. Deutliche Veränderungen können insbesondere zu Herzrhythmusstörungen führen und sehr gefährlich sein.

Mit Verschlechterung der Nierenfunktion vermindert sich auch die Kaliumausscheidung. Einige

Medikamente können den Kaliumspiegel steigern (ACE-Hemmer, Spironolacton und weitere) oder auch senken (Diuretika, besonders in Kombination). Bei anurischen Dialysepatienten ist die diätetische Kaliumrestriktion oft ein Problem.

Falsch erhöhte Kaliumwerte (Pseudohyperkaliämie) können durch Blutentnahme mit langem Stauen bei schwierigen Venenverhältnissen auftreten.

Kalzium   Kalzium ist im Blut zu gut 40% an Albumin gebunden. Wir unterscheiden bei den Laborwerten deshalb das Gesamtkalzium und das freie Kalzium (Gesamtkalzium = freies Kalzium + an Albumin gebundenes Kalzium). Für die Aufrechterhaltung der Körperfunktionen ist nur das freie Kalzium relevant und dies wird im Körper in engen Grenzen gehalten. Der Kalziumspiegel wird durch Vitamin D, Parathormon und Calcitonin beeinflusst und ist bei fortgeschrittenen Stadien der Niereninsuffizienz häufig erniedrigt.

Kreatinin im Serum   Das Serumkreatinin stellt den Marker zur Abschätzung der Nierenfunktion dar. Wichtig dabei ist das Wissen um den sog. kreatininblinden Bereich. Das heißt, dass sich die Nierenfunktion bis zu 50% verschlechtern kann, ohne dass das Kreatinin über den Normbereich erhöht ist. Es ist deshalb besser, zur Beurteilung der Nierenfunktion die Kreatinin-Clearance (glomeruläre Filtrationsrate, GFR) anzuschauen. In den meisten Abteilungen findet man diese Angabe unter dem jeweiligen Kreatininwert. Die GFR kann aus den Angaben Serumkreatinin, Alter und Geschlecht des Patienten abgeschätzt werden. In der Regel werden hierzu die MDRD-Formel (MDRD = „modification of diet in renal disease") oder die Berechnung nach CKD-EPI (Chronic Kidney Disease Epidemiology Collaboration) herangezogen und von den meisten Labors automatisch angegeben. Da Kreatinin ein Abbauprodukt des Muskelstoffwechsels ist, können sehr muskulöse Personen ohne Nierenerkrankung ein über die Norm erhöhtes Kreatinin haben. Sehr schlanke Menschen mit wenig Muskelmasse können trotz eingeschränkter Nierenfunktion ein normales oder niedriges Kreatinin haben. In diesen Fällen kann die Nierenfunktion nicht durch das Kreatinin allein bestimmt werden. Eine Messung der Kreatinin-Clearance im 24-h-Sammelurin oder die Bestimmung des Cystatin C sind alternativ möglich.

> **Praxistipp**
>
> Die Amputation eines Beines führt zu einer Verringerung der Muskelmasse, aber auch der Zellzahl. Daher sind in diesen Fällen Kreatinin und Cystatin C gleichermaßen unzulängliche Serumparameter zur Abschätzung der GFR. Hier kann die GFR nur durch eine 24-h-Urinsammlung bestimmt werden.

Natrium   Natrium ist die wichtigste osmotisch wirksame Substanz im Extrazellularraum und muss deshalb immer in Zusammenhang mit dem Flüssigkeitshaushalt des Körpers betrachtet werden. Verschiedene natriuretisch (die Natriumausscheidung steigernde) und natriumretinierende (die Natriumausscheidung senkende) Hormone regulieren die Ausscheidung von Natrium über die Nieren.

Parathormon   Parathormon ist das Hormon der Nebenschilddrüse. Bei Niereninsuffizienz kommt es durch die verminderte Vitamin-D-Bildung, die Hypokalzämie und Hyperphosphatämie zur vermehrten Sekretion und damit Erhöhung des Parathormons – zum sekundären Hyperparathyreoidismus.

Phosphat   Die Niere ist der einzige Weg, im Körper befindliches Phosphat wieder auszuscheiden. Bei Verschlechterung der Nierenfunktion kommt es deshalb zum Anstieg des Phosphatspiegels. Nachgewiesenermaßen sind hohe Phosphatspiegel bei Patienten mit Niereninsuffizienz mit vermehrten Verkalkungen in den Blutgefäßen und Geweben assoziiert und sollten deshalb konsequent behandelt werden.

Retikulozyten   Die Retikulozytenzahl gibt den relativen Anteil unreifer Erythrozyten an der Gesamtheit der roten Blutzellen an. Sie repräsentiert die Erythrozytenproduktion und sollte bei Anämie gesteigert sein. Eine niedrige Retikulozytenzahl bei Patienten mit Niereninsuffizienz und Anämie weist bei ausreichendem Vorhandensein der Blutbaustoffe Eisen, Vitamin B_{12} und Folsäure auf eine renale Anämie hin.

Ultraschall in der Nephrologie

Der Ultraschall bzw. die Sonografie ist in der Nephrologie kaum mehr wegzudenken. Es ist eine nichtinvasive und wenn nötig auch bettseitige Möglichkeit, rasch die wichtigsten Antworten auf häufige Fragen in der Nephrologie zu bekommen. Die Ultraschalluntersuchung erlaubt eine Beurteilung der Nieren nach Größe, Form, Lage, Umgebung, weiterhin den Ausschluss einer Nierenstauung und von Raumforderungen. Mithilfe der Duplexsonografie können Durchblutungsstörungen der Nieren und Engstellen der Nierenarterien gesucht oder weitgehend ausgeschlossen werden. Weiterhin ist sie sehr hilfreich in der Beurteilung des Wasserhaushaltes mit der Darstellung der V. cava, des Herzens und der Suche nach Pleuraergüssen oder freier Flüssigkeit im Abdomen (Aszites). Weiterhin gibt es Ultraschallköpfe, die Führungsöffnungen für Punktionsnadeln haben. Mit diesen Hilfsmitteln kann man z. B. bei einer Nierenbiopsie auf dem Ultraschallbild den Weg der Biopsienadel erkennen, die geeignete Stelle auswählen und in der richtigen Tiefe den Auslösemechanismus für die Biopsie aktivieren.

Nicht zuletzt können die wichtigsten Blutgefäße vor dem Anlegen zentraler Venenkatheter beurteilt und diese bei Schwierigkeiten bei der Punktion auch unter Ultraschallkontrolle punktiert werden. Gleiches gilt für schwierige Shuntpunktionen. Vor einer Shuntanlage können mittels Ultraschall und Duplex die arteriellen und venösen Verhältnisse der Armgefäße beurteilt und damit die optimale Art und Position des Shunts vorgeschlagen werden. Bei bestehendem Shunt wird (zumindest bei Problemen) der Blutfluss im Shunt gemessen und der Shuntverlauf, eventuelle Thrombosen oder Verengungen der Gefäße können erfasst werden.

Für Gefäßuntersuchungen an den Extremitäten sind meist keine wesentlichen Vorbereitungen nötig. Bei Punktionen von Gefäßen oder Nierenpunktion unter Ultraschallkontrolle werden die Ultraschallköpfe oft zur Desinfektion vorher in ein Bad mit Desinfektionsmittel eingelegt. Luft reflektiert den Schall. Daher ist Luft der größte Feind des Ultraschalls, weshalb Patienten idealerweise einige Stunden vor einem Ultraschall des Bauches nüchtern sein sollen. Insbesondere die Bauchspeicheldrüse und die Nierengefäße nahe an der Aorta sind sonst hinter den luftgefüllten Darmschlingen nur sehr schwer oder gar nicht darstellbar.

Für unterschiedliche Fragestellungen werden unterschiedliche Ultraschallköpfe verwendet (◘ Abb. 3.3).

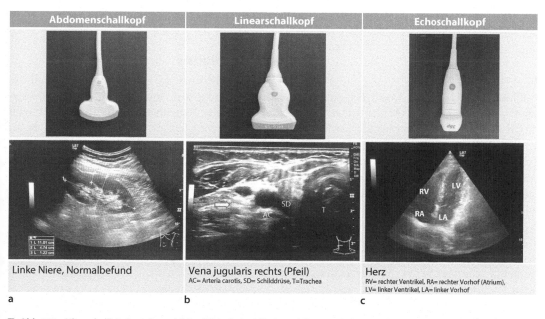

Abdomenschallkopf	Linearschallkopf	Echoschallkopf
Linke Niere, Normalbefund	Vena jugularis rechts (Pfeil) AC= Arteria carotis, SD= Schilddrüse, T=Trachea	Herz RV= rechter Ventrikel, RA= rechter Vorhof (Atrium), LV= linker Ventrikel, LA= linker Vorhof

a   b   c

◘ **Abb. 3.3** Ultraschallköpfe und zugehörige Bilder beispielhaft. **a** Abdomenschallkopf: Linke Niere, Normalbefund. **b** Linearschallkopf. **c** Echoschallkopf: Herz. (Mit freundlicher Genehmigung der Firma General Electrics)

Andere bildgebende Verfahren

- **Computertomografie (CT)**

Die Computertomografie hat in der Nephrologie einen Stellenwert bei der Abklärung eines postrenalen Nierenversagens. Eine Nierenstauung ist im Ultraschall meist gut erkennbar, das Abflusshindernis im Verlauf der Ureteren (Harnleiter) ist meist jedoch nicht darstellbar. Hier liefert das CT gute Ergebnisse. Insbesondere bei Nierentumoren ist das CT zum Staging (Beurteilung der Tumorgröße und Nachweis/Ausschluss von Infiltration benachbarter Gewebe und Metastasen) geeignet. Bei CT-Untersuchungen kann die Aussagekraft durch Kontrastmittel gesteigert werden, jedoch besteht insbesondere bei renalen Vorerkrankungen das Risiko für ein akutes Nierenversagen bzw. eine Verschlechterung der Nierenfunktion.

- **Magnetresonanztomografie (MRT)**

Auch die Magnetresonanztomografie ist zur weiteren Abklärung unklarer sonografischer Befunde geeignet. Sie dauert jedoch länger und ist teurer als das CT. Einen besonderen Stellenwert hat sie in der Diagnostik der Nierenarterienstenosen als sog. MR-Angiografie. MR-Kontrastmittel bergen zwar kein höheres Risiko für eine Verschlechterung der Nierenfunktion, wegen des – wenn auch geringen – Risikos der sog. nephrogenen systemischen Fibrose sollten diese bei Patienten mit einer GFR <30 ml/min zurückhaltend angewendet werden.

- **Angiografie**

Mithilfe der Angiografie lassen sich Blutgefäße darstellen. Dafür wird Kontrastmittel in das zu untersuchende Gefäß gespritzt und ein Röntgenbild angefertigt. Indikationen in der Nephrologie sind die Abklärung einer Nierenarterienstenose (oft auch mit gleichzeitiger Möglichkeit zur Dilatation der Engstelle) und die Darstellung der Durchblutung bei Nierentumoren.

- **Nierenszintigrafie**

Bei der Nierenszintigrafie (oder Isotopennephrografie) wird intravenös ein Radiopharmakon gespritzt, welches über die Nieren ausgeschieden wird. Dadurch lassen sich Gewebs- und Ausscheidungsfunktion der Nieren seitengetrennt darstellen und damit Seitenunterschiede in der Nierenfunktion feststellen. Dies ist z. B. interessant vor einer Nephrektomie bei Nierentumoren oder auch bei Nierenlebendspenden, um die danach verbleibende Nierenfunktion abzuschätzen.

Durch zusätzliche Gabe von Diuretika (Ist eine Abflussstörung relevant?) oder ACE-Hemmer (Ist eine die Nierenarterienstenose relevant?) lassen sich weitere Aussagen treffen.

- **Abdomenleeraufnahme und i.v.-Pyelogramm**

Diese beiden Untersuchungen sind weitgehend durch die Sonografie und Schichtbildverfahren abgelöst worden. Die Abdomenleeraufnahme kann die Differenzialdiagnose von Nieren- bzw. Uretersteinen unterstützen, da einige Steinarten röntgendicht und damit auf dem Bild sichtbar sind.

Beim i.v.-Pyelogramm (oder i.v.-Urogramm oder Infusionsurogramm) wird Kontrastmittel intravenös verabreicht und anschließend werden seriell (also mehrere in bestimmten Zeitabständen) Abdomenübersichtsaufnahmen angefertigt. Durch die Kontrastmittelausscheidung über die Nieren werden diese und die ableitenden Harnwege auf den Übersichtsaufnahmen „angefärbt" und damit sichtbar. Mit dieser Untersuchung können Form, Lage, Durchblutung und Ausscheidungsfunktion der Nieren und Pathologien der harnableitenden Wege dargestellt werden. Durch die Nephrotoxizität des Kontrastmittels und der höheren Aussagekraft einer CT-Untersuchung ist diese Untersuchung heute kaum noch relevant.

Nierenbiopsie

In vielen Fällen ist zur weiteren Abklärung und Differenzierung, insbesondere glomerulärer Erkrankungen, eine Nierenbiopsie erforderlich. Durch die histologische Untersuchung einer kleinen Probe des Nierengewebes können Rückschlüsse auf Art, Schweregrad und mögliche Prognose der Nierenerkrankung gezogen werden.

> **Praxistipp**
>
> Typische Indikationen für eine Nierenbiopsie sind: Proteinurie und nephrotisches Syndrom, akutes und chronisches Nierenversagen unklarer Ätiologie, glomeruläre Hämaturie mit gleichzeitig eingeschränkter Nierenfunktion oder Proteinurie, mitunter Gutachten bei unklarer Nephropathie.

Die Nieren sind gut durchblutete Organe. Die häufigsten – insgesamt aber seltenen – Komplikationen sind deshalb Nachblutungen. Diese können lediglich kleine und nur in der Kontrollsonografie sichtbare Hämatome sein und es kann zur Makrohämaturie kommen. Deutlich seltener sind Hämatome, die einen deutlichen Hb-Abfall hervorrufen oder eine Bluttransfusion benötigen. Die meisten Blutungen sistieren von selbst, in schweren Fällen kann jedoch eine radiologische Intervention (Embolisierung des blutenden Gefäßes) oder gar die chirurgische Freilegung der Niere notwendig werden.

Kontraindikationen zur Nierenbiopsie sind:

- Unkontrollierbare Blutgerinnungsstörung
- Unkontrollierbarer Bluthochdruck
- Verdacht auf Infektionen oder Tumor der Niere
- Deutliche Nierenstauung
- Mangelhafte Kooperation des Patienten
- Weiterhin Situationen, in denen eine Therapie zu spät wäre, wie bei fortgeschrittener Niereninsuffizienz mit sonografisch kleinen Nieren

Aus diesem Grund werden neben einer sorgfältigen Überprüfung der Indikation und der möglichen Kontraindikationen sowie der Aufklärung des Patienten alle Umstände, die eine Blutung fördern könnten, überprüft und optimiert. Das heißt:

- Der Gerinnungsstatus ist bekannt, aktuell und ohne schwerwiegende Veränderungen (Quick und Thrombozyten normal).
- Gerinnungshemmende Medikamente wurden eine ausreichende Zeit vor der Punktion abgesetzt (ASS z. B. 1 Woche vorher, auch NSAID wirken gerinnungshemmend).
- Der Blutdruck ist gut eingestellt (idealerweise <140/85 mmHg).

Die Nierenbiopsie wird heutzutage unter Ultraschallkontrolle mit einer Biopsienadel mit Auslöseautomatik steril und in lokaler Betäubung durchgeführt (◘ Abb. 3.4). Dafür liegt der Patient auf dem Bauch und bekommt eine Schaumstoffrolle unter den Bauch. Dadurch wird die Niere etwas in Richtung Rücken verschoben, fixiert und lässt sich mit dem Ultraschall gut darstellen.

Meist ist die linke Niere etwas tiefer unterhalb der Rippen und deshalb besser für die Punktion erreichbar. Nach Markierung der optimalen Punktionsstelle erfolgt die lokale Betäubung und anschließend mit einem speziellen Ultraschallkopf mit Führungslöchern und -markierungen die Biopsie unter „Echtzeit-Ultraschallkontrolle" (◘ Abb. 3.5). Anschließend kann sich der Patient wieder auf den Rücken legen und sollte einige Stunden auf dem Rücken auf einem in der jeweiligen Flanke deponierten Sandsack liegen.

Meist wird der Patient für weitere 24 Stunden mit regelmäßigen Blutdruckkontrollen sowie einer Ultraschallkontrolle und Blutbildkontrolle bis zum folgenden Morgen überwacht.

Durch die postinterventionelle Überwachung sollen Komplikationen der Biopsie frühzeitig festgestellt werden, deshalb sollte auf folgende Zeichen geachtet und bei folgenden Befunden der Nephrologe umgehend benachrichtigt werden:

- Blutdruckabfall
- Blasser, kaltschweißiger Patient
- Flankenschmerzen
- Makrohämaturie oder Harnverhalt

Sofern es sich nicht um ein akutes Nierenversagen mit krankenhauspflichtigem Patienten handelt, kann der Patient nach unauffälliger Überwachung am Folgetag entlassen werden. Er wird beim behandelnden Nephrologen nach Erhalt der Biopsieergebnisse ungefähr 1 Woche später nachkontrolliert werden. Während 2 Wochen muss der Patient starke körperliche Belastungen und Kontaktsportarten wie z. B. Karate, Rugby, aber auch Fußball meiden. Bei Flankenschmerzen oder Makrohämaturie muss er einen Arzt aufsuchen und auf die stattgehabte Nierenbiopsie hinweisen.

Das Biopsat wird nach der Biopsie aus der Nadel entfernt, in ein Gefäß mit Formalinlösung gelegt und zusammen mit dem ausgefüllten ausführlichen Zuweisungsformular in ein auf Nierenbiopsien spezialisiertes pathologisches Labor geschickt. Dort erfolgt die histologische Aufarbeitung mit Färbungen, Immunfärbungen und Untersuchung unter dem Licht- und dem Elektronenmikroskop (◘ Abb. 3.6. In dringenden Fällen können erste wichtige Ergebnisse schon am 1. Tag vom Labor mitgeteilt werden. Die gesamte ausführliche Untersuchung dauert jedoch oft 1–2 Wochen.

◘ **Abb. 3.4** Nierenbiopsienadel. (Mit freundlicher Genehmigung der Firma Bard)

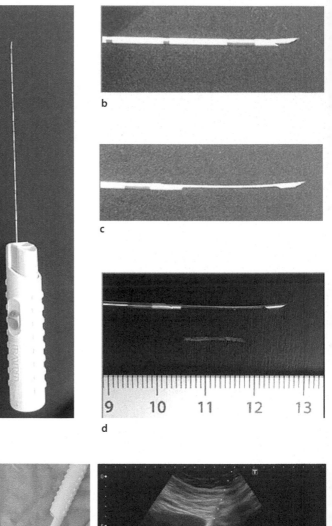

a

b

c

d

◘ **Abb. 3.5** Ultraschallgesteuerte Nierenpunktion

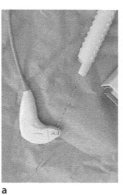

a

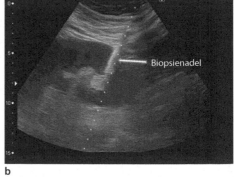

b

3.2 Nephrologische Therapieprinzipien

Die medizinische Betreuung eines niereninsuffizienten Patienten besteht aus mehreren Komponenten. Dies sind insbesondere:

— Behandlung der Nierenerkrankung, sofern es eine spezifische Therapie gibt

— Optimierung aller Begleitumstände und Nebenerkrankungen, die ein Fortschreiten der Nierenerkrankung begünstigen (Progressionshemmung)

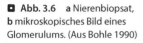 **Abb. 3.6** a Nierenbiopsat, b mikroskopisches Bild eines Glomerulums. (Aus Bohle 1990)

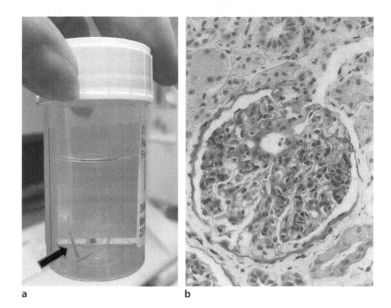

a   b

— Medikamentöser und bei Bedarf auch maschineller Ersatz (Dialyse) der im Krankheitsverlauf zunehmend ausfallenden Funktionen der Nieren
— Überprüfen der bestehenden Medikation auf eine weiterhin bestehende Indikation und Dosisanpassung je nach Nierenfunktion
— Absetzen oder Austausch der wegen nachlassender Nierenfunktion kontraindizierten oder nicht mehr wirksamen oder nebenwirkungsbehafteten Medikamente
— Meiden nephrotoxischer Substanzen (z. B. NSAID) oder bei dringender Notwendigkeit einer Verabreichung optimale Vorbereitung und Überwachung, gegebenenfalls auch Nachbehandlung (z. B. bei Kontrastmittelgabe)

Wie bei jeder anderen Erkrankung ist die kausale Therapie der Nierenerkrankung die wirksamste Möglichkeit, ein Fortschreiten der Niereninsuffizienz zu verhindern. Deshalb sollte jede unklare Niereninsuffizienz bei Diagnosestellung auf reversible Ursachen oder behandelbare Erkrankungen untersucht werden. Jedoch gibt es nicht für jede Erkrankung eine Therapie oder die Nierenfunktion ist bei Therapiebeginn oder Wirkungsbeginn der Therapie schon beeinträchtigt. Nicht zuletzt lassen sich die am häufigsten zur Dialysepflicht führenden

kardiovaskulären Erkrankungen wie Diabetes mellitus und Hypertonie durch konsequente Einstellung der kardiovaskulären Risikofaktoren in ihrem Verlauf und dem Auftreten von Folgeerkrankungen günstig beeinflussen. Die hier empfohlenen Therapien und Zielwerte könnten Sie in fast gleicher Form in einem Buch über Diabetes, Hypertonie oder KHK nachlesen.

Die chronische Niereninsuffizienz mit/ohne Proteinurie wird zunehmend als kardiovaskulärer Risikofaktor betrachtet. So überrascht es kaum, dass die wichtigste Maßnahme zur Progressionsverzögerung die konsequente Behandlung aller kardiovaskulären Risikofaktoren ist. Die Empfehlungen stammen aus den KDIGO-Leitlinien zur Behandlung der chronischen Niereninsuffizienz von 2013.

3.2.1 Maßnahmen zur Progressionshemmung

Am Anfang jeder Therapie steht die Standortbestimmung. Deshalb:

> Jährliche Bestimmung von GFR und Albuminurie/Proteinurie bei allen Patienten mit chronischer Niereninsuffizienz, bei CKD-Stadium 4 und 5 häufiger.

Die erhobenen Parameter erlauben eine Stadien-einteilung (▶ Kap. 2) der Erkrankung und geben im jährlichen Vergleich Hinweise über das Fort-schreiten der Krankheit – die Progression. Bereits die Verschlechterung eines Parameters (GFR oder Proteinurie) deutet auf eine Progredienz hin. Wie rasch die Nierenfunktion schlechter wird, hängt von der beobachteten Bevölkerung, der Nierengrund-erkrankung, dem Vorhandensein einer Protein-urie, Begleiterkrankungen sowie dem Geschlecht und Alter des Patienten ab. Mehrere Studien weisen darauf hin, dass der physiologische Nierenfunk-tionsverlust (GFR-Verlust) jährlich ca. 0,3–1 ml/min/1,73 m^2 Körperoberfläche beträgt. Kommen zu der eingeschränkten GFR jedoch Proteinurie und/oder Komorbiditäten wie Hypertonie oder Diabetes hinzu, kann die Verschlechterung der Nierenfunk-tion auch doppelt oder um ein Vielfaches so schnell fortschreiten – insbesondere wenn diese schlecht eingestellt sind.

> ❯❯ **Die Geschwindigkeit der Nierenfunktionsver-schlechterung ist beim einzelnen Patienten meist über lange Zeit konstant.**

> ┌─ **Definition** ──────────────────
> Von einer raschen Progression spricht man, wenn die GFR mehr als 5ml/min/1,73 m^2 Körperoberfläche/Jahr abfällt, die GFR um >25% des Vorwertes abfällt oder bei einer Zunahme der Proteinurie mit Verschlechterung der Albuminuriekategorie (z. B. von keiner Albuminurie zu >30 mg/Tag).

In diesen Fällen sollte nach reversiblen Ursachen für den Nierenfunktionsverlust gesucht und die aktuelle Therapie überprüft und optimiert werden. Die häu-figsten Ursachen für eine rasche Progression oder akute Verschlechterung sind: Harnwegsobstruk-tion, Hypovolämie, NSAID und Cyclooxygenase-2(COX2)-Hemmer, Antibiotika wie Aminoglykoside oder Antimykotika (Amphotericin B), Kontrastmit-tel, Angiotensin-Converting-Enzym(ACE)-Hemmer und Angiotensin-II-Rezeptor-Subtyp-1(AT1)2-Blo-cker. Falls noch nicht geschehen, sollten Patienten, welche die Kriterien einer raschen Progression erfül-len, einem Nephrologen vorgestellt werden.

Zusätzlich zur Beurteilung des Niereninsuffi-zienzstadiums müssen Begleiterkrankungen und Begleitumstände, welche mit einer schlechteren Prognose in Zusammenhang gebracht werden, aktiv gesucht und konsequent behandelt werden. Dies sind insbesondere die beeinflussbaren Risikofaktoren, wie Hypertonie, Diabetes mellitus, Fettstoffwechselstö-rungen, Rauchen, Übergewicht, nephrotoxische Substanzen. Maßnahmen zur Beeinflussung dieser Risikofaktoren werden in diesem Kapitel bespro-chen. Die weiteren Risikofaktoren Alter, Geschlecht, Rasse lassen sich nicht beeinflussen. Kardiovasku-läre Vorerkrankungen wie z. B. Herzinfarkt, Schlag-anfall, pAVK lassen sich im Nachhinein nicht mehr beeinflussen, sie sind jedoch ein Marker für das erhöhte kardiovaskuläre Risikoprofil des Patienten (◘ Tab. 3.1).

Die Maßnahmen umfassen im Einzelnen:
- Blutdruckeinstellung
- Proteinrestriktion
- Blutzuckereinstellung
- Salzrestriktion
- Behandlung von Hyperurikämie und Gicht
- Behandlung von Fettstoffwechselstörungen
- Lifestyle-Modifikation
- Ernährungsberatung

◘ **Tab. 3.1** Risikofaktoren für die Progression der Niereninsuffizienz

Beeinflussbare Risikofaktoren	Nicht beeinflussbare Risikofaktoren
– Hypertonie – Diabetes mellitus, Hyperglykämie – Fettstoffwechselstörungen – Rauchen – Adipositas – Nephrotoxische Substanzen	– Alter – Geschlecht – Rasse/Ethnie – Vorbestehende kardiovaskuläre Erkrankungen

- **Blutdruckeinstellung**
  - **Blutdruckziel bei Patienten mit Niereninsuffizienz <140/90 mmHg, bei Albuminurie >30 mg/Tag Blutdruck <130/80 mmHg**
  - **Patienten mit einer Proteinurie >30 mg/Tag sollten einen ACE-Hemmer oder AT1-Blocker erhalten (◘ Tab. 3.2)**

- **Proteinrestriktion**
  - **Patienten mit Niereninsuffizienz sollten eine Proteinaufnahme >1,3 g/kg KG/Tag vermeiden.**
  - **Bei GFR<30 ml/min ohne Dialyse sollte die Proteinzufuhr auf 0,8 g/kg KG/Tag reduziert werden. Dies allerdings mit guter Aufklärung und diätetischer Begleitung, um eine Mangelernährung zu vermeiden.**

Die DACH-Referenzwerte (Ernährungsempfehlungen für Deutschland, Österreich und die Schweiz) empfehlen für Gesunde eine Eiweißaufnahme von 0,8 g/kg KG/Tag. Die Eiweißaufnahme in Deutschland liegt jedoch laut Nationaler Verzehrstudie II im Durchschnitt ca. 50% darüber. Die Empfehlung einer Proteinaufnahme <1,3 g/kg KG/Tag ist damit keine Proteinrestriktion, sondern soll einen Exzess der Proteinaufnahme vermeiden.

Die Proteinrestriktion bei stark eingeschränkter Nierenfunktion ist allerdings umstritten. Durch die verminderte Aufnahme von Proteinen soll die Bildung und Akkumulation von Urämietoxinen und der damit verbundene Appetitverlust und Muskelproteinabbau vermindert werden. Das Risiko einer Mangelernährung ist jedoch hoch.

Für Dialysepatienten gelten andere Empfehlungen für die Proteinzufuhr (▶ Kap. 11).

◘ Tab. 3.2 Übersicht Blutdruckmedikamente (exemplarisch)

Medikamentengruppe (Endung im Wirkstoffnamen)	Beispiele	Wirkmechanismus
Blutdruckmedikamente der ersten Wahl		
ACE-Hemmer (-pril)	– Ramipril (Delix und Generika) – Lisinopril (Acerbon, Zestril und Generika) – Enalapril (Reniten, Xanef, Generika) – Und andere	Blockieren ACE, wodurch die Umwandlung von Angiotensin I zu Angiotensin II nicht stattfinden kann. Die Vasokonstriktion durch Angiotensin II wird verhindert. (Siehe auch ▶ Kap. 1)
AT1-Blocker (-sartan)	– Candesartan (Atacand, Generka) – Losartan (Lorzaar, Generika) – Valsartan (Diovan, Generika) – Und andere	Blockade der Angiotensin-II-Rezeptoren. Die Vasokonstriktion durch Angiotensin II wird so verhindert. (Siehe auch ▶ Kap. 1)
Reninhemmer	Aliskiren (Rasilez)	Verhindern die Umwandlung von Angiotensinogen zu Angiotensin I. Somit kann auch kein gefäßverengendes Angiotensin II gebildet werden.
Betablocker (-olol)	– Metoprolol (Beloc zok, Generika) – Bisoprolol (Concor, Generika) – Nebivolol (Nebilet, Generika) – Und andere	Blockade der Beta-Rezeptoren (am Herzen). Dadurch verminderte Wirkung des blutdruck- und herzfrequenzsteigernden Adrenalins. Verminderte Bildung von Renin in der Niere.
Kalziumantagonisten (-dipin)	– Amlodipin (Norvasc, Generika) – Nitrendipin (Bayotensin, Generika) – Nifedipin (Adalat, Generika) – Und andere	Muskelzellen benötigen Kalzium, um sich anzuspannen. Kalziumantagonisten hemmen das Einströmen von Kalzium in die glatte Muskulatur der Blutgefäße. Somit kommt es zur Entspannung und damit zur Erweiterung der Blutgefäße.

◻ Tab. 3.2   Fortsetzung

Medikamentengruppe (Endung im Wirkstoffnamen)	Beispiele	Wirkmechanismus
Diuretika	Schleifendiuretika – Furosemid (Lasix, Generika) – Torasemid (Torem, Unat, Generika)	Vermehrte Ausscheidung von Salz und Flüssigkeit.
	Thiaziddiuretika – Hydrochlorothiazid (das „Co" bei den ACE-Hemmern, Kalziumantagonisten, Beta-Blockern)	
	Kaliumsparende Diuretika – Triamteren – Amilorid	
	Aldosteronantagonisten – Spironolacton	
Reservemedikamente		
Alphablocker	– Doxazosin (Cardura, Generika) – Tamsulosin (Alna, Pradif, Generika – nur bei Prostatahyperplasie, nicht zur Blutdruckregulation)	Blockade der Alpharezeptoren an verschiedenen Organen. Hemmung der Vasokonstriktion an Arterien und Venen durch Blockade der Alpharezeptoren an den Blutgefäßen. Einige werden auch bei Prostatahyperplasie angewandt
Vasodilatatoren	– Dihydralazin (Nepresol) – Minoxidil (Lonolox)	Blutdrucksenkung durch Vasodilatation
Antisympathotonika	– Clonidin (Catapresan, Generika) – Moxonidin (Physiotens, Cynt, Generika) – Urapidil (Ebrantil)	Blutdrucksenkung über Blockade/Dämpfung der Sympathikuswirkung

- **Blutzuckereinstellung**

  ▬ **Ziel-HbA1c um 7,0% (= um 53 mmol/mol).**
  ▬ **Bei Patienten mit hohem Risiko für Hypoglykämie, schweren Begleiterkrankungen oder verminderter Lebenserwartung sollte das HbA1c nicht unter 7% gesenkt werden.**

Mit einem HbA1c von 7% können mikrovaskuläre Komplikationen des Diabetes vermindert bzw. verhindert werden. Bei einer engmaschigeren Einstellung des Blutzuckers steigt jedoch das Risiko für Hypoglykämien, welches zudem auch bei zunehmender Niereninsuffizienz steigt. Die Blutzuckereinstellung ist ein Baustein im Gesamtkonzept der Diabetestherapie, welches immer auch die Behandlung weiterer kardiovaskulärer Risikofaktoren umfassen

sollte. Mit zunehmender Niereninsuffizienz muss die blutzuckersenkende Medikation überprüft, in der Dosis angepasst oder gegen besser geeignete Substanzklassen ausgetauscht werden.

- **Salzrestriktion**

  ⟩ **Reduktion der Salzaufnahme auf <90 mmol (<2 g Natrium, entsprechend <5 g Natriumchlorid = 5 g Salz/Tag).**

Bei eingeschränkter Nierenfunktion ist oft auch die Salzausscheidung gestört. Zu viel Salz im Körper führt zu einer Wasserretention und Hypertonie, in der Folge zu einer Proteinurie. Es induziert eine glomeruläre Hyperfiltration und mangelndes Ansprechen auf ACE-Hemmer. Die reduzierte

Salzaufnahme führt so zu einer besseren Blutdruckeinstellung und Reduktion der Proteinurie.

Für die seltenen Fälle von Nephropathien mit Salzverlust gilt diese Empfehlung nicht.

- **Behandlung von Hyperurikämie und Gicht**

❯ **Die Therapie der Hyperurikämie allein ist umstritten.**

Viele Patienten mit Niereninsuffizienz haben erhöhte Harnsäurespiegel. Bei Veröffentlichung der Leitlinien lagen keine Studien vor, die eine Progressionsverzögerung der Niereninsuffizienz oder Proteinurie durch Harnsäuresenkung belegt haben. Neuere Studien weisen allerdings auf eine Verzögerung der Progression durch Behandlung einer erhöhten Harnsäure hin.

Die Therapie einer Hyperurikämie mit rezidivierenden Gichtanfällen ist etabliert und folgt den Empfehlungen der Gichttherapie. Bei Niereninsuffizienz ist die Dosisanpassung der Medikation an die Nierenfunktion zu beachten.

- **Behandlung von Fettstoffwechselstörungen**

❯ **Bei Erstdiagnose einer chronischen Nierenerkrankung (einschließlich neuer Dialysepatienten und Patienten nach Nierentransplantation) sollte auch der Lipidstatus bestimmt werden (Gesamtcholesterin, LDL [Low-Density-Lipoprotein], HDL [High-Density-Lipoprotein], Triglyceride).**

Folgemessungen sind (laut Leitlinie) für die Mehrzahl der Patienten nicht notwendig.

Folgende Patientengruppen mit Niereninsuffizienz sollten mit einem Statin oder Statin/Ezetimib behandelt werden:
- >50-Jährige
- 18- bis 49-Jährige mit einem oder mehreren Risikofaktoren wie KHK, Diabetes mellitus, nach Schlaganfall, >10% Risiko für ein kardiovaskuläres Ereignis (z. B. mit dem PROCAM-Rechner bestimmt)
- Transplantierte

Ihnen ist vielleicht eben beim Lesen aufgefallen, dass zwar der Lipidstatus gemessen wird, jedoch die Statintherapie relativ klar für bestimmte Patientengruppen festgelegt wird, ohne dass z. B. ein Cholesterinspiegel genannt wird. Die initiale Bestimmung des Lipidstatus soll vor allen Dingen Patienten mit sehr hohen Werten (z. B. bei familiärer Hypercholesterinämie mit LDL >190 mg/dl (>4,9 mmol/l) oder schweren Hypertriglyceridämien mit Triglyceriden >1000 mg/dl (>11,3 mmol/l)) und damit deutlich erhöhtem Risiko identifizieren. Weiterhin gibt er Hinweise auf sekundäre Lipidstoffwechselstörungen, welche weiter abgeklärt werden müssen (nephrotisches Syndrom, Hypothyreose, Lebererkrankungen etc.). Eine Therapie ist allein aufgrund des hohen kardiovaskulären Risikos durch die Niereninsuffizienz bei den oben genannten Patientengruppen indiziert. Das Vorgehen, eine Therapie zu beginnen und den Erfolg nicht zu kontrollieren, stößt bei den deutschen Fachgruppen aber auf Ablehnung.

Bislang konnten Studien eine positive Wirkung von Statinen bei Dialysepatienten nicht belegen. Die Leitlinien empfehlen jedoch, eine vorbestehende Therapie bei Dialysebeginn nicht abzusetzen.

❯ **Hypertriglyceridämien sollten mit Lifestyle-Modifikation behandelt werden.**

Hier spielt neben den Maßnahmen im ▶ Abschn. „Ernährungsberatung" eine Änderung der Ernährungsgewohnheiten eine große Rolle. Kurz gesagt: weniger Fett, weniger schnell resorbierbare Kohlenhydrate (Zucker), weniger Alkohol, Steigerung der Zufuhr von Omega-3-Fettsäuren (Fischöl; Rapsöl oder Leinöl in der täglichen Küche).

- **Lifestyle-Modifikation**
  - **Patienten mit Niereninsuffizienz sollten sich je nach Toleranz und Herzgesundheit sportlich betätigen (mindestens 5-mal/ Woche für 30 Minuten).**
  - **Es sollte ein Body-Mass-Index (BMI) von 20–25 kg/m² Körperoberfläche angestrebt werden.**

Adipositas ist ein kardiovaskulärer Risikofaktor. Sie vermindert die Lebenserwartung und steigert das Risiko für Diabetes, Hypertonie und Fettstoffwechselstörungen.

❯ **Nikotinstopp!**

Epidemiologische Studien konnten eindeutig einen Zusammenhang zwischen Rauchen und Progression bzw. Auftreten einer Niereninsuffizienz nachweisen. Interventionsstudien – also Studien, die einen Effekt eines Rauchstopps auf den Verlauf einer Niereninsuffizienz oder Proteinurie untersucht hätten – fehlen jedoch. Im Rahmen des Gesamtkonzeptes „kardiovaskuläres Risiko senken" kann guten Gewissens die Empfehlung zum Rauchstopp ausgesprochen werden.

▪ **Ernährungsberatung**

Patienten mit Niereninsuffizienz sollten – abgestimmt auf das Stadium der Niereninsuffizienz und Probleme des Patienten – eine Ernährungsberatung erhalten. Diese umfasst z. B. die Salzrestriktion, Phosphat-, Kalium- und Eiweißaufnahme.

3.2.2 Medikamentöse Therapie der renalen Folgeerkrankungen

Die zu den jeweiligen Begleiterkrankungen führende Pathophysiologie wurde im ▶ Kap. 1 ausführlich besprochen. Falls noch nicht geschehen, sollten Sie das Kapitel vorher lesen. Eine Zusammenfassung dieses Kapitels gibt Ihnen ◻ Abb. 3.7.

Die jeweiligen Kontrollparameter und Zielwerte der einzelnen Abschnitte sind in ◻ Tab. 3.3 zusammengefasst.

Renale Anämie

> **Übersicht: Renale Anämie**
> ▬ **Zugrunde liegende Funktionsstörung:** mangelnde Erythropoetinbildung, verminderte Eisenresorption, verminderte Eisenverwertung und vermehrter Eisenverlust
> ▬ **Therapieoptionen:**
>   1. Eisengabe
>   2. Erythropoetingabe
>   3. Gegebenenfalls Bluttransfusion

Eine Anämie ist definiert als Hb <13 g/dl (= 130 g/l = 8 mmol/l) bei Männern und <12 g/dl (= 120 g/l = 7,4 mmol/l) bei Frauen. Die initiale Evaluation der Anämie sollte folgende Parameter umfassen:
▬ Blutbild mit Differenzialblutbild
▬ Retikulozyten
▬ Ferritin
▬ Transferrinsättigung
▬ Vitamin B_{12} und Folsäure

Mangelzustände von Vitamin B oder Folsäure werden durch Substitution behandelt. Besonderheiten bestehen bei chronischer Niereninsuffizienz beim Eisenhaushalt. Der untere Normwert von Ferritin (ein Marker für eine ausreichende Eisenversorgung) liegt beim Gesunden je nach Labor im Bereich von 15–50 ng/ml. Durch die gestörte Eisenverwertung bei niereninsuffizienten Patienten sind deutlich höhere Zielwerte definiert. Bei einer Transferrinsättigung <30% und einem Ferritin <500 ng/ml (<500 μg/l) soll deshalb für 1–3 Monate eine Eisensubstitution vor Beginn einer Erythropoetintherapie versucht werden. Der Verabreichungsweg (oral/i.v.) bei Nicht-Dialysepatienten richtet sich nach Schwere des Mangels und der Anämie. Bei Dialysepatienten erfolgt die Eisengabe i.v. Auf eine Eisengabe sollte bei einer aktiven Infektion verzichtet werden.

Vor Beginn einer Erythropoetintherapie sollten alle korrigierbaren Ursachen einer Anämie behandelt werden (Eisenmangel, chronischer Infekt etc.). Durch Erythropoetin (Synonyme: Epoetin, EPO, Epo) können unter Anhebung des Hb-Wertes die Symptome einer Anämie (Belastungsdyspnoe, Tachykardie etc.) beseitigt werden, durch eine Anhebung bis in den Normbereich kann auch die Lebensqualität gebessert werden. Allerdings führte dies in Studien zu einem erhöhten Risiko für Schlaganfall, Shuntverschluss, Hypertonie und einer höheren Rate an Tumorerkrankungen. Daher sind die Hb-Zielwerte in den letzten Jahren zunehmend nach unten korrigiert worden. Eine Therapie mit Erythropoetin hat daher einen Hb-Ziel-Bereich zwischen 9 und 11,5 g/dl.

Die Erythropoetin-Dosierung wird anhand der regelmäßigen Hb-Kontrollen angepasst, um das Hb möglichst stabil im gewünschten Bereich zu halten. Meist sind dafür nur kleine Anpassungen notwendig. Bei regelmäßigen Anpassungen der Dosis nach

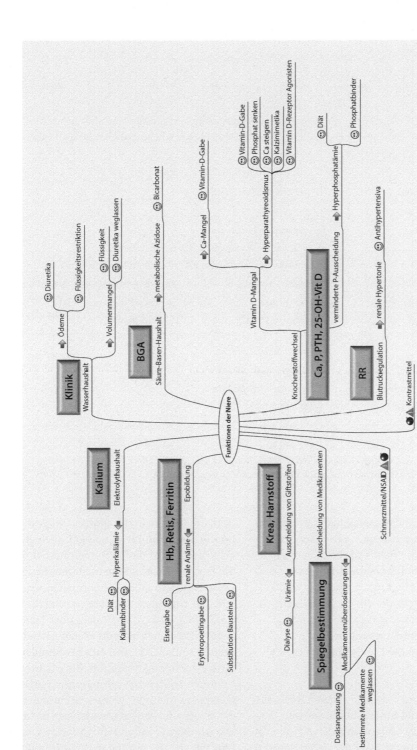
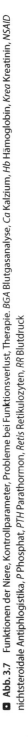

Abb. 3.7 Funktionen der Niere, Kontrollparameter, Probleme bei Funktionsverlust, Therapie. *BGA* Blutgasanalyse, *Ca* Kalzium, *Hb* Hämoglobin, *Krea* Kreatinin, *NSAID* nichtsteroidale Antiphlogistika, *P* Phosphat, *PTH* Parathormon, *Retis* Retikulozyten, *RR* Blutdruck

◘ Tab. 3.3 Zielwerte Folgeerkrankungen der Niereninsuffizienz – nach KDIGO-Guidelines 2009–2013

Stadien	1 und 2	3a	3b	4	5
GFR (ml/min/1,73m^2)	>60	45–59	30–44	15–29	<15 oder Dialyse
Blut					
Hb		9–11,5 g/dl (90–115 g/l; 5,6–7,1 mmol/l) nicht >13 g/dl (nicht >130 g/l; nicht >8 mmol/l) unter Epotherapie			
Ferritin		>100 ng/ml >500 ng/ml vor/unter Epotherapie			
Transferrinsättigung		>30% vor/unter Epotherapie			
Knochenstoffwechsel					
25-OH-Vitamin D		Zielwert nicht definiert Mangel: 25-OH-Vitamin D <10 ng/ml (25 nmol/l) Insuffizienz: 25-OH-Vitamin D 10–32 ng/ml (25–80 nmol/l)			
iPTH		Keine Empfehlung 35–70 pg/ml[a] 3,85–7,7 pmol/l[a]		Keine Empfehlung 70–110 pg/ml[a] 7,7–12,1 pmol/l[a]	2- bis 9-mal obere Labornorm 150–300 pg/ml[a] 16,5–33,0 pmol/l[a]
Kalzium		Normbereich des Labors			
Phosphat		Normbereich des Labors			
Alkalische Phosphatase		Normbereich des Labors			
Säure-Basen-Haushalt					
HCO$_3$		>22 mmol/l			

[a] Empfehlungen nach K/DOQI-Guidelines 2003 (National Kidney Foundation 2003)
GFR glomeruläre Filtrationsrate, *Hb* Hämoglobin, *iPTH* Intakt-Parathormon.

oben oder bei einem Hb-Abfall nach langen stabilen Phasen muss immer auch an andere Anämieursachen gedacht werden. Von einem mangelnden Ansprechen auf Erythropoetin spricht man:
- bei fehlendem Hb-Anstieg innerhalb von 1 Monat nach Erythropoetinbeginn in ausreichender gewichtsadaptierter Dosierung,
- wenn nach stabil eingestelltem Hb die Erythropoetindosis 2-mal erfolglos um 50% erhöht wurde.

In diesen Fällen wird von einer weiteren Dosiseskalation abgeraten und zunächst nach anderen Ursachen für die Anämie (siehe auch ◘ Tab. 3.4) gesucht.

Eine ausgesprochen seltene, aber schwere Nebenwirkung der Erythropoetintherapie soll hier nicht unerwähnt bleiben: Die Pure Red Cell Aplasia (PRCA). Bei dieser Erkrankung bildet der Körper

Antikörper gegen Erythropoetin. Das Erythropoetin im Körper (zugeführtes und ggf. auch noch selbst gebildetes) wird dadurch neutralisiert und kann die Erythrozytenbildung nicht mehr stimulieren. Diese Patienten fallen bei normalem weißen Blutbild und Thrombozyten durch einen Hb-Abfall um 0,5–1 g/dl (5–10 g/l) pro Woche oder Transfusionsbedürftigkeit mehrmals die Woche auf. Die Retikulozyten sind als Zeichen einer verminderten Erythrozytenbildung erniedrigt. Bei entsprechendem Verdacht sollten Erythropoetinpräparate sofort gestoppt werden, ein Wechsel auf ein anderes Präparat ist aufgrund von Kreuzreaktionen nicht möglich. Die Antikörper lassen sich im Serum nachweisen. Eine therapeutische Option ist die Immunsuppression zur Minderung der zirkulierenden Antikörper. Damit wird das noch endogen produzierte Erythropoetin nicht mehr neutralisiert und kann wirken. Je

◘ Tab. 3.4 Mögliche Ursachen einer Erythropoetinresistenz

Leicht zu korrigieren	Möglicherweise zu korrigieren/ optimieren	Nicht zu korrigieren
– Eisenmangel – Mangel an Vitamin B$_{12}$ oder Folsäure – Hypothyreose – Therapie mit ACE-Hemmer oder AT1-Blocker – Incompliance	– Entzündungen/Infekte – Unterdialyse – Hämolyse – Blutungen – Hyperparathyreoidismus – PRCA (Pure Red Cell Aplasia) – Krebserkrankungen – Mangelernährung	– Hämoglobinopathien – Knochenmarkerkrankungen

fortgeschrittener jedoch die Nierenerkrankung ist, desto weniger eigenes Erythropoetin wird gebildet. Für den Fall einer PRCA beschränken sich die Therapieoptionen auf Bluttransfusionen und eine möglichst rasche Nierentransplantation.

Das synthetisch hergestellte Erythropoetin wird häufig als Epoetin bezeichnet bzw. verwendet diese Bezeichnung im Namen. In Deutschland sind unterschiedliche Epoetinpräparate verfügbar. Eine Übersicht gibt ◘ Tab. 3.5. Die Auswahl des geeigneten Präparates ist – aus medizinischer Sicht – abhängig vom gewünschten Verabreichungsweg und praktikablem Dosierungsintervall. Bei einem Hämodialysepatienten wird man eher eine intravenöse Verabreichung – mitunter auch mehrmals die Woche – erwägen. Prädialyse- und Peritonealdialysepatienten werden eine subkutane Verabreichung mit einem Dosierungsintervall 1-mal/Woche oder 1-mal/Monat bevorzugen.

◘ Tab. 3.5 Übersicht der Epoetinpräparate auf dem deutschen Markt

Wirkstoff	Name	Art der Verabreichung	Gebräuchliche/empfohlene Verabreichungsintervalle
Epoetin alpha	ERYPO Eprex	i.v./s.c.	i.v. 3-mal/Woche s.c. 1–3-mal/Woche
	Abseamed Binocrit Epoetin alfa Hexal	i.v.	i.v. 3-mal/Woche
Epoetin beta	NeoRecormon	i.v./s.c.	i.v. 3-mal/Woche s.c. 3(–7)-mal/Woche, wenn stabil eingestellt 1-mal/Woche oder 1-mal alle 2 Wochen (ggf. ist eine höhere Gesamtdosis notwendig)
Epoetin zeta	Silapo Retacrit	i.v./s.c.	i.v. (2–)3-mal/Woche s.c. (2–)3-mal/Woche
Epoetin theta	Biopion Eporatio	i.v./s.c.	i.v. Start mit 3-mal/Woche, wenn stabil, kann auf 2-mal/Woche umgestellt werden s.c. Start mit 3-mal/Woche, wenn stabil, kann auf 1-mal/Woche umgestellt werden
Darbopoetin alpha	Aranesp	i.v./s.c.	i.v. oder s.c. 1-mal/Woche; 1-mal alle 2 Wochen, 1-mal/Monat
Methoxy-Polyethylen-glycol-Epoetin beta	Mircera	i.v./s.c.	i.v. oder s.c. 1-mal alle 2 Wochen oder 1-mal/Monat

Ein Begriff, der im Zusammenhang mit Epoetinpräparaten immer wieder auftaucht, ist Biosimilar. Ein Biosimilar ist – um es mit einem bekannten Begriff zu beschreiben und vereinfacht auszudrücken – ein Generikum. Da Epoetinpräparate jedoch nicht wie Medikamente chemisch definiert hergestellt, sondern biologisch bzw. gentechnisch durch lebende Zellen produziert werden, ist der Begriff Generikum hier nicht anwendbar. Das Medikament wird folglich Biosimilar genannt – ein Medikament mit biologisch ähnlicher Wirkung. Anders als bei Generika muss für die Zulassung eines Biosimilars nicht nur eine vergleichbare Wirkstoffkonzentration im Körper nachgewiesen werden, sondern in großen Studien muss jeweils auch eine zum Originalprodukt vergleichbare biologische Wirkung (in diesem Fall vergleichbarer Hb-Anstieg, Hb-Verlauf) belegt werden.

Seit Einführung von Erythropoetin zur Therapie der renalen Anämie sind Bluttransfusionen bei Dialysepatienten Ausnahmen. Die Indikation wird eng gestellt und wird nicht nur vom Unterschreiten eines bestimmten Hb-Wertes abhängig gemacht. Vielmehr ist die Indikation abhängig von Befinden und Vorerkrankungen des Patienten, der Kreislaufstabilität, wie schnell die Anämie aufgetreten ist und weiterer individuellen Faktoren. Insbesondere bei Patienten, die auf eine Transplantation warten, wird man sehr zurückhaltend sein. Jede Transfusion verändert die Immunisation und kann die Chance auf ein Transplantat verringern bzw. das Risiko einer Abstoßung erhöhen. Zu den Risiken der Bluttransfusion zählen neben den akuten Problemen einer Transfusionsreaktion – wenn auch selten – Infektionen mit durch Blutprodukten übertragbaren Erregern (Hepatitis, HIV usw.).

Knochenstoffwechsel (Mineral and Bone Disorder, CKD-MBD)

> **Übersicht: CKD-MBD**
> — **Zugrunde liegende Funktionsstörung:** mangelnde Vitamin-D-Bildung, mangelnde Ausscheidung von Phosphat
> — **Therapieprinzipien:**

1. Phosphat senken
2. Vitamin D substituieren
3. PTH senken (Kalzimimetika, Vitamin-D-Agonisten),
4. Parathyreoidektomie

■ **Substitution eines Vitamin-D-Mangels**

Der 25-OH-Vitamin-D-Spiegel ist schon in frühen Stadien der Niereninsuffizienz bei einem großen Anteil der Patienten deutlich erniedrigt. Da dem Vitamin D neben der Wirkung auf Kalzium, Phosphat, Parathormon zusätzliche Wirkungen auf Muskeln, Herz, Immunität, Proteinurie und weitere zugeschrieben werden, empfehlen die Leitlinien die Substitution von nativem Vitamin D bei einem nachgewiesenen Mangel. Die Substitution mit Vitamin D wird bei Nachweis eines Mangels begonnen und auch mit Beginn einer Dialysepflicht fortgeführt. In frühen Stadien der Niereninsuffizienz kann die Substitution einen sekundären Hyperparathyreoidismus beheben oder bessern. Mit schwerwiegenden Nebenwirkungen im Sinne einer Hyperkalzämie oder einer vermehrten Phosphatresorption ist bei nativem Vitamin D nicht zu rechnen.

■ **Phosphatsenkung**

> **Möglichkeiten der Phosphatsenkung:**
> — **Ernährungsumstellung, Ernährungsberatung: Phosphatzufuhr reduzieren**
> — **Phosphatbinder: Resorption von Phosphat intestinal unterbinden**
> — **Dialyse zur Phosphatentfernung**

Wie in ▶ Kap. 1 und ▶ Kap. 2 dargestellt, sind die Nieren der einzige Weg, um Phosphat aus dem Körper auszuscheiden. Die Phosphataufnahme im Darm geschieht passiv und kann durch keinen körpereigenen Mechanismus reduziert werden. Nimmt nun bei nachlassender Nierenfunktion die Phosphatausscheidung über die Nieren ab, kommt es zu einem Phosphatanstieg im Blut und über das erhöhte Phosphat durch Absenkung des ionisierten freien Kalziums zu einer Stimulation der Parathormonbildung. Dies führt zur Freisetzung von Kalzium aus dem Knochen, wodurch aber auch Phosphat freigesetzt wird. Bei Nierengesunden wird das aus dem Knochen freigesetzte Phosphat renal eliminiert, da Parathormon an der Niere zu einer gesteigerten Phosphatausscheidung führt. Bei fehlender renaler Ausscheidung kommt es aber zu einem weiteren Phosphatanstieg, wodurch der vorgenannte Prozess wieder abläuft. Um diesen Teufelskreis zu durchbrechen, muss das Phosphat konsequent durch eine verminderte Aufnahme und/oder Entfernung durch z. B. Dialyse gesenkt werden. Damit dieser Teufelskreis nicht losgetreten wird, sollte Phosphat erst gar nicht in den Körper gelangen. Phosphat wird über die Nahrung aufgenommen. Besonders phosphathaltig sind Nahrungsmittel, die viel Protein und meist auch Kalzium enthalten. Diese können nicht ohne Risiko einer Mangelernährung reduziert oder gestrichen werden. Phosphate sind jedoch auch Bestandteil vieler Konservierungsstoffe und Nahrungsergänzungsmittel. Weiterhin variiert der Phosphatgehalt zwischen den natürlichen Eiweißquellen deutlich.

> ❯ **Ziel einer guten Ernährungsberatung ist es, die „nutzlosen" Phosphate wegzulassen. Das heißt, das Phosphat in guten Eiweißquellen zu akzeptieren und Ratschläge für die Reduktion von Phosphat aus Konservierungsstoffen und Nahrungsergänzungsmitteln zu geben (siehe auch ► Kap. 11).**

Leider reicht die Ernährungsumstellung nur selten für eine deutlich reduzierte Zufuhr von Phosphat. Daher werden ergänzend Phosphatbinder gegeben. Wie der Name schon sagt: Phosphatbinder binden Phosphat im Darm und werden anschließend mit dem Stuhl ausgeschieden.

Praxistipp

- Phosphatbinder wirken nur, wenn sie zusammen mit der Mahlzeit im Darm sind. Deshalb müssen sie vor/zu der Mahlzeit eingenommen werden.
- Keine Mahlzeit, kein Phosphatbinder.
- Phosphatbinder gehören auch zu phosphathaltigen Zwischenmahlzeiten dazu.
- Je phosphatreicher die Mahlzeit ist, desto mehr Phosphatbinder werden benötigt.

Die Dosierung der Phosphatbinder kann durch den Arzt nach Ernährungsanamnese festgelegt und je nach Phosphatwerten angepasst werden. Ergänzend stehen Schulungsprogramme zur Verfügung, womit die Patienten die Phosphatmenge einer Mahlzeit abzuschätzen lernen und die dazu benötigte Menge Phosphatbinder berechnen können (PEP[Phosphat-Einheiten-Programm]-System).

Eine Übersicht über die in Deutschland verfügbaren Phosphatbinder gibt ◘ Tab. 3.6. Alle basieren chemisch darauf, dass zweiwertig positive Ionen sich im Darm mit dem Phosphat zu einem unlöslichen und nicht resorbierbaren Salz oder Komplex verbinden. Historisch wurde überwiegend Kalzium verwendet, was aber zu einer erhöhten Aufnahme von Kalzium führt und als möglicher Faktor einer beschleunigten Arteriosklerose gesehen wird. In den letzten Jahren wurde Magnesium eingesetzt, um die vorgenannten negativen Aspekte des Kalziums zu reduzieren. Eine abschließende wissenschaftliche Beurteilung hierzu bzw. zu den damit verbundenen höheren Magnesiumspiegeln steht noch aus. Aluminiumhaltige Phosphatbinder wurden früher fast immer verwendet, bis sie im Verdacht standen, dass durch die Aufnahme von Aluminium neurologische Schäden entstehen könnten. Allerdings ist dies bislang nicht wirklich belegt, weshalb die gut verträglichen und hoch wirksamen aluminiumhaltigen Phosphatbinder noch heute vereinzelt eingesetzt werden. Lanthan ist ein weiteres, zweiwertiges Kation, das intestinal nicht resorbierbar ist und daher als Phosphatbinder zum Einsatz kommt. Alternativ hierzu werden Polymerharze eingesetzt, die das Phosphat intestinal binden.

Mit weiter nachlassender Nierenfunktion – und damit immer schlechter werdender Phosphatausscheidung – ist irgendwann die Reduktion der Phosphataufnahme nicht mehr ausreichend. Eine Hyperphosphatämie, welche durch Ernährungsumstellung und Phosphatbinder nicht adäquat behandelt werden kann, kann eine Dialyseindikation sein.

Jedoch vermag die Dialyse das Phosphat auch nur in begrenztem Maße aus dem Körper zu entfernen. Dialysepatienten müssen deshalb trotzdem das Prinzip einer möglichst geringen Phosphataufnahme durch Diät und Phosphatbindung weiterhin verfolgen.

◘ **Tab. 3.6** Übersicht der Phosphatbinder auf dem deutschen Markt und Einnahmevorschriften laut Fachinformation

Wirkstoff	Handelsnamen	Besonderheiten/Nebenwirkungen
Ca-haltig – Limitierend für den Einsatz ist die Höhe des Ca-Spiegels, da Ca besonders unter gleichzeitiger Gabe von Vitamin D in unterschiedlichem Maße resorbiert wird. Deshalb sind Ca-Kontrollen notwendig Nebenwirkungen bei allen: Obstipation, gastrointestinale Nebenwirkungen		
Ca-Acetat + Mg-Carbonat	KalziumAcetat Mg Tabletten OsvaRen Tabletten	– Einnahme zum Essen – Resorption von Kalzium und Magnesium – Magnesium kontrollieren (1-mal/Jahr)
Ca-Acetat	Phosphosorb 475, 950 mg Tabletten Kalziumacetat nefro 500, 700, 950 mg Tabletten Kalziumacetat-Generika u. a.	– Einnahme zum Essen – Bessere Phosphatbindung im pH-Bereich >5 – Kalziumresorption beachten
Ca-Carbonat	Dreisacarb, Phos-Ex 475, 950, 1000 mg Tabletten Kalziumcarbonat 500 Sertürner Tabletten Generika	– Einnahme kurz vor dem Essen – Kalziumresorption beachten – Bindet nur in saurem Milieu Phosphat (wirkt nicht bei Gabe von Magensäureblockern) – Wirkt alkalisierend
Aluminiumhaltig – Limitierend für den Einsatz ist die Aluminiumtoxizität – Wenn überhaupt ist nur ein kurzfristiger Einsatz über einige Wochen empfohlen – Bei längerem Einsatz Aluminium kontrollieren		
Aluminiumhydroxid	Anti-phosphat 600 mg Tabletten Phosphonorm 300 mg Tabletten	– Einnahme 15 min vor dem Essen – Aluminium kann resorbiert werden (Aluminiumtoxizität) – Obstipation, gastrointestinale Nebenwirkungen
Algedrat (Aluminiumkomplex)	Aludrox Tabletten	
Ca- und Aluminiumfrei – Limitierend für den Einsatz ist der Preis – Alle verursachen gastrointestinale Nebenwirkungen		
Lanthancarbonat	Fosrenol 250, 500, 750, 1000 mg Kautabletten	– Einnahme vor/zum Essen – Gründlich kauen
Sevelamer-HCl	Renagel 800 mg Tabletten	– Einnahme zum Essen
Sevelamer-Carbonat	Renvela 800 mg Tabletten Renvela 2,4 g Pulver	– Einnahme zum Essen
Colestilan	BindRen 1 g Filmtabletten BindRen 2 g Sachet BindRen 3 g Sachet	– Einnahme zum/unmittelbar nach dem Essen
Sucroferric Oxyhydroxide (eisenhaltig)	Velphoro 500 mg Kautabletten	– Einnahme zum Essen

- **Parathormonsenkung durch Vitamin D und neuere Therapieprinzipien**

Wie in ▶ Kap. 2 beschrieben, wird die Bildung bzw. Ausschüttung von Parathormon durch hohes Phosphat (vgl. oben), Hypokalzämie und niedriges Vitamin D stimuliert. Durch den mit fortschreitender Niereninsuffizienz zunehmenden Mangel an aktivem Vitamin D wird erstens weniger Kalzium resorbiert (→ Hypokalzämie) und zweitens fehlt die negative Rückkopplung des Vitamin D auf die Parathormonsekretion: Das Parathormon steigt.

Durch Gabe von aktivem Vitamin D wird die Kalziumaufnahme im Darm gesteigert – das Kalzium im Blut steigt. Eine Kalziumsubstitution ist meist nicht notwendig oder kann durch kalziumhaltige Phosphatbinder erfolgen. Weiterhin wirkt das Vitamin D direkt an der Nebenschilddrüse und reduziert durch Rückkopplung die Parathormonausschüttung. Die Dosierung wird an den Kalzium- und Parathormonspiegel bzw. dessen Verlauf unter Therapie angepasst. Leider wird durch aktives Vitamin D nicht nur Kalzium, sondern auch vermehrt Phosphat resorbiert. Begrenzender Faktor einer Vitamin-D-Therapie ist oft eine deutliche Verschlechterung des Phosphates unter Therapie oder seltener eine sich entwickelnde Hyperkalzämie, ohne dass das Parathormon im Zielbereich ist. Deshalb wurden in den letzten Jahren weitere Therapieprinzipien entwickelt.

Direkte Vitamin-D-Rezeptor-Agonisten (VDRA, Zemplar)

❯ Vitamin-D-Rezeptor-Agonisten binden mit einer sehr hohen Affinität am Vitamin-D-Rezeptor der Nebenschilddrüsen. Die Bindung an andere im Körper befindliche Vitamin-D-Rezeptoren ist nur gering.

Der Körper reagiert auf die hohe Vitamin-D-Aktivität an der Nebenschilddrüse aufgrund der negativen Rückkopplung mittels einer Reduktion der PTH-Sekretion. Andererseits hat der Agonist nur eine sehr geringe Wirkungsaktivität im Darm, weshalb die Kalzium- und viel wichtiger, die Phosphatresorption nicht wesentlich gesteigert wird.

Kalzimimetika (Mimpara)

❯ Kalzimimetika modulieren den Kalzium-Sensing-Rezeptor der Nebenschilddrüsen und gaukeln – vereinfacht gesagt – den Nebenschilddrüsen einen deutlich höheren Kalziumspiegel vor.

Durch Kalzimimetika kann das Parathormon deutlich gesenkt werden. Da es nur am Kalziumrezeptor der Nebenschilddrüsen wirkt, kommt es auch nicht zu Nebenwirkungen an anderen Organen – so auch nicht zu einer vermehrten Kalzium- oder Phosphatresorption. Im Gegenteil: durch den nun ausgefallenen Regulationsmechanismus Parathormonausschüttung bei Hypokalzämie und Freisetzung von Kalzium aus dem Knochen kann es zu Hypokalzämien kommen. Regelmäßige Kalziumkontrollen sind deshalb bei einer Therapie mit Kalzimimetika Pflicht (◩ Tab. 3.7).

- **Parathormonsenkung durch Parathyroidektomie**

Bis zur Einführung der beiden letztgenannten Therapieprinzipien (VDRA und Calcimimetika) war die chirurgische Entfernung der Nebenschilddrüse, die Parathyroidektomie die einzige therapeutische Möglichkeit, wenn der Parathormonspiegel noch immer deutlich erhöht war, jedoch die Vitamin-D-Therapie wegen Hyperkalzämie oder Hyperphosphatämie nicht weiter gesteigert werden konnte. Mit Umstellung oder auch Kombination auf/mit VDRA oder Kalzimimetika ist heutzutage in der Mehrzahl der Fälle eine Einstellung des Parathormons in den Zielbereich auch ohne chirurgische Intervention möglich.

❯ Indikationen zur Parathyroidektomie aus heutiger Sicht sind:
 ▬ Hyperparathyreoidismus und Hyperkalzämie oder Hyperphosphatämie trotz adäquater Therapie einschließlich VDRA und/oder Kalzimimetika oder bei Unverträglichkeit gegenüber VDRA und/oder Kalzimimetika
 ▬ Großes Nebenschilddrüsenadenom

◘ **Tab. 3.7** Übersicht der Vitamin-D- und verwandten Präparate auf dem deutschen Markt

Wirkstoff	Handelsname	Dosis/Besonderheiten
Inaktives Vitamin D		
Cholecalciferol	Dekristol	– Dosierung nach 25-OH-Vitamin-D-Spiegel
	Vigantoletten u. a.	
Aktives Vitamin D		
AlphaCalcidol	EinsAlpha	– Dosierung nach Parathormon, Ca und Phosphat
	Bondiol u. a.	– Steigert die Ca- und Phosphataufnahme im Darm
Calcitriol	Rocaltrol	
	Bocatriol	
	Decostriol u. a.	
Selektiver Vitamin-D-Rezeptor-Antagonist		
Paricalcitol	Zemplar	– Dosierung nach Parathormon, Ca und Phosphat
		– Geringerer Einfluss auf die Ca- und Phosphatresorption als Vitamin D
Kalzimimetika		
Cinacalcet-HCl	Mimpara	– Dosierung nach Parathormon, Ca und Phosphat
		– Vorsicht Hypokalzämie
		– Verschlechtert nicht die Hyperphosphatämie

Metabolische Azidose

> **Übersicht: Metabolische Azidose**
> - **Zugrunde liegende Funktionsstörung der Nieren:** mangelnde Rückresorption von Bicarbonat, mangelnde Ausscheidung von Säuren
> - **Therapieprinzip:** Bicarbonat ersetzen

Bicarbonatwerte unter 22 mmol/l konnten mit einer vermehrten Progression der Niereninsuffizienz und einem erhöhten Mortalitätsrisiko in Zusammenhang gebracht werden. In kleinen Studien konnte eine verlangsamte Progression und ein besserer Ernährungsstatus der Patienten unter Bicarbonatsubstitution gezeigt werden. Bei einer chronischen Azidose kommt es zu vermehrtem Proteinabbau, Muskelabbau, chronischer Inflammation, verschlechterter Insulinsensitivität, verminderter Herzfunktion, Verschlechterung einer urämischen Knochenerkrankung und erhöhter Mortalität. Es wird deshalb empfohlen, die metabolische Azidose mit Bicarbonat zu behandeln. Ziel ist ein Bicarbonat in der Blutgasanalyse von >22 mmol/l.

Elektrolytstörungen

> **Übersicht: Hyperkaliämie**
> - **Zugrundeliegende Funktionsstörung der Nieren:** mangelnde Ausscheidung von Kalium, mangelnde Regulationsfähigkeit der Elektrolytkonzentrationen
> - **Therapieprinzipien:** gefährliche Elektrolytstörungen vermeiden.
>   1. Ernährungsberatung
>   2. Kaliumbindung
>   3. Kaliumverschiebung
>   4. Kaliumentfernung

Die im Zusammenhang mit Niereninsuffizienz wichtigste Elektrolytstörung ist die Hyperkaliämie.

Neben der mit zunehmender Niereninsuffizienz verminderten Ausscheidung von Kalium zählen zu den Ursachen einer Hyperkaliämie auch Medikamente wie kaliumsparende Diuretika, ACE-Hemmer, AT1-Blocker oder Aldosteronantagonisten (Spironolacton), die dann ggf. beendet werden müssen. Weitere Maßnahmen ähneln dem Therapieprinzip bei Hyperphosphatämie: Möglichst wenig Kalium aufnehmen, was mittels Diät oder über Kaliumbinder erreicht werden kann.

Bei schweren und ggf. lebensbedrohlichen Hyperkaliämien sind die vorgenannten Maßnahmen jedoch zu langsam.

Therapieziele bei schwerer Hyperkaliämie
- Stabilisierung des Reizleitungssystems am Herz durch Kalziumgabe
- Verschiebung von Kalium in die Zellen als Überbrückung, bis Maßnahmen zur Kaliumentfernung wirken (Glucose + Insulin, Betamimetika, Bicarbonat bei Azidose)
- Entfernung von Kalium aus dem Körper (Diuretika, Dialyse) (◼ Abb. 3.8)

Störungen im Wasserhaushalt

Übersicht: Störungen im Wasserhaushalt
- **Zugrunde liegende Funktionsstörung der Nieren:** inadäquate renale Wasserausscheidung mit meist positiver Volumenbilanz
- **Therapieprinzipien:** Trinkmenge und Diuretika optimieren, falls unzureichend: Dialyse

Durch die Niereninsuffizienz selbst, Begleitmedikationen und häufig auch Begleiterkrankungen (z. B. Herzinsuffizienz) sind die körpereigenen Mechanismen zur Regulation des Wasserhaushaltes insuffizient. Bei der in der Regel hierbei auftretenden Hypervolämie gilt es, Grunderkrankungen wie eine Herzinsuffizienz optimal zu behandeln.

Die Trinkmenge wird begrenzt auf meistens 1 bis maximal 1,5 l/Tag und die Ausscheidung von Wasser durch Diuretika ggf. gesteigert. Bei klinisch ausgeglichenem Volumenhaushalt müsste unter diesen Maßnahmen das Gewicht konstant bleiben, weshalb dieses täglich kontrolliert werden muss.

Wenn es trotz all dieser konservativen Maßnahmen zu einer therapierefraktären Hypervolämie mit z. B. Lungenödem kommt, ist die Indikation zur Dialyse gegeben.

Störungen der Entgiftung

Übersicht: Störungen der Entgiftung
- **Zugrunde liegende Funktionsstörung der Nieren:** mangelnde Ausscheidung von Stoffwechselendprodukten
- **Therapieprinzipien:**
  1. (Vermeiden einer Stoffwechselendproduktbildung)
  2. (Ausscheidung fördern)
  3. Entfernung durch Dialyse

Die Punkte 1 und 2 bei Therapieprinzipien stehen absichtlich in Klammern. Sie stoßen sehr rasch an ihre Grenzen. In Zeiten, als Dialyseplätze Mangelware waren, hatten diese Maßnahmen jedoch durchaus einen Stellenwert.

■ **Vermeidung von Stoffwechselendprodukten**

Hier ist insbesondere eine Verminderung der Harnstoffbildung gemeint. Harnstoff wird vor allem aus dem in der Ernährung zugeführten Protein gebildet. Das Ziel muss es also sein, dem Körper so wenig Eiweiß wie möglich zuzuführen (ca. 0,5 g/kg KG/Tag). Um den Abbau körpereigener Eiweiße zu vermeiden, muss der Energiebedarf durch Kohlenhydrate und Fette gedeckt sein und hochwertiges Eiweiß zugeführt werden. Dies ist der Hintergrund der „Kartoffel-Ei-Diät", eine Kombination mit der bestbekannten Eiweißzusammensetzung. Eine solche Diät kann, wenn überhaupt, nur kurzzeitig empfohlen werden. Ein großes Risiko besteht nämlich in der Mangelernährung, weshalb die Wirksamkeit

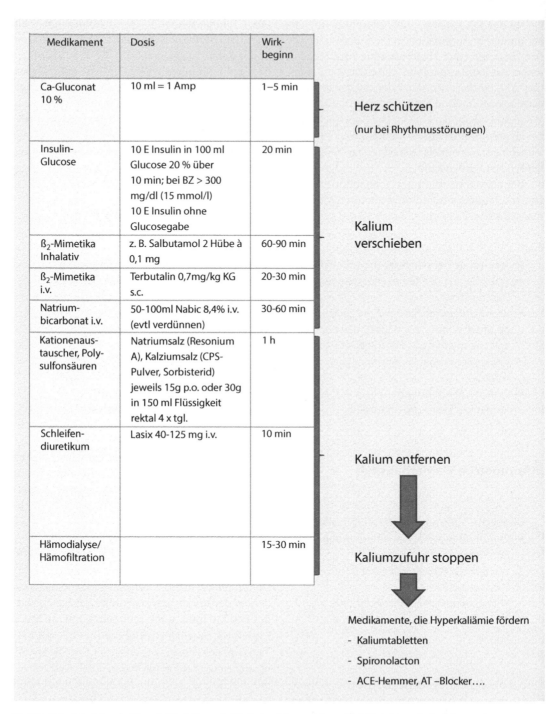

Medikament	Dosis	Wirk-beginn
Ca-Gluconat 10 %	10 ml = 1 Amp	1–5 min
Insulin-Glucose	10 E Insulin in 100 ml Glucose 20 % über 10 min; bei BZ > 300 mg/dl (15 mmol/l) 10 E Insulin ohne Glucosegabe	20 min
ß$_2$-Mimetika Inhalativ	z. B. Salbutamol 2 Hübe à 0,1 mg	60-90 min
ß$_2$-Mimetika i.v.	Terbutalin 0,7mg/kg KG s.c.	20-30 min
Natrium-bicarbonat i.v.	50-100ml Nabic 8,4% i.v. (evtl verdünnen)	30-60 min
Kationenaus-tauscher, Poly-sulfonsäuren	Natriumsalz (Resonium A), Kalziumsalz (CPS-Pulver, Sorbisterid) jeweils 15g p.o. oder 30g in 150 ml Flüssigkeit rektal 4 x tgl.	1 h
Schleifen-diuretikum	Lasix 40-125 mg i.v.	10 min
Hämodialyse/ Hämofiltration		15-30 min

Herz schützen

(nur bei Rhythmusstörungen)

Kalium verschieben

Kalium entfernen

Kaliumzufuhr stoppen

Medikamente, die Hyperkaliämie fördern
- Kaliumtabletten
- Spironolacton
- ACE-Hemmer, AT –Blocker….

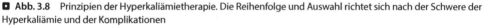

◘ **Abb. 3.8**   Prinzipien der Hyperkaliämietherapie. Die Reihenfolge und Auswahl richtet sich nach der Schwere der Hyperkaliämie und der Komplikationen

begrenzt ist. Wie schon erwähnt, ist der Harnstoff nur ein Surrogatparameter der Menge an Stoffwechselendprodukten. Es gibt viele andere – bekannte oder nicht bekannte – Stoffwechselendprodukte, die trotzdem gebildet werden und die Urämiesymptome verursachen.

- **Ausscheidung von Stoffwechselendprodukten fördern**

Wie schon beim Flüssigkeitshaushalt beschrieben, kommt es im Verlauf einer Niereninsuffizienz zu einer mangelnden Konzentrationsfähigkeit des Urins. Anders ausgedrückt: Es werden weniger Stoffwechselendprodukte pro l Urin ausgeschieden. Wenn man nun die Urinmenge durch erhöhte Trinkmenge und ggf. zusätzlich Diuretikagabe steigert, dann werden insgesamt auch mehr Stoffwechselendprodukte ausgeschieden. Allerdings ist die hierüber zusätzlich ausscheidbare Menge an harnpflichtigen Substanzen sehr gering, da nur die frei filtrierbaren Stoffe beeinflusst werden können. Zudem wären deutlich höhere Urinmengen notwendig, was in der Praxis an der Überwässerung der Patienten bei Erhöhung der Trinkmenge scheitert. Daher wird dieses Prinzip heute nicht mehr angewendet.

- **Dialyse**

Die einzige Möglichkeit, harnpflichtige Stoffwechselendprodukte bei nachlassender Nierenfunktion aus dem Körper zu entfernen, ist die Dialyse.

Nierenfunktion schützen durch Meiden nephrotoxischer Substanzen

Bei Patienten mit Niereninsuffizienz sollte die Medikation auf potenziell nephrotoxische Substanzen durchgeschaut werden. Es gibt Substanzgruppen, die sich problemlos durch weniger oder nicht toxische Medikamente ersetzen lassen – hier seien beispielhaft die NSAID genannt.

Es gibt jedoch auch Medikamente, die zwar die Nierenfunktion beeinträchtigen können, für eine adäquate Therapie einer Begleitkrankheit aber unerlässlich sind. Wenn diese Medikamente nicht durch weniger toxische ausgetauscht werden können, sollten regelmäßig Elektrolyte und Kreatinin kontrolliert und alle anderen Risikofaktoren

für eine Verschlechterung der Nierenfunktion optimiert werden. Keinesfalls darf aus Angst vor einer potenziellen Nierenfunktionsverschlechterung auf eine lebensnotwenige Therapie verzichtet werden (z. B. Chemotherapie). Wichtig sind die klare Indikationsstellung, die richtige Dosisanpassung, die Kontrolle der Nierenfunktion und die Optimierung aller anderen Risikofaktoren.

Gleiches gilt für Untersuchungen mit Kontrastmittel: Nach Abwägen des Risikos und Überprüfung alternativer diagnostischer Wege darf und muss bei weiterhin bestehender Indikation die Untersuchung auch mit Kontrastmittel durchgeführt werden.

❯ **Dabei ist die Optimierung der Begleitumstände wichtig:**
- **Flüssigkeitsgabe**
- **Meiden hochosmolarer Röntgenkontrastmittel**
- **Kontrastmittelmenge so klein wie möglich halten**
- **Potenziell nephrotoxische Medikamente, wenn möglich, vor und nach der Untersuchung pausieren**
- **Kreatinin 48–96 h nach Kontrastmittelgabe messen**
- **Wiederholte Kontrastmittelgaben innerhalb 48 h vermeiden**

Chronische Niereninsuffizienz = Risiko für ein akutes Nierenversagen

Patienten mit chronischer Niereninsuffizienz, insbesondere in fortgeschrittenen Stadien, haben ein erhöhtes Risiko für ein akutes Nierenversagen. Es sollten bei Erkrankungen, die ein erhöhtes Risiko für ein akutes Nierenversagen darstellen (wie Erkrankungen mit Erbrechen und/oder Durchfall, Infektionen, dekompensierte Herzinsuffizienz und einige mehr), potenziell nephrotoxische bzw. die Regulationsmechanismen der Niere beeinträchtigende oder renal ausgeschiedene Medikamente pausiert werden. Hier seien insbesondere ACE-Hemmer und AT1-Blocker, Spironolacton, Diuretika, NSAID, Metformin, Lithium und Digoxin genannt.

Immunsuppression

Die immunsuppressive Therapie ist eine der wesentlichen Behandlungsmöglichkeiten in der Nephrologie zur Therapie einiger Glomerulonephritiden und zur Vermeidung von Abstoßung nach Transplantation. Dem Nutzen – Vermeidung einer Abstoßung, Reduktion oder Stoppen einer weiteren Organdestruktion bei Autoimmunerkrankungen (Vaskulitis, Lupus erythematodes u. a.), Verzögerung des Nierenfunktionsverlustes bei einigen Glomerulonephritiden – stehen zum Teil schwerwiegende Nebenwirkungen gegenüber. Nutzen und Risiko müssen sorgfältig abgewogen werden. Eine wesentliche Nebenwirkung ergibt sich aus der Hauptwirkung dieser Therapie. Da die Therapie nicht spezifisch gegen eine spezifische Immunstörung wirkt – zum Beispiel bei einer Autoimmunerkrankung nicht spezifisch und genau diesen einen z. B. Antikörper – kommt es nicht nur zu einer Abnahme der Organzerstörung, sondern auch zu einer verminderten Reaktion auf Infektionserreger von außen. So können Infekte nicht mehr so effektiv wie bei Gesunden abgewehrt werden und es kommt zu häufigeren und oft auch schwerwiegenderen Infekten. Fieber bei Patienten mit Immunsuppression ist deshalb immer ein Notfall und bei der Diagnostik muss auch nach ungewöhnlichen Erregern gesucht werden, die bei Gesunden kaum Probleme bereiten würden. Wann immer möglich, sollten vor Beginn einer Immunsuppression die empfohlenen Impfungen erfolgt und häufige Infektquellen saniert sein.

Weitere Nebenwirkungen sind abhängig von der Substanz und betreffen insbesondere die kardiovaskulären Risikofaktoren, Organtoxizitäten auf z. B. Knochenmark oder auch die Nieren, Risiko für Krebserkrankungen und einige mehr.

Die in der Nephrologie gebräuchlichsten Substanzen bei den Autoimmunerkrankungen und Glomerulonephrititen sind: Prednison/Mephylprednison, Cyclophosphamid (Endoxan), Ciclosporin (Sandimmun), Azathioprin (Imurek), Rituximab (Mabthera).

Bei transplantierten Patienten sind zusätzlich zu den oben genannten Substanzen noch gebräuchlich: Mycophenolat (Cellcept), Sirolimus (Rapamune), Tacrolimus (Prograf).

Die Dosierung richtet sich entweder nach einem Therapieplan (mg/kg KG oder pro m^2 Körperoberfläche) oder wird bei einigen Substanzen (Ciclosporin, Tacrolimus) nach Spiegelbestimmungen im Blut angepasst.

Einige dieser Substanzen werden täglich oral genommen und stehen somit auf dem Medikamentenplan. Einige Substanzen (Rituximab, Cyclophosphamid) werden in unterschiedlichen Abständen i.v. gegeben und sind somit nicht zwangsläufig auf der Dauermedikation ersichtlich. Die Wirkung ist aber gleichwohl vorhanden und der Patient ist immunsupprimiert (sowohl in der Wirkung als auch der Nebenwirkung). Patienten sollten deshalb immer gut aufgeklärt sein, um ihre Immunsuppression wissen und am besten auch noch einen Patientenpass mit diesem Hinweis bei sich tragen.

Besonderheiten bei der Medikamentengabe

Da viele Medikamente renal eliminiert werden, kann bei einer eingeschränkten Nierenfunktion eine Überdosierung auftreten, wenn die Dosis nicht der tatsächlichen Nierenfunktion angepasst wird. Häufig wird dies ab einer GFR von 30–45 ml/min relevant. Deshalb sollte immer auch die bestehende Medikation auf Kontraindikationen und adäquate Dosierung überprüft werden.

> **Praxistipp**
>
> Die meisten dieser Fragen lassen sich mit der Fachinformation des jeweiligen Medikamentes oder z. B. mit der Internetseite http://www.dosing.de des Universitätsklinikums Heidelberg beantworten. Für Dosisanpassungen gibt es auch Taschenbücher und Apps oder manche Praxis- und Klinikinformationssysteme schlagen die adäquate Dosierung bereits vor.

Diese Besonderheiten gibt es zu bedenken:

Beeinträchtigt das Medikament die Nierenfunktion? In diesem Zusammenhang sind insbesondere die nichtsteroidalen Antirheumatika zu nennen. Bei ungünstigen Umständen wie z. B. Durchfallerkrankungen können sie ein akutes

Nierenversagen auslösen oder verstärken – insbesondere wenn zusätzlich noch Blutdruckmedikamente und Diuretika eingenommen werden. Bei dauerhafter Einnahme können sie zur chronischen Niereninsuffizienz führen (siehe Analgetikanephropathie, ▶ Abschn. 2.3.2).

Werden die Medikamente in aktive Metabolite abgebaut? Auch Medikamente, die nicht über die Nieren ausgeschieden werden, können Probleme bereiten. So werden einige Medikamente in der Leber abgebaut. Die entstehenden Stoffe (Metabolite) werden aber nicht über den Darm ausgeschieden, sondern gelangen wieder ins Blut und werden dann normalerweise über die gesunden Nieren aus dem Körper ausgeschieden. Beispielhaft sei hier das Morphin genannt. Morphin wird in Morphin-3- und Morphin-6-Glucoronidat abgebaut und normalerweise über die Nieren ausgeschieden. Bei Niereninsuffizienz bleiben diese Stoffe im Körper (kumulieren), haben kaum eine schmerztherapeutische Wirkung und lösen deutliche Nebenwirkungen aus (Übelkeit, Erbrechen, Bewusstseinsstörungen etc.). Dies sollte bei der Auswahl und Therapie mit Morphin beachtet werden.

Gibt es Wechselwirkungen mit der bestehenden Medikation? Nephrologische Patienten nehmen meist eine große Anzahl Tabletten. Wechselwirkungen sind dort kaum zu vermeiden. Auch hier sind Computersysteme mit Wechselwirkungscheck inzwischen vorhanden und sehr hilfreich. Beispielhaft sei hier die verminderte Resorption des Antibiotikums Ciprofloxacin bei gleichzeitiger Gabe des Phosphatbinders Renagel genannt.

Wird das Medikament über die Dialyse entfernt? Als Faustregel kann man sich merken, dass renal eliminierte Substanzen mit niedriger Plasmaeiweißbindung wahrscheinlich dialysabel sind. Sichtbar wird das z. B. bei dem Schmerzmittel Hydromorphon (Palladon). Patienten berichten gegen Dialyseende über zunehmende Schmerzen und brauchen nach der Dialyse eine Reservemedikation oder die nächste Schmerzmitteldosis.

Wichtig ist dieses Wissen jedoch für z. B. Antibiotikagaben. Die meisten Antibiotika werden dialysiert. Deshalb ist oft eine Zusatzdosis nach der

Dialyse nötig oder das Antibiotikum kann gleich auf einen Zeitpunkt nach der Dialyse verordnet werden. Insbesondere für die Antibiotikagabe gibt es Dosistabellen zur Anwendung bei intermittierender Dialyse und kontinuierlicher Dialyse auf der Intensivstation.

Literatur

Bohle A (1990) Niere und ableitende Organe. In: Eder M, Gedigk P (Hrsg) Lehrbuch der allgemeinen Pathologie und der pathologischen Anatomie. Springer, Berlin
National Kidney Foundation (2003) K/DOQI clinical practice guidelines for bone metabolism and disease in chronic kidney disease. Am J Kidney Dis 4(Suppl 3): S1–S201
KDIGO (2012) KDIGO clinical practice guideline for anemia in chronic kidney disease. Kidney Int Supp 2(4)
KDIGO (2013) KDIGO clinical practice guideline for lipid management in chronic kidney disease. Kidney Int Supp 3(3)
KDIGO (2009) KDIGO clinical practice guideline for the diagnosis, evaluation, prevention, and treatment of chronic kidney disease-mineral and bone disorder (CKD-MBD). Kidney Int Supp 76(113). doi: 10.1038/ki.2009.188
KDIGI (2013) KDIGO clinical practice guideline for the evaluation and management of chronic kidney disease. Kidney Int Supp 3(1)
Natinale Verzehrsstudie II (2008) Max-Rubner-Institut, Bundesforschungsinstitut für Ernährung und Lebensmittel, Karlsruhe. https://www.bmel.de/DE/Ernaehrung/GesundeErnaehrung/_Texte/NationaleVerzehrsstudie_Zusammenfassung.html. Zugegriffen: 27. Februar 2017
Neuendorf J (2013) Das Urinsediment. Springer, Berlin

Dialyse: physikalische und technische Grundlagen

D. Brodmann, M. Klingele

© Springer-Verlag GmbH Deutschland 2017
M. Klingele, D. Brodmann (Hrsg.), *Einführung in die Nephrologie und Nierenersatzverfahren*,
DOI 10.1007/978-3-662-54583-6_4

Die Nierenersatztherapie hat das Ziel, technisch die Nierenfunktion zu ergänzen oder gänzlich zu ersetzen. Momentan existieren drei Formen der Nierenersatztherapie: die Hämodialyse, die Peritonealdialyse sowie die Transplantation. Der Begriff „Dialyse" wurde erstmalig 1854 von Thomas Graham verwendet. Es entstammt dem griechischen Wort „dialysis" und bedeutet so viel wie „Auflösen" oder „Trennen". Hierunter versteht man ein physikalisches Verfahren, das es ermöglicht, aus einer Lösung einzelne der gelösten Bestandteile herauszutrennen.

Die hierfür grundlegenden physikalischen und chemischen Aspekte werden nachfolgend dargestellt. Anschließend werden die einzelnen Formen der Nierenersatztherapie dargestellt, einschließlich der ggf. technisch notwendigen Voraussetzungen.

4.1 Physikalische und chemische Grundprinzipien

D. Brodmann

In Analogie zur Nierenfunktion sollen auch extrakorporale Blutreinigungsverfahren
- exogene und endogene Giftstoffe entfernen,
- die Homöostase bezüglich Elektrolyten und Säure-Basen-Haushalt aufrechterhalten,
- überschüssige Körperflüssigkeit entfernen.

Die – je nach Dialyseverfahren – vorherrschenden Grundprinzipien orientieren sich an den physiologischen Transportprozessen in der Niere, wobei sie von körpereigenen, aktiven, Energie verbrauchenden Transportprozessen unabhängig sind. Ziel ist immer ein Konzentrations- oder Druckausgleich zwischen den beiden Seiten einer (semipermeablen) Membran. Die Porengröße der Membran bestimmt, welche Stoffe passieren können (Größenselektivität). Im menschlichen Körper ist die Passage von Membranen mitunter auch von der jeweiligen Ladung der Membran abhängig (Ladungsselektivität).

Wir unterscheiden Mechanismen des Stofftransportes (Diffusion und Konvektion) sowie des Flüssigkeitstransportes (Osmose und Filtration).

4.1.1 Diffusion

┌─ **Definition** ──────────────────────

Diffusion ist die Bewegung gelöster Teilchen entlang eines Konzentrationsgefälles.

Aufgrund der Braun'schen Molekularbewegung wandern die Teilchen vom Ort der höheren Konzentration zum Ort niedrigerer Konzentration, bis schließlich das Konzentrationsgefälle ausgeglichen ist (◘ Abb. 4.1). Sind die verschiedenen Flüssigkeitskompartimente durch eine semipermeable Membran getrennt, erfolgt der Konzentrationsausgleich nur für Moleküle, die die Membran durchdringen können.

4.1.2 Osmose

┌─ **Definition** ──────────────────────

Osmose ist die Bewegung von Flüssigkeit durch eine semipermeable Membran, welche zwei Flüssigkeitskompartimente unterschiedlicher Konzentration trennt.

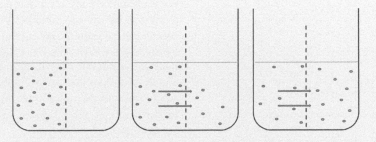

◘ **Abb. 4.1** Diffusion: Konzentrationsausgleich (bzw. Ausgleich des osmotischen Druckes) durch Übertritt von gelösten Stoffen vom Ort der höheren Konzentration zum Ort mit niedrigerer Konzentration durch eine semipermeable Wand

Die gelösten Teilchen in der höher konzentrierten Flüssigkeit können die semipermeable Membran nicht passieren und lösen ein osmotisches Druckgefälle aus. Aufgrund des Druckgefälles bewegt sich die Flüssigkeit vom Kompartiment der niedrigen Konzentration/des niedrigen Druckes in Richtung der höheren Konzentration/des höheren Druckes (◘ Abb. 4.2).

4.1.3 Filtration und Konvektion

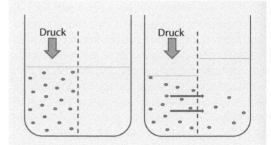

◘ **Abb. 4.3** Filtration: Druckausgleich durch Übertritt von Flüssigkeiten vom Ort des höheren (hydrostatischen) Druckes zum Ort des niedrigeren Druckes durch eine semipermeable Wand. Die Mitnahme von gelösten Stoffen – sofern sie die Membran passieren können – nennt man Konvektion.

> **Definition**
>
> Als Filtration bezeichnet man das Trennen gelöster oder ungelöster Stoffe aus Flüssigkeiten über einen Filter unter Zuhilfenahme eines hydrostatischen Druckgefälles. Die Mitnahme gelöster Stoffe, die den Filter passieren können, nennt man Konvektion (◘ Abb. 4.3).

Die jeweils vorherrschenden Mechanismen bei den einzelnen Dialyseverfahren zeigt ◘ Tab. 4.1.

4.2 Hämodialyse als Nierenersatztherapie

M. Klingele

Zurückgehend auf den ursprünglich physikalisch-technischen Begriff „Dialyse" von Thomas Graham

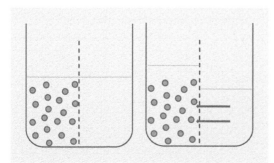

◘ **Abb. 4.2** Osmose: Konzentrationsausgleich (bzw. Ausgleich des osmotischen Druckes) durch Übertritt von Flüssigkeiten vom Ort der niedrigeren Konzentration (des niedrigeren osmotischen Druckes) zum Ort der höheren Konzentration durch eine semipermeable Wand. Die semipermeable Wand ist für die gelösten Stoffe undurchlässig.

versteht man unter der Hämodialyse eine Nierenersatztherapie, bei der aus dem Blut Giftstoffe herausgelöst werden. Umgangssprachlich wird die Hämodialyse teilweise als „Blutwäsche" bezeichnet.

> ❯ **Hämodialyse bedeutet so viel wie das Entfernen von Giftstoffen aus dem Blut.**

Die Dialyse basiert auf dem physikalischen Prinzip der Diffusion, dem Bestreben gelöster Teilchen, sich gleichmäßig auszubreiten. Dieses Prinzip kann anhand eines einfachen Beispiels aus dem Alltag dargestellt werden: Gibt man einen Löffel Zucker in eine mit Kaffee gefüllte Tasse, verteilt sich der Zucker langsam im gesamten Kaffee. Nach einiger Zeit hat sich der Zucker komplett aufgelöst und der Kaffee schmeckt süß.

Beispiel
Die Dialyse nutzt eben dieses Prinzip. Dies kann anhand eines alltäglichen Beispiels aus der Küche verdeutlicht werden: Legt man eine Kartoffel in Salzwasser, diffundiert das Salz auch in die überwiegend aus Wasser bestehende Kartoffel, d. h., mit der Zeit breiten sich die Salzmoleküle auch in diese Kartoffel hinein aus. Wird nach einiger Zeit diese Kartoffel aus dem Wasser entfernt, wird damit auch das Salz, das nun in dieser Kartoffel steckt, entfernt. Dieser Vorgang, gelöste Teilchen aus einer Flüssigkeit zu entfernen ist die Dialyse, hier quasi eine „Kartoffel-Dialyse", vgl. ◘ Abb. 4.4.

Unter einem technischen Gesichtspunkt gesehen verhindert die Kartoffelschale, dass es zu einer

	Vorherrschender Stofftransport	Erklärung
Hämofiltration	(Ultra-)Filtration mit Konvektion	Hohe Ultrafiltration, Mitnahme der gelösten Stoffe in das verworfene Ultrafiltrat (Konvektion), Ersatz des Ultrafiltrat-Flüssigkeitsverlustes durch „sauberes" Substituat
Hämodialyse	(Ultra-)Filtration	Geringe Ultrafiltration, deshalb kaum Konvektion
	Diffusion	Diffusion über den Dialysefilter in das Dialysat (und zurück)
Hämodiafiltration	(Ultra-)Filtration mit Konvektion	Hohe Ultrafiltration, Mitnahme der gelösten Stoffe in das verworfene Ultrafiltrat (Konvektion), Ersatz des Flüssigkeitsverlustes Ultrafiltrat durch „sauberes" Substituat (online oder sterile Beutel)
	Diffusion	Diffusion über den Dialysefilter in das Dialysat (und zurück)
Peritonealdialyse	Osmose (= ergibt in der PD die Ultrafiltration)	Durch Höhe der Glucosekonzentration im Dialysat wird die Konzentrationsdifferenz für die Osmose bestimmt – je höher die Konzentrationsdifferenz, desto höher die Ultrafiltration
	(Konvektion)	Je höher die Ultrafiltration, desto höher die Konvektion (über den Wassereinstrom in die Peritonealhöhle werden gelöste Stoffe mitgenommen)
	Diffusion	Diffusion gelöster Stoffe durch die Peritonealmembran ins Dialysat in der Peritonealhöhle

◻ **Tab. 4.1** Vorherrschende physikalische/chemische Mechanismen bei den jeweiligen Dialyseverfahren

Vermischung von Kartoffel und umgebendem Wasser kommt. Die Kartoffelschale ist somit die Dialysemembran, durch die ein Stoffaustausch möglich ist, gleichzeitig aber eine Durchmischung verhindert wird.

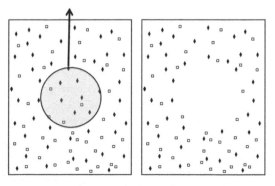

◻ **Abb. 4.4** Prinzip der „Kartoffeldialyse": In eine Lösung wird eine Kartoffel *(Kreis)* gelegt, gelöste Stoffe diffundieren in diese. Wird die Kartoffel aus der Lösung genommen, werden damit auch gelöste Stoffe aus der Lösung entfernt.

Bei der Hämodialyse wird das zu reinigende Blut aus dem Körper zum Dialysefilter gepumpt. Dieser besteht aus vielen kleinen Röhrchen, deren Wände als Dialysemembran dienen. Durch diese wird das Blut gepumpt. Um die Röhrchen herum fließt das „Lösungsmittel", das Dialysat. Die mit Poren versehene Wandung der Röhrchen ist die Dialysemembran. Entlang dieser findet ein Stoffaustausch auf Basis der Diffusion zwischen dem Blut im Inneren und dem Dialysat, das die Röhrchen im Gegenstrom umspült, statt. Der Übertritt von zu entfernenden Stoffen aus dem Blut ins Dialysat ist der eigentliche Dialysevorgang. Auf dem Weg durch den Filter bzw. die Röhrchen wird das Blut von Stoffen befreit und wird dann quasi „gereinigt" und „sauber" wieder zurück in den Körper gepumpt. Im Körper findet dann eine zweite Dialyse statt: Das „saubere Blut durchströmt die Blutgefäße – im umgebenden Gewebe (Interstitium, Zellen) ist der Anteil der zu eliminierenden Giftstoffe noch viel höher, daher diffundieren diese Stoffe ins Blut. Dieses wird dann wieder an der Dialysemaschine davon befreit (◻ Abb. 4.5).

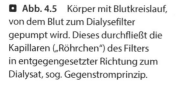

Abb. 4.5 Körper mit Blutkreislauf, von dem Blut zum Dialysefilter gepumpt wird. Dieses durchfließt die Kapillaren („Röhrchen") des Filters in entgegengesetzter Richtung zum Dialysat, sog. Gegenstromprinzip.

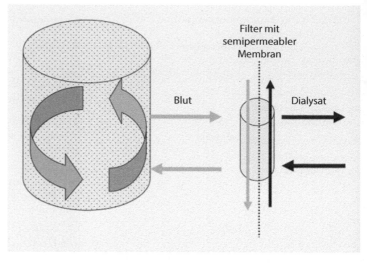

Vereinfacht könnte man die Hämodialyse mit Putzen vergleichen: das Blut ist dabei der „Putzlumpen", der an der Dialysemaschine als „Wassereimer" gereinigt wird, um dann wieder zur Reinigung des Körpers, des „Bodens" verwendet zu werden. Dieses Beispiel verdeutlicht auch den Begriff der Dialysezeit, denn je nach „Bodenfläche" bzw. zu reinigendem Körpervolumen dauert das Putzen bzw. die Dialyse eben unterschiedlich lang: eine Patientin von ca. 50 kg hat ein zu reinigendes Körpervolumen von rund 25 l, während ein 80 kg schwerer Mann rund 48 l Körpervolumen aufweist. Wenn zwei Räume mit 25 und 48 Quadratmeter zu putzen sind, ist jedem klar, dass dies unterschiedlich viel Zeit beansprucht. Folglich kann eine einheitlich „Putz-" bzw. Dialysedauer für alle Patienten nicht sinnvoll sein.

> Der Begriff Hämodialyse wird umgangssprachlich auch gerne als „Blutwäsche" bezeichnet. Letztlich wird aber mittels des Blutes der Körper gewaschen.

4.2.1 Dialysedauer

Die Dialysedauer wird, wie oben beschrieben, an mehreren Faktoren festgemacht. Der wichtigste ist das zu reinigende Körpervolumen. Dieses richtet sich nach dem Gewicht und dem Wassergehalt des Körpers. Dies sind beim Mann ca. 60%, bei der Frau rund 50% des Körpergewichts. Unabhängig hiervon ist eine Dialysedauer von weniger als 4 h nur in Ausnahmefällen ausreichend.

Im klinischen Alltag sind die Gewichte der Patienten recht unterschiedlich und weisen Schwankungen zwischen rund 45 bis 120 kg auf, in seltenen Fällen auch mehr. Dies würde eigentlich bedeuten, dass individuell eine sehr unterschiedliche Dialysedauer von 3-mal/Woche mindestens 4 und bis zu 9 h auftreten würde. In der Regel liegt die Dauer jedoch bei wenigstens 4 Stunden und ist aus praktischen Gründen häufig auf ca. 6–7 h begrenzt. Sehr schlanke, leichte Menschen erhalten daher eine besonders intensive Dialyse, wohingegen sehr schwere Patienten, gemessen an ihrem Körpervolumen, eigentlich zu kurz dialysiert werden.

Neben dem Körpergewicht ist auch der Volumenentzug für die Dialysedauer von Bedeutung. Bei rückläufiger Urinausscheidung übersteigt die Trinkmenge die ausgeschiedene Urinmenge und es kommt zu einer positiven Volumenbilanz. An den Tagen zwischen den Hämodialysen wird das Körpergewicht daher ansteigen. Gewichtsveränderungen zwischen den Dialysen sind aus diesem Grund per Definition ein Volumenüberschuss, der an der nächsten Dialyse wieder auszugleichen ist. Letztlich wird ein Gewicht angestrebt, bei dem eine physiologische Wassermenge im Körper vorliegt. Dies nennt man das „Trockengewicht". Bei einer deutlichen

Diskrepanz von Trinkmenge und Restausscheidung sammelt sich zwischen den Dialysen ein recht hoher Volumenüberschuss an. Dabei gilt die Faustregel, dass der Volumenentzug an der Dialyse maximal 10 ml/h/kg Körpergewicht betragen soll. Einem 80 kg schweren Mann sollten daher pro Stunde nicht mehr als 800 ml Volumen entzogen werden. Entsprechend kann es notwendig werden, die Dialysedauer dem angestrebten Volumenentzug anzupassen, zumal ein hoher Volumenentzug seitens des Kreislaufs schwer zu verkraften ist.

Technisch wird dem Blut Volumen entzogen, indem im Dialysefilter unter Druck Wasser durch die Dialysemembran abgepresst wird. Diesen Vorgang nennt man Ultrafiltration. Durch diesen Wasserentzug wird das Blut beim Durchfluss durch das Filter etwas „eingedickt". Daher fließt aus den übrigen Kompartimenten Wasser in die Blutgefäße, wodurch das „eingedickte" Blut wieder etwas verdünnt wird. Auf diese Weise wird während der Hämodialyse überschüssiges Wasser aus dem Körper entfernt. Allerdings ist der Volumenausgleich zwischen den Kompartimenten in der Regel langsamer als der technische Volumenentzug an der Dialyse. Dies führt dazu, dass am Ende der Dialyse zwar eine große Wassermenge entzogen wurde, periphere Ödeme deshalb aber am Ende der Dialyse häufig noch nicht verschwunden sind. Der rasche intravasale Volumenentzug und die langsamere Umverteilung des Volumens sind auch Gründe dafür, weshalb es an der Dialyse zu Blutdruckabfällen kommen kann, vor allem gegen Ende der Dialysezeit, aber auch warum Patienten nach der Dialyse recht müde und leistungsgemindert sind. Am Tag nach der Dialyse fühlen sich die meisten Patienten dann meist wieder wohl – die Volumenumverteilung zwischen den Kompartimenten hat zu einem Ausgleich geführt.

> **Formal sollte die Dialysedauer auch anhand des zu entziehenden Volumens festgelegt werden. Insbesondere nach dem Wochenende (3 Tage ohne Dialyse) ist die Gewichtsdifferenz zur letzten Dialyse bzw. dem Trockengewicht bei anurischen Patienten hoch. Zur Vermeidung von Blutdruckabfällen sollte dann ggf. die Dialysedauer verlängert werden.**

4.2.2 Dialysequalität

Die Dialysequalität wird in der Regel festgemacht an der Effektivität der Entfernung toxischer Substanzen aus dem Blut. Als Referenzsubstanz wird hierfür der Harnstoff vor und nach der Dialyse gemessen. Die tatsächliche Elimination wird für die Beurteilung der Qualität und Effektivität einer einzelnen Hämodialyse als Maßstab verwendet. Historisch war man auf der Suche nach einem Maß, welches zur Überwachung einer Verkürzung der Dialysezeit dank technischer Fortschritte ohne Qualitätseinbußen geeignet war. Dazu mussten objektiv messbare Kriterien für eine adäquate Dialysedosis gefunden werden. Als Grundlage für eine Dialysedosis wählte man die Harnstoffkinetik und Ernährungsparameter, insbesondere die Eiweißzufuhr je Tag. Historisch stellte die Urämie ein zentrales Problem bei Niereninsuffizienz dar. Die daraus abgeleitete Messgröße der Dialysedosis ist die Clearance des Harnstoffs (K) über die (Dialyse-)Zeit (t) aus dem Körpervolumen (V) bzw. dem Verteilungsvolumen des Harnstoffs und berechnet sich vereinfacht gemäß der Formel:

$$K \times t / V$$

Im Zuge der Entwicklung dieses Qualitätskriteriums konnte gezeigt werden, dass eine unzureichende Dialysequalität mit einem Anstieg der Morbidität und Mortalität verbunden ist. In diesem Zusammenhang zeigte sich aber auch, dass eine Steigerung der Dialysequalität über ein bestimmtes Maß hinaus keinen medizinischen Vorteil ergab. Daher ist das Ziel der Messungen des Kt/V eine Qualitätssicherung, um eine unzureichende Dialysequalität zu vermeiden.

Kritisch betrachtet ist die Messung der Kt/V, die Grundlage der heute verwendeten Qualitätssicherung, kaum noch von Bedeutung: Aufgrund des technischen Fortschritts ist eine adäquate Entfernung des Harnstoffs heutzutage eigentlich unproblematisch. Laut Qualitätssicherungsrichtlinie Dialyse soll das Kt/V mindestens 1,2 betragen.

Für das Überleben der Patienten von zentraler Bedeutung ist die Dialysequalität jedoch hinsichtlich des Phosphatspiegels, da statistisch betrachtet die meisten Dialysepatienten an kardiovaskulären Erkrankungen versterben.

Bei der Dialyse wird Phosphat rasch und komplett aus dem Blut entfernt. Dies ist nach rund 1–2 h bereits der Fall. Danach wird aber kaum noch Phosphat über die Dialyse aus dem Körper entfernt, begründet durch den langsamen Übertritt des Phosphats aus den Körperkompartimenten ins Blut. Der Übertritt des Phosphats in das Blut ist letztlich der geschwindigkeitsbestimmende Schritt der Dialyse. Bei einer Dialysedauer von 4 h wird verglichen mit einer Dauer von 2 h nur wenig mehr Phosphat aus dem Körper durch die Hämodialyse entfernt. Eine Verlängerung der Dialysedauer auf mehr als 6 h oder eine tägliche kurze Dialyse von 2–3 h entfernt deutlich mehr Phosphat. Vereinfacht kann man sagen: 5-mal 3 h ist für die Elimination von Phosphat besser als 3-mal 5 h Hämodialyse, auch wenn in allen Fällen die Dialysedauer 15 h pro Woche beträgt. Besonders günstig wäre daher eine (quasi) tägliche Dialyse, z. B. 6-mal/Woche, wobei auch hier mit einer Dauer von 2,5 h nur 15 h je Woche dialysiert würde, die Phosphatentfernung aber am effektivsten wäre. Alternativ und ebenso effektiv wären 3-mal 8 h/Woche (Nachtdialyse). Leider sind die vorgenannten Verfahren aus Kostengründen, aber auch aus Gründen der Organisation bzw. der Umsetzbarkeit im Alltag nur in wenigen Fällen tatsächlich möglich.

Die Durchführung von 3-mal 4–5 h/Woche, bzw. bei sehr schweren Patienten etwas länger, ist daher ein guter Kompromiss zwischen der theoretisch optimalen Dialyseform und den vorgenannten Aspekten, warum dies im Alltag nur selten realisierbar ist.

> ❯ Der technische Fortschritt hat dazu geführt, dass am Dialysegerät und am Filter zwar sehr große Mengen an Giftstoffen in kurzer Zeit eliminiert werden können, die innere Dialyse zwischen dem gereinigten Blut und den Körperkompartimenten ist aber (technisch) nicht beeinflussbar. Dies ist besonders dramatisch am Beispiel des Phosphats zu sehen. Dagegen tritt der Harnstoff sehr leicht über die Kompartimentgrenzen hinweg.

4.3   Antikoagulation bei Hämodialyse

M. Klingele

Das physiologische Ziel der Blutgerinnung ist ein möglichst rascher Verschluss eines verletzten Blutgefäßes. Kommt das Blut mit Luft oder Gewebestrukturen in Kontakt, wird die Blutgerinnung aktiviert. Bei extrakorporalen Blutreinigungsverfahren wird das Blut aus dem Gefäßsystem zum Dialysegerät geleitet, wodurch die Blutgerinnung aktiviert wird. Einerseits kommt das Blut in Kontakt mit Fremdoberflächen wie den Dialyseschläuchen oder der Dialysemembran, zum anderen mit Luft. Käme es hier jedoch zu einer Aktivierung des Gerinnungssystems, wäre keine Dialyse möglich. Die Unterbindung der Blutgerinnung wird als Antikoagulation bezeichnet. Sie verhindert ein Gerinnen des Blutes trotz des Kontakts mit Aktivatoren der Gerinnung. Hierfür stehen mehrere Substanzen zur Verfügung, z. B. das Heparin.

> ❯ Durch die Antikoagulation wird sichergestellt, dass das Blut extrakorporal nicht gerinnt. Historisch betrachtet bestand hierin eine besondere Herausforderung bei der Entwicklung der Dialyse.

4.3.1   Prinzipien der Antikoagulation bei extrakorporalen Nierenersatzverfahren

Bei der Antikoagulation extrakorporaler Verfahren gibt es zwei verschiedene Prinzipien:
- Gabe eines Antikoagulans,
- regionale Antikoagulation.

Das historische Prinzip ist die Gabe eines Antikoagulans, meistens Heparin oder ähnlich wirkende Substanzen (z. B. Argatroban), zur Unterbindung der Gerinnung. Daher richtet sich die Menge des z. B. applizierten Heparins daran, ob das extrakorporal befindliche Blut ausreichend antikoaguliert ist, um eine Dialyse durchführen zu können. Durch diese extrakorporale Antikoagulation erfolgt aber gleichzeitig eine Antikoagulation beim Patienten. In einigen Fällen kann dies zu Blutungskomplikationen führen.

Hiervon unterscheidet sich grundsätzlich das Prinzip der regionalen Antikoagulation. Die Blutgerinnung läuft stufenförmig ab, d. h. durch Aktivierung der ersten Stufe wird die weitere Stufe aktiviert. Erst am Ende dieses kaskadenförmigen Aktivierungsmechanismus steht die eigentliche

Blutgerinnung. Da alle diese Aktivierungsschritte nur ablaufen können, wenn eine ausreichende Menge an freiem, ionisierten Kalzium (Ca^{2+}) vorliegt, wird bei der regionalen Antikoagulation das Kalzium im extrakorporalen System soweit gesenkt, dass die kalziumabhängige Gerinnungskaskade nicht mehr ablaufen kann. Dies geschieht durch Zusatz einer ausreichenden Menge Citrat mit Eintritt des Blutes in das extrakorporale System. Dadurch wird das freie Kalzium des im extrakorporalen Kreislauf befindlichen Blutes gebunden und steht für die Gerinnung nicht mehr zur Verfügung. Ehe das dialysierte Blut dem Patienten wieder zurückgegeben wird, erfolgt die Zugabe von Kalzium, sodass der Effekt des Citrats wieder aufgehoben wird und im Patient keinerlei Gerinnungsstörung bzw. eine physiologische Kalziumkonzentration vorliegt. Im Gegensatz zum historischen Prinzip bzw. der Gabe von Heparin erfolgt hierbei eine Trennung von Dialyse und Patient, da die extrakorporale Antikoagulation nicht wie beim Heparin auch beim Patienten wirkt, sondern nur extrakorporal in der Dialysemaschine (◘ Abb. 4.6).

4.3.2 Heparin

Heparin wurde 1922 von Howell entdeckt und verdankt seinen Namen seinem reichhaltigen Vorkommen in der Leber (lat. hepar). Das in der Natur vorkommende Heparin stellt ein Gemisch aus Heparinschwefelsäureestern unterschiedlicher Molekülgröße dar. Die zur Therapie verwendeten Standardheparine werden aus tierischen Organen (Darm und Lunge) gewonnen und weisen ebenfalls eine große Heterogenität auf. Das im klinischen Alltag verwendete (hochmolekulare) Heparin besteht aus einem Gemisch von Glykosaminoglykanen mit einem variablen Molekulargewicht von (MG) von 5000–60.000 Da. Aufgrund seiner stark negativen (anionischen) Ladung bildet das Heparin mit bestimmten Proteinen im Blut Komplexe und verändert dadurch deren biologische Aktivität. Das Zielprotein im Blut ist vornehmlich das Antithrombin III. Dieses Protein wird in der Leber synthetisiert und wirkt hemmend auf Bestandteile des plasmatischen Gerinnungssystems, konkret auf die Gerinnungsfaktoren XIIa, XIa, IXa, Xa und IIa (Thrombin). Die Bindung an Heparin verstärkt den antikoagulatorischen Effekt des Antithrombin III um ein Vielfaches.

Nach intravenöser Applikation tritt die antikoagulatorische Wirkung des Heparins sofort ein. Es wird vornehmlich im sog. retikuloendothelialen System des Körpers abgebaut, in geringer Menge jedoch auch über die Nieren ausgeschieden.

Bei Niereninsuffizienz kommt es daher zu einer verlängerten Wirksamkeit. Die Halbwertszeit ist abhängig von der

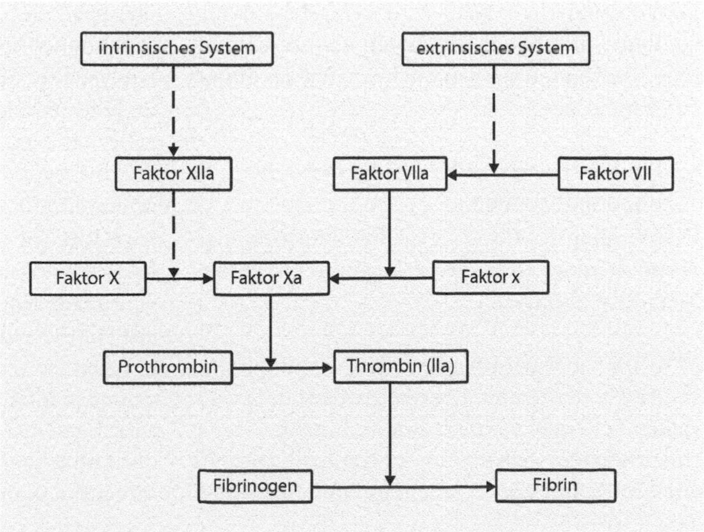

◘ **Abb. 4.6** Schema der in- und extrinsischen Gerinnungskaskade (*gestrichelte Linien* stehen für unerwähnt gebliebene Faktoren)

verabreichten Dosis und liegt für die bei Hämodialyse übliche Menge zwischen 30 und 120 min.

Erfahrungsgemäß ist mit einer erhöhten Blutungsneigung noch wenigstens 4 h nach der Gabe zu rechnen. Dies ist im klinischen Alltag von Bedeutung, da auch kleinere Eingriffe nach der Dialyse zu erheblichen Blutungen führen können, wie etwa eine Zahnextraktion.

▪ **Dosierung**

Heparin wird entweder durch wiederholte Einzelgaben (Boli) oder durch eine kontinuierliche Infusion verabreicht. Grundsätzlich injiziert man bei Beginn der Dialyse eine vergleichsweise hohe Einzeldosis Heparin in das System. In manchen Fällen ist eine solche Einzeldosis bereits ausreichend, um eine Blutgerinnung innerhalb des Systems zu vermeiden (Single-shot-Antikoagulation). Meist wird dabei ein Bolus von 2500–7500 I.E. Heparin gegeben.

Während der Dialyse erfolgt normalerweise eine kontinuierliche Zufuhr des Heparins über eine mit einer Pumpe betriebene Perfusorspritze an den Dialysegeräten automatisch in den arteriellen Schenkel des Schlauchsystems noch vor dem Dialysator. Über die Einstellung der Pumpengeschwindigkeit (ml/h) wird dabei die kontinuierliche Gabe gesteuert. Nach einem initialen Bolus von 1500–5000 I.E. werden kontinuierlich ca. 15–20 I.E./kg KG/h zugeführt. Die kontinuierliche Gabe wird wenigstens 30 min vor dem Ende der Dialyse gestoppt, um ein unnötiges Nachbluten aus den Stichkanälen des Shunts zu vermeiden.

▪ **Überwachung und Steuerung der Heparindosierung**

Die Wirkung des Heparins auf das Blutgerinnungssystem wird im klinischen Alltag mittels mehrerer Methoden überwacht:

PTT   Im Labor wird die partielle Thromboplastinzeit (PTT) bestimmt. Hierzu wird aus dem arteriellen Schenkel vor der Einmündung der Heparinleitung Blut dem System entnommen. Die PTT wird in Sekunden angegeben. Die Normwerte

(ohne Heparin) liegen bei ca. 25–35 s. Bei einer sog. Vollantikoagulation, wie sie beispielsweise bei einer nachgewiesenen Thrombose angestrebt wird, wird so viel Heparin gegeben, dass die PTT um 60 s liegt. Für eine adäquate Antikoagulation für die Dialyse ist dies aber in der Regel nicht ausreichend. Die Menge des gegebenen Heparins übersteigt daher deutlich diejenige einer Vollantikoagulation. Die PTT liegt daher meistens bei Werten von 80–120 s, was in vielen Laboren bereits als „durchlaufende Gerinnung" bzw. nicht mehr messbar bezeichnet wird.

ACT   Die aktivierte Gerinnungszeit („activated clotting time", ACT) wird in der Regel vor Ort gemessen. 2–3 ml Blut werden hierfür ebenfalls aus dem arteriellen Schenkel vor der Einmündung der Heparinleitung dem System entnommen und in ein kleines durchsichtiges Behältnis eingefüllt. Dieses wird in einen Apparat gestellt, der das Behältnis langsam bewegt, wobei flüssiges Blut die Bewegungen nicht mitmacht. Sobald die Gerinnung einsetzt, wird das Blut wie Gelee und bewegt sich mit dem Gefäß. Eine Lichtschranke erkennt dies und gibt Alarm. Die Zeit, bis dies eintritt, ist die sog. aktivierte Gerinnungszeit. In der Regel werden Dosierungen des Heparins angestrebt, mit denen eine Ziel-ACT um 180–220 s erreicht wird.

Klinisch   Durch regelmäßige Kontrolle des extrakorporalen Systems wird klinisch die Gerinnung überprüft. Bei einer unzureichenden Antikoagulation können sich kleine Thromben bilden, die im Dialysefilter hängen bleiben, wodurch der Druck im Filter ansteigt (Transmembrandruck, TMP). Ein erster Hinweis hierfür kann ein auffällig dunkles Blut im venösen Schlauchsystem darstellen. Zudem zeigen sich in solchen Fällen am Ende der Dialyse, nach Rückgabe des Blutes, im Bereich der Luftfalle und auch im Filter Koagel. Neben den Hinweisen für eine unzureichende Antikoagulation sind aber auch alle Hinweise auf eine zu starke Antikoagulation zu beachten. Hierzu zählen insbesondere Nachblutungen oder auffällig lange Kompressionszeiten. Entsprechend dieser klinischen Beobachtungen kann die Antikoagulation bei der nächsten Dialyse entsprechend geändert werden.

Im klinischen Alltag hat es sich daher bewährt, die Dosierung des Heparins sehr individuell zu gestalten. Hierfür empfiehlt es sich, die Gesamtmenge des applizierten Heparins langsam zu reduzieren, bis oben genannte Zeichen einer zu geringen Antikoagulation auftreten. Ziel stellt dabei weniger die Einsparung von Heparin dar, sondern die Vermeidung einer Blutungskomplikation. Erfahrungsgemäß kann bei den meisten Patienten im Vergleich zu den standardmäßig applizierten Dosierungen zwischen 20 und 60% des Heparins eingespart werden, wenn eine individuelle Dosisfindung erfolgt.

■ **Nebenwirkungen**

Blutung   Die wichtigste akute Nebenwirkung des Heparins ist die Blutung. Dabei sind es meistens die klinisch nicht offensichtlichen Blutungen, von denen Gefahr ausgeht: Eine kleine, bislang nicht bemerkte Blutung kann unter Heparin zu einer gefährlichen Blutung führen. Ein klassisches Beispiel hierfür sind Ulzerationen im Bereich des Magens oder Darmpolypen.

Thrombozytopenie   Eine Thrombozytopenie, der Abfall der Zahl der Blutplättchen, kann auftreten. Dabei unterscheidet man eine harmlose Form, bei der die Zahl der Thrombozyten >100.000/ul bleibt (heparininduzierte Thrombozytopenie, HIT Typ I). Im Gegensatz dazu gibt es eine immunologisch vermittelte Form, die sog. HIT Typ II. Diese ist eine seltene, aber schwere Komplikation, die unter der Gabe von Heparin auftreten kann. Per Definition besteht ein Thrombozytenabfall um >50% sowie eine erhöhte Thromboseneigung. Es besteht daher die Gefahr einer Blutung unter der Thrombopenie, aber auch gleichzeitig die Bildung von Thrombosen bzw. daraus resultierenden Embolien. Daher ist diese Form gefährlich und geht mit einer Letalität von bis zu 20% einher.

Ursächlich hierfür ist die durch Heparin ausgelöste Bildung von Antikörpern, die gegen den Heparin-Plättchen-Faktor 4 (H-PF4) gerichtet sind. Diese können eine thrombozytäre Aktivierung und Aggregation auslösen, wodurch Thromben entstehen und die Zahl der Thrombozyten rasch abfällt, da diese bei der Bildung der Thromben verbraucht werden.

Bereits bei Verdacht auf HIT, was sich im klinischen Alltag durch ein unerklärliches Verstopfen des Dialysefilters (durch Thromben) und/oder einen Abfall der Thrombozyten zeigt, muss die Gabe von Heparin sofort beendet werden. Bei bis zu 50% der Patienten mit HIT II kommt es zu thrombotischen oder thrombembolischen Ereignissen. Daher ist eine Antikoagulation, jedoch ohne Verwendung von Heparin, erforderlich. Hierfür können direkte Thrombin-Inhibitoren wie das Argatroban (Argatra) oder Danaparoid (Orgaran) verwendet werden (► Abschn. 4.3.4, ► Abschn. 4.3.5). Das früher verwendete Hiruidin (Refludan) ist nicht mehr lieferbar.

Weitere Nebenwirkungen   Als weitere mögliche Nebenwirkungen des Heparins sind Osteoporose, Haarausfall und allergische Reaktionen beschrieben .

4.3.3 Niedermolekulare Heparine

Niedermolekulare Heparine (NMH) sind ein Gemisch aus Glykosaminoglykanen mit einem Molekulargewicht von 4–8 kDa. Sie werden aus den unfraktionierten Heparinen mittels enzymatischer Depolymerisation gewonnen. Daher spricht man auch von unfraktionierten bzw. hochmolekularen Heparinen und meint die natürlich vorkommenden, im Gegensatz zu den niedermolekularen oder fraktionierten Heparinen. Der Unterschied liegt neben dem Molekulargewicht auch in der Wirkung.

Aufgrund der geringeren Affinität zu Proteinen und den Zellen des retikuloendothelialen Systems ist die Bioverfügbarkeit höher und die Halbwertszeit länger. Daher reichen bei einer Thrombosetherapie 2 Applikationen pro Tag, wohingegen das unfraktionierte Heparin (UH) kontinuierlich gegeben werden muss, um den gleichen Effekt zu erzielen.

Die Wirkung erfolgt wie beim UH indirekt über das Antithrombin (AT III). Die Wirkung der NMH unterscheidet sich aber von den UH in der Wirkung auf einzelne Faktoren der Gerinnungskaskade (die Wirkung auf Faktor XIIa ist etwa 4-mal höher als auf den Faktor IIa, vgl. ◘ Abb. 4.6). Die Überwachung und Steuerung kann daher nicht anhand der aPTT erfolgen, sondern anhand der Faktor-Xa-Aktivität (Zielwerte um 0,4 bis 0,8 IU/ml).

Im Gegensatz zu den UH werden die NMH über die Nieren ausgeschieden. Die Halbwertszeit liegt bei Nierengesunden bei etwa 3 bis 4 h und verlängert sich bei einer Niereninsuffizienz. Es muss daher die Dosis an die Nierenfunktion angepasst werden. Die NMH können mittels Dialyse nicht entfernt werden. Im Gegensatz zum UH kann zudem nur bedingt eine Antagonisierung mit Protamin durchgeführt werden, da nur eine partielle Bindung des Protamins an die kürzeren Ketten der NMH im Vergleich zu UH erfolgt.

Eine Umstellung von standardmäßig eingesetztem UH auf NMH sollte erfolgen, wenn Komplikationen der Standardheparintherapie auftreten wie Haarausfall, unerklärter Juckreiz, Osteoporose o. Ä. Manchmal persistieren diese Symptome, sodass auch ein Wechsel zwischen den verschiedenen Präparaten der NMH notwendig sein kann. Erfahrungsgemäß lassen sich auf diesem Wege viele dieser Nebenwirkungen der Heparine bessern. Gesicherte Daten liegen dazu allerdings nicht vor. Bei Verdacht oder Nachweis eines HIT Typ 2 ist der Einsatz von NMH kontraindiziert, da eine Kreuzreaktivität besteht, d. h. der pathologische Prozess unter den NMH ebenso wie unter UH ausgelöst wird.

Es stehen mehrere NMH zur Verfügung. Die am häufigsten eingesetzten NMH sind Dalteparin (Fragmin), Enoxoparin (Clexane) und Nadroparin (Fraxiparin).

▪ **Dosierung**

Ähnlich wie beim UH ist eine kontinuierliche Gabe nach einem initialen Bolus möglich, für eine normale intermittierende Dialyse ist jedoch aufgrund der Halbwertzeit meist eine initiale Bolusgabe ausreichend. Bei der kontinuierlichen Gabe werden initial 20–30 I.E. Anti-Xa pro kg Körpergewicht gegeben und danach kontinuierlich 10 I.E./h kg.

> **Praxistipp**
>
> Die kontinuierliche Gabe sollte wenigstens eine Stunde vor dem Ende der Dialyse abgestellt werden aufgrund der langen Halbwertszeit. Bei der einmaligen Bolusgabe werden 40–80 Anti-Xa pro kg Körpergewicht gegeben.

Ähnlich wie bei UH sollte die individuelle Dosierung der NMH für jeden Patienten individuell austitriert werden, um Überdosierungen bzw. die Gefahr von Blutungen zu minimieren. Erfahrungsgemäß sind insgesamt 30–40 I.E. Anti-Xa pro kg Körpergewicht für eine Dialyse bei den meisten Patienten ausreichend.

Bei der Umstellung von UH auf NMH kann man aufgrund der verlängerten Halbwertszeit der NMH mit ca. 2/3 der Menge an I.E. rechnen. Wurden zuvor 4800 I.E. UH zur Durchführung einer Dialyse benötigt, dürften ungefähr 3200 I.E. Anti-Xa eines NMH benötigt werden.

4.3.4 Danaparoid

Danaparoid (Orgaran) ist ein aus Schweinedarm extrahierter Stoff. Da es sich hierbei um ein Gemisch aus Glykosaminoglykanen handelt, ähnlich wie bei Heparin, wird Danaparoid auch als Heparinoid bezeichnet. Die pharmakologische Wirkung beruht auf der Hemmung von Faktor Xa. Daher kann die Antikoagulation des Danaparoids anhand der Messung der Anti-Xa-Aktivität gesteuert werden (Zielbereich: Anti-Xa-Aktivität 0,2–0,3 I.E./ml).

Da Danaparoid über die Nieren ausgeschieden wird, kommt es bei Niereninsuffizienz zu einer Verlängerung der Halbwertszeit von ca. 25 h, beim Nierengesunden auf bis zu 48 h. Diese sehr lange Halbwertszeit macht die Steuerung der Antikoagulation mit Danaparoid schwierig, da eine Dosisreduktion erst nach vielen Stunden zu einer erkennbaren Reduktion der Antikoagulation führt. Das Blutungsrisiko steigt daher mit der Länge der Dialyse und mit der Höhe der Anti-Xa-Spiegel. Ein Gegenmittel, ein sog. Antidot, gibt es nicht. Vor Beginn der Dialyse wird das System meist mit einer Ampulle (750 I.E.

Anti-Xa) vorgespült. Je nach Länge der Dialyse wird zudem 1 Ampulle je 2 h Dialysedauer als Initialbolus appliziert. Bei stationären Patienten besteht manchmal eine kontinuierliche Gabe des Danaparoids über einen Perfusor zur systemischen Antikoagulation. In diesen Fällen ist das Spülen des Systems mit einer Ampulle Danaparoid ausreichend und die kontinuierliche Gabe wird einfach beibehalten.

> **Praxistipp**
>
> Es ist empfehlenswert, die kontinuierliche Gabe für die Dauer der Dialyse in den extrakorporalen Kreislauf zu verabreichen, wodurch die Gefahr der Gerinnung extrakorporal nochmals leicht reduziert wird.

Eine Umstellung der Antikoagulation von Heparin auf das Danaparoid kann bei Verdacht oder Nachweis einer HIT II erfolgen. Allerdings besteht für das Danaparoid in bis zu 15% der Patienten mit HIT II eine Kreuzreaktivität mit Heparin/PF4-Antikörpern. Bei diesen Patienten kommt der pathologische Prozess der HIT II daher nicht wie eigentlich gewünscht zum Stillstand, sondern wird durch das Danaparoid weiter unterhalten. Klinisch ist dies an der weiter abnehmenden Zahl der Thrombozyten bzw. der persistierenden Thrombopenie zu erkennen. Dadurch besteht aber auch weiterhin die Gefahr von Thrombosen und Embolien.

Wenngleich formal eine Zulassung für die Umstellung von Heparin auf Danaparoid bei HIT II besteht, ist dieser Wechsel von Heparin auf Orgaran bei HIT II aufgrund der Kreuzreaktivität einem gewissen Risiko unterworfen, weshalb bei einer neu diagnostizierten HIT II häufig andere Substanzen verwendet werden. Eine bereits initiierte und bislang problemlos laufende Antikoagulation mittels Danaparoid bei HIT II kann hingegen beibehalten werden.

4.3.5 Argatroban

Argatroban (Argatra) ist ein synthetisches L-Arginin-Derivat. Es wirkt als direkter Thrombininhibitor und bindet reversibel an die katalytische Stelle des freien, aber auch des fibringebundenen Thrombins.

Argatroban wird in der Leber abgebaut. Daher verlängert sich bei einer Niereninsuffizienz die Halbwertszeit nicht und liegt unverändert bei rund 45 min. Es ist daher auch keine Dosisanpassung bei Niereninsuffizienz notwendig. Etwa 4–6 h nach Beenden der Argatroban-Gabe ist keine Antikoagulation mehr nachzuweisen. Diese Eigenschaft bedingt, dass Argatroban im Rahmen der chronischen Hämodialyse problemlos verwendet werden kann. Eingesetzt wird das Argatroban zur Antikoagulation der Dialyse bei Verdacht oder Nachweis einer HIT II, da keine Kreuzreaktivität mit Heparin/PF4-Antikörpern besteht.

Die Dosierung des Argatrobans kann anhand eines einfachen Schemas erfolgen: Bei intermittierender Dialyse wird ein initialer Bolus gegeben, gefolgt von einer dauerhaften Gabe während der Dialyse. Zur Überwachung der Antikoagulation dient die Messung der aktivierten plasmatischen Thromboplastinzeit (aPTT). Der Zielbereich liegt bei einer aPTT von 50–70 s. Auch eine Überwachung anhand der ACT ist möglich (Ziel 150–180 s). Bei der kontinuierlichen Dialyse werden initialer Bolus und kontinuierliche Gabe entsprechend des individuellen Bedarfs gegeben, in der Regel liegt die Dosierung deutlich unter der einer intermittierenden Dialyse.

Besondere Bedeutung kommt aber der Leberfunktion zu, da eine Leberfunktionsstörung mit einer deutlichen Verlängerung der Halbwertszeit einhergeht. Dies gilt insbesondere für kritisch kranke Patienten mit einem Multiorganversagen. Auch in diesen Fällen ist eine kontinuierliche Dialyse mit Argatroban möglich. Aber es muss entsprechend der Leberfunktion wie auch der allgemeinen Krankheitsschwere eine Anpassung der Dosierung erfolgen. In diesen Fällen gibt man keinen initialen Bolus, sondern beginnt direkt eine kontinuierliche Gabe. Der Bedarf ist großen Schwankungen unterworfen. Man sollte in diesen Fällen die Antikoagulation lieber vorsichtig beginnen, da es kein spezifisches Antidot gibt und auch mittels einer Dialyse maximal 20% des Argatrobans entfernt werden können.

4.3.6 Verzicht auf Antikoagulation

Bei Patienten mit hoher Blutungsgefahr oder HIT II kann man versuchen, auf jegliche Antikoagulation zu verzichten. Dadurch umgeht man sowohl die Blutungsgefahr wie auch die Gefahr der Thrombenbildung und Embolien bei HIT II. Entsprechend den Angaben in der Literatur werden in solchen Situationen bis zu 33% der Dialysen ohne jegliche Antikoagulation durchgeführt. Hierbei kann die Gerinnung im extrakorporalen Kreislauf nicht verhindert werden. Vielmehr versucht man, durch eine engmaschige Überwachung frühzeitig einen drohenden Systemverschluss, z. B. am Anstieg der Drücke im extrakorporalen System, zu erkennen. Sobald dies der Fall ist, wird das Blut zurückgegeben und die Dialyse unterbrochen. Während dieser „Pause" wird das extrakorporale System mit Salzlösung gespült. Durch derartige Spülungen lassen sich so Verschlüsse einige Male abwenden. Solche Spülungen sind erfahrungsgemäß alle 20–30 min notwendig. Sollte es zu einer Koagulation im Bereich des extrakorporalen Systems und begleitendem Systemverschluss kommen, kann das Blut dem Patienten nicht mehr zurückgegeben werden. Der Blutverlust eines Systems beträgt ca. 250 ml, was rund einem Erythrozytenkonzentrat entspricht.

Neben der Spülung des Systems versucht man noch durch hohe Blutflüsse die Gerinnungsneigung extrakorporal zu minimieren. Des Weiteren kann anstelle einer Dialyse auch eine Hämofiltration mit Prädilution durchgeführt werden (▶ Abschn. 4.2), wodurch die Konzentration im Filter möglichst gering gehalten wird.

▪ **Vor- und Nachteile**

Trotz all dieser Maßnahmen sind die Filterstandzeiten deutlich kürzer im Vergleich zu einer Dialyse mit einer Antikoagulation. Darüber hinaus ist ein solches Vorgehen mit hohen Material- und Personalkosten verbunden. Zudem kann zwar eine Blutung unter Verzicht auf eine extrakorporale Antikoagulation vermieden werden, aber bei jedem irreversiblen Verschluss des extrakorporalen Systems gehen rund 250 ml Blut verloren.

Ein wichtiger Aspekt des Verzichts auf eine extrakorporale Antikoagulation ist aber die verminderte Dialysequalität. Bei jeder Dialyse kommt es zur Bildung einer sog. Sekundärmembran. Dabei haften Eiweiße und Gerinnungsfaktoren der Oberfläche der Membranen an. Da dies auch im Dialysefilter abläuft, ist der Blutstrom in den Kapillaren vermindert, die Diffusionsstrecke nimmt zu und die Porengröße nimmt ab. Dies hat einen Einfluss auf die Dialysequalität. Unter Bedingungen einer adäquaten Antikoagulation ist das Wachstum dieser Sekundärmembranen deutlich verlangsamt. Daher können bei kontinuierlichen Dialysen mit adäquater Antikoagulation die Filter und Systeme problemlos bis zu 72 h verwendet werden.

> ❯ Bei fehlender Antikoagulation wächst diese Sekundärmembran rasch, sodass es trotz Spülens zu einer Verminderung des kapillären Flusses kommt und auch die Porengröße stetig abnimmt. Selbst wenn ein Dialysefilter durchgängig bleiben sollte, kommt es zu einer verminderten Diffusion, was sich nachteilig auf die Dialysequalität auswirkt.

Heutzutage empfiehlt sich bei HIT II oder gesteigerter Blutungsgefahr der Einsatz einer citratbasierten Antikoagulation. Bei deutlich geringerem Personal- und Materialaufwand erhält der Patient eine adäquate Dialysequalität. Zudem besteht kein Blutverlust, da weder eine Blutung noch ein Verschluss des extrakorporalen Systems zu erwarten sind.

4.3.7   Regionale Antikoagulation mit Citrat

Historisch erfolgte 1961 erstmalig eine Citrat-Antikoagulation bei Hämodialyse. Das Grundprinzip hat sich seither nicht geändert: Dem Blut wird bei Eintritt in das Dialysesystem Citrat zugesetzt, bis die Konzentration des freien, ionisierten Kalziums durch Komplexbildung bei <0,35 mmol/l liegt, wodurch die Gerinnungskaskade nicht mehr ablaufen kann. Auf diese Weise besteht im extrakorporalen Kreislauf eine sehr gute Antikoagulation. Bevor das dialysierte Blut wieder in den Körperkreislauf zurückgegeben wird, erfolgt die Zugabe von ionisiertem Kalzium. Dadurch wird die Wirkung des Citrats aufgehoben bzw. das Blut weist wieder eine physiologische Konzentration an Kalzium auf, wenn es in den Körper zurückgelangt. Auf diese Weise besteht eine regionale, streng extrakorporale Antikoagulation. Dies macht man sich insbesondere bei Blutungsgefahr oder HIT II zu nutzen.

- **Lösungen und Dialysate**

Zur Durchführung der regionalen Antikoagulation stehen zwei Citratlösungen zur Verfügung: Acid-Citrate-Dextrose-Lösung (ACD-A) oder Tri-Sodium-Citrat (TSC). Der Unterschied besteht im Natriumgehalt (225 versus 418 mmol/l) und der Citratmenge (113 versus 136 mmol/l). Da diese Lösungen dem Blut zugesetzt werden, muss die Auswahl der Dialysate den Natriumgehalt berücksichtigen, um einer Hypernatriämie vorzubeugen. Daneben unterscheiden sich die zur Antikoagulation benötigten Volumina der Citratlösung, da pro Volumen unterschiedliche Mengen an Citrat enthalten sind. In jedem Fall weist das Dialysat gleichzeitig die Besonderheit auf, frei von Kalzium zu sein. Denn nur auf diese Weise kann das im Blut befindliche Kalzium adäquat mittels des Citrats gebunden werden. Ansonsten käme es im Filter durch die Zufuhr des Kalziums aus dem Dialysat zu einer Aktivierung der Gerinnung. Da zudem ein großer Teil der Verbindungen aus Citrat und Kalzium im Dialysefilter eliminiert wird, muss dem Blut vor Rückgabe in den Patientenkreislauf Kalzium zugeführt werden. Dabei wird so viel Kalzium zugeführt, bis das Ziel des ionisierten Kalziums im Blut des Körpers (bzw. abgenommen am venösen Schenkel vor Rückgabe in die Vene des Patienten) von 0,9–1,1 mmol/l erreicht ist.

> **Praxistipp**
>
> Der Mehraufwand der Durchführung einer regionalen Antikoagulation ist teilweise durch technische Weiterentwicklung von Dialysegeräten aufgefangen worden. Die dabei parallelisierten Flüsse von Blut und Citrat bzw. Dialysat und Kalzium bieten eine leichte Einstellung und ein hohes Maß an Sicherheit, wodurch insbesondere Hypo- oder Hyperkalzämien vermieden werden.

- **Citratmetabolismus**

Das dem Blut zugesetzte Dialysat wird zu rund 85% im Zuge der Dialyse über den Filter eliminiert. Das verbleibende Citrat wird in Organen mit hoher Dichte an Mitochondrien abgebaut, insbesondere in der Leber und den Muskeln. Die Halbwertszeit beträgt normalerweise beim Gesunden ca. 60 min.

Beim Abbau von 1 mol Citrat entstehen 3 mol Bicarbonat. Dieser Puffer würde zu einer zunehmenden Alkalisierung führen, wenn die eingesetzten Dialysate nicht deutlich weniger Bicarbonat als die sonst üblichen Dialysate (20 mmol/l anstelle von 30–36 mmol/l) enthalten würden.

- **Citratkumulation**

Bei Patienten mit Leberinsuffizienz oder bei schwer Kranken auf der Intensivstation kann ein unzureichender Abbau des Citrats bestehen. Dies führt zu einer zunehmenden Kumulation des Citrats im Blut, was als Citratüberladung oder auch als Citratintoxikation bezeichnet wird. Das Citrat wird dabei gar nicht im Labor bestimmt. Vielmehr ist dies indirekt am zunehmenden Substitutionsbedarf des Kalziums und an einem Anstieg der sog. Anionenlücke zu erkennen. Am sichersten zeigt sich die Citratüberladung am Verhältnis von ionisiertem zu Gesamtkalzium: Das albuminkorrigierte Gesamtkalzium steigt, während das ionisierte Kalzium trotz steigenden Substitutionsbedarfs konstant bleibt. Ab einem Wert >2,5 des Quotienten aus Gesamtkalzium zu ionisiertem Kalzium gilt die Citratüberladung als bestätigt (◘ Abb. 4.7).

Eine derartige Citratkumulation sieht man eigentlich nur bei der Durchführung kontinuierlicher Dialysen. Denn dabei erfolgt die Zufuhr recht großer Mengen an Citrat, da teilweise über viele Tage hinweg ohne Pause dialysiert wird. Bei diskontinuierlichen bzw. intermittierenden Verfahren stellt die Citratkumulation in der Regel kein Problem dar.

Durch eine Reduktion des Blutflusses und daher auch der Menge des zugeführten Citrats kann bei kontinuierlichen Verfahren und Citratkumulation versucht werden, die Menge des zugeführten Citrats soweit zu reduzieren, dass Zufuhr und Abbau des Citrats im Gleichgewicht stehen. Erfahrungsgemäß ist dabei eine Reduktion des Blutflusses um 20% in den meisten Fällen ausreichend. In wenigen Fällen kann es zudem notwendig werden, neben der Reduktion des Blutflusses auch eine Steigerung des Dialysatflusses vorzunehmen, wodurch die Elimination des Citrats im Dialysefilter gesteigert werden kann. Durch ein entsprechendes Vorgehen kann daher meist auch bei Patienten mit Leberversagen eine kontinuierliche Dialyse mit regionaler Antikoagulation durchgeführt werden. Letztlich ist aber auch

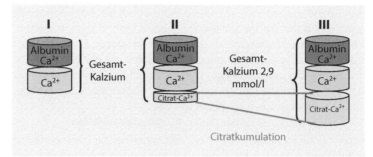

◘ Abb. 4.7 Messungen des Gesamtkalziums (des albuminkorrigierten Kalziums) und des ionisierten Kalziums zur Identifikation einer Citratkumulation. *I*: Physiologisches Verhältnis des ionisierten Kalziums zum albuminkorrigierten Gesamtkalzium ca. 1:2. *II*: Verhältnis des ionisierten Kalziums zum albuminkorrigierten Gesamtkalzium unter Citratdialyse: ca. 1:2,2. *III*: Bei Citratkumulation: Verhältnis des ionisierten Kalziums zum albuminkorrigierten Gesamtkalzium: ca. 1:2,7

eine Unterbrechung einer kontinuierlichen Dialyse für einige Stunden oft ausreichend, um die Citratkumulation deutlich zu reduzieren.

4.3.8 Kriterien bei der Wahl des Antikoagulationsverfahrens

Theoretisch gibt es für jede oben dargestellte Form der Antikoagulation eine klinisch adäquate Situation. Allerdings ist im klinischen Alltag die Wahl des Dialyseverfahrens oder der Antikoagulation häufig durch die zur Verfügung stehenden Geräte und Medikamente limitiert. Dazu kommen historisch gewachsene Erfahrungen, weshalb trotz theoretisch aller zur Verfügung stehender Antikoagulationsverfahren in jedem Zentrum bestimmte Formen der Antikoagulation häufiger eingesetzt werden als andere.

Die Leitlinien empfehlen die Verwendung von Citrat bei kontinuierlichen Verfahren, solange keine Kontraindikation vorliegt.

■ **Erfahrung spielt bei der Auswahl eine wichtige Rolle**

Denn neben all den oben dargestellten Vor- und Nachteilen eines Antikoagulationsverfahrens spielt der Faktor Erfahrung und Gewohnheit eine wichtige Rolle bei der Auswahl eines Antikoagulationsverfahrens: so kann z. B. der Einsatz von Heparin in einer Situation mit vermehrter Blutungsgefahr in einem Zentrum, das in solchen Situationen die Dosis des Heparins minimiert, ein Filtrationsverfahren mit Prädilution verwendet und auf hohe Blutflüsse achtet, klinisch ebenso erfolgreich eingesetzt werden wie eine Dialyse mit Citrat-Antikoagulation. Vor einem solchen Hintergrund wird durchaus verständlich, warum bei der Auswahl der Antikoagulation in vielen Fällen die historisch gewachsene, enge Verbindung von Dialyse und Heparin beibehalten wird. Zumal es hierfür, abgesehen von der Gewohnheit, auch gute organisatorische oder ökonomische Argumente gibt: geringe Kosten, die ubiquitäre Verfügbarkeit, die leichte Handhabung. Weiterhin zu erwähnen ist das einfache Steuern der Antikoagulation, weshalb inzwischen in vielen Zentren die Betreuung von Dialysen und die Überwachung der dabei eingesetzten Antikoagulation durch die Pflege erfolgt.

■ **Ausrichten an der Situation des Patienten**

Im Idealfall verfügt ein Zentrum über Erfahrung mit all den oben genannten Antikoagulationsverfahren. Dann kann auch das Konzept verfolgt werden, die individuelle Situation eines Patienten zur Grundlage für die Entscheidung über das Dialyseverfahren und die Antikoagulation zu machen. Denn eigentlich sollte man doch die Frage beantworten, was mittels eines Nierenersatzverfahrens erreicht werden soll. Diese individuelle Indikation ist dabei nicht nur die Basis der Auswahl des Dialyseverfahrens. Gleichzeitig wäre auch die Antikoagulation an der individuellen Situation eines Patienten auszurichten. Hierbei ergibt sich allerdings das Problem, eventuell zukünftig noch erforderliche operative und medizinische Maßnahmen bereits mit ins Kalkül nehmen zu müssen, will man später im Verlauf nicht permanent die Antikoagulation wechseln müssen.

> Als Faustregel kann daher gelten: Bei chronischen Dialysepatienten wird bis auf wenige Ausnahmefälle das gewohnte Antikoagulans verwendet, z. B. UH oder NMH. Bei einem neuen Patienten kann ggf. vor dem Beginn eines intermittierenden Verfahrens das jeweils ideale Antikoagulans ausgewählt werden. Bei kontinuierlichen Verfahren und bei kritisch kranken Patienten erscheint eine regionale Antikoagulation vorteilhaft.

4.4 Technische Voraussetzungen für die Hämodialyse

M. Klingele

4.4.1 Dialysat und Wasseraufbereitung

Bei einer Nierenersatztherapie werden mittels Diffusion oder Filtration wasserlösliche Substanzen aus dem Blut entfernt. Bei der Dialyse diffundieren diese entlang der Membran aus dem Blut in die Dialysatlösung. Bei der Filtration wird Blut unter Druck durch den Filter geführt, wodurch ein Teil des Plasmas abfiltriert wird. Mittels Konvektion werden die im Plasma gelösten Stoffe dabei mit aus dem Blut entfernt. Das abgepresste Plasmawasser wird durch Substitutlösung ersetzt und dem Blut vor Rückgabe wieder zugeführt. Die Dialyse wie auch ein Filtrationsverfahren benötigen daher spezielle Lösungen bzw. zu ihrer Herstellung eine Wasseraufbereitung.

Im klinischen Alltag werden diese Lösungen meist unter dem Begriff Dialysat zusammengefasst, zumal die gleiche Lösung für beide Verfahren verwendet werden kann. Formal bezeichnet man diese Lösungen aber je nach angewandtem Verfahren als Substituat (Filtration) oder Dialysat (Dialyse).

Bei einer Dialyse wandern Stoffe entlang der Dialysemembran aus dem Blut in das Dialysat. Als treibende Kraft muss ein hoher Diffusionsgradient bestehen. Daher sollte das zeitgleich den Filter durchfließende Dialysatvolumen größer sein als das Blutvolumen. Zudem laufen Blut und Dialysat im Gegenstromprinzip, um an jeder Stelle des Filters eine möglichst hohe Konzentrationsdifferenz zu erzielen. Bei einer intermittierenden Hämodialyse beträgt das durchschnittliche Dialysatvolumen meist 500 ml/min, das Blutvolumen 250–350 ml/min.

Bei einer Filtration unterscheidet man zwei Vorgehensweisen: das Prä- oder das Postdilutionsverfahren. Bei einer Prädilution wird dem Blut vor dem Filter Substituat zugemischt, wodurch die Plasmamenge des Blutes deutlich erhöht wird. Im Filter wird das Filtrat mit den darin gelösten Substanzen abgepresst. Durch den dabei auftretenden Verlust von Volumen erhält man wieder das ursprüngliche Plasmavolumen. Bei der Postdilution wird das Blut direkt unter Druck durch den Filter geleitet, wodurch ein Teil des Plasmavolumens mit den darin gelösten Stoffen abgepresst wird. Der Plasmaverlust wird dann nach dem Filter durch das Substituat ausgeglichen.

Im Vergleich zur Dialyse und dem Dialysatvolumen ist das Substituatvolumen deutlich kleiner und beträgt rund 100 ml/min, wobei die eingesetzten Mengen an Substituat bei der Prä- und Postdilution vergleichbar sind.

> Dialysat und Substituat sollten eine dem Plasma ähnliche Osmolalität bzw. eine physiologische Konzentration der wichtigsten Elektrolyte aufweisen.

Die Zusammensetzung von Dialysat- und Substitutionslösung weist eine physiologische Konzentration an Elektrolyten, Glucose und Puffersubstanzen auf. Zudem muss sie besonders hohe hygienische Standards erfüllen, da sie dem Blut ggf. als Substituat zugemischt wird.

Aufgrund der großen Mengen, die bei jeder durchgeführten intermittierenden Dialyse benötigt werden (ca. 120–150 l Dialysat bzw. ca. 20–30 l Substituat), werden diese Lösungen vor Ort hergestellt. Hierfür wird für die Dialyse das Leitungswasser aufbereitet und anschließend werden je nach Bedarf industriell gelieferte Konzentratlösungen zugegeben, um die Dialysat- oder Fitratlösung zu erhalten. Bei der Zusammensetzung dieser Lösungen gibt es individuelle Unterschiede im Hinblick auf Elektrolyte, die Puffersubstanzen, aber auch den Glucosegehalt. Je nach Bedarf wird die entsprechende Lösung ausgesucht. Zusätzlich besteht die Möglichkeit, einzelne Bestandteile gezielt hinzuzufügen, wodurch die Dialysatzusammensetzung individuell gestaltbar wird.

Nachfolgend werden die relevanten Bestandteile der Dialysat- und Substitutionslösung einzeln besprochen.

Natrium

Die Natriumkonzentration im Serum ist entscheidend für die Serumosmolalität. Diese steuert die Verteilung des Wassers zwischen dem intra- und dem extrazellulären Raum. Darüber hinaus wird über die gesamte Menge des Natriums das Körpervolumen gesteuert. Wird mehr Natrium zugeführt als ausgeschieden, nimmt das Körpervolumen zu. Gerade dieser Aspekt ist bei anurischer Niereninsuffizienz von besonderer Bedeutung.

Bei einer Dialyse muss daher einerseits die Gesamtmenge des Natriums eines Patienten reduziert werden. Andererseits dürfen keine großen Veränderungen der Serumosmolalität herbeigeführt werden, da es sonst zu Volumenverschiebungen zwischen dem intra- und extrazellulären Raum kommt. Bei einer Absenkung der Natriumserumkonzentration kommt es zu einer Hirnschwellung mit entsprechenden neurologischen Symptomen wie Kopfschmerzen und neurologischen Auffälligkeiten, im Extremfall zum Tod. Rasche Verschiebungen von osmotisch aktiven Substanzen im Zuge der Dialyse sind daher zu beachten, dem Natrium fällt hierbei eine wichtige Rolle zu. Treten diese Symptome dennoch auf, spricht man von einem Dysäquilibriumsyndrom.

> **❯** **Je niedriger das Dialysat-Natrium, desto mehr kann während der Dialyse aus dem Patienten Natrium entfernt werden. Allerdings steigt damit die Gefahr von neurologischen Symptomen.**

Ein weiterer wichtiger Aspekt ist die Kreislaufstabilität während der Dialyse, die ebenfalls vom Natrium beeinflusst wird. Ein hohes Dialysat-Natrium ist in der Regel mit weniger Blutdruckabfällen oder Krämpfen verbunden als ein unphysiologisch niedriges. Ein Vorteil eines niedrigen Dialysat-Natriums (um 130 mmol/l) liegt in dem damit verbundenen geringeren Durstgefühl bzw. einer geringeren interdialytischen Gewichtszunahme. Entsprechend weisen Patienten mit einem höheren Dialysat-Natrium oft eine größere interdialytische Gewichtszunahme auf.

In der Zusammenschau verhalten sich Kreislaufstabilität und Gewichtszunahmen zwischen den Dialysen diametral entsprechend der Wahl der Natriumkonzentration. Die jeweiligen Vor- und Nachteile einer niedrigeren oder höheren Dialysat-Natrium-Konzentration heben sich weitestgehend auf, weshalb meist eine Natriumkonzentration im Dialysat um 135–140 mmol/l gewählt wird. In individuell schwierigen Fällen kann ggf. eine anderweitige Konzentration gewählt wird.

Einige Maschinen bieten die Möglichkeit von „Natriumprofilen". Hierbei wird elektronisch die Konzentration des Dialysat-Natriums verändert und den Anforderungen des Blutdrucks, der Ultrafiltrationsmenge, aber auch der Serumnatriumkonzentration entsprechend gesteuert. Auf diesem Wege kann beispielsweise mit einer niedrigen Natriumkonzentration zu Beginn der Dialyse gearbeitet werden, im Verlauf steigt diese an, um eine bessere Kreislaufstabilität zu gewährleisten.

Kalium

Kalium und seine Verteilung zwischen dem intra- und extrazellulären Raum ist für die Funktion von Nerven, Muskeln und dem Herz von elementarer Bedeutung.

Die meisten Patienten mit einer eingeschränkten Nierenfunktion nehmen mehr Kalium auf, als sie wieder ausscheiden können. Bei Dialysepatienten entspricht die Zunahme des Kaliums zwischen den Dialysen in der Regel einem Überschuss, der durch die Nahrungsaufnahme bedingt ist. Dem kann durch entsprechende diätetische Maßnahmen teilweise begegnet werden (▶ Kap. 11).

Im Zuge der Dialyse muss daher das interdialytisch angesammelte Kalium wieder entfernt werden. Allerdings darf das extrazelluläre Kalium nicht zu schnell abgesenkt werden, da es sonst zu Herzrhythmusstörungen kommen kann. Am Ende der Dialyse sollte das überschüssige Kalium aus dem Körper entfernt und das physiologische Verhältnis des extra- und intrazellulären Kaliums wiederhergestellt sein.

Die Kaliumelimination an der Dialyse wird maßgeblich über die Kaliumkonzentration des Dialysats beeinflusst. In der Regel werden Lösungen mit einer Kaliumkonzentration von 2 oder 3 mmol/l eingesetzt. Bei besonders rhythmus-instabilen Patienten kann eine höhere Kaliumkonzentration notwendig sein, um Herzrhythmusstörungen vorzubeugen.

Bei der Beurteilung des Kaliumhaushalts spielt der Säure-Basen-Haushalt eine wichtige Rolle: Bei Azidose wird Kalium im Austausch gegen Säure (H^+) vermehrt aus dem intrazellulären Raum abgegeben. Im Zuge der Dialyse erfolgt auch ein Ausgleich einer metabolischen Azidose, wodurch das Kalium teilweise wieder intrazellulär aufgenommen wird. Über diesen Mechanismus, den sog. Säure-Shift des Kaliums, kann gemeinsam mit einer effektiven Kaliumelimination bei der Dialyse eine zu rasche Absenkung des Serumkaliumspiegels resultieren. Dies kann zu Herzrhythmusstörungen führen. Daher ist die Überwachung der Absenkung des Kaliums bzw. die Auswahl des Dialysat-Kaliums eng mit dem Säure-Basen-Haushalt und seinem Ausgleich an Dialyse verbunden.

> **Als Faustregel kann gelten: Die Anhebung des pH-Wertes um 0,1 führt zu einem Absenken des Serumkaliums um ca. 0,5 mmol/l.**

Kalzium

Das Serumkalzium liegt unter physiologischen Bedingungen um 2,2–2,5 mmol/l (albuminkorrigiert). Das freie, ionisierte Kalzium wird bei der Bestimmung des Säure-Basen-Haushalts in der Regel miterfasst und liegt bei rund 1,0–1,2 mmol/l.

Bei vielen Dialysepatienten ist dieser Wert geringfügig erniedrigt, bedingt durch eine verminderte Vitamin-D_3-Produktion und damit verbundene verminderte intestinale Resorption. Gleichzeitig ist die Ausscheidung des Kalziums über die Nieren reduziert oder bei Anurie komplett aufgehoben. Bei der Wahl der Kalziumkonzentration im Dialysat wird dieser verminderten Kalziumausscheidung Rechnung getragen und eine Kalziumkonzentration etwas unterhalb der physiologischen Höhe (2,2–2,5 mmol/l) gewählt, meist 1,25–1,75 mmol/l. Dies soll helfen, eine zunehmende positive Kalziumbilanz zu vermeiden, welche zudem durch Phosphatbinder auf Kalziumbasis oder eine Substitution von Vitamin D begünstigt wird, da beides zu einer vermehrten intestinalen Aufnahme führen kann.

Eine positive Kalziumbilanz steht im Verdacht, für eine beschleunigte und vermehrte Arteriosklerose bei Dialysepatienten mitverantwortlich zu sein. Da die meisten Dialysepatienten an kardiovaskulären Erkrankungen und deren Komplikationen versterben, wird daher zunehmend eine ausgeglichene, bzw. negative Kalzium-Gesamtbilanz durch die Dialyse angestrebt.

Phosphat

Der Kalziumhaushalt ist eng mit dem Phosphathaushalt verknüpft. Mit nachlassender Nierenfunktion steigt der Phosphatspiegel als Ausdruck einer positiven Phosphatbilanz. Eine Hyperphosphatämie ist ein negativer Prädiktor für das Überleben von Dialysepatienten: Je höher das Phosphat und je länger diese Hyperphosphatämie andauert, desto größer ist die Wahrscheinlichkeit kardiovaskulärer Komplikationen. Das Hauptaugenmerk der langfristigen Dialysequalität gilt daher der Vermeidung solcher arteriosklerotischer Komplikationen. In der Praxis bedeutet dies, dass bei jeder Dialyse möglichst viel Phosphat entfernt werden soll. Die Dialysatlösung enthält deshalb überhaupt kein Phosphat. Dadurch besteht ein sehr hoher Konzentrationsgradient zwischen Dialysat und Blut. Dies ermöglicht eine rasche Elimination aus dem Blut ins Dialysat.

Trotzdem gelingt es häufig nicht, mit den gängigen Dialyseverfahren und -zeiten eine physiologische Kalzium- und Phosphatbilanz langfristig sicherzustellen und somit die kardiovaskulären Komplikationen zu vermeiden. Hier scheint der Einfluss der Dialyselösungen zunehmend in den Hintergrund zu treten. Wenn im Zuge der Dialyse das Phosphat rasch aus dem Blut entfernt wird, muss das Phosphat erst wieder im Körper aus den übrigen Kompartimenten ins Blut übertreten. Dies ist der geschwindigkeitslimitierende Faktor und dies kann auch nicht durch einen höheren Dialysatfluss oder eine anderweitige Zusammensetzung des Dialysats maßgeblich beeinflusst werden.

> **Die Elimination des Phosphats aus dem Blut geht schnell; nur langsam diffundiert das Phosphat aus den übrigen Kompartimenten**

ins Blut. Eine effektive Elimination ist daher durch entsprechend lange Dialysezeiten (bei Nacht bzw. sehr lang, z. B. 3-mal 8 h) oder kurze Dialysen (Abbruch, wenn nicht mehr effektiv Phosphat eliminiert wird, dafür aber quasi täglich, z. B. 6-mal 2,5 h) möglich. Das Dialysat hat hierauf keinen großen Einfluss.

Magnesium

Die klinische Bedeutung des Magnesiums im Dialysat ist bislang nicht ganz klar. In der Regel liegt die Serumkonzentration von Magnesium bei Dialysepatienten überwiegend im Normbereich. Allerdings spiegelt diese nur einen Bruchteil des Magnesiumvorkommens des Körpers wider und ist daher kaum geeignet für eine Beurteilung der im Körper befindlichen Menge an Magnesium. Mit rückläufiger Nierenfunktion nimmt auch die Ausscheidung des Magnesiums ab, weshalb von einer positiven Magnesiumbilanz bei Dialysepatienten auszugehen ist. Daher liegt die Konzentration des Magnesiums im Dialysat geringfügig unter der als physiologisch geltenden Konzentration.

Chlorid

Zu Wahrung der elektrischen Neutralität ist Chlorid das hauptsächliche Anion in Dialysatlösungen. In einzelnen Lösungen kann die Konzentration des Chlorids daher leicht oberhalb des physiologischen Spiegels liegen (Norm: bis 103, im Dialysat bis zu 112 mmol/l). Die Bedeutung einer hieraus resultierenden geringfügig positiven Chloridbilanz ist bislang nicht bekannt.

Ausgleich des Säure-Basen-Haushalts unter Dialyse

Zum Ausgleich des Säure-Basen-Haushalts sind dem Dialysat Puffersubstanzen zugesetzt. Eine metabolische Azidose kann im Zuge der Dialyse durch die Entfernung von Säure ausgeglichen werden. Quantitativ spielen diese Transporte aber bei der Korrektur der Azidose nur eine untergeordnete Rolle. Vielmehr ist die Zufuhr von Puffersubstanzen während der Dialyse in den Körperkreislauf des Patienten das zentrale Element zum Ausgleich einer Azidose. Als Puffersubstanzen eignen sich Bicarbonat, Acetat oder Laktat.

Historisch wurde zunächst Bicarbonat als Puffer eingesetzt. Allerdings kam es zu Ausfällungen von Kalziumcarbonat und einer raschen Verkeimung, weshalb Bicarbonat durch Acetat als Standardpuffersubstanz bei der Hämodialyse ersetzt wurde. Im Körper wird Acetat unter Bindung eines Wasserstoffions zu Bicarbonat umgewandelt. Wenngleich Acetat nicht die vorgenannten negativen chemischen und hygienischen Aspekte des Bicarbonats aufweist, ergaben sich aufgrund der langsamen Umwandlung des Acetats zu Bicarbonat dennoch Nebenwirkungen: Bis die zugeführte Acetatmenge umgewandelt ist, kommt es zu einer Zunahme der metabolischen Azidose, da Acetat eine Säure ist. Daneben wirkt Acetat direkt gefäßerweiternd, verbunden mit vermehrten Blutdruckabfällen an der Dialyse. Die häufigsten Nebenwirkungen des Acetats als Puffer sind daher Blutdruckabfälle sowie Übelkeit oder Krämpfe.

Ähnlich wie beim Acetat muss Laktat als Puffer erst in Bicarbonat umgewandelt werden, woraus sich vergleichbare Probleme und Nebenwirkungen wie beim Acetat ergeben.

Heutzutage spielen Laktat oder Acetat als Puffersubstanz keine Rolle mehr. Zwischenzeitlich wird Bicarbonat wieder überwiegend als Standardpuffersubstanz bei der Dialyse eingesetzt, nachdem die hygienischen und chemischen Probleme behoben werden konnten: Durch die getrennte Sterilisation des Puffers und der eigentlichen Lösung, die erst zum Zeitpunkt der Anwendung vermischt werden, können Verkeimung oder Ausfällung effizient verhindert werden.

Die Höhe des im Dialysat befindlichen Bicarbonats kann individuell gesteuert werden. Hierbei sollten folgende Überlegungen eine Rolle spielen: Vor Beginn einer Dialyse sollte das Bicarbonat noch ca. 18–20 mmol/l betragen und damit nur geringfügig unterhalb der Norm liegen. Daher werden meist deutlich oberhalb der Norm liegende Bicarbonatkonzentrationen angestrebt. Meist werden 30–36 mmo/l Bicarbonat je l Dialysat eingesetzt. Dies auch unter der Vorstellung, dem Patienten ausreichend Pufferkapazität für die Zeit zwischen den Dialysen mitzugeben. Allerdings bedingt dies, dass am Ende der Dialyse eine metabolische Alkalose besteht. Diese kann zu Unwohlsein und zu einer Absenkung des

Kaliums führen (vergleiche oben), woraus Rhythmusstörungen resultieren können.

> ❯ **Die hohe Bicarbonatkonzentration des Dialysats führt im Zuge der Dialyse zu einer Alkalisierung. Hieraus können Unwohlsein, aber auch Arrhythmien resultieren.**

Eine metabolische Alkalose wird physiologisch bedingt normalerweise durch eine verminderte Atmung ausgeglichen. Die verminderte Abatmung von CO_2 bewirkt dabei eine respiratorische Azidose und auf diesem Weg einen Ausgleich der metabolischen Alkalose. Dieses Phänomen kann bei Patienten mit schwerer chronisch obstruktiver Lungenerkrankung (COPD) zu einer Hyperkapnie führen, also einer Verschlechterung der ohnehin krankhaft verminderten Abatmung des CO_2. Dieses Problem spielt bei chronischen intermittierenden Dialysen kaum eine Rolle. Allerdings ist dieser Aspekt von tragender Bedeutung bei kontinuierlichen Dialyseverfahren kritisch kranker Patienten mit COPD oder beim Weaning, dem Entwöhnen von der Beatmungsmaschine.

Gegebenenfalls sollte daher die Konzentration des Bicarbonats individuell ausgewählt werden.

Dialysat und Glucose

Das Dialysat enthält Zucker. Historisch wurde über den Glucosegehalt die Osmolalität und damit die Ultrafiltration gesteuert. Zwischenzeitig ist die Zusammensetzung der Dialysatlösungen hierauf nicht mehr angewiesen. Glucose muss aber in physiologischer Höhe im Dialysat enthalten sein, um eine negative Glucosebilanz unter Dialyse und damit eine Hypoglykämie zu vermeiden. Die Konzentration liegt daher meist um 1 g/l, was einer physiologischen Konzentration von ca. 5 mmol/l bzw. 90–100 mg/dl entspricht.

Wasseraufbereitung

Bei der Durchführung von Filtrationsverfahren muss die Substitutionslösung höchsten hygienischen Anforderungen genügen, da sie direkt dem Blut des Patienten zugeführt wird. Bei einer Hämofiltration werden in der Regel zwischen 20 und 30 l Substituat

pro Behandlung eingesetzt. Bei der Dialyse hat das Dialysat zwar keinen direkten Kontakt mit dem Blut, durch die Dialysemembran können aber Verunreinigungen wie fiebererzeugende Stoffwechselprodukte von Mikroorganismen, sog. Pyrogene, ins Blut gelangen. Daher sind die hygienischen Anforderungen an die Wasserqualität des Dialysats ebenso hoch wie die für ein Substituat. Für eine intermittierende Dialyse werden rund 120–150 l Dialysat benötigt.

Aufgrund dieser hohen Volumina und den Anforderungen an die Wasserqualität erfolgen die Wasseraufbereitung und die Herstellung der darauf aufbauenden Dialysat- und Substituatlösungen in der Regel direkt im Dialysezentrum, was durch den Begriff „Online-Produktion" zum Ausdruck gebracht wird.

Die Wasseraufbereitung umfasst verschiedene Komponenten und Vorgänge, die zur Herstellung und Verteilung des Wassers notwendig sind. Diese sind in der internationalen Norm ISO 23500 beschrieben.

Die Aufbereitung des Wassers erfolgt dabei in mehreren Schritten:

Filtration In einer Vorbehandlung werden mittels Filtration zunächst Substanzen entfernt. In der Regel wird hierfür eine Kaskadenfiltration eingesetzt, bei der in einem ersten Schritt gröbere Bestandteile und dann in einem weiteren Schritt feinere Bestandteile bis zu einer minimalen Größe von 5–10 μm Porendurchmesser abgetrennt werden. Die Filter für den ersten Schritt werden zur Wiederaufbereitung meist automatisch durchspült und müssen daher nicht ausgetauscht werden. Die feinen Filter, meist Absorptionsfilter wie Aktivkohle- oder Sandfilter werden nicht wiederaufbereitet und müssen daher in regelmäßigen Abständen ausgetauscht werden. In Einzelfällen kann noch ein zusätzlicher Filtrationsschritt zur Entfernung von Metallen oder von Nitraten notwendig sein, abhängig von der lokalen Wasserqualität.

Enthärtung In einem zweiten Schritt erfolgt die Enthärtung. Hierbei werden dem gefilterten Wasser durch einen Ionenaustausch Kalzium- und Magnesiumionen entzogen. Die Wasserqualität kann im Hinblick auf die Konzentration von Magnesium und Kalzium, welche den Härtegrad des Wassers definieren, stark schwanken. Daher sind entsprechend der regionalen Wasserqualität oft individuell ganz unterschiedliche Verfahren zur Enthärtung notwendig.

Umkehrosmose   In einem weiteren Schritt erfolgt die sogenannte Umkehrosmose. Dieser Begriff leitet sich davon ab, dass das Wasser entgegen des eigentlichen Konzentrationsgefälles durch eine semipermeable Membran fließt. Die treibende Kraft hierfür ist ein von außen angelegter Druck, der größer sein muss als die Kraft des eigentlich bestehenden osmotischen Drucks. Daher spricht man bei diesem Verfahren von der Umkehrosmose. Dabei wird Wasser unter hohem Druck in Module gepumpt, die eine semipermeable Membran enthalten. Wenn der hierbei ausgeübte Druck größer ist als der osmotische Druck des unreinen Wassers, kann das chemisch reine Wasser (H_2O) durch die Membran fließen. Das hierbei austretende Wasser wird Permeat genannt.

Auf diesem Wege lassen sich fast alle im filtrierten und enthärteten Wasser noch befindlichen Verunreinigungen zurückhalten. Die Umkehrosmose-Membran ist meist ein Polysulfon und hält rund 98–99% der Ionen sowie gelöste organische Substanzen wie Viren oder Ähnliches zurück.

Theoretisch dürften sich im Permeat keine Verunreinigung und auch keine Elektrolyte befinden. Deshalb leitet das Permeat eigentlich keinen Strom, weshalb die Qualität des Permeats bezüglich der Elimination gelöster Stoffe über die Leitfähigkeit kontrolliert werden kann.

Herstellung von Substituat- und Dialysatlösung

Die Herstellung der Dialysatlösung erfolgt durch Zumischen von Elektrolyten, Puffer und Glucose zum Permeat. In der Praxis wird dabei das Permeat zur Dialysemaschine geführt. Diese Leitungssysteme sind als Ringleitung aufgebaut, d. h. nicht benötigtes Permeat wird wieder zur Wasseraufbereitung bzw. zur Umkehrosmose zurückgeführt. Zur Sicherstellung einer gleichbleibend hohen Qualität müssen diese Leitungen daher aus hochwertigen und inerten Materialien bestehen. Zudem müssen sie leicht zu reinigen sein. Daher werden häufig Edelstahl oder ähnliche Materialien verwendet. In der Regel lassen sich diese Materialien thermisch behandeln im Rahmen der Desinfektion, der sog. Heißreinigung.

In der Dialysemaschine wird dann entsprechend der individuellen Vorgaben ein vorgefertigtes Konzentrat an Elektrolyten und Glucose (in Kanister oder in Beuteln fertig gemischt) dem Permeat zugemischt. Der Puffer, meist Bicarbonat, wird hiervon getrennt an die Dialysemaschine angeschlossen und dem Permeat in der gewünschten Menge zugemischt („BiBag").

Trotz der hochkomplexen Wasseraufbereitung sowie des Systems der wiederkehrenden regelmäßigen Heißreinigung können Mikroorganismen in das Dialysewassersystem eindringen. Neben den Kupplungen zu den Dialysegeräten können auch Defekte im Bereich des Kreislaufs oder einzelner Komponenten hierfür verantwortlich sein. Daher werden das Dialysewassersystem sowie die Qualität des Permeats durchgehend überwacht.

4.4.2   Dialysatoren

In einem Dialysator erfolgen Transportvorgänge zwischen dem Blut und dem Dialysat als Reinigungsmedium. Unabhängig von der verwendeten Technik, der Diffusion bei Dialyse oder der Konvektion bei Filtrationsverfahren, müssen Dialysat- und Blutstrom voneinander getrennt werden und im Gegenstromprinzip den Dialysator durchfließen.

Für einen optimalen Stoffaustausch sollte daher eine möglichst große Oberfläche vorliegen. Eine vom Blut durchströmte Kapillare, die vom Dialysat umgeben ist, erfüllt diese technischen Anforderungen. Daher befinden sich in einem Dialysefilter bis zu 20.000 Kapillaren, wodurch eine Oberfläche von bis zu 2,3 m² erreicht wird. Diese feinsten Röhren, oder auch Hohlfasern genannt, werden vom Blut durchströmt. Von außen werden diese Röhren vom Dialysat umspült. Ein Filter hat daher jeweils zwei Anschlüsse für das Blut und das Dialysat.

Historisch waren die Hohlfasern aus Zellulose aufgebaut. Inzwischen werden sie überwiegend aus synthetischen Kunststoffen hergestellt, die als biokompatibler gelten.

Technisch betrachtet ist die Oberfläche der Hohlfasern die eigentliche Dialysemembran. Diese semipermeablen Membranen sind in der Lage, entsprechend ihrem Aufbau die Diffusions- oder Filtrationseigenschaften zu beeinflussen. Biologische Membranen z. B. aus Celluloseacetat sind praktisch kaum noch im Einsatz. Die heutzutage überwiegend verwendeten vollsynthetischen Membranen bestehen aus polymeren Kunststoffen, z. B. Polyamid, Polysulfon oder Policarbonat.

Die Filtereigenschaften werden unter anderem auf der Basis der Durchlässigkeit der Molekülgrößen unterschieden. Die maximal durchlässige Größe gilt als Cut-off. Entsprechend unterscheidet man die Membranen in Low- oder High-Flux, da Moleküle bis zu 15 bzw. 20 kDa durchgelassen werden bei einer Porengröße von 2–3 nm bzw. 3,5–5,5 nm. Diese beiden Membranformen werden daher überwiegend bei der Nierenersatztherapie eingesetzt. Weiter entwickelte Membranen besitzen größere Poren und werden als High-Cut-off-Membranen (HCO-Filter) bezeichnet. Der Durchmesser ihrer Poren liegt bei rund 8–12 nm, weshalb sie für Moleküle bis zu 45 kDa durchlässig sind. Hiermit lassen sich große Moleküle wie sog. Leichtketten beim multiplen Myelom entfernen.

Bei der Nierenersatztherapie werden neben Elektrolyten überwiegend kleine Moleküle wie Harnstoff, Kreatinin oder Harnsäure eliminiert. Diese liegen zwischen 60 und 170 Da und sind daher mit allen Arten von Membranen eliminierbar. Sogenannte mittelgroße Moleküle, wie das β2-Mikroglobulin mit rund 12 kDa, können effektiv nur mittels High-Flux-Membranen entfernt werden.

Der Begriff High- oder Low-Flux charakterisiert zwar auch die Porengröße einer Membran, ist aber eigentlich der Wasserpermeabilität und damit der Ultrafiltration einer Membran zugeordnet. Diese bezeichnet man als die hydraulische Permeabilität einer Membran. Der Ultrafiltrationskoeffizient ist dabei als Volumen definiert, das bei 1 mmHg Transmembrandruck und einem Blutfluss von 200 ml/min pro Stunde die Membran durchtritt. Bei einer Ultrafiltration von größer 10 ml/h spricht man von einer High-Flux-Membran, eine Low-Flux-Membran liegt klassischerweise um 3–7 ml/h.

Der Aufbau der Dialysemembran wird als symmetrisch bezeichnet, wenn die Größe der Poren an der äußeren und inneren Oberfläche gleich groß ist. Diese Membranen sind typischerweise aus Zellulose, haben eher kleine Poren und einen geringen Ultrafiltrationskoeffizienten und sind typischerweise Low-Flux-Membranen.

Asymmetrische Membranen sind meist aus synthetischen Materialien hergestellt und sind etwas dicker als symmetrische Membranen. Dabei beeinflusst die innere Porenschicht die Transporteigenschaften und die äußere Schicht dient der mechanischen Stabilisierung. Dieser Aufbau ist günstig für konvektive Transportprozesse und bedingt eine hohe hydraulische Permeabilität. Aufgrund der Membrandicke ist die Diffusion dagegen etwas eingeschränkt.

> **High-Flux-Membranen eignen sich besonders zur Elimination mittelgroßer Moleküle und für Filtrationsverfahren.**

4.5   Peritonealdialyse

M. Klingele

Die Bauchfelldialyse nutzt das Bauchfell als Dialysemembran: Durch das Einbringen von Dialysat in die Bauchhöhle kommt es entlang der Gefäße im Bauchfell zum Stoffaustausch zwischen dem Blut und dem Dialysat. Dabei treten Stoffe aus dem Blut in das Dialysat über. Durch das Entfernen dieses nun verbrauchten Dialysats werden aus dem Körper Giftstoffe entfernt. Ein Wiederholen dieses Vorgangs ermöglicht eine ausreichende Entfernung von Stoffen, auch wenn bei jedem Dialysatwechsel nur eine kleine Menge entfernt wird. Anhand der Zusammensetzung des Dialysats kann man den Stoffaustausch beeinflussen.

> **Das Prinzip der Bauchfelldialyse kommt dem Prinzip der oben beschriebenen Kartoffel-Dialyse recht nahe (▶ Abschn. 4.2).**

4.5.1   Bauchfelldialysekatheter

Zur Durchführung der Bauchfelldialyse muss ein Katheter als Zugang zum Bauchfell eingelegt werden. Dies erfolgt durch eine kleine Operation, meist mittels mikrochirurgischer Verfahren.

Das innere Ende des Bauchfelldialysekatheters liegt in der Bauchfellhöhle und das äußere Ende ist mit einem Konnektor versehen, an den die Dialysatbeutel steril angeschlossen werden. Das Prinzip dieser Konnektion ist ähnlich einem Gartenschlauch, der über ein Verbindungsstück an den Wasserhahn angeschlossen wird (◻ Abb. 4.8).

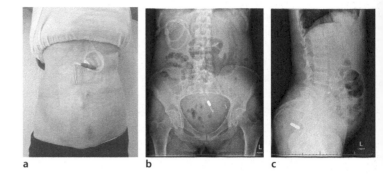

◻ Abb. 4.8 Peritonealkatheter:
a Patient und **b,c** zugehörige
Röntgenbilder

a   b   c

Als Kathetereintrittsstelle oder Exit Point bezeichnet man die Stelle, an der der Katheter durch die Bauchhaut tritt. Der Pflege dieses Bereichs kommt besondere Bedeutung zu, da von dort ausgehende Infektionen zu einer Peritonitis, der Entzündung des Bauchfells führen können.

4.5.2 Füllvolumen

Das Verhältnis zwischen dem zu reinigenden Körpervolumen des Patienten und der Menge an Dialysat in der Bauchfellhöhle ist für die Effizienz der Elimination von Stoffen entscheidend. Das Körpervolumen eines 80 kg schweren Mannes beträgt ca. 48 l (ca. 60% des Körpergewichts). Werden 2 l Dialysat in die Bauchfellhöhle eingebracht, spricht man von einem Füllvolumen von 2 l. Hieraus ergibt sich ein Verhältnis von 2:48 l. Eine schlanke Frau mit einem Gewicht von 50 kg hat ein Körpervolumen von rund 25 l (ca. 50% des Körpergewichts). Bei gleicher Dialysatmenge besteht nun ein Verhältnis von 2:25. Die Effizienz der Elimination über das Dialysat ist bei der schlanken Frau daher höher als bei dem Mann. Für eine adäquate Elimination von Stoffen muss das Dialysat mehrfach am Tag ausgewechselt werden, im Idealfall erfolgt eine Bauchfelldialyse 24 h am Tag an 7 Tagen in der Woche. Nur so lassen sich tatsächlich auch die notwendigen Eliminationsraten erreichen.

4.5.3 Verweilzeit

Ein wesentlicher Aspekt der Bauchfelldialyse ist die Verweilzeit, letztlich die Zeit, die das Dialysat in der Bauchfellhöhle verbleibt, bevor es gegen frisches ausgetauscht wird.

Der Übertritt von Stoffen aus dem Körper in das Bauchfell ist individuell verschieden schnell. Daher sind die Verweilzeiten individuell festzulegen. Man spricht daher auch von Transporteigenschaften des Bauchfells. Dieses Transportverhalten determiniert die notwendige Zeit, bis die zu entgiftenden Stoffe in das Dialysat übergehen können. Die Patienten werden daher anhand der Übertrittsgeschwindigkeit in Transporter-Typen unterteilt: schnell, durchschnittlich oder langsam Transportierende. Daher unterscheiden sich die Verweilzeiten zwischen den Patienten häufig und können bei weniger als 1 h bei den „Schnelltransportern" liegen, bei den „Langsamtransportern" aber auch bis zu 4 h betragen. Zur Erfassung des individuellen Transportverhaltens dient der sog. peritoneale Äquilibrationstest (PET)/ peritoneale Funktionstest (PFT).

4.5.4 CAPD und Handwechsel

Der Begriff der CAPD bedeutet **k**ontinuierliche **a**mbulante **P**eritoneal**d**ialyse. Jeder Wechsel ist verbunden mit dem Ablassen des verbrauchten und dann dem Wiedereinfüllen des frischen Dialysats. Die Wechsel des Dialysats erfolgen mittels der Schwerkraft. Da hierbei kein Apparat zum Einsatz kommt, spricht man auch von einem Handwechsel. Die entsprechenden Handgriffe führt der Patient (ggf. eine Hilfsperson) durch. In der Regel werden am Tag ca. 4–6 solcher Wechsel durchgeführt. Die Zeit zwischen solchen Wechseln, die Verweilzeit, kann der Patient frei gestalten, z. B. arbeiten. Am Ende der Verweilzeit wird ein sog. Leerbeutel angeschlossen, in den das verbrauchte Dialysat über Schwerkraft aus der Bauchhöhle abfließt, da der leere Beutel meist auf dem Boden liegt und der Patient auf einem Stuhl sitzt. Das einzufüllende frische Dialysat ist an einem Ständer so hoch aufgehängt, dass wiederum per Schwerkraft anschließend das frische Dialysat in die Bauchhöhle einlaufen kann (◘ Abb. 4.9).

Ein solcher Handwechsel benötigt je nach Flussgeschwindigkeit zwischen 20 und 30 min. In der Regel wird vor dem Schlafengehen ein letzter Wechsel durchgeführt, wobei das Dialysat dann bis zum nächsten Morgen in der Bauchhöhle bleibt. Es erfolgt somit kontinuierlich über den Tag bzw. über 24 h eine Dialyse.

4.5.5 APD als automatisierte Bauchfelldialyse

Die Durchführung der Bauchfelldialyse ist an eine ausreichende Zahl von Dialysatwechseln bzw. die damit zu erreichende Dialysequalität geknüpft. Der Befüll- und Leervorgang kann dabei auch automatisiert mittels einer Pumpe ablaufen. Man nennt dies dann die APD, die **a**utomatisierte **P**eritoneald**i**alyse.

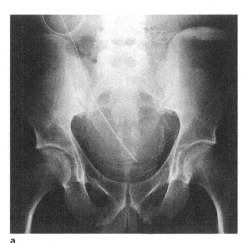

a

Leber
Magen
Zwölf-
fingerdarm
Dickdarm
Peritoneum
Dünndarm
Dialysat
Gebärmutter
Blase
Enddarm

Lösungsbeutel

Safe-Lock-Konnektor

Auslaufbeutel

b

◘ **Abb. 4.9**   Schema der Peritonealdialysekatheteranlage

Geht der Patient zu Bett, schließt er sich an die APD-Pumpe an und es wird zunächst das Dialysat aus der Bauchfellhöhle abgepumpt. Anschließend wird frisches Dialysat in die Bauchhöhle gepumpt. Sobald das individuell festgelegte Füllvolumen eingelaufen ist, schaltet sich die Pumpe für die Zeitdauer der eingestellten Verweilzeit ab. Am Ende der Verweilzeit wird das verbrauchte Dialysat abgepumpt und ein neuer Füllvorgang eingeleitet. Während der Schlafperiode von rund 8 h werden auf diese Weise 4–8 Wechsel durchgeführt. Nach der letzten Füllung am Morgen kann sich der Patient von der APD-Pumpe abschließen. Während des Tages bleibt das zuletzt eingepumpte Dialysat in der Bauchfellhöhle.

Bei der APD werden die Schlafperiode und die Durchführung der Dialysatwechsel parallelisiert, tagsüber ist die Bauchfellhöhle mit Dialysat gefüllt, welches erst wieder am Abend mit dem Anschluss an die Pumpe entfernt wird. Formal betrachtet wird lediglich der Tag-Nacht-Rhythmus im Vergleich zur CAPD und den Handwechseln umgekehrt bzw. die Wechsel nicht mittels Schwerkraft, sondern einer Pumpe durchgeführt.

Da tagsüber keine Wechsel notwendig sind, empfinden manche Patienten die APD im Vergleich zur CAPD als Bauchfelldialyseform als vorteilhafter. Die APD wird insbesondere im Berufsalltag als Erleichterung wahrgenommen. Zudem ist der insgesamt notwendige Zeitaufwand für die APD gering und beschränkt sich auf das Vorbereiten der APD und das Abbauen. Beides gelingt nach einiger Zeit in weniger als insgesamt 40 min.

Aus medizinischer Sicht ist die Durchführung der Bauchfelldialyse mittels APD günstig, wenn eine hohe Transportgeschwindigkeit des Bauchfells vorliegt bzw. die Verweilzeit kleiner als 1,5 h zu wählen ist. Daneben lassen sich mittels der automatisierten Bauchfelldialyse auch leichter große Dialysatvolumina einsetzen (◻ Abb. 4.10).

Bei kürzerer Verweildauer kann mit der APD während der Nacht die Zahl der Zyklen erhöht werden. Dennoch finden insgesamt weniger Konnektionsvorgänge statt als bei der CAPD.

4.5.6 Dialysequalität

Wie bei der Hämodialyse wird auch bei der Bauchfelldialyse anhand der tatsächlichen Elimination die Dialysequalität determiniert. Analog dem Verfahren der Hämodialyse wird eine Kt/V bestimmt, wobei eine durchschnittliche Elimination pro Woche (wKt/V) bestimmt wird, um dem Verfahren eher gerecht werden zu können. Laut Qualitätsrichtlinien sollte wKt/V über 1,7 liegen.

Mittels der Bauchfelldialyse kann auch der Volumenhaushalt korrigiert werden. Hierzu enthalten die Dialysatlösungen Glucose, wodurch Wasser osmotisch gebunden wird. Je höher der Zuckergehalt, desto mehr Wasser kann eliminiert werden. Der Glucosegehalt wird daher entsprechend der zu eliminierenden Volumenmenge gewählt. Die Menge an Wasser, die über das Bauchfell in das Dialysat abgegeben wird, nennt man Ultrafiltrat.

Daneben spielt die Salzelimination eine entscheidende Rolle: Übersteigt die Zufuhr die Ausfuhr über den Urin und die über das Dialysat eliminierte Menge, kommt es zu einem Anstieg des Blutdrucks und auch zu Volumenüberladung. Daher ist neben der Glucosekonzentration des Dialysats auch immer die tatsächliche Natriumelimination bedeutsam für die Regulierung des Volumenhaushalts bei Bauchfelldialyse.

◻ **Abb. 4.10**   Prinzip von CAPD und APD

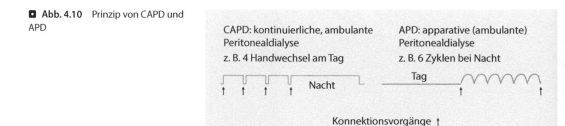

CAPD: kontinuierliche, ambulante Peritonealdialyse

z. B. 4 Handwechsel am Tag

Nacht

APD: apparative (ambulante) Peritonealdialyse

z. B. 6 Zyklen bei Nacht

Tag

Konnektionsvorgänge ↑

4.5.7 Mögliche Kontraindikationen der Bauchfelldialyse

Die Durchführung der Bauchfelldialyse ist abhängig von der Größe und Güte des Bauchfells. Durch Entzündungen der Bauchorgane oder Operationen kann es zu Verwachsungen kommen, wodurch die für die Bauchfelldialyse zur Verfügung stehende Oberfläche nicht mehr ausreicht. Zudem entstehen häufig Hohlräume durch Verklebungen zwischen den Darmschlingen, wodurch die Funktion eines Bauchfelldialysekatheters negativ beeinflusst wird. Für eine absehbar gute Dialysequalität ist ein möglichst unversehrtes Bauchfell wichtig.

Abgesehen von dem Problem der Verwachsung führen entzündliche Erkrankungen des Darms häufig zu Bauchschmerzen. Dies erschwert die Diagnose einer Infektion des Bauchfells, der Peritonitis, da diese nicht unterscheidbar zu Schmerzen im Zusammenhang mit der Darmerkrankung wären. Daher sind chronisch entzündliche Darmerkrankungen (Colitis ulcerosa oder Morbus Crohn), rezidivierende Divertikulitiden oder eine ausgeprägte Endometriose typische Kontraindikationen. Auch Hernien können teilweise gegen die Durchführung einer Bauchfelldialyse sprechen. Bei diesen Bauchwandschwächen kommt es zu einer Ausstülpung nach außen, z. B. des Bauchnabels. Bei der Durchführung der Bauchfelldialyse kommt es durch das Einfüllen von Dialysat zu einem höheren Druck innerhalb des Bauchraums, wodurch solche Bauchwandschwächen noch verstärkt werden können.

4.5.8 Peritonitis

Die Infektion des Bauchfells, eine Peritonitis, ist eine schwere Komplikation der Bauchfelldialyse. Beim Dialysatwechsel kann es bei unzureichend sterilem Vorgehen z. B. durch eine Unachtsamkeit zu einer bakteriellen Infektion kommen. Bei der APD werden weniger Konnektionsvorgänge im Vergleich zur CAPD pro Tag durchgeführt. Es existieren einzelne Erfahrungsberichte von Zentren, in denen durch Umstellung von CAPD auf APD die Häufigkeit von Peritonitiden zurückgegangen sein soll. Allerdings konnte dies bislang in der Literatur nicht zweifelsfrei nachgewiesen werden.

Eine Peritonitis ist klinisch anhand von Bauchschmerzen und einem trüb auslaufenden Dialysat zu erkennen. Bei einer Peritonitis kann sich das Bauchfell verändern und narbig werden, wodurch die Oberfläche, aber auch die Transporteigenschaften verändert werden. Beides beeinflusst wiederum die Dialysequalität negativ. Wiederholte und ausgeprägte Infekte des Bauchfells führen oft dazu, dass die Transportkapazität des Bauchfells für eine adäquate Dialyse nicht mehr ausreichen kann und dieses Dialyseverfahren aufgegeben werden muss.

4.6   Nierentransplantation

M. Klingele

Die beste Form der Nierenersatztherapie ist die Transplantation. Neben den medizinischen Vorteilen stellt sie für viele Patienten auch eine Chance dar, wieder ein unbeschwertes Leben führen zu können und ggf. auch wieder am Berufsleben teilzunehmen. Selbst die Gründung einer Familie ist nach einer Transplantation möglich. Das psychische und auch das physische Wohlbefinden unterscheidet sich nach einer Transplantation kaum noch von dem Nierengesunder. Neben diesen Aspekten steht bei Kindern noch die Verbesserung der Wachstumsrate und der psychomotorischen Entwicklung nach Transplantation im Vergleich zur Dialysetherapie im Vordergrund.

4.6.1 Chirurgisches Prinzip

Bei einer Transplantation wird die Spenderniere in die Fossa iliaca implantiert, d. h. retroperitoneal auf eine Seite des Beckens. Bei der Organentnahme wird darauf geachtet, dass die Gefäße und der Ureter der Transplantatniere möglichst lang sind, um sie leichter beim Empfänger an die A. und V. iliaca externa anschließen und den Ureter in die Harnblase einnähen zu können.

Dieses sehr einfach klingende Prinzip birgt im Alltag aber viele Schwierigkeiten, aus denen sich spätere Komplikationen ergeben können oder aufgrund derer man im schlimmsten Fall gar keine Transplantation vornehmen kann. Da bei einem gesunden Menschen ca. 20% des Herzzeitvolumens die Nieren durchströmen, muss eine Spenderniere rund 10% des Herzzeitvolumens erhalten können. Dies setzt einen hohen Blutfluss in der A. iliaca voraus. Bei einer Arteriosklerose und begleitender pAVK ist nicht nur der Blutfluss vermindert, auch der chirurgische Anschluss an ein verkalktes Gefäß ist schwierig und kann in manchen Fällen nicht mehr möglich sein. Durch duplexsonografische Kontrollen und Röntgenaufnahmen des Beckens werden Blutfluss und Gefäßverkalkungen nachgewiesen bzw. gemessen. Ist beispielsweise in einer der beiden Iliakalarterien die Verkalkung zu stark ausgeprägt, sollte eine Spenderniere an die Gegenseite angeschlossen werden. Man spricht dann von einer Seitenpräferenz.

Die Harnableitung des Spenderorgans erfolgt normalerweise in die Blase. Dabei wird das Ende des Spenderureters mit einer speziellen Technik in die Harnblase des Empfängers eingenäht, wodurch ein Zurückfließen des Urins aus der Blase zur Spenderniere vermieden werden soll. Ein solcher Reflux würde die Funktion der Niere beeinträchtigen und wäre gleichzeitig eine häufige Ursache für aufsteigende Infektionen. Im klinischen Alltag ergeben sich dabei vielerlei Probleme: Zur Stabilisierung des Ureters erfolgt häufig für einige Wochen die Einlage eines Splints. Dieses kleine Plastikröhrchen im Inneren des Ureters verhindert, dass durch Narbenbildung oder enge Nähte der Harnabfluss beeinträchtigt wird. Allerdings kann durch diesen der Urin aus der Blase auch wieder ungehindert zur Niere fließen. Zur Vermeidung eines solchen Refluxes muss nach der Transplantation auf eine regelmäßige Blasenentleerung geachtet werden, d. h. alle 1–2 h, auch wenn subjektiv noch gar kein Harndrang besteht. Zudem sind Patienten zum Zeitpunkt der Transplantation häufig anurisch. Dies bedingt meist eine Rückbildung der Blase, die kaum noch Kapazität aufweist und daher bei geringer Füllung bereits unter einem hohen Druck steht. Dies wiederum begünstigt den Reflux. Erst mit der Zeit wird die Blasenkapazität zunehmen, wodurch die Miktionshäufigkeit reduziert werden kann. In seltenen Fällen muss im Zuge der Transplantation noch eine Ersatzblase konstruiert werden, wenn keine funktionierende Blase beim Patienten vorhanden ist. Dabei wird aus einem Stück Dünndarm eine Ersatzblase konstruiert und an die Bauchwand angenäht. Die Urinentleerung erfolgt entweder durch Selbstkatheterisierung oder permanent in einen Urinstomabeutel.

4.6.2 Grundzüge der Immunologie

Die Aufgabe des Immunsystems besteht darin, Erreger zu erkennen und zu beseitigen. Eine wesentliche Voraussetzung hierfür ist die Unterscheidung von eigenen und nichteigenen Zellen. Dabei werden aber nicht nur Pilze, Bakterien oder infizierte Zellen, sondern auch fremde Lebewesen wie Parasiten erkannt. Selbst krankhaft veränderte Zellen wie Tumorzellen werden vom Immunsystem erkannt und beseitigt. Daher wird auch ein Spenderorgan vom Immunsystem als fremd erkannt und angegriffen, mit dem Ziel, es zu zerstören.

Humanes Leukozyten-Antigen (HLA)

In den 1930er Jahren wurde entdeckt, dass fremdes Gewebe eines Spenders vom Empfänger nicht angenommen wird. Die hierfür verantwortlichen zellulären Oberflächenantigene wurden als Haupthistokompatibilitätskomplex („major histocompatibility complex", MHC) bezeichnet. 1952 gelang es Jean Dausset, die Grundlage der Fremderkennung, das HLA-System, zu beschreiben und zu erklären: Er hatte beobachtet, dass sich die Reaktion des Körpers im Zuge von Kontakt zu fremden Zellen, wie bei Bluttransfusion oder Schwangerschaft, auf einen erneuten Kontakt ändert: Das Serum derart „immunisierter" Patienten führt beim Kontakt mit Leukozyten von Blutspendern zur Zerstörung dieser Zellen. Das Serum von Immunisierten beinhaltet also einen Bestandteil, der ausgelöst durch den vorherigen Kontakt mit fremden Zellen nun vorhanden war: Antikörper. Durch wiederholte Bluttransfusionen desselben Spenders konnte gezeigt werden, dass sich beim Empfänger spezifische Antikörper gegen die Gewebeeigenschaften dieses Spenders bildeten. Der Begriff des HLA entspricht dem zuvor beschriebenen MHC. Da es aber auf den Leukozyten entdeckt worden war, wurde es als humanes Leukozyten-Antigen bezeichnet. Im klinischen Alltag werden diese beiden Abkürzungen verwendet, wobei man im Zusammenhang mit Transplantation häufig HLA verwendet, bei immunologischen Fragestellungen hingegen von MHC spricht.

Man unterscheidet zwei Klassen von HLA bzw. MHC entsprechend ihrer Expressionsstelle und Aufgabe: MHC-1 und MHC-2.

MHC-1 Diese werden auf allen kernhaltigen Zellen im Körper exprimiert. Da Erythrozyten zwar keinen Zellkern mehr enthalten, aber zuvor kernhaltige Zellen im Knochenmark waren (vgl. Retikulozyten mit Kernresten als junge Erythrozyten), tragen sie ebenfalls MHC-1 auf ihrer Zelloberfläche. Ähnliches gilt für die Thrombozyten, die aus Megakaryozyten hervorgehen und daher auch MHC-1 exprimieren. Die Aufgabe von MHC-1 ist die Präsentation von Eiweißen, die in der Zelle hergestellt werden. Auf diese Weise können die T-Lymphozyten erkennen, ob die im Inneren der Zelle produzierten Eiweiße eigene sind oder die von Viren, welche sich in Zellen verstecken und deren Syntheseapparate nutzen, um sich reproduzieren zu lassen. Erkennt ein T-Lymphozyt ein fremdes Eiweiß auf MHC-1, so tötet er diese Zelle. Deshalb spricht man auch von zytotoxischen T-Zellen. Auch dann, wenn eine solche zytotoxische T-Zelle fremdes MHC-1 allein (ohne präsentiertes Eiweiß) erkennt, erfolgt die Zerstörung der entsprechenden Zelle. Dies erklärt, warum ein Spenderorgan angegriffen werden kann, obwohl es ein körpereigenes Eiweiß produziert. Genau darin liegt eines der immunologischen Probleme der Transplantation.

MHC-2 Diese werden vor allem von den spezifischen antigenpräsentierenden Zellen exprimiert. Deren Aufgabe ist es, Stoffe zu beseitigen und Bruchstücke davon auf MHC-2 zu präsentieren. Sollte sich dann eine T-Helferzelle finden, die spezifisch für das präsentierte Antigen ist, erfolgt die Produktion von Antikörpern. Diese sog. humorale Antwort ist dafür gedacht, Viren im Körper außerhalb von Zellen, z. B. im Blut oder Interstitium, als fremd zu erkennen und durch die Antikörper unschädlich zu machen. Daher setzt auch dieser Abwehrschritt des Immunsystems zwingend voraus, dass „eigen" und „fremd" unterschieden werden kann. Ansonsten würden Antikörper gegen körpereigene Strukturen gebildet werden, sog. Autoantikörper, wie sie bei verschiedenen immunologischen Erkrankungen auftreten können (z. B. Rheuma). Daher spricht man hierbei auch von Autoimmunerkrankungen. Im

Wesentlichen findet man MHC-2 auf Makrophagen, B-Lymphozyten oder anderen spezialisierten Zellen. Allerdings können auch einige andere Zellen, z. B. Nierentubuluszellen und Endothelzellen von Blutgefäßen derart stimuliert werden, dass sie MHC-2 synthetisieren bzw. präsentieren. Dies führt zu einer gesteigerten Immunogenität und Intensität bei einer Abstoßung, da neben der oben beschriebenen zytotoxischen Abstoßung auch noch eine humorale erfolgt.

Weitere Unterteilungen Die beiden MHC-Klassen werden noch unterteilt in Merkmale: bei MHC-1 unterscheidet man die Merkmale A, B und C. Da dies eine wichtige Rolle für die Transplantation spielt, spricht man meist von HLA-A, HLA-B und HLA-C. Entsprechend findet sich eine Unterteilung der MHC-2 in HLA-DR, HLA-DQ und HLA-DP. Von zentralem Interesse bei der Transplantation sind HLA-A, HLA-B und HLA-DR, da die Gewebeverträglichkeit zwischen Spender und Empfänger am stärksten von diesen Eigenschaften beeinflusst wird.

Die jeweiligen Merkmale werden außerdem genetisch unterschieden, was durch eine Zahl ausgedrückt wird. Entsprechend wird beispielsweise das HLA-Merkmal A noch durch eine Zahl ergänzt, z. B. 1–100. Durch viele verschiedene Eigenschaften jedes einzelnen Merkmals kommt eine große Anzahl von Kombinationsmöglichkeiten zustande. Darauf basiert die Vielfalt der individuellen Merkmale bzw. immunologischen Eigenheiten. Jeder Mensch erbt von seinem Vater und seiner Mutter jeweils ein Allel (Ausprägungsform eines Gens). Diese werden für die HLA als festes Set gekoppelt vererbt (sog. Haplotypen). Hat der Vater beispielsweise den Genotyp für HLA-A 1 und 2, für HLA-B 7 und 8 und HLA-DR 6 und 9, kann er die beiden väterlichen (v) Haplotypen (H1v oder H2v) vererben – H1v: A1B7DR6 oder H2v: A2B8DR 9. Die Mutter ihrerseits kann ebenso ihre beiden mütterlichen (m) Haplotypen vererben, z. B. H1m: A4B5DR6 oder H2m: A3B3DR7. Jedes Kind erhält einen Haplotyp von der Mutter und einen vom Vater. Es gibt daher 4 Möglichkeiten, wie die HLA-Merkmale des Kindes aussehen könnten:

- H1v: A1B7DR6 + H2m: A3B3DR7 → HLA-A1 2, B7 3, DR6 7 (vgl Kind 1, ◘ Abb. 4.11)
- H1v: A1B7DR6 + H1m: A4B5DR6 → HLA-A1 7, B7 5, DR 6 (da von beiden Eltern das Gleiche geerbt)

�‌ **Abb. 4.11**   Verteilung der mütterlichen und väterlichen Haplotypen auf eine Zelle am Beispiel einer MHC-1 und einer MHC-2 tragenden Zelle

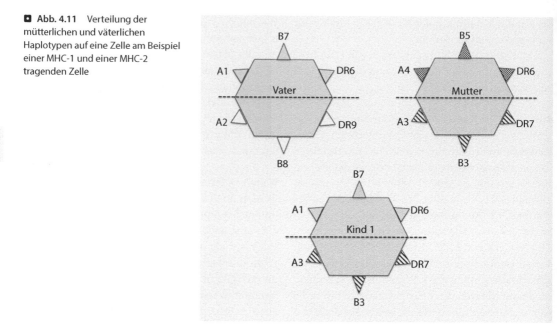

— H2v: A2B8DR 9 + H1m: A4B5DR6 → HLA-A2 4, B8 5, DR9 6

— H2v: A2B8DR 9 + H2m: A3B3DR7 → HLA-A2 3, B8 3, DR9 7

Damit eine Transplantation zwischen einem Spender und einem Empfänger möglich ist, sollten die HLA-Merkmale des Spenders und des Empfängers möglichst übereinstimmen. Bei eineiigen Zwillingen ist dies der Fall, da sie beide auf eine einzige Zelle zurückgehen und daher auch die gleiche HLA besitzen. Zwischen Eltern und Kindern bestehen 50% Übereinstimmung. Bei der Organspende zwischen Fremden ist es daher wichtig, dass eine möglichst gute Übereinstimmung besteht. Daher wird eine HLA-Typisierung durchgeführt. Diese erfolgt anhand von spezifischen Antikörpern für alle möglichen HLA-Merkmale. Diese Methode ist sehr aufwendig, da eine Vielzahl von Antikörpern notwendig ist, um den jeweils individuellen HLA-Typ zu bestimmen.

Man kann heutzutage auch auf eine molekularbiologische Typisierung zurückgreifen. Dabei erfolgt ein genetischer Nachweis, also die Untersuchung des Erbgutes, welche HLA eine Zelle letztlich präsentieren würde. Auf diese Weise kann man nicht nur sehr viel schneller, sondern auch deutlich genauer als mit der früher angewandten serologischen Methode die HLA-Typisierung durchführen.

Blutgruppe und andere Minor-MHC-Antigene

Abgesehen vom HLA-Typus spielen auch noch andere Antigene eine wichtige Rolle bei der Organtransplantation. Diese werden unter dem Begriff der „Minor-MHC-Antigene" zusammengefasst. Dies sind in erster Linie die Blutgruppenantigene. Daher kann eine Transplantation normalerweise nur bei gleicher Blutgruppe erfolgen. Hierfür spielt nur das AB0-System eine Rolle, nicht aber der Rhesus-Faktor. Das Problem besteht im Vorhandensein sog. Isoagglutinine, welche blutgruppenfremde Eigenschaften erkennen und die sich auf Endothelzellen, aber auch auf Tubuluszellen befinden. Würde ein Organ einer anderen Blutgruppe transplantiert, käme es zur Bindung der im Empfängerblut vorhandenen Isoagglutinine an derartige Zellen. Die Bindung eines Antikörpers löst selbstständig eine heftige Reaktion aus. Dabei werden die von Antikörpern markierten Zellen vom Komplementsystem zerstört und Fresszellen bauen diese zusätzlich ab. Ein derartiger Vorgang tritt innerhalb weniger Minuten ein und würde rasch die Gefäße eines Transplantats durch entstehende Thromben an den beschädigten Gefäßwänden verstopfen. Eine solche rasch einsetzende Immunantwort durch die Isoagglutinine wird als hyperakute Abstoßung bezeichnet. Eine therapeutische Option besteht in diesen Fällen nicht, zumal meist noch im

Zuge der Operation das Organ nach Anschluss an die Gefäße zunächst rosig und dann rasch livide wird als erstes Zeichen der verminderten Perfusion. Ein solches Organ ist unwiederbringlich verloren und muss sofort wieder entfernt werden, da diese ausgeprägte Abstoßungsreaktion auch Symptome außerhalb des Spenderorgans hervorrufen könnte.

> **Neben dem HLA-Typ ist auch die Blutgruppe ganz entscheidend für die Transplantation.**

Zytotoxische Antikörper

Bei Patienten auf der Warteliste erfolgt in der Regel jedes Quartal eine Blutentnahme, mit dem Ziel eventuell in der Zwischenzeit gebildete Antikörper gegen HLA nachzuweisen. Insbesondere durch Transfusion oder anderweitigen Kontakt zu fremder HLA könnte die Bildung entsprechender Antikörper ausgelöst werden.

Dabei wird gegen ein sog. Panel, ein Gemisch von Lymphozyten von 30–60 Zellspendern, getestet, ob eine zytotoxische antikörpervermittelte Reaktion als Nachweis der HLA-Antikörper eintritt. Je mehr dieser Antikörper ein potenzieller Empfänger in sich trägt, desto höher ist die Wahrscheinlichkeit einer Abstoßung und desto höher ist der in Prozent ausgedrückte Anteil der Reaktivität, d. h. eine Panel-Reaktivität von 20% bedeutet, dass gegen 20% der Personen des getesteten Panels HLA-Antikörper im Blut des potenziellen Empfängers vorliegen. Käme es zu einem Transplantationsangebot, bestünde demnach eine Wahrscheinlichkeit von ca. 20%, dass es zu einem positiven Crossmatch gegen einen Spender käme aufgrund dieser präformierten Antikörper (PRA), die bereits vor der Transplantation vorhanden waren.

Anhand dieser Tests unterscheidet man die potenziellen Empfänger in 3 Gruppen:
- Hochimmunisierte, bei denen >80% PRA nachgewiesen werden. Dies ist meist nach vorangegangener Transplantation und erneut gewünschter Retransplantation, nach Schwangerschaft(en) oder Transfusionen der Fall.
- Immunisierte, bei denen >5%, aber <80% PRA nachgewiesen werden, die Gründe sind die gleichen wie bei den Hochimmunisierten.
- Nichtimmunisierte Empfänger: mit <5% bzw. 0%, bei denen kein immunisierendes Ereignis vorlag.

Diese Einteilung ist klinisch bedeutsam: denn obschon keine Abstoßung stattfindet, ist das Transplantatüberleben bei vorsensibilisierten Patienten schlechter als bei Nichtimmunisierten.

Crossmatch

Unmittelbar vor der Transplantation wird nochmals ein Test durchgeführt, mit dessen Hilfe man das Vorhandensein präformierter Antikörper im Serum des potenziellen Empfängers, die gegen HLA des Spenders gerichtet sind, ausschließt.

Dabei werden Lymphozyten des Spenders (aus der Milz, da dort eine besonders hohe Zahl an Lymphozyten vorliegt) mit dem Serum des Empfängers vermischt. Kommt es zu einer Zerstörung der Lymphozyten, müssen Antikörper im Empfängerserum sein, die spezifisch mit den Lymphozyten des Donors reagieren und damit deren komplementvermittelte Lyse auslösen. Ist dieser Test negativ, spricht man von einem negativen Crossmatch. Erst wenn das Crossmatch negativ ist, kann die eigentliche Transplantation stattfinden. Teilweise kann es vorkommen, dass ein Crossmatch positiv ausfällt. Dies bedeutet in der Praxis, dass quasi in letzter Minute die Transplantation abgesagt wird.

> **Die Blutgruppe, HLA-Antigene und Antikörper gegen andere Fremdantigene sind bedeutsam bei einer Transplantation. Mit den entsprechenden Methoden versucht man daher durch eine Gewebetypisierung und Abschätzung der Alloreaktivität, eine möglichst hohe Übereinstimmung zwischen Spender und Empfänger zu erhalten bzw. das Abstoßungsrisiko zu minimieren.**

4.6.3 Abstoßung

Hinter dem Begriff der Abstoßungsreaktion verbergen sich verschiedene zell- und antikörpervermittelte Prozesse, die allesamt in der Zerstörung des Spenderorgans münden, da dieses als „fremd" erkannt wurde.

Anhand des zeitlichen Ablaufs einer Abstoßungsreaktion lassen sich 3 Formen unterscheiden: hyperakute, akute und chronische Abstoßung.

Hyperakute Abstoßung Präformierte Antikörper führen innerhalb weniger Minuten nach Anschluss des Spenderorgans an den Blutkreislauf des Empfängers zum Einsetzen einer Abstoßungsreaktion. Hierfür sind präformierte Antikörper verantwortlich. Innerhalb von Minuten führt der Kontakt dieser Antikörper mit den Antigenen auf den Zellen des Spenderorgans zu einer Abstoßung durch die Aktivierung von Komplement mit nachfolgenden Gefäßverschlüssen und der Zerstörung des Spenderorgans. Aufgrund des Pathomechanismus der im Blut befindlichen, für diese Art der Abstoßung verantwortlichen Antikörpern spricht man auch von einer humoralen Abstoßung. Das Crossmatch und die Blutgruppenkompatibilität sollen helfen, dies zu verhindern.

Akute Abstoßung Zugrunde liegt ein zellvermittelter Prozess. Hierbei erkennen die T-Lymphozyten fremde MHC-Moleküle, was zu zwei Reaktionen führt: Durch die Freisetzung von Zytokinen kommt es zu einer Entzündungsreaktion, wodurch vermehrt Immunzellen angelockt werden. Dies ist klinisch meist durch Fieber, Müdigkeit und Krankheitsgefühl gekennzeichnet, vergleichbar mit einer Infektionserkrankung. Zudem ist das Transplantat geschwollen, teilweise besteht Druckschmerz im Bereich der Transplantatloge. Die verschiedenen Immunzellen (z. B. Makrophagen, Monozyten, Neutrophile oder Granulozyten) schädigen dabei direkt oder indirekt die Zellen des Transplantats. Zudem werden Killerzellen aktiviert, die die als fremd erkannten Zellen des Spenderorgans zerstören.

Eine derartige Abstoßung tritt innerhalb der ersten Wochen bis Monate nach der Transplantation auf und ist in einem frühen Stadium meist an der nachlassenden Transplantatfunktion zu erkennen: rückläufige Ausscheidung, was zu Gewichtszunahme und Ödemen führt, begleitend meist Bluthochdruck sowie laborchemisch ansteigende Retentionswerte als Ausdruck einer nachlassenden Entgiftungsleistung.

Um einer Zerstörung des Organs entgegenzutreten, wird daher mittels Verstärkung der Immunsuppression versucht, diese Abstoßungsreaktion zu beenden. Dies kann z. B. durch hochdosierte Steroidgaben erfolgen. Meist wird auch die bereits im Vorfeld bestehende Immunsuppression zusätzlich intensiviert.

Chronische Abstoßung Hierbei handelt es sich um eine langsame Verschlechterung der Transplantatfunktionen über Monate hinweg. Die Ursachen hierfür sind sehr unterschiedlich und zum Teil treten auch mehrere Ursachen auf. Dabei sind sowohl immunologische (Adhäsionsmoleküle, Zytokine, Makrophagen, T-Lymphozyten), wie auch nichtimmunologische Faktoren (Bluthochdruck, Arteriosklerose) beteiligt. Mikroskopisch finden sich dabei meist Veränderungen der Gefäßwände, wobei sich derartige Veränderungen in fast allen transplantierten Organen (Herz, Niere, Leber etc.) im Zuge chronischer Abstoßungen finden lassen. Weitere mögliche Ursachen sind eine unzureichende Behandlung von Abstoßungsreaktionen, eine schlechte Spenderorganqualität, aber auch Infektionen oder Fettstoffwechselstörungen.

Diagnostisch werden die chronische und die akute Abstoßung anhand der Entwicklung von Laborwerten (Retentionsparameter), der Ausscheidung (Gewichtszunahme und Ödembildung) sowie mittels der Sonografie erfasst. Während eine akute Abstoßung meistens innerhalb weniger Tage zu entsprechenden Veränderungen führt, ist die chronische Abstoßung eher durch eine Verlaufsbeurteilung dieser Parameter zu erkennen.

Letztlich wird die Diagnose mittels Biopsie und histologischen sowie immunologischen Untersuchungen geklärt. Denn auch andere Ursachen wie eine Minderdurchblutung oder ein toxischer Schaden können in einem Transplantat für eine Funktionsverschlechterung verantwortlich sein, was dann anders als eine Abstoßung behandelt werden muss.

> **Falls Symptome einer (akuten) Abstoßung auftreten, muss sich der Patient sofort beim Nephrologen oder dem Transplantzentrum vorstellen. Es handelt sich hierbei um einen Notfall, er muss daher diese Symptome (Unwohlsein, rückläufige Ausscheidung, Gewichtszunahme etc.) kennen. Die chronische Abstoßung verläuft schleichend und wird daher meist erst nach Wochen oder Monaten bemerkt.**

4.6.4 Immunsuppression –Probleme

Erst durch die Entwicklung von Immunsuppressiva ist eine Transplantation möglich geworden, denn nur damit können die oben beschriebenen Aufgaben des Immunsystems unterdrückt werden, wodurch verhindert werden kann, dass ein implantiertes fremdes Organ zerstört wird.

Dieser aus Sicht der Transplantation positive Effekt hat aber auch seine Schattenseiten. Es besteht eine erhöhte Infektanfälligkeit. Dies zeigt sich in der erhöhten Gefahr sog. opportunistischer Infektionen. Dabei nutzen Pilze, Bakterien, Viren oder Parasiten diese künstlich erzeugte Schwäche des Immunsystems aus, nutzen diese Gelegenheit (lat. opportunitas), weshalb man von opportunistischen Infektionen spricht. Typische Beispiele hierfür sind die Pneumocystis-Pneumonie durch den Pilz Pneumocystis jirovecii, die Legionärskrankheit durch Legionella pneumophila, die Toxoplasmose durch den Parasiten Toxoplasma gondii, eine Tuberkulose oder auch eine Zytomegalievirus-Infektion (CMV).

Ein weiteres Problem der Immunsuppressiva ist die erhöhte Gefahr der Bildung von Tumoren. Darüber hinaus besitzen alle Immunsuppressiva jeweils spezifische Nebenwirkungen.

Literatur

Hetzel GR et al. (2006) Citrate plasma levels in patients under regional anticoagulation in continuous venovenous hemofiltration. Am J Kidney Dis 48(5): 806–811

Klingele M (2011) Antikoagulation bei Nierenersatzverfahren auf der Intensivstation. Nephrologe 6: 143–148

Klingele M (2013) Antikoagulationskonzepte in der Dialyse. Nieren Hochdruckkrankh 42(1): 17–24

Kozik-Jaromin J et al. (2009) Citrate pharmacokinetics and calcium levels during high-flux dialysis with regional citrate anticoagulation. Nephrol Dial Transplant 24(7): 2244–2251

Link A et al. (2012) Total-to-ionized calcium ratio predicts mortality in continuous renal replacement therapy with citrate anticoagulation in critically ill patients. Crit Care 16(3): R97. doi: 10.1186/cc11363

Lowrie EG (1983) History and organization of the National Cooperative Dialysis Study. Kidney Int Suppl 13: S1–S7

Nowack R, Birck R, Weinreich T (2009) Dialyse und Nephrologie für Fachpersonal, 3. Aufl. Springer, Heidelberg

Sargent JA (1983) Control of dialysis by a singlepool urea model: the National Cooperative Dialysis Study. Kidney Int Suppl 13: S9–S25

Prädialyse und Auswahl des Nierenersatzverfahrens

M. Klingele

© Springer-Verlag GmbH Deutschland 2017

M. Klingele, D. Brodmann (Hrsg.), *Einführung in die Nephrologie und Nierenersatzverfahren*,
DOI 10.1007/978-3-662-54583-6_5

Sinkt die Nierenfunktion auf Clearance-Werte unter 20 ml/min ab, spricht man von der Phase der Prädialyse. Einerseits ist zwar noch eine ausreichende Nierenfunktion gegeben, andererseits kann diese jederzeit sich weiter verringern und damit eine Nierenersatztherapie notwendig werden. Daher spricht man von der Prädialyse, einem meist kurzen Zeitraum vor dem Beginn der Dialyse.

> **Definition**
>
> Prädialyse ist die Phase des Übergangs zur Dialyse, wenn sich die Nierenfunktion zunehmend verringert.

In dieser Phase ist es daher sinnvoll, festzulegen, welches Nierenersatzverfahren am besten geeignet erscheint: die Bauchfell- oder die Hämodialyse. Hiervon unabhängig muss in der Phase der Prädialyse auch die Frage beantwortet werden, wann die Dialyse im individuellen Fall begonnen werden sollte. Nachfolgend werden diese beiden wichtigen Entscheidungen der Prädialysephase getrennt dargestellt, zunächst die Auswahl des Nierenersatzverfahrens und danach, wie der optimale Zeitpunkt für den Beginn der Dialyse ermittelt werden kann (▶ Abschn. 5.3).

Die Wahl eines Nierenersatzverfahrens ist sehr komplex, da verschiedene Kriterien und Aspekte berücksichtigt werden sollten, um das optimale Nierenersatzverfahren für einen Patienten festlegen zu können:

- Medizinische Aspekte, bei denen das primäre Ziel eines Dialyseverfahrens im Vordergrund steht, z. B. bei Urämie die Reduktion von Harnstoff und anderer Urämietoxine, bei einer Überwässerung die Wiederherstellung und Sicherstellung einer ausgeglichenen Volumenbilanz
- Organisatorische Aspekte, bei denen es abzuklären gilt, ob ein Dialyseverfahren beispielsweise als häusliches Verfahren durchführbar wäre
- Der Aspekt des individuellen Wunsches des Patienten und seine Vorstellungen zum Ablauf einer Nierenersatztherapie vor dem Hintergrund seiner privaten und beruflichen Lebenssituation

Die genannten Aspekte sollten getrennt für jeden individuellen Fall analysiert werden. Dadurch werden organisatorische Aspekte wie z. B. die mangelnde Selbstständigkeit bei der Durchführung eines Verfahrens nicht zu sehr in den Vordergrund gerückt. Denn organisatorische Probleme können meistens technisch oder mittels Unterstützung gelöst werden. Medizinische Aspekte hingegen sind nur bedingt änderbar und spielen daher ggf. eine viel größere Rolle.

Alle oben genannten Aspekte sollten zudem Eingang finden in einen Entscheidungsprozess über das Nierenersatzverfahren, in den der Patient idealerweise eingebunden sein sollte. Denn nur so wird gewährleistet, dass die Wahl des Nierenersatzverfahrens transparent und für den Patienten und ggf. auch seine Angehörigen nachvollziehbar und verständlich abläuft. Findet ein solcher Entscheidungsprozess nicht statt und dem Patienten wird nur ein Nierenersatzverfahren vorgeschlagen bzw. für ihn ausgesucht, ist dies zwar weniger zeitaufwendig, allerdings entsteht hierbei das Gefühl der Ohnmacht und Abhängigkeit. Beides sind keine guten Grundlagen für ein vertrauensvolles Verhältnis zwischen Patient und Behandler, worauf teilweise auch die spätere „Incompliance" der Patienten basieren kann.

Ein wesentlicher Vorteil des oben dargestellten Entscheidungsprozesses besteht darin, bereits im Zuge der Auswahl eines Nierenersatzverfahrens zu erkennen, dass unter Umständen nach einiger Zeit ein Verfahrenswechsel notwendig werden könnte. So kann beispielsweise eine Bauchfelldialyse als das optimale Verfahren zum Zeitpunkt des Beginns der Nierenersatztherapie erscheinen, die aber an eine ausreichende renale Restfunktion geknüpft ist. Sobald also die Eigendiurese deutlich abnimmt, wäre in diesem Fall dann eine Hämodialyse das günstigere Verfahren.

5.1   Medizinische Aspekte

Im Prinzip stellt die Indikation, weshalb das Nierenersatzverfahren begonnen werden soll, gleichzeitig das Ziel des Nierenersatzverfahrens im individuellen Fall dar. Daher sollte klar sein, was mit der Dialyse „entfernt" oder verbessert werden soll. Indikationen und daher medizinische Aspekte sind Urämie, Hypervolämie, Hyperkaliämie und seltene Gründe wie beispielsweise ein konservativ nicht einstellbarer Säure-Basen-Haushalt.

5.1.1 Urämie

Die anamnestisch typischen Symptome einer Urämie sind Inappetenz, vermehrte Müdigkeit, Juckreiz oder Antriebsverlust. Laborchemisch sind hohe Harnstoffwerte (meist über 200 mg/dl) hierfür typisch, wobei die individuelle Grenze für das Auftreten urämischer Symptome sehr unterschiedlich ist. Bei Urämie steht die Entfernung von Harnstoff und anderen wasserlöslichen Urämietoxinen im Vordergrund. Technisch betrachtet ist der Harnstoff als kleines Molekül gut dialysabel und kann zudem relativ leicht die Kompartimentgrenzen überwinden. Die täglich produzierte Menge an Harnstoff sowie das zu reinigende Körpervolumen (Wassergehalt) sind daher die entscheidenden Größen für die Frage, ob eine Urämie mittels Bauch- oder Hämodialyse gleichermaßen im individuellen Fall adäquat therapiert werden kann.

Grundsätzlich sind beide Verfahren in der Lage, eine ausreichende Entgiftung des Körpers sicherzustellen. Bei einem Körpergewicht unter 100 kg und dem Ziel einer adäquaten Entgiftung ergibt sich bei noch erhaltener Restausscheidung in der Regel kein objektiver Grund gegen eines der beiden Nierenersatzverfahren.

Bei Patienten mit höherem Körpergewicht kann das Verhältnis zwischen dem Dialysatvolumen und dem zu reinigenden Körpervolumen bei der Bauchfelldialyse ungünstig werden. In diesen Fällen muss mittels adäquatem Füllvolumen, aber auch ggf. dem frühzeitigen Einsatz einer automatisierten Peritonealdialyse (APD) versucht werden, eine ausreichende Dialysequalität zu erzielen. Erfahrungsgemäß ist dies in den ersten Jahren bei erhaltener Restnierenfunktion bis zu einem Gewicht von rund 125 kg möglich. Bei höherem Körpergewicht stößt die Bauchfelldialyse meist nach kurzer Zeit bzw. bei nachlassender Restfunktion an ihre Grenzen.

5.1.2 Hypervolämie

Bei einer Hypervolämie ist die Ultrafiltration das Ziel eines Nierenersatzverfahrens. Hierbei muss unterschieden werden zwischen einem täglich entstehenden Bedarf an Ultrafiltration, basierend auf einem Ungleichgewicht zwischen Zufuhr (Trinkmenge) und Ausscheidung (renale Restfunktion), und einem akuten Bedarf an Volumenentzug, beispielsweise im Rahmen einer akuten hydropischen Dekompensation mit begleitendem Lungenödem.

Bei der Bauchfelldialyse ist die Ultrafiltration meist auf Volumina von 1,5–2 l pro Tag limitiert. Unter optimalen Bedingungen können durch hochprozentige Dialysatlösungen und optimierte Verweilzeiten (dem peritonealen Äquilibrationstest [PET] entsprechend) auch größere Mengen an Ultrafiltrat erzielen werden. Allerdings ist hierfür eine Zeitdauer von 24 h notwendig. Mit der Hämodialyse lassen sich dagegen deutlich größere Wassermengen pro Tag entziehen, insbesondere wenn die Dialysedauer dementsprechend verlängert wird. Dabei sollte als Faustregel gelten, maximal 10 ml/kg Körpergewicht pro Stunde als Ultrafiltrat zu entziehen, da sich sonst kurzfristig hypotone Komplikationen ergeben und langfristig das Überleben negativ beeinflusst wird. Entsprechend kann bei einer Dialysedauer von 5 h einem 80 kg schweren Mann eine Ultrafiltration von ca. 4 l entzogen werden. Bei 3 Dialysen pro Woche können somit 3-mal 4 l entzogen werden. Dies entspricht einer täglichen Ultrafiltration von durchschnittlich 1,7 l.

Solange eine Restdiurese von mindestens 500 ml/Tag vorliegt, sind Bauchfell- und Hämodialyse daher in der Regel gleichermaßen geeignet, die Differenz zwischen Volumenzufuhr und Ausscheidung auszugleichen. Selbst bei Anurie und einer Trinkmenge um 1,5 l/Tag würden beide Verfahren gleichwertig sein. Der wesentliche Unterschied besteht in der Möglichkeit, mittels der Hämodialyse kurzfristig im Bedarfsfall zusätzlich jederzeit Wasser entziehen zu können. Dieser Aspekt ist bei der Entscheidung des idealen Dialyseverfahrens sehr wichtig, wenn ein Patient beispielsweise eine deutlich eingeschränkte linksventrikuläre Funktion aufweist und bereits im Vorfeld mehrfach aufgrund von Überwässerung dekompensierte (Luftnot, ggf. Lungenödem). In einer Notfallsituation, insbesondere bei einem Lungenödem, kann mittels der Hämodialyse rasch ein relativ großes Volumen entzogen werden von bis zu 2 l in der ersten Stunde. Dagegen kann nur in den wenigsten Fällen mit der Bauchfelldialyse die Hypervolämie vergleichbar rasch und effektiv beseitigt werden.

> Im Rahmen einer Hypervolämie kann es
> zu einem Lungenödem kommen. Mit der
> Hämodialyse kann im Notfall rasch viel
> Volumen entzogen werden.

Hypervolämie bei Rechtsherzinsuffizienz

Im Zuge der Rechtsherzinsuffizienz kann es zu einer zunehmenden Ausbildung peripherer Ödeme und einer Volumenverschiebung in den Dritten Raum kommen, was nur bedingt durch eine Trinkmengenbeschränkung verhindert werden kann. Besonders ausgeprägt ist meist eine Verschiebung ins Peritoneum bei Cirrhose cardiaque, wobei das venöse Blut aufgrund eines Blutstaus vor dem rechten Herzen nicht aus der Leber abfließen kann. Neben einem zunehmend zirrhotischen Umbau der Leber tritt auch eine progrediente Aszitesbildung auf. Selbst durch Diuretika sind die Nieren kaum in der Lage, vermehrt Urin auszuscheiden. Denn das prärenale Volumenangebot ist bei diesen Patienten trotz der Hypervolämie unzureichend, weil das (überschüssige) Volumen gar nicht bis zum linken Herzen gelangt, sondern quasi „im Stau" vor dem rechten Herzen steht. In der Folge versuchen die Nieren, durch besonders geringe Urinproduktion diesen vermeintlichen prärenalen Volumenmangel über Aktivierung des Renin-Angiotensin-Systems auszugleichen. Dies führt zu einer Volumenretention und Zunahme des Körperwassers.

Soll in einem solchen Fall die Hämodialyse eingesetzt werden, besteht folgende Situation (◻ Abb. 5.1b): Bei dem Blutvolumen eines 80 kg schweren Patienten von rund 6 l kann unter der Annahme, dass aufgrund der Hypervolämie zusätzlich rund 1 l im venösen System sein dürfte, zunächst problemlos rund 1–2 l Ultrafiltration in sehr kurzer Zeit ohne relevanten Blutdruckabfall erfolgen. Dann aber kommt es meist rasch und unvorhersehbar zu einem ausgeprägten Druckabfall, da durch die Reduktion des intravasalen Volumens die Vorlast am rechten Herzen reduziert wird. Diese ist aber bei Herzinsuffizienz notwendig, um ähnlich einem vorgespannten Gummi eine bessere Kontraktion zu erreichen. Im Zuge der Volumenreduktion sinkt daher die rechtskardiale Dehnung bzw. Vorspannung, wodurch mit Unterschreiten einer individuellen Spannung plötzlich weniger Blut vom rechten

Herzen ausgeworfen werden kann. Dies führt zu einem verminderten Volumenangebot links und macht sich durch einen konsekutiven Blutdruckabfall bemerkbar. In einer solchen Situation lässt sich dann trotz klinisch offensichtlicher Hypervolämie mit peripheren Ödemen und Aszites keine adäquate Ultrafiltration mehr mit der Hämodialyse erzielen. Letztlich gelingt eine Ultrafiltration in solch einer Situation nur noch in dem Umfang, wie es zu einem Refilling, also einer Volumenverschiebung aus dem Dritten Raum oder dem Interstitium in das intravasale Kompartiment kommt. Erfahrungsgemäß beträgt dieses Volumen rund 200–300 ml/h. Daher kann es in derartigen Fällen günstig sein, eine kontinuierliche Hämodialyse, ggf. unter intensivmedizinischen Bedingungen, durchzuführen. Dadurch können über 24 h rund 5–6 l einigermaßen kreislaufneutral mobilisierbar sein.

Im Vergleich hierzu wird mittels der Bauchfelldialyse in solchen Fällen zunächst der Aszites drainiert (◻ Abb. 5.1c). Dies bedeutet, dass eine vom Körper nach peritoneal verschobene Volumenmenge über den Bauchfelldialysekatheter abgelassen werden kann, wodurch sich zusammen mit der Restdiurese eine ausgeglichene Volumenbilanz erzielen lässt. Zusätzlich kann durch höherprozentige Dialysatlösungen eine zusätzliche Ultrafiltration erzielt werden. Dies ermöglicht zusätzlich sogar eine negative Volumenbilanz. Da der Volumenentzug keinen negativen Einfluss auf die Herzleistung hat und auch die Gefäßfüllung nicht negativ beeinflusst wird, besteht keine Gefahr eines Blutdruckabfalls. Daher kann bei Patienten mit schwerer Rechtsherzinsuffizienz und insbesondere bei Neigung zu Aszites die Bauchfelldialyse vorteilhaft sein.

Dieses klinische Bild wird auch unter dem Begriff des kardiorenalen Syndroms zusammengefasst. Inzwischen gilt die Bauchfelldialyse als hierfür besonders günstige Methode zur Rekompensation des Volumenhaushaltes und damit zur Verbesserung der Lebensqualität und auch zur Vermeidung rezidivierender hydropischer Dekompensationen, die zu häufigen stationären Aufnahmen führen.

Hypervolämie bei Linksherzinsuffizienz

Bei der Linksherzinsuffizienz ist das Ziel eines Volumenausgleichs mittels Nierenersatzverfahren

■ **Abb. 5.1** **a** Verteilung des
Körperwassers im Menschen:
IZR (intrazellulärer Raum), *EZR*
(extrazellulärer Raum), *intravasal*:
innerhalb der Blutgefäße,
interstitiell: zwischen den
Zellen. **b** Volumenentzug über
Hämodialyse bei Hypervolämie
und Rechtsherzinsuffizienz.
c Volumenentzug mittels
Bauchfelldialyse bei Hypervolämie
und Rechtsherzinsuffizienz

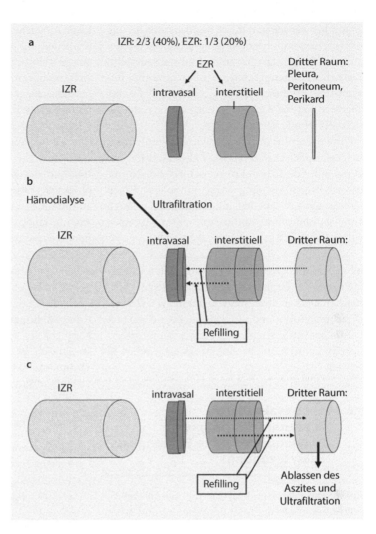

auf zwei Situationen ausgerichtet: die kurzfristige Rekompensation bei Lungenödem und das Vermeiden einer Dekompensation durch adäquaten Volumenausgleich. Bei Patienten mit Linksherzinsuffizienz ist daher individuell abzuwägen, inwieweit die Bauchfell- oder Hämodialyse vorteilhaft sein könnte. Mit dem kontinuierlichen Volumenentzug über bis zu 24 h mit Hilfe der Bauchfelldialyse wird die täglich aufgenommene Trinkmenge quasi direkt wieder mittels Ultrafiltration entfernt, womit einer Volumenüberladung bzw. einer Dekompensation vorgebeugt werden kann. Andererseits aber kann bei dennoch auftretender Dekompensation nicht ganz so rasch und effektiv Volumen entzogen werden wie bei der Hämodialyse. Diese allerdings bringt den

Nachteil mit sich, dass sich das Wasser (Trinkvolumen) zwischen den Hämodialysetagen ansammelt, was wiederum eine Dekompensation begünstigen kann, insbesondere nach einem langen Intervall.

5.1.3 Hyperkaliämie, Säure-Basen-Haushaltsstörung

Eine Hyperkaliämie ist ein eher seltener Grund, eine chronische Dialyse einleiten zu müssen, zumal konservativ einige Möglichkeiten bestehen, einer Hyperkaliämie vorzubeugen. Durch eine entsprechende Diät kann die Kaliumzufuhr reduziert werden, intestinal kann Kalium z. B. durch Resonium-Pulver gebunden werden und durch Stuhlrhythmisierung sowie Schleifendiuretika wird eine adäquate Kaliumausscheidung intestinal und renal sichergestellt. Zusätzlich können ggf. Angiotensin-Converting-Enzym(ACE)-Hemmer oder Angiotensin(AT)-Blocker abgesetzt werden, Aldosteronantagonisten verbieten sich bei Hyperkaliämie ohnehin.

Bei Niereninsuffizienz besteht eine individuell unterschiedlich stark ausgeprägte Hyperkaliämieneigung, wobei die Laborwerte meist im oberen Normbereich liegen. Allerdings kann es in solchen Fällen zu einer akuten Hyperkaliämie kommen, z. B. durch eine gastrointestinale Blutung oder einen Diätfehler, vgl. Indikationen in ▶ Abschn. 5.3.2.

Auch die bei Niereninsuffizienz meistens auftretende metabolische Azidose ist nur in den seltensten Fällen der Grund für die Einleitung einer chronischen Dialyse. Insbesondere durch die Gabe von Bicarbonat (als säurefeste Kapseln, die sich erst im Dünndarm auflösen, wo das Bicarbonat resorbiert werden kann) kann der Azidose entgegengewirkt werden.

5.2　Lebensabschnitt Nierenersatztherapie – Konsequenz für die Planung des Dialysezugangs

Ein wesentlicher Aspekt bei der Wahl eines Nierenersatzverfahrens ist das Alter des Patienten und daher auch der sich hieraus ergebende Zeitraum, für den man ein Leben mit einem Nierenersatzverfahren plant. Hierbei ist eine zentrale Frage, ob formal eine Transplantation zukünftig einen Teil der Planung darstellt.

Ein junger Patient, der ein Nierenersatzverfahren benötigt, hat eine durchschnittliche Wartezeit von ca. 6–8 Jahren bis zur Transplantation. Bei Patienten oberhalb des 65. Lebensjahrs beträgt die durchschnittliche Wartezeit ca. 3 Jahre. Entsprechend ist ein Dialyseverfahren bzw. der dazugehörige Dialysezugang zu planen.

Ein gut ausgebildeter Shunt kann mehr als 15 Jahre völlig problemlos funktionieren. Aber es gibt auch Patienten, bei denen die Shuntfunktion durch Komplikationen früh und rezidivierend gestört ist, z. B. durch Thrombosierung. Eine Vorhersage ist

kaum möglich, wenngleich die anatomischen Gegebenheiten eine Abschätzung zulassen, ob eine Shuntanlage technisch eher unkompliziert sein dürfte. Um sich hierüber einen Eindruck zu verschaffen, wird ein Stauschlauch am Oberarm angelegt. Zeigen sich hierbei größere Venen im Bereich des Unterarms oder kubital, könnte eine Shuntanlage eher möglich sein, als wenn keine Venen sichtbar werden. Dieser erste klinische Eindruck der anatomischen Situation kann durch eine duplexsonografische Kontrolle objektiviert werden, da hierbei auch der Fluss der zuführenden Arterie(n) gemessen und dadurch die anatomischen Aspekte um eine funktionelle Komponente erweitert werden können. Dadurch lassen sich leichter diejenigen Patienten identifizieren, bei denen eine Shuntanlage technisch sehr anspruchsvoll ist, weshalb in solchen Fällen oftmals nur ein kubitaler oder Oberarmshunt angelegt werden kann. Bei Komplikationen besteht dann aber kaum noch die Möglichkeit einer Neuanlage. Ein weiterer relevanter Aspekt sind bekannte Gerinnungsstörungen mit Thrombosebildung, woraus die Neigung zu rezidivierendem Shuntverschluss resultiert.

> **Praxistipp**
>
> Durch das Anlegen eines Stauschlauches kann man sich rasch einen ersten Eindruck verschaffen, ob eine Shuntanlage anatomisch einfach möglich ist.

Bei Patienten mit absehbar anatomischen, funktionellen oder gerinnungsbedingten Funktionseinschränkungen ist nur bedingt eine sichere langfristige Planung einer adäquaten Shuntfunktion möglich. In solchen Fällen sollte über Alternativen nachgedacht werden, wie beispielsweise einen Vorhof- bzw. Demers-Katheter. Vor diesem Hintergrund wird ersichtlich, dass häufig eine Planung für wenigstens 6–8 Jahre mit sicher funktionierendem Hämodialysezugang schwierig ist. Daher sollte immer auch grundsätzlich die Option eines Verfahrenswechsels (idealerweise von Bauchfell- auf Hämodialyse) in Betracht gezogen werden. Auf diesem Weg lassen sich sukzessiv die verschiedenen Zugangswege realisieren, wodurch in der Regel wenigsten 8, meist deutlich mehr als 10 Jahre Dialysezeit möglich sind.

Ein Bauchfelldialysekatheter kann ebenso technische und funktionelle Komplikationen mit sich bringen, z. B. mechanisch verstopfen durch Gerinnsel. In der Regel sind Katheterinfektionen, Leckagen entlang des Tunnels oder Hernien die typischen Ursachen für eine Katheterentfernung, was bei bis zu 20% der Patienten auftreten kann. Die häufigste Ursache, die Bauchfelldialyse beenden zu müssen, ist eine unzureichende Dialysequalität im Zuge sich ändernder Transporteigenschaften der peritonealen Membran und unzureichender Ultrafiltration bei nachlassender Restausscheidung.

Erfahrungsgemäß sind Dialysequalität und ein ausgeglichener Wasserhaushalt problemlos zu erreichen, solange die Nieren wenigstens noch eine kleine Menge Urin produzieren. Daher erfolgt in den meisten Fällen eine Umstellung von der Bauchfell- auf die Hämodialyse nach 3–5 Jahren. Entsprechend kann bei Patienten oberhalb des 65. Lebensjahres die Wartezeit bis zur Transplantation in einigen Fällen alleine mittels Bauchfelldialyse überbrückt werden. Dies ist bei jüngeren Patienten aufgrund der längeren Wartezeit eher selten der Fall.

> **Ein Wechsel von Bauchfell- auf Hämodialyse ist meistens bedingt durch unzureichende Dialysequalität oder inadäquaten Ausgleich des Volumenhaushalts. Ein Wechsel von der Hämo- auf die Bauchfelldialyse ist aufgrund dieser beiden Aspekte meist sehr viel schwieriger.**

Muss nach initialer Hämo- auf die Bauchfelldialyse gewechselt werden, weil weder ein Shunt noch ein Vorhofkatheter als Zugangsweg mehr möglich sind, besteht meistens das Problem der Anurie bzw. der fehlenden renalen Restfunktion. Dadurch gestaltet sich die Bauchfelldialyse sehr schwierig, zumal nur mit größten Anstrengungen eine ausreichende Dialysequalität bzw. Regulierung des Volumenhaushalts erzielt werden kann. Um diesem Dilemma zu entkommen, bietet es sich an, zunächst mit der Bauchfelldialyse zu beginnen. Dies wird auch in den aktuellen Leitlinien vorgeschlagen. Bei rückläufiger Dialysequalität oder Problemen mit dem Volumenhaushalt kann dann ein Wechsel zur Hämodialyse erfolgen.

5.2.1 Dialysezugang bei Linksherzinsuffizienz

Bei einer Linksherzinsuffizienz ist die linkskardiale Auswurfmenge und damit das Leistungsvermögen begrenzt. Im Bedarfsfall kann daher die vom linken Herzen in den Körper gepumpte Blutmenge nicht über eine bestimmte Menge hinaus gesteigert werden. Das Auswurfvolumen von rund 3–4 l in Ruhe kann beim Gesunden auf mehr als 12 l/min gesteigert werden. Bei Herzinsuffizienz kann das maximale Pumpvolumen auf beispielsweise nur noch 7 l/min beschränkt sein, wodurch bereits das Treppensteigen kaum noch möglich ist und der Patient daher das typische Bild einer schweren Belastungsdyspnoe aufweist. Da durch einen Shunt meist 0,5–1,5 l Blut je Minute fließen, muss das Herz diese Menge an Blut zusätzlich pumpen. Bei einer schweren Herzinsuffizienz würde durch einen Shunt das Leistungsvermögen noch weiter reduziert: Bei einem maximalen Volumen von 7 l/min müsste hiervon nochmals das Shuntvolumen (z. B. 1 l/min) abgezogen werden. Es bliebe dem Patienten eine effektive Leistungsreserve von rund 2–3 l/min, der Differenz zwischen dem Ruhevolumen (3,5 l/min) und dem maximalen Minutenvolumen minus das Shuntvolumen. Dies reicht kaum, um eine kurze Strecke zu gehen, z. B. vom Bett ins Badezimmer (◨ Abb. 5.2).

Als Grundlage der Entscheidung für oder gegen ein Dialyseverfahren muss daher immer die Herzfunktion gemessen werden. Sollte sich eine deutlich eingeschränkte Leistung des linken Herzens zeigen, kann unter Umständen eine Shuntanlage ungünstig sein. In diesem Fall bliebe die Möglichkeit eines Vorhofkatheters für die Durchführung einer Hämodialyse, da dieser das Herzzeitvolumen nicht beeinflusst. Ebenso wenig kommt es durch die Bauchfelldialyse zu einer Volumenbelastung des Herzens.

5.2.2 Begleiterkrankungen

Abgesehen von der Herzinsuffizienz gibt es auch andere Begleiterkrankungen, die die Wahl eines Dialyseverfahrens beeinflussen können:

Entzündliche Darmerkrankungen, Voroperationen mit bekannten ausgeprägten Verwachsungen oder auch maligne Erkrankungen der abdominalen

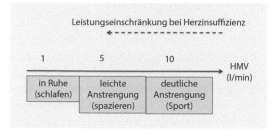

Abb. 5.2 Herzminutenvolumen *(HMV)* und Herzinsuffizienz

Organe sind in den meisten Fällen eine Kontraindikation für eine Bauchfelldialyse. Dagegen erscheint die Bauchfelldialyse als günstiges Dialyseverfahren nicht nur bei der Rechtsherzinsuffizienz, sondern auch bei allen anderen Erkrankungen, die zu einer Verschiebung von Wasser in die Bauchhöhle führen, z. B. eine schwere pulmonale Hypertonie oder eine Leberzirrhose.

Ein negativer Einfluss auf die Funktion bzw. Anlage eines Shunts oder Vorhofkatheters kann bei Gefäßerkrankungen oder Gerinnungsstörungen bestehen. Begleiterkrankungen, die bei Volumenentzug eine adäquate Kreislaufregulation verhindern, führen zu Blutdruckabfällen. Ein typisches Beispiel wäre eine neurogene Störung der Gefäßregulation, wie sie beispielsweise bei Diabetes mellitus oder neurologischen Erkrankungen auftreten kann. Eine Kontraindikation für die Hämodialyse ergibt sich aus dem Vorhandensein einer solchen Begleiterkrankung nicht. Allerdings muss durch eine Reduktion der Ultrafiltration pro Zeiteinheit diesen Begleiterkrankungen Rechnung getragen werden, was in einer entsprechend verlängerten Dialysedauer resultiert.

Eine pulmonale Hypertonie, also ein erhöhter Druck im Lungenkreislauf, wird durch einen Shunt verstärkt. Denn das Shuntvolumen muss zusätzlich durch die Lunge gepumpt werden, wodurch der Druck dort zunimmt. Gleichzeitig steht dieses Volumen aber nicht mehr dem großen Kreislauf zur Verfügung (▶ Abschn. 5.2.1).

Bei Immunsuppression wird diskutiert, welches Dialyseverfahren die geringere Infektionsgefahr mit sich bringt. Letztlich ist diese Gefahr bei einem Vorhofkatheter und einem Bauchfelldialysekatheter ähnlich zu beurteilen, wenngleich ausreichend viele große Studien und daher wirklich verlässliche Zahlen bislang nicht vorliegen. Eine Infektion des Vorhofkatheters führt zu einer Blutvergiftung, einer Sepsis, da ein Teil des Katheters und das Katheterende im Blut liegen. Komplizierend kann eine Endokarditis, eine Entzündung der Herzklappen, auftreten aufgrund der unmittelbaren Nähe der Katheterspitze zur Herzklappe. In diesen Fällen ist neben der sofortigen Entfernung des Vorhofkatheters meist eine operative Sanierung der Herzklappe oder deren Ersatz notwendig. Dagegen ist eine Peritonitis eine rasch erkennbare und gut therapierbare Komplikation der Bauchfelldialyse, die bei zügig begonnener und adäquater Behandlung heutzutage gut beherrschbar ist. Ein hierauf optimal abgestimmtes Patiententraining beim Anlernen zur Durchführung einer Bauchfelldialyse kann die Infektionsgefahr auf statistisch weniger als eine Infektion pro 80 Patientenmonate absenken. Bei immunsupprimierten Patienten muss daher individuell abgewogen werden, welche Zugangsform wohl das geringere Infektions- und Komplikationsrisiko aufweisen dürfte.

5.2.3 Organisatorische Aspekte

Bei den organisatorischen Aspekten stellt sich die Frage nach der Integrierbarkeit des Dialyseverfahrens in den Alltag des Patienten.

Die meist in einem Zentrum ablaufende Hämodialyse ist aus organisatorischen Gründen an enge Zeitvorgaben geknüpft. In der Regel ist es in den meisten Dialysezentren möglich, Berufstätigkeit und Dialyserhythmus in Einklang zu bringen. Entsprechend sind Tages- und Wochenabläufe durch die Dialyse vorgegeben und eine individuelle Zeitgestaltung ist nur außerhalb der vorgegebenen Dialysezeiten oder nach Absprache mit dem Dialysezentrum möglich. Die Bauchfelldialyse als Heimverfahren kann dem Tagesablauf individuell und flexibel angepasst werden, insbesondere wenn die APD eingesetzt wird. Deshalb entscheiden sich vor allem Berufstätige für die nächtliche automatisierte Bauchfelldialyse, wodurch der tägliche Zeitaufwand für die Dialyse relativ gering ist und in der Regel problemlos in den Alltag integriert werden kann.

Durchführung der Dialyse

Eine wesentliche Frage bei der Wahl des Dialyseverfahrens ist, ob ein Patient in der Lage wäre, selbstständig eine Bauchfelldialyse oder gar eine Hämodialyse durchzuführen. Heutzutage gibt es kaum noch Heimhämodialyse in Deutschland. Daher bezieht sich die Frage der eigenständigen Durchführung in der Regel auf die Bauchfelldialyse. Nebenerkrankungen wie ein schweres Parkinson-Syndrom, eine massive Greifstörung durch Gelenkdeformitäten bei fortgeschrittenem Rheumatismus oder auch Blindheit können ein wirkliches Hindernis für die eigenständige Durchführung von Handwechseln bei der kontinuierlichen ambulanten Peritonealdialyse (CAPD) bzw. des Aufbaus eines Cyclers bei APD darstellen. Hingegen sind fehlendes technisches Verständnis oder auch unzureichende Einsicht in die medizinischen Belange oftmals nur vorgeschoben, insbesondere von Patienten mit mangelndem Selbstbewusstsein und übertriebener Angst vor Fehlern. Fehlendes Zutrauen in die allgemeinen Fertigkeiten der Patienten kann auch dazu verleiten, die Bauchfelldialyse erst gar nicht anzubieten, da man nicht glaubt, der Patient sei hierzu in der Lage. Erfahrungsgemäß sind eigentlich alle Patienten, die ihren Alltag selbstständig meistern, auch in der Lage, selbstständig die Bauchfelldialyse durchzuführen, wenngleich die Durchführung teilweise sehr lange trainiert werden muss. Allerdings lehrt die Erfahrung, dass gerade diejenigen Patienten, die anfänglich sehr wenig Selbstvertrauen hatten und denen man dies eher nicht zutrauen wollte, die Bauchfelldialyse nach längerem Training besonders sicher beherrschen und mit der Zeit auch nicht nachlässig bei der Durchführung werden.

Die Bauchfelldialyse ist auch dann noch möglich, wenn die selbstständige Durchführung erschwert ist, jedoch innerhalb der Lebensgemeinschaft oder der Familie Hilfestellungen möglich sind. In einigen Fällen führen Patient und Partner die Bauchfelldialyse gemeinsam durch, was neben einem hohen Maß an Sicherheit meist auch einen zeitlichen Vorteil ergibt.

Sollte keine Hilfe seitens der Angehörigen möglich sein, kann die Durchführung der Bauchfelldialyse in einem Dialysezentrum (intermittierende Peritonealdialyse, IPD) oder mit Hilfe eines ambulanten Pflegediensts dennoch möglich gemacht werden. Bei der IPD fährt der Patient für die Durchführung ins Dialysezentrum, ähnlich wie bei der Hämodialyse. Dadurch entfallen zwar die Vorteile eines häuslich durchgeführten Verfahrens, die medizinischen Vorteile der Bauchfelldialyse können aber genutzt werden. Dies ist insbesondere für ältere Patienten eine Option, bei denen die notwendige Dialysedosis zur Vermeidung von Urämiesymptomen oftmals recht gering ist. Auch für Patienten mit einem rechtsführenden kardiorenalen Syndrom ist die IPD eine wertvolle Option, da technisch meist keine Hämodialyse möglich ist (▶ Abschn. 5.1.2).

In manchen Gegenden gibt es Pflegedienste, die Patienten bei der Bauchfelldialyse unterstützen. Dies wird aber bislang von den Krankenkassen nur nach einem individuellen Antrag getragen und ist häufig mit einem großen organisatorischen bzw. administrativen Aufwand verbunden. In anderen Ländern, z. B. in Frankreich, ist diese assistierte Form der Bauchfelldialyse weit verbreitet und wird von den Kassen unterstützt, da sie gerade bei älteren Patienten die Vorzüge der Bauchfelldialyse mit der Sicherstellung der häuslichen Versorgung verbindet.

Häusliche Voraussetzungen

Die Durchführung der Bauchfelldialyse ist weniger an bauliche Voraussetzungen als vielmehr an die Beachtung einfacher Regeln zur Einhaltung der Hygiene geknüpft. Es gibt daher eigentlich keine Wohnung, in der die Durchführung der Bauchfelldialyse nicht möglich ist. Lediglich bei den Konnektionsvorgängen der Dialysatbeutel an den Bauchfelldialysekatheter müssen Fenster und Türen geschlossen sein, um das Aufwirbeln von Staub und der darin befindlichen Keime zu vermeiden. Dabei spielt es auch keine Rolle, ob sich in dem Raum, in dem die Bauchfelldialyse durchgeführt wird, ein Teppichboden oder Zimmerpflanzen befinden. Denn auch von dort gelangen Keime nur per Luftzug oder bei unzureichender Händehygiene zum Bauchfelldialysekatheter.

Zur Lagerung der Dialysatlösungen ist jeder Raum geeignet, solange die Temperaturen nicht unter 10°C oder weit über Raumtemperatur liegen. Die häuslich zu lagernde Menge an Dialysat umfasst meistens den Monatsbedarf und liegt daher bei 15–30 stapelbaren Kartons, was dem Raumbedarf eines Kleiderschranks entspricht. Hierbei werden die Kartons vom Spediteur an den gewünschten Ort gebracht, wenn gewünscht auch in den Keller oder bis unters Dach. In der Regel ergeben sich daher kaum logistische oder räumlich bedingte Einschränkungen für die Durchführung der Bauchfelldialyse.

5.2.4 Individuelle Aspekte

Bei der Wahl eines Dialyseverfahrens ist zwar in erster Linie der Patient betroffen, aber auch partnerschaftliche Aspekte können hierbei eine wichtige Rolle spielen, z. B. im Hinblick auf den Dialysezugang. Dies kann einer der Hauptgründe für die Ablehnung eines Zugangs und ggf. daher eines Dialyseverfahrens sein. Die ablehnende Haltung eines Partners beispielsweise gegenüber dem Bauchfelldialysekatheter führt nicht selten zu der Situation, dass ein Patient gerne die Bauchfelldialyse als Nierenersatztherapie wählen würde, aber aufgrund des Wunsches des Lebenspartners dann doch die Hämodialyse wählt.

Einige Patienten oder deren Familienangehörige stören sich an der häuslichen Präsenz eines Cyclers oder anderer Materialien für die Bauchfelldialyse. Hierbei spielt weniger der Platzbedarf denn die permanente Konfrontation mit der Niereninsuffizienz eine wesentliche Rolle. Insbesondere der Gedanke, ein medizinisches Gerät in der Wohnung oder gar im Schlafzimmer zu haben, ist für Betroffene und deren Familienangehörigen oft schwer zu ertragen. Dahinter verbirgt sich oftmals eine unzureichende Verarbeitung der Niereninsuffizienz. In solchen Fällen ist es meist sehr hilfreich, den Kontakt zu anderen Betroffenen, Selbsthilfegruppen oder auch einem Psychotherapeuten herzustellen. Denn auch wenn aufgrund derartiger Ressentiments eine Hämodialyse als Dialyseverfahren gewählt wird, bleiben alle Einschränkungen, die eine dialysepflichtige terminale Niereninsuffizienz mit sich bringt, bestehen. Daher sollte möglichst früh und offen über diese Aspekte mit dem Patienten und seinen Angehörigen, zumindest aber dem Partner, diskutiert und ggf. Hilfe bei der Verarbeitung der Niereninsuffizienz angeboten werden.

Ein sehr schwieriges Unterfangen ist es, wenn sich der Patient selbst trotz stetig abnehmender Nierenfunktion dem Thema Nierenersatzverfahren verweigert. In solchen Fällen kann ein hierin geschulter Psychologe den Patienten bei der Auseinandersetzung mit dem Thema Dialyse begleiten und unterstützen. Erfahrungsgemäß stehen viele Patienten einem solchen Vorgehen zunächst kritisch gegenüber. Allerdings können Angehörige oder der Nierenfacharzt nur bedingt Wege aufzeigen, wie „innere Sperren" gegen eine Dialyse überwunden werden können. Patienten, die im Bedarfsfall auch auf die Hilfe eines Psychologen zurückgreifen, leiden später ggf. deutlich weniger unter der Dialyse und integrieren diese auch besser in ihren Alltag. Und auch für die Wahl des Dialyseverfahrens wirkt sich dies positiv aus, da dann meistens medizinische oder organisatorische Aspekte im Vordergrund stehen können.

5.3   Prädialyse: Wann sollte mit der Dialyse begonnen werden?

Kriterien zur Beurteilung, wann mit einer Nierenersatztherapie begonnen werden sollte, werden unterteilt in zwei Gruppen:

- **Absolute Indikationen**, die lebensbedrohlich sind: z. B. eine konservativ nicht beherrschbare symptomatische Hypervolämie, eine Hyperkaliämie oder auch eine Urämie mit urämischen Komplikationen.
- **Relative Indikationen**, bei denen offensichtliche Fehlfunktionen bestehen und die daher teilweise zu einer eingeschränkten Lebensqualität führen, die aber nicht direkt als lebensbedrohlich zu sehen sind. Hierzu zählen Symptome wie rasche Ermüdung, Blutdruckentgleisungen oder auch die Hyperphosphatämie trotz schon bestehender Phosphatbindermedikation. All diese Symptome stellen für sich keine lebensbedrohliche Situation dar, haben aber für die Lebensqualität, das Leistungsvermögen, aber auch unter dem Gesichtspunkt langfristiger Gesundheitsaspekte eine wichtige Bedeutung.

5.3 · Prädialyse: Wann sollte mit der Dialyse begonnen werden?

129

5

Beim Vorliegen einer absoluten Indikation ist der Beginn der Dialyse unaufschiebbar, wohingegen dies beim Vorliegen relativer Dialyseindikationen sehr von der individuellen Situation abhängt. Daher kann es in einem Fall sein, dass der rasche Beginn der Dialyse geraten wird, während man in einer ähnlichen Situation bei einem anderen Patienten noch Monate zuwarten kann. Hierbei spielen individuelle Aspekte eine wichtige Rolle.

5.3.1 Symptomatische, konservativ nicht beherrschbare Hypervolämie

Hierbei übersteigt die Volumenzufuhr die Ausscheidung, wodurch Körpergewicht und Ödeme zunehmen und begleitend häufig eine Belastungsdyspnoe auftritt bzw. die Leistungsfähigkeit abnimmt. Führt eine Steigerung der Diuretika trotz Trinkmengenbegrenzung nicht zu einer negativen Bilanz oder liegen Orthopnoe (Luftnot im Liegen) und Ruhedyspnoe vor, ist die Stufe der absoluten Dialyseindikation meist erreicht. In solchen Situationen kann schon eine Erkältung zu einer akuten Verschlechterung und ggf. zu einem schweren Lungenödem führen. In einer derartigen Notfallsituation ist die Dialyse oft das einzig effektive Mittel, um in kurzer Zeit eine adäquate negative Volumenbilanz zu erzielen. Ein akutes Lungenödem wird von den Betroffenen als sehr unangenehm und bedrohlich wahrgenommen. Anamnestische Hinweise, z. B. dass jemand nicht gerne zu Bett gehen möchte oder lieber im Sessel schläft, sind daher als Alarmsignal bzw. Hinweis auf eine Orthopnoe zu verstehen. Dies umso mehr, wenn der Betroffene sich nicht eingestehen will, dass eine Dialyse zur Rekompensation des Volumenhaushaltes unumgänglich ist.

Allerdings ist das Problem der Hypervolämie individuell sehr verschieden, da neben der eigentlichen Wassermenge auch die Herzfunktion eine wesentliche Rolle spielt. Daher besteht trotz Hypervolämie bei einem jungen herzgesunden Patienten meist keine Dyspnoe, wodurch mehr Zeit besteht, die konservative Therapie zu optimieren.

Bei einer Linksherzinsuffizienz oder einem Klappenvitium kann eine Hypervolämie hingegen rasch zu einer Volumenüberladung des Lungenkreislaufs mit dem Endbild des Lungenödems führen. Ein solches Lungenödem tritt meist plötzlich und kaum vorhersehbar auf, der Patient droht zu ersticken. Daher ist bei bekannter Herzerkrankung eine Hypervolämie als sehr bedrohlich anzusehen, entsprechend sollte der Beginn der Dialyse eher früher gewählt werden.

Zur Einschätzung der kardialen Funktion sollte daher in der Phase der Prädialyse eine Echokardiografie erfolgen. Zusätzlich wird der Volumenhaushalt anhand täglicher Gewichtskontrollen, der klinischen Abschätzung der Ödeme sowie sonografischer und manchmal auch radiologischer Untersuchungen beurteilt. Dadurch kann ein Ungleichgewicht zwischen der Volumenzufuhr und der Ausscheidung rasch erkannt werden bzw. das individuell vertretbare Risiko einer Wasserüberladung und der Zeitpunkt, ab wann diese wohl gefährlich werden dürfte, eingeschätzt werden.

5.3.2 Symptomatische Hyperkaliämie

Ein Anstieg des Kaliums im Blut auf Werte >7 mmol/l (Norm 3,5–5,1 mmol/l) kann zu schweren Symptomen wie Muskelschwäche und zu lebensbedrohlichen Herzrhythmusstörungen führen. In solchen Situationen muss meistens eine Dialyse durchgeführt werden, da bei symptomatischer Hyperkaliämie eine konservative Senkung aufgrund der ohnehin eingeschränkten Nierenfunktion oftmals unzureichend ist.

Häufig sind diese schweren Entgleisungen auf unzureichende Einhaltung diätetischer Hinweise und Vorschriften zurückzuführen. Besonders betroffen sind Patienten, die ohnehin zur Hyperkaliämie neigen. Nach einer schweren und symptomatischen Hyperkaliämie in der Phase der Prädialyse ist es daher ggf. ratsam, dauerhaft die Dialyse beizubehalten, auch wenn die Kaliumwerte dann wieder im obersten Normbereich liegen (Kalium von 5,0–5,9 mmol/l). Hingegen ist eine dauerhafte Dialyse sicherlich nicht notwendig, wenn nachvollziehbar ein einmaliger Diätfehler vorlag, die Compliance eigentlich bislang als sehr gut eingeschätzt wird und auch keine Neigung zur Hyperkaliämie bestanden hatte.

5.3.3 Symptomatische Urämie oder urämische Komplikationen

Typische Anzeichen einer Urämie sind neben den deutlich erhöhten Harnstoffwerten im Serum typischerweise Appetitlosigkeit bis hin zur Übelkeit, eine nachlassende Leistungsfähigkeit oder auch ein generalisierter Juckreiz. Jedes dieser Symptome stellt für sich genommen kein absolutes Kriterium für einen Dialysebeginn dar. Allerdings ist ihre Summe ein wichtiger Hinweis darauf, dass der Körper nachhaltig unter dem Einfluss der nicht mehr eliminierten „Nierengifte" steht.

Bei zusätzlich auftretendem Gewichtsverlust oder einer unklaren neurologischen Störung im Sinne einer reduzierten Bewusstseinslage wäre dann allerdings eine absolute Indikationen gegeben. Weitere urämische Komplikationen sind die Ausbildung einer Entzündung von serösen Häuten, woraus eine Pleuritis oder eine Perikarditis resultieren kann, die neben dem auskultatorisch typischen Reibegeräusch auch zu einer schweren Herzinsuffizienz bzw. Ausbildung eines Pleuraergusses führen kann. An diesen urämischen Komplikationen verstarben früher Patienten unter dem Bild einer schweren Herzinsuffizienz und ausgeprägter Dyspnoe.

> **Die Entscheidung über den Beginn einer Dialyse ist in erster Linie vom Auftreten absoluter Indikationen abhängig. Bei Vorliegen einer symptomatischen, konservativ nicht beherrschbaren Hypervolämie, Hyperkaliämie oder Urämie muss mit der Dialyse begonnen werden.**

Heutzutage spielen diese Komplikationen eher eine untergeordnete Rolle. Wichtig ist vielmehr die Reduktion der Leistungsfähigkeit und die Lebensqualität für die Beurteilung, ob mit der Dialyse begonnen werden soll. In einer großen Studie (IDEAL-Studie) wurde untersucht, wie sich ein früher oder später Zeitpunkt des Beginns der Dialyse auf die Lebensqualität auswirkt. Der Zeitpunkt des Dialysebeginns wurde anhand der Nierenfunktion festgemacht. Als früher Beginn wurde eine Clearance von 10–15 ml/min definiert, als später bei ungefähr deren Hälfte (Clearance <8 ml/min). Allerdings musste man in der Gruppe von Patienten, die

eigentlich spät mit der Dialyse beginnen sollten, in 3 von 4 Fällen wegen des Auftretens von Urämiesymptomen mit der Dialyse beginnen, obwohl die Clearance noch über den eigentlich angestrebten 8 ml/min lag. Daher lag die Clearance zum Zeitpunkt des Dialysebeginns bei diesen beiden Gruppen mit rund 9 und 12 ml/min kaum nennenswert auseinander. Die Studie deckt sich daher mit den Empfehlungen, bei einer Clearance <15 ml/min und dem Auftreten urämischer Symptome mit der Dialyse zu beginnen, spätestens aber bei einer Clearance <8 ml/min. Der Beginn einer Nierenersatztherapie liegt in der Regel bei einer Clearance um 10 ml/min, zumal bei einer Mehrzahl der Patienten unterhalb dieser Clearance mit dem Auftreten von Symptomen der Urämie zu rechnen ist.

Bei einer Clearance von weniger als 10 ml/min kann zwar subjektives Wohlbefinden bestehen, bei genauer Betrachtung fällt aber fast immer auf, dass das Leistungsvermögen abnimmt und auch der Appetit rückläufig ist, wohingegen das Schlafbedürfnis steigt. Häufig wollen sich betroffene Patienten diese Veränderungen nicht eingestehen, da sie sich mit allen Mitteln gegen die Dialyse sträuben. Problematisch ist hierbei, dass eine Art Raubbau mit dem Körper betrieben wird. Denn dieser büßt hierbei viel von seiner Substanz und Leistungsfähigkeit ein, die zur Kompensation der verbleibenden Nierengifte notwendig sind. Daher sind auch die durch einen verzögerten Dialysebeginn auftretende langfristigen Auswirkungen auf den Körper ein wichtiges Kriterium bei der Beurteilung des optimalen Zeitpunkts des Dialysebeginns im Hinblick auf die langfristigen Lebensperspektiven des Patienten.

> **Auf der Basis der Clearance lassen sich grobe Orientierungswerte ableiten:**

<30 ml/min:	Prädialysephase
<20 ml/min:	Vorbereitung der Dialyse; ggf. Dialysebeginn bei Diabetikern
<15 ml/min:	ggf. Dialysebeginn bei eingeschränkter Lebensqualität
<10 ml/min:	häufige Clearance bei Dialysebeginn
<8 ml/min:	meist deutlich eingeschränkte Lebensqualität

Literatur

Cooper BA, Branley P, Bulfone L, Collins JF, Craig JC, Fraenkel MB, Harris A, Johnson DW, Kesselhut J, Li JJ, Luxton G, Pilmore A, Tiller DJ, Harris DC, Pollock CA (2010) Study I: A randomized, controlled trial of early versus late initiation of dialysis. N Engl J Med 363: 609–19

Mullens W, Abrahams Z, Skouri HN, Francis GS, Taylor DO, Starling RC, Paganini E, Tang WH (2008) Elevated intra-ab-dominal pressure in acute decompensated heart failure: a potential contributor to worsening renal function? J Am Coll Cardiol 51: 300–306

Ronco C, McCullough P, Anker SD, Anand I, Aspromonte N, Bagshaw SM, Bellomo R, Berl T, Bobek I, Cruz DN, Daliento L, Davenport A, Haapio M, Hillege H, House AA, Katz N, Maisel A, Mankad S, Zanco P, Mebazaa A, Palazzuoli A, Ronco F, Shaw A, Sheinfeld G, Soni S, Vescovo G, Zampe-retti N, Ponikowski P (2010) Acute Dialysis Quality Initia-tive consensus g: Cardio-renal syndromes: report from the consensus conference of the acute dialysis quality initiative. Eur Heart J 31: 703–711

Sotirakopoulos NG, Kalogiannidou IM, Tersi ME, Mavromatidis KS (2011) Peritoneal dialysis for patients suffering from severe heart failure. Clin Nephrol 76: 124–129

Hämodialyse und Patient

D. Brodmann

© Springer-Verlag GmbH Deutschland 2017
M. Klingele, D. Brodmann (Hrsg.), *Einführung in die Nephrologie und Nierenersatzverfahren*,
DOI 10.1007/978-3-662-54583-6_6

Wenn die Entscheidung zur Hämodialyse gefallen ist, gibt es hierfür zwei Möglichkeiten: eine Zentrumsdialyse oder eine Heimhämodialyse.

Bei der Zentrumsdialyse kommt der Patient zu jeder Dialyse in sein Dialysezentrum. Dort ist sein Platz vollständig vorbereitet und die Maschine aufgebaut. Die Dialysen erfolgen 3-mal die Woche für mindestens 4 h reine Dialysezeit, Zeiten für Vorbereitungen und z. B. Abdrücken des Shunts am Dialyseende kommen hinzu. Aus organisatorischen Gründen ist jeder Patient einer festen Dialyseschicht zugeordnet. Die Schichten sind meist Montag, Mittwoch und Freitag am Vormittag oder Nachmittag bzw. Dienstag, Donnerstag und Samstag am Vormittag oder Nachmittag und werden nur in Ausnahmefällen gewechselt. In dieser Zeit ist der Patient an das Zentrum gebunden, besteht noch eine Berufstätigkeit, bedeutet dies eine mindestens 50-prozentige Arbeitsunfähigkeit. Einige Zentren bieten auch späte Dialysen an. Diese beginnen am späten Nachmittag oder Abend und werden über 4 h bzw. auch als lange Nachtdialyse über 8 h durchgeführt. Vorteil der Zentrumsdialyse ist die Anwesenheit geschulten Personals (Pflegepersonal und Ärzte), es ist immer alles vorbereitet und es ist jemand da, falls es zu Komplikationen kommen sollte. Bis auf die Anwesenheit muss sich der Patient bezüglich der Dialyse um nichts kümmern und hat zwischen den Dialysen „frei" – nichtsdestotrotz sollten einige Regeln insbesondere der Ernährung und Trinkmenge beachtet werden. Allerdings ist immer auch ein Transport zum Dialysezentrum notwendig. Dies kann der Patient selbst organisieren, ein Krankentransport bei nur wenig mobilen Patienten mit Rollstuhl oder auch ein Liegendtransport ist möglich.

Bevor der Patient das Dialysezentrum betritt, hat die Pflegekraft ihre Arbeit längst begonnen. So ist der Dialyseplatz vorbereitet, die Dialysemaschine ist aufgebaut und desinfiziert und startbereit für die Dialyse. Der erste Weg des Patienten führt über die Waage, um die Gewichtszunahme seit der letzten Dialyse festzustellen. Zum Wiegen sollte der Patient möglichst immer etwa gleich schwere Kleidung tragen. Rollstühle, Betten oder auch Prothesen müssen beim Wiegen beachtet werden. Eine kurze Anamnese zu Befinden und möglichen Problemen im dialysefreien Intervall lässt Probleme schon vor Anschluss an die Maschine erkennen, bei Zweifeln an der Dialysefähigkeit sollten sie durch den Arzt abgeklärt werden. Neue Patienten oder Patienten zur erstmaligen Dialyse bei Urlaubsdialyse müssen vor Beginn eingehender nach Besonderheiten wie Shuntproblemen, Problemen der letzten Dialyse und Vorerkrankungen befragt werden. Nachdem es sich der Patient in möglichst bequemer Kleidung auf seinem Stuhl oder Bett gemütlich gemacht hat, kann er über seinen Shunt mittels Shuntpunktion oder über seinen Katheter an die Dialysemaschine angeschlossen werden. Eine Vitalzeichenkontrolle mit Blutdruck und Puls erfolgt vor und nach dem Anlegen, danach stündlich. Die geräteseitig notwendigen Einstellungen wurden schon vor dem Anschließen eingestellt (Dialysatfluss, Kalium, Natrium, Temperatur, Bicarbonat etc.), die für diese Dialyse spezifischen Einstellung erfolgen jetzt.

- **Dialysezeit:** Diese ist meist Standard für den jeweiligen Patienten und muss ggf. je nach Ultrafiltration angepasst werden.
- **Ultrafiltration**: Aus der Differenz von aktuellem Gewicht und sog. Trockengewicht wird die notwendige Ultrafiltration berechnet. Getränke während der Dialyse und die Flüssigkeit durch Vorfüllen der Dialysemaschine werden zusätzlich berücksichtigt.
- **Blutfluss:** Dieser ist meist für den einzelnen Patienten in der Dialyseverordnung festgelegt. Wie hoch der Blutfluss eingestellt werden kann, hängt von der Güte des Dialysezugangs und der Kreislaufstabilität des Patienten ab. Für eine adäquate Dialyse sollte der Blutfluss mindestens 250 ml/min betragen, Werte bis zu 380 ml/min sind bei einem guten Dialysezugang möglich (◘ Abb. 6.1).

Sind alle Einstellungen überprüft, kann der Patient, während die Dialyse läuft, lesen, diskutieren, fernsehen oder einfach schlafen. Während jeder Dialyse erfolgt auch eine Visite durch den Dialysearzt. Hier werden aktuelle Probleme erfragt, überprüft, ob alle Einstellungen für den Patienten so noch zutreffen, anhand der Verläufe der letzten Dialyse und aktueller Beschwerden festgestellt, ob das festgelegte Trockengewicht noch gültig ist und ggf. die Medikation angepasst. Ist die Dialysezeit zu Ende, wird das gesamte noch im Dialysesystem befindliche Blut zurückgegeben und der Patient von der Dialysemaschine abgeschlossen. Patienten mit einem Shunt

❏ Abb. 6.1 Bildschirm der Dialysemaschine mit Erklärung der Anzeigen. (Mit freundlicher Genehmigung der Firma Fresenius Medical Care)

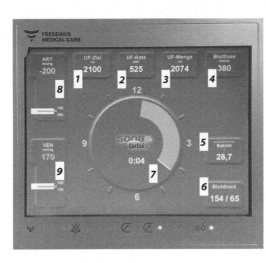

1) Ultrafiltration für diese Dialyse
2) Die Maschine berechnet aus der Gesamtultrafiltration die Ultrafiltration pro Stunde
3) Zeigt die schon filtrierte Menge an
4) Der eingestellte Blutfluss
5) Austauschmenge bei Hämodiafiltration
6) Der letzte gemessene Blutdruck
7) Zeit bis zum Dialyseende
8) Druck, mit der das Blut über die arterielle Nadel angesaugt wird
9) Druck, mit der das Blut in den Patienten zurückgegeben wird

drücken die Einstichstellen nach Entfernen der Dialysenadeln ab, bis kein Blut mehr kommt (je nach Shunt ca. 10–30 min). Es erfolgt eine letzte Blutdruckkontrolle, insbesondere bei Diabetikern wird diese idealerweise im Sitzen und im Stehen durchgeführt, um Blutdruckabfalle beim Aufstehen zu verifizieren. Der Patient stellt sich erneut auf die Waage, damit das Erreichen des Sollgewichtes dokumentiert werden kann und anschließend darf er nach Hause gehen. Die Dialyseschwester baut das Dialysesystem an der Maschine ab und achtet dabei insbesondere auf Koagelbildung in den Luftfallen und geronnene Hohlfasern im Dialysator – dies sind Anzeichen für eine nicht ausreichende Antikoagulation. Sie müssen dokumentiert und ggf. die Dosierung der Antikoagulanzien angepasst werden. Anschließend erfolgt die Desinfektion, und Maschine und Dialyseplatz werden für den nächsten Patienten vorbereitet.

Trockengewicht

Die Begriffe Trockengewicht, Optimalgewicht oder Sollgewicht sind zwar definitionsgemäß nicht ganz dasselbe, werden jedoch bei Dialysepatienten einheitlich verwendet. Sie definieren das Gewicht, welches der Patient am Ende der Dialyse erreichen soll. Es wird bei jedem Dialysepatienten festgelegt, ist jedoch kein Wert, welchen der Patient für immer behält. Je nach anamnestischen Angaben oder klinischen bzw. radiologischen Befunden wird dieses Gewicht immer wieder neu angepasst. Dieser Wert ist jedoch eine einfache Möglichkeit, bei jeder Dialyse rasch die notwendige Ultrafiltration auszurechnen. Gewichtszunahmen im dialysefreien Intervall sind eigentlich immer Wasser, was während der Dialyse wieder entfernt werden muss. Während der regelmäßigen Visiten liegt ein Schwerpunkt darauf, die Richtigkeit des Sollgewichtes zu überprüfen (❏ Tab. 6.1).

Möchte der Patient flexibel sein oder ist ein Transport ins Dialysezentrum aus verschiedenen Gründen sehr schwierig bis unmöglich, gibt es noch die Möglichkeit der Heimhämodialyse. Bei dieser Form der Hämodialyse wird nach Abklärung der räumlichen Voraussetzungen in der häuslichen Umgebung die notwendige Technik und eine Dialysemaschine installiert. In einem 3- bis 6-wöchigen Training lernt der Patient und idealerweise eine weitere nahestehende Person die selbstständige Durchführung der Dialyse. Als Heimhämodialysepatient hat man die Möglichkeit, die Dialysen an den eigenen Lebensstil anzupassen. So kann man zu jeder Tages- und auch Nachtzeit oder z. B. jeden 2. Tag statt 3-mal/Woche dialysieren und auch die Dialysezeiten variieren. An Dialysezeit sollte jedoch nie gespart werden, da eine längere

◻ **Tab. 6.1** Beurteilung des Sollgewichtes

Zeichen für ein eher zu hohes Sollgewicht	Zeichen für ein eher zu niedriges Sollgewicht
– Hoher Blutdruck auch noch am Ende der Dialyse – Reizhusten und/oder Luftnot (insbesondere am Abend oder in der Nacht vor der nächsten Dialyse am schlimmsten) – Beinödeme – Im Ultraschall oder Röntgen Nachweis von Pleuraergüssen – Im Ultraschall weite V. cava ohne Atemmodulation – Im Thorax-Röntgen Nachweis eines Lungenödems	– Blutdruckabfall während bzw. gegen Ende der Dialyse auch ohne großen Flüssigkeitsentzug – Wadenkrämpfe gegen Ende der Dialyse – Schwindel beim Aufstehen nach der Dialyse – Ungewöhnlich mehr Müdigkeit nach der Dialyse

Dialysezeit immer auch die bessere Dialyse ist. Bei Notfällen gibt es über 24 h am Tag einen Zugang zum Dialyseteam des zuständigen Dialysezentrums. Alle 4–6 Wochen erfolgt eine Kontrolle beim Nephrologen, wo anhand der Blutwerte die Dialysemodalität und die medikamentöse Therapie angepasst werden kann.

Ein Urlaub ist für beide dieser Dialyseformen möglich. Dialysezentren gibt es auf der ganzen Welt und auch auf einigen Kreuzfahrtschiffen.

6.1   Komplikationen der Hämodialyse

Komplikationen bei Hämodialysepatienten lassen sich unterteilen in Komplikationen,
- die auftreten, weil gerade keine Dialyse läuft,
- die auftreten, weil gerade eine Dialyse läuft, und
- unabhängig von der Dialysebehandlung.

6.1.1   Komplikationen außerhalb der Dialysezeit

Hämodialysebehandlungen werden 3-mal die Woche für ca. 4 h durchgeführt. Dies bedingt, dass diese Patienten im kurzen Intervall für 44 h und im langen Intervall für 68 h keine adäquate Entgiftung haben. Je nach Nierenrestfunktion kann dies insbesondere im langen Intervall zu typischen Problemen führen. Die schwerwiegendsten sind die Hyperkaliämie und das Lungenödem.

Hyperkaliämie

Durch eine im Vergleich zur Ausscheidung zu hohe Kaliumaufnahme sowie die Entstehung einer metabolischen Azidose kommt es im dialysefreien Intervall zur Kumulation von Kalium. Häufig ist die Hyperkaliämie asymptomatisch, einige Patienten berichten jedoch auch über Sensibilitätsstörungen der Haut/komisches Gefühl auf der Zunge sowie Muskelschwäche bis hin zu Lähmungen. Bedingt durch Störungen im Reizleitungssystem des Herzens können Rhythmusstörungen auftreten und im schlimmsten Fall zum Tod des Patienten führen. Diätfehler stellen die häufigste Ursache einer Hyperkaliämie dar. Es ist deshalb immens wichtig, dass Patienten und insbesondere die für die Versorgung/Verpflegung des Patienten zuständigen Angehörigen diesbezügliche Ernährungsempfehlungen bekommen. Der Verzehr von stark kaliumhaltigen Nahrungsmitteln wie Nüssen, Steinobst, Bananen kann bei einem Dialysepatienten im ungünstigsten Fall und insbesondere nach/in dem langen Dialyseintervall zum Tod führen. Patienten, welche oben beschriebene Symptome beschreiben, sollten vorrangig an die Dialyse angelegt werden – dies ist die einzige Möglichkeit, den Kaliumwert rasch in den Normbereich zu senken. Eine symptomatische Hyperkaliämie sowie Hyperkaliämien im Routinelabor sollten immer Anlass zur Suche nach Diätfehlern sein, um diese in der Zukunft zu vermeiden. Unterstützend kann insbesondere im langen Intervall die Gabe von Kaliumbindern oder bei Patienten mit einer deutlichen metabolischen Azidose die Gabe von Bicarbonat-Tabletten erwogen werden.

Lungenödem

Hier übersteigt die Zufuhr an Wasser dessen Ausscheidung. Das Wasser sammelt sich im Gewebe an, bei einigen Patienten in den Beinen, bei anderen als Pleuraerguss oder im Lungengewebe als Lungenödem. Letztere Patienten bemerken erst eine Belastungsdyspnoe, welche sich im weiteren Verlauf bis zur Orthopnoe steigern kann. Auch diese Komplikation ist im langen Dialyseintervall am häufigsten. Ursache ist eine zu hohe Trinkmenge, aber auch ein zu hoch angesetztes Sollgewicht ist möglich. Dabei kann schon durch eine nur geringe Flüssigkeitszunahme ein knapp kompensiertes System zum Dekompensieren gebracht werden. Therapie der Wahl ist die Hämodialyse mit möglicherweise initial raschem Flüssigkeitsentzug.

6.1.2 Komplikationen während der Hämodialyse

Die Kenntnis der häufigen und auch der schwerwiegenden Komplikationen kann durch schnelles Eingreifen lebensrettend sein. Ein adäquates Handeln setzt dabei jedoch die theoretischen Kenntnisse der Frühzeichen einer ernsthaften Komplikation voraus. Diese haben häufig nur geringe Vorboten und werden nicht immer mit den technisch erhobenen Parametern der Überwachung festgestellt (◘ Tab. 6.2).

Häufige Komplikationen

- Blutdruckabfall

Dies ist ein häufiges Problem. Durch den meist notwendigen Volumenentzug kommt es zur Abnahme des zirkulierenden Plasmavolumens. Wenn dabei das Blutvolumen nicht durch ein „Refilling" aus dem Extravasalraum konstant gehalten werden kann, kommt es zu einer erniedrigten Ventrikelfüllung, einem herabgesetzten Herzzeitvolumen und damit zu einem Blutdruckabfall. Dies ist umso ausgeprägter, je höher die Ultrafiltrationsrate und je schlechter die Herz-Kreislauf-Funktion des Patienten ist (autonome Neuropathie bei Diabetikern, kreislaufwirksame Medikamente, ältere Menschen, Herzinsuffizienz). Typische Vorboten des sich anbahnenden Blutdruckabfalls sind Schwindel, Übelkeit, ein Gefühl der „Leere im Kopf" oder auch Magen- und Muskelkrämpfe. Manche Patienten beklagen diese bekannten Symptome schon, bevor die Blutdruckmessung eine Hypotonie verifizieren kann. Vor allem bei älteren Patienten kann jedoch ein Druckabfall auch ohne Vorboten dramatisch mit neurologischen Ausfällen, generalisierten Krampfanfällen oder Bewusstlosigkeit auftreten. Die schwerste Folge des Blutdruckabfalls ist der Herz-Kreislauf-Stillstand.

> ❯ Bei jeder klinischen Auffälligkeit beim Dialysepatienten ist ein Blutdruckabfall möglich. Der Blutdruck muss deshalb sofort gemessen werden.

Da die Ursache des Blutdruckabfalls häufig ein zu geringes zirkulierendes Blutvolumen ist, sollten die Erstmaßnahmen eine ausreichende Füllung des Herzens herstellen. Dazu wird der Patient in Kopf-Tieflage gebracht, die Ultrafiltration gestoppt und ein Bolus von 100–250 ml Kochsalzlösung gegeben. Viele Patienten erholen sich nach diesen Maßnahmen rasch. Kommt es zu keiner adäquaten Erholung, müssen seltenere und bedrohliche Ursachen eines Blutdruckabfalls in Erwägung gezogen und eine

◘ Tab. 6.2 Komplikationen während der Hämodialyse

Häufige Komplikation	Seltene, aber schwerwiegende bzw. lebensbedrohliche Komplikationen
– Blutdruckabfall (15–25% aller Dialysen) – Muskelkrämpfe (5–15%) – Übelkeit und Erbrechen (5–10%) – Kopfschmerzen (5%) – Thoraxschmerzen (5%) – Juckreiz (3–5%) – Fieber und Schüttelfrost (ca. 1%)	– Dysäquilibriumsyndrom (▶ Kap. 9) – Hämolyse – Luftembolie – Herzrhythmusstörungen – Bewusstlosigkeit und Kreislaufstillstand – Hirnblutung

Reanimationsbereitschaft hergestellt werden. Vorbeugend ist die gute Anpassung des Sollgewichtes, die Festlegung einer maximalen Ultrafiltrationsrate individuell für den Patienten und ggf. das Weglassen einer Blutdruckmedikation direkt vor der Dialyse wichtig.

- **Muskelkrämpfe**

Muskelkrämpfe treten vor allem in der Wadenmuskulatur auf, können jedoch auch andere Muskelregionen wie Unterarme, Hände und auch die Bauchdeckenmuskulatur betreffen. Sie können für den Patienten sehr lästig und äußerst schmerzhaft sein und treten auf bei Unterschreiten des Trockengewichtes, manchmal bei Blutdruckabfall sowie bei zu hohen Ultrafiltrationsraten.

> **Praxistipp**
>
> Bei Unterschreiten des Trockengewichtes kommt es typischerweise am Ende der Dialyse zu schweren und manchmal bis mehrere Stunden nach der Dialyse anhaltenden Kämpfen.

Als erste Maßnahme kann die betroffene Extremitätenmuskulatur passiv gedehnt werden, was oft zu einer deutlichen Schmerzlinderung führt. Lokale Applikationen von warmen Tüchern oder Einreiben mit Franzbranntwein sind hilfreich. Die Gabe eines kleinen Bolus Kochsalzlösung oder auch Glucose 40% führt meist zu einer raschen Besserung. Anhand des Dialyse-Endgewichtes wird ggf. ein neues Sollgewicht festgelegt werden müssen.

- **Übelkeit und Erbrechen**

Die Ursachen hierfür können sehr vielfältig sein. Bei Dialysepatienten ist insbesondere an eine bevorstehende Hypotonie und bei Diabetikern an die Möglichkeit einer Hypoglykämie zu denken. Bei neuen Dialysepatienten mit prädialytisch deutlich erhöhten Retentionswerten können Übelkeit und Erbrechen ein Frühsymptom eines Dysäquilibriumsyndroms sein. Nach Ausschluss der Hypotonie und der Hypoglykämie sowie Unwahrscheinlichkeit eines Dysäquilibriumsyndroms können symptomatische Maßnahmen mit Antiemetika erfolgen.

- **Hypoglykämie**

Die meisten Dialysate enthalten 1 g/l Glucose, entsprechend 100 mg/dl bzw. 5 mmol/l und haben damit denselben Glucosewert wie der normale Blutzuckerwert. Glucose kann die Dialysemembran passieren und würde vom Ort der höheren Konzentration an den Ort mit niedrigerer Konzentration diffundieren. Ist der Blutzuckerspiegel des Patienten normal, ist die Glucose in Blut und Dialysat gleich und es kommt nicht zur Diffusion. Ist der Blutzuckerspiegel des Patienten zu hoch, diffundiert Glucose ins Dialysat und der Blutzucker sinkt. Hat der Patient nun die richtige Menge Insulin gespritzt, um den Blutzuckeranstieg einer Mahlzeit adäquat zu korrigieren und wird nun dialysiert, dann diffundiert ein Großteil der Glucose ins Dialysat und der Blutzuckerspiegel sinkt. Das Insulin verbleibt im Blut und ist für die dann noch verbleibende Glucosemenge zu viel – es kommt zur Hypoglykämie. Aus diesem Grund sollte bei Diabetikern das Kurzzeit-Insulin für Mahlzeiten kurz vor oder an der Dialyse deutlich in der Dosis reduziert oder gar ganz weggelassen werden.

- **Kopfschmerzen**

Auch Kopfschmerzen sind eine häufige Störung während der Dialyse, deren Ursache oft nicht bekannt ist. Sie können Ausdruck eines beginnenden Dysäquilibriumsyndroms sein, treten aber auch bei einer schweren arteriellen Hypertonie auf. Nach Ausschluss schwerwiegender Ursachen erfolgt eine symptomatische Therapie z. B. mit Paracetamol oder Metamizol. Bessern sich die Kopfschmerzen im Verlauf nicht oder kommen neurologische Auffälligkeiten hinzu, muss auch eine Hirnblutung in die differenzialdiagnostischen Überlegungen einbezogen werden.

- **Thoraxschmerzen**

Brustschmerzen können aufgrund einer Reihe mehr oder weniger ernster Grunderkrankungen auftreten. Unter der Dialyse sind insbesondere Angina pectoris, Lungenembolie, Hämolyse und Hypotonie sowie Wirbelsäulenbeschwerden aufgrund einer möglicherweise angespannten Lage während der Hämodialyse zu erwägen. Die Therapie richtet sich nach der jeweiligen Ursache.

- **Juckreiz**

Juckreiz ist ein überaus häufiges und quälendes Problem bei Dialysepatienten. Dieser tritt oft nicht nur während der Dialyse auf, ist dort aber häufig am stärksten. Die Ursachen sind nicht immer definitiv zu klären. Es wird eine Histaminfreisetzung aus den Mastzellen angenommen, auslösende Faktoren können z. B. Heparin, Weichmacher und Bestandteile der Schläuche, Medikamente und möglicherweise auch bakterielle Toxine sein. Juckreiz kann auch ein Zeichen einer Unterdialyse sein, einer schlechten Anämieeinstellung oder einer nicht ausreichend kontrollierten Hyperphosphatämie. Die Therapie ist pragmatisch. Lokal sollten als erster Schritt bei häufig sehr trockener Haut rückfettende Salben zum Einsatz kommen. Neben der Optimierung der Anämie- und Hyperphosphatämie-Therapie bringen systemische Antihistaminika oft eine Erleichterung. Gute Erfolge wurden mit einer Lichttherapie an den dialysefreien Tagen oder niedrigdosierten Antiepileptika (z. B. Gabapentin, Pregabalin) erzielt.

- **Fieber und Schüttelfrost**

Fieber und Schüttelfrost während der Dialyse zeigen meist eine Einschwemmung von Bakterien oder von bakteriellen Toxinen in die Blutbahn an. Die Temperatur kann innerhalb weniger Minuten deutlich ansteigen – vereinzelt sieht man jedoch auch nur den Schüttelfrost bzw. ein Frösteln, da die Bluttemperatur über die Dialysemaschine bei konstant 36,5–37°C gehalten wird. Unter Umständen kann ein solches Krankheitsbild mit starkem Krankheitsgefühl und Blutdruckabfall einhergehen. Bei einem solchen Szenario besteht immer der Verdacht, dass die Eintrittspforte der Infektion der Gefäßzugang ist. Dieser sollte genau inspiziert werden. Insbesondere bei Vorhofkathetern und Prothesenshunts können jedoch trotz Infekt die klinischen Zeichen Rötung, Schwellung und Überwärmung fehlen. Bei diesen Patienten sollte immer eine Blutkultur (ggf. zusätzlich Entzündungszeichen) abgenommen und je nach Allgemeinzustand und vermutetem Infektherd frühzeitig mit einer antibiotischen Therapie begonnen werden.

Eine weitere mögliche Quelle ist ein Einschwemmen von Bakterien bzw. Toxinen aus der Dialysatlösung – in diesem Fall besteht ein hygienisches Problem in der Ringleitung und es sind mehrere Patienten betroffen.

- **Hypertonie und hyperintensive Krisen**

Ein kontinuierlicher Blutdruckanstieg im Verlauf der Hämodialyse kann häufig beobachtet werden. Die Aktivierung des Renin-Angiotensin-Aldosteron-Systems, die nachlassende Wirkung der blutdrucksenkenden Medikamente zum Ende der Dialyse, eine Hypernatriämie bei zu hoher Natriumkonzentration im Dialysat sowie psychische Faktoren sind nur einige der vielfältigen Ursachen. Die Therapie umfasst je nach Ursache die psychologische Intervention bei Krisen, die engmaschige Kreislaufkontrolle und Dokumentation sowie Information des Arztes und die Verabreichung blutdrucksenkender Medikamente. Die Überprüfung einer korrekten Einnahme der verordneten Medikation und ggf. Hilfestellung bei der Vorbereitung und Einnahme dieser Medikation muss der initialen Therapie bei sich wiederholenden Ereignissen folgen. Je nach klinischem Befund ist über eine Absenkung des Sollgewichtes und eine reduzierte Natriumkonzentration im Dialysat nachzudenken.

Bei Patienten mit langjährig bestehender ausgeprägter Hypertonie kann man bei zu geringem Trockengewicht manchmal einen stark ansteigenden Blutdruck zum Ende der Dialyse bis hin zur hypertensiven Krise sehen. In diesem Fall lässt sich durch eine leichte Anhebung des Trockengewichtes eine Normalisierung des Blutdrucks während der Dialyse erreichen.

Krisenhafte Blutdruckanstiege während der Hämodialyse sind kritisch zu sehen, da die Patienten antikoaguliert sind und bei meist gleichzeitig bestehender Arteriosklerose Gehirnblutungen auftreten können.

- **Hypokaliämie**

Ist das Serumkalium eines Patienten vor Dialysebeginn innerhalb oder schon knapp unterhalb der Norm, dann kann eine Dialyse gegen ein 2er-Kaliumkonzentrat eine Hypokaliämie hervorrufen. Symptome sind insbesondere tachykarde Herzrhythmusstörungen. Der Kaliumgehalt der Dialyselösung wird anhand der regelmäßigen monatlichen bis wöchentlichen Kaliumkontrollen festgelegt, mit dem Ziel eines enddialytischen Kaliumwertes über 3,5 mmol/l. Zu einem ungewohnt niedrigeren prädialytischen Kalium kann es insbesondere bei Durchfallerkrankungen bzw. Gastroenteritis mit Übelkeit/Erbrechen und Durchfall kommen, jedoch auch bei einer z. B. wegen Hypervolämie notwendigen Zwischendialyse, bei der erst am Vortag das Kalium mittels Dialyse gesenkt wurde.

> **Bei allen Patienten mit neu aufgetretenen oder bei Verschlechterung von bekannten Herzrhythmusstörungen sollte umgehend das Kalium bestimmt werden.**

Die Therapie der Hypokaliämie unter Dialyse ist einfach über eine Anpassung der Kaliumkonzentration im Dialysat möglich. Ziel ist die Anhebung des Kaliums auf mindestens über 3,5 mmol/l, bei kardialen Vorerkrankungen eher über 4 mmol/l.

Seltene, jedoch schwerwiegende Komplikationen während der Hämodialyse

- **Hämolyse**

Der Begriff Hämolyse beschreibt die Zerstörung von roten Blutkörperchen und ist eine gefürchtete Dialysekomplikation. Durch die Zerstörung der Erythrozyten wird das in ihnen befindliche Kalium freigesetzt und es droht eine Hyperkaliämie mit entsprechenden klinischen Zeichen wie Herzrhythmusstörungen. Weitere Symptome sind Bauchschmerzen, Übelkeit, Erbrechen sowie Rückenschmerzen und Luftnot. Mögliche Ursachen wie Überhitzung des Blutes (Dialysattemperatur über 46°C) bis hin zur fehlerhaften Aufbereitung der Dialyseflüssigkeit (z. B. Dialyselösung besteht nur aus Permeat ohne Konzentratzusatz) sollten bei der heutigen Technik und Überwachung nicht mehr vorkommen. Eine mögliche mechanische Ursache ist jedoch auch heute noch möglich. Durch Knickstellen im Schlauchsystem kommt es vor der Knickstelle zu einem Druckanstieg des Blutes und hinter der Knickstelle zu einem abrupten Druckabfall mit großen Turbulenzen. In diesem Milieu werden die Erythrozyten zerstört. Des Weiteren gibt es auch chemische Ursachen für eine Hämolyse, so z. B. nach dem Verabreichen von

Medikamenten (in seltenen Fällen Eisenverbindungen), durch eine Verunreinigung des Dialysates mit Chlor sowie auch in seltenen Fällen bei Bluttransfusionen mit inkompatiblen Blutprodukten. Bei Vorliegen einer Hämolyse färbt sich das Blut in den Schläuchen portweinfarben. Zentrifugiert man Vollblut, so erscheint das Plasma anschließend rötlich violett verfärbt. Laborchemisch lässt sich ein Hämoglobin(Hb)- bzw. Hämatokritabfall und eine Erhöhung der Laktatdehydrogenase (LDH) nachweisen. Bereits bei Verdacht auf eine Hämolyse muss die Blutpumpe sofort abgestellt und die Blutzufuhr zum Patienten unterbrochen werden. Die Patienten müssen stationär aufgenommen werden, um Herz-Kreislauf, Hämatokrit und Serumkalium engmaschig überwachen zu können. Je nach Ursache kann die Hämolyse für Stunden bis Tage weiterbestehen.

- **Luftembolie**

Glücklicherweise ist diese Komplikation wegen der guten technischen Überwachungsmöglichkeiten an den Dialysegeräten sehr selten. Man muss dieses Krankheitsbild jedoch kennen, weil es ohne schnelles Eingreifen bei den ersten Anzeichen innerhalb kürzester Zeit zum Tod führen kann. Zu den Ursachen gehören Defekte im extrakorporalen Kreislauf mit Ansaugen von Luft in das Schlauchsystem, welche bei einem Fehler im Luftdetektor über das venöse System in dem Patienten gegeben wird. Eine weitere wichtige Eintrittsmöglichkeit ist das Ansaugen von Luft bei Manipulationen an temporären oder permanenten Dialysekathetern bzw. bei deren Anlage oder Entfernung. Die Luft wird im venösen System zum rechten Herz transportiert, hier kommt es zu Schaumbildung, die weiterschwimmenden Luftbläschen gelangen in die Lunge und verlegen die Lungengefäße, was zu den Symptomen wie bei einer Lungenembolie führt. Handelt es sich um eine ausreichend große Menge Luft (ab ca. 50 ml), kann die Folge ein akutes Rechtsherzversagen mit Herzstillstand sein. Besteht ein offenes Foramen ovale als Kurzschluss zwischen rechter und linker Herzkammer, kommt es zu einem Übertritt der Luftbläschen in den großen Kreislauf. Diese Bläschen können dann in periphere Organe weitertransportiert werden und führen insbesondere im Gehirn zu den klinischen Zeichen Verwirrtheit bis hin zu Krampfanfällen und Halbseitenlähmung.

❯❯ Bei Verdacht auf eine Luftembolie muss die Blutzufuhr zum Patienten sofort unterbrochen werden.

Patienten mit Verdacht auf eine Luftembolie sollten in die Linksseiten-Kopftieflage gebracht werden und Sauerstoff erhalten. Man kann versuchen, die Luft über den Vorhofkatheter oder den zentralen Venenkatheter abzusaugen. Gegebenenfalls ist eine Reanimation, Intubation und Beatmung, Intensivtherapie sowie eine hyperbare Sauerstofftherapie in einer Druckkammer notwendig.

- **Blutverlust**

Auch wenn die derzeitig gängigen Dialysegeräte über ausreichende Schutzsysteme durch Druckmessungen verfügen, so sind doch einige Szenarien denkbar, die zu einem hohen Blutverlust führen können. Zum Beispiel kann beim Herausrutschen der arteriellen Nadel über die Einstichstelle ein Blutverlust entstehen, bis das Gerät aufgrund der angesaugten Luft einen Alarm gibt. Wenn die venöse Nadel herausrutscht und zufällig noch z. B. in einem Tupfer steckt, sodass sich der venöse Druck nicht auffällig ändert, kann es je nach eingestellter Blutpumpengeschwindigkeit zu einem Blutverlust von ca. 300 ml/min kommen. Der Blutdruckabfall bei der stündlichen Blutdruckmessung ist dabei meist ein Spätsymptom. Schutzsysteme jeglicher Art können nicht das geschulte und sensible Auge des Pflegepersonals ersetzen.

❯❯ Während der Dialyse müssen alle Anschlussstellen und die Dialysemaschine frei einsehbar sein und dürfen nicht von z. B. der Bettdecke verdeckt werden.

- **Allergische Reaktionen**

Allergische Reaktionen sind aufgrund der verbesserten biologischen Verträglichkeit von Dialysematerialien wie Dialysatoren, Schlauchsystemen und Sterilisationsrückständen stetig seltener geworden. Dennoch besteht weiterhin ein Risiko, dass der Patient beim ersten Kontakt von Blut mit Fremdmaterialien allergisch reagiert. Zu den typischen Symptomen zählen Hautrötung, Juckreiz, Hitzegefühl, sie können manchmal bis zu Luftnot reichen. Typischerweise treten diese Komplikationen nur beim Erstkontakt mit einem neuen System und innerhalb der ersten Dialysestunde auf. Bei den oben genannten Symptomen sollte sofort der zuständige Arzt verständigt werden, die medikamentöse Therapie erfolgt meist mit einem Antihistaminikum und Cortison. Je nach Schweregrad der allergischen Reaktion wird Sauerstoff verabreicht, die Vitalzeichen engmaschig kontrolliert bzw. eine Notfalltherapie eingeleitet. Auf die Blutrückgabe sollte aufgrund der Allergenbelastung verzichtet werden. Die häufigsten Allergieauslöser sind biologische Dialysemembranen wie Cuprophan oder mit Ethylenoxid sterilisierte Materialien. Die nachfolgenden Dialysen sollten unter Ausschluss der vermeintlich allergieauslösenden Substanz und unter strengster Patientenbeobachtung durchgeführt werden.

- **Dysäquilibriumsyndrom**

Das Dysäquilibriumsyndrom wird in ▶ Kap. 9 beschrieben.

6.1.3 Komplikationen nach der Dialyse

Blutdruckabfall beim Aufstehen

Immer wieder kommt es nach erfolgreich abgeschlossener Dialyse vor, dass der Patient nach Abdrücken seiner Punktionsstellen das Bett verlässt und nach wenigen Metern Gehen ein Schwindelgefühl bemerkt oder gar kollabiert. Bis zum Dialyseende kann die aus dem Intravasalraum entfernte Flüssigkeit nicht wieder durch Verschiebungen aus dem Interstitium ausgeglichen werden. Zusätzlich kommt es beim Aufstehen zu einer Volumenverschiebung in die Beine. Ist nun noch durch die Blutdruckmedikation oder bei autonomer Neuropathie die Gegenregulation über die Herzfrequenz oder den Gefäßwiderstand gestört, kommt es zu einem starken Blutdruckabfall mit Schwarzwerden vor den Augen, Schwindel, Ohrensausen, Bewusstseinseintrübung bis hin zur Bewusstlosigkeit. Beste Therapie ist die Prophylaxe: Der Patient sollte sich vor dem Aufstehen gut fühlen, sich nur langsam von seinem Behandlungsplatz erheben, bzw. zunächst einige Minuten auf der Bettkante sitzen bleiben, um den Kreislauf wieder in Schwung zu bringen. Sind hier keine Zeichen eines Druckabfalls sichtbar, kann beruhigt der Weg angetreten werden.

Nachblutungen aus Punktionsstellen

Nachblutungen aus Punktionsstellen sind meist eine Kombination von zu kurzer Abdrückzeit und Wiedereröffnung der Punktionsstelle durch Belastung des Shuntarms.

Praxistipp

- Das Abdrücken der Punktionsstellen erfolgt mit kontinuierlicher Reduktion des Kompressionsdrucks.
- Abdrückzeiten sind von Patient zu Patient variabel, sollten jedoch immer mindestens 10–15 min betragen.
- Nach Verschließen der Punktionsstellen sollte der Shuntarm geschont und nicht durchgestreckt werden.

6.1.4 Komplikationen unabhängig von der Dialysebehandlung

Dialysepatienten können natürlich, wie jeder andere Mensch auch, jederzeit jede andere Erkrankung bekommen. Es ist jedoch zu beachten, dass Dialysepatienten häufig mehrere Vor- und Begleiterkrankungen haben. Insbesondere die kardiovaskulären Erkrankungen sind hier führend und stellen einen großen Anteil an der Todesursachenstatistik bei Dialysepatienten dar. Den zweitgrößten Anteil stellen die Infektionskrankheiten – Dialysepatienten gelten immer als immunsupprimiert. Infekte von Dialysekathetern sind in dieser Statistik nicht zu vernachlässigen (◘ Abb. 6.2).

6.2 Gefäßzugänge für die Hämodialyse

Der Gefäßzugang ist die Verbindung zwischen dem Patienten und der Dialysemaschine. Ohne einen solchen Zugang ist keine Dialyse möglich und an einen solchen Zugang werden Ansprüche gestellt, die über die üblichen Ansprüche von Gefäßzugängen im normalen klinischen Alltag – wie Blutentnahme und Gabe von Infusionen – hinausgehen. So muss ein solcher Zugang einen hohen Blutfluss erlauben und muss deshalb in einem großvolumigen Blutgefäß liegen oder Anschluss an ein solches haben. Weiterhin sollte dieser Gefäßzugang lange funktionstüchtig bleiben und großen Belastungen standhalten.

> Die Funktionsfähigkeit des Gefäßzugangs spielt eine zentrale Rolle für den Dialysepatienten. Sie bestimmt die Dialysequalität und damit auch die Lebensqualität des Betroffenen.

◘ **Abb. 6.2**   Todesursachen der im Jahre 2006 verstorbenen Dialysepatienten. (Quelle: Frei und Schober-Halstenberg 2008, QuaSi-Niere)

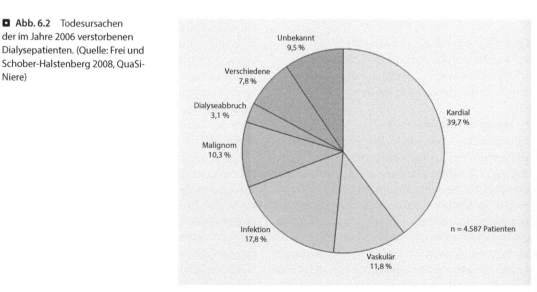

Ein nicht unwesentlicher Anteil der Krankenhauszu-weisungen von Dialysepatienten besteht aus Kompli-kationen mit dem Dialysezugang. Die zunehmende Zahl von Problemen mit dem Gefäßzugang ist auch zurückzuführen auf

- die allgemein immer älter werdenden Dialysepatienten,
- den zunehmenden Anteil von Diabetikern mit oft schlechteren Gefäßverhältnissen.

Bei den Gefäßzugängen unterscheidet man nach
- Zeitbedarf: rasch einsatzbereiter Gefäßzugang über einen Katheter (Shaldon-Katheter, ggf. Vorhofkatheter) oder einen Shunt, der erst nach einer „Reifezeit" verwendet werden kann;
- Zugangsort: zentrales Blutgefäß (z. B. Shaldon-Katheter) oder peripherer Zugang (Shunt);
- geplanter Einsatzdauer: für den kurzfristigen Gebrauch (meist Shaldon-Katheter) oder eher langfristige Gefäßzugänge (Shunt).

6.2.1 Rasch einsatzbereite Gefäßzugänge – Katheter

Dialysekatheter sind bei Akutdialysen immer erfor-derlich und bei chronischen Dialysen bis zur Ausrei-fung und damit Punktionsfähigkeit des Shunts oder bei mangelnder Punktionsfähigkeit eines bestehen-den Shunts (z. B. Shuntverschluss). Sie stellen einen zentralvenösen Zugang dar und werden nach der sog. Seldinger-Technik (über einen korrekt liegenden Füh-rungsdraht) unter lokaler Betäubung platziert. Als zentrale Vene sollte die V. jugularis interna bevorzugt werden. Bei zu erwartenden Blutungskomplikationen und zur kurzzeitigen Nutzung kann auch die V. femo-ralis verwendet werden (◘ Abb. 6.3). Die Vor- und Nachteile der einzelnen Gefäße stellt ◘ Tab. 6.3 dar.

Ein solcher Katheter ist im Prinzip ein Kunst-stoffschlauch mit 2 (manchmal auch nur einem) für die Dialyse ausreichend dicken Lumen, welcher in eine zentrale Vene eingelegt wird. Ein Lumen (rot markiert, „arterieller Schenkel") dient der Entnahme des Blutes, durch das andere Lumen (blau markiert, „venöser Schenkel") wird das Blut in den Patienten zurückgeführt (◘ Abb. 6.4). Die Spitzen der beiden Lumen enden im Blutgefäß nicht auf derselben Höhe. So wird verhindert, dass das zurückgegebene Blut

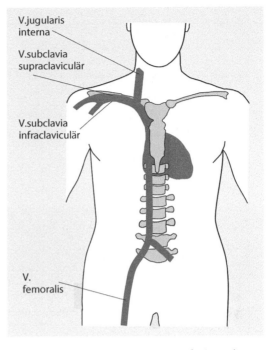

◘ **Abb. 6.3** Wichtige Punktionsstellen großer/zentraler Venen. (Aus Nowack et al. 2009)

direkt durch den arteriellen Schenkel wieder einge-saugt wird. Die Katheter werden so angelegt, dass die Katheterspitze bei Verwendung der V. jugularis interna oder der V. subclavia in der oberen Hohl-vene (Shaldon-Katheter) oder im rechen Herzvor-hof (Vorhofkatheter) liegt.

Diese beiden Katheterarten unterscheiden sich anhand des Materials (Silikon; damit bessere Flexi-bilität und längere Haltbarkeit des Vorhofkatheters) und anhand des Verlaufs nach Austritt aus dem Blut-gefäß. Der Shaldon-Katheter durchtritt direkt nach dem Gefäß und subkutanem Gewebe die Haut und führt nach außen, der Vorhofkatheter verbleibt nach dem Austritt aus dem Gefäß noch über mehrere Zen-timeter unter der Haut (getunnelt) bevor er – meist am oberen ventralen Thorax – durch die Haut tritt.

Katheterarten

- **Shaldon-Katheter**

Der Name Shaldon-Katheter geht auf den schotti-schen Arzt Stanlay Shaldon zurück, welcher 1961 die

◘ **Tab. 6.3** Vor- und Nachteile der einzelnen Zugangsorte für den Gefäßzugang

	V. jugularis interna	V. Subclavia	V. femoralis

Vorteile	– Vene komprimierbar
	– Patient mobilisierbar
		– Meist auch bei Hypovolämie
		  punktierbar
		– Patient mobilisierbar
			– Vene komprimierbar
			– Punktion wenig
			  komplikationsbehaftet

Nachteile	– Bei Hypovolämie manchmal
	  nicht punktierbar
		– Vene nicht komprimierbar
		– Bei Fehlpunktion in Arterie ist
		  diese nicht komprimierbar
		– Gefahr der Stenosebildung
			– Erhöhtes Infektionsrisiko
			– Erschwerte Mobilisation
			– Erhöhtes Risiko einer
			  Venenthrombose

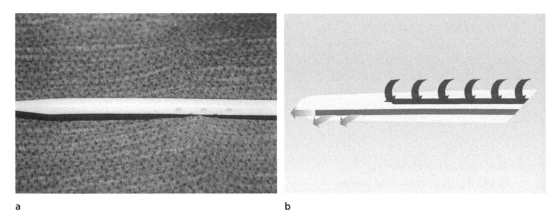

a   b

◘ **Abb. 6.4**   Spitze doppellumiger zentralvenöser Katheter. (Aus Nowack et al. 2009; mit freundlicher Genehmigung der Firma Fresenius Medical Care)

perkutane Anlagetechnik, damals mit einem einlumigen Katheter in die V. femoralis, beschrieben hat. Duppellumige Katheter gab es erst seit ca. 1979. Inzwischen gibt es verschiedene Fabrikate mit unterschiedlichen Namen, die aber alle auf demselben Prinzip beruhen (◘ Abb. 6.5). Der Katheter ist sofort nach Anlage einsatzbereit. Da es nur einen kurzen Weg von der Hautoberfläche bis ins Blutgefäßsystem gibt, ist die Infektionsgefahr bei diesen Kathetern (und bei den meist auch immuneingeschränkten schwerkranken Patienten) relativ hoch. Sie sollten deshalb nicht länger als nötig belassen werden und stellen bei der Verwendung hohe Ansprüche an die Hygiene. Manche Produkte haben ein drittes dünneres Lumen zur Verabreichung von Medikamenten/Infusionen, Blutentnahmen usw. außerhalb der Dialysen.

Laut Leitlinien ist für die Dialysen bei akutem Nierenversagen kein getunnelter Katheter notwendig.

Wenn es sich um ein prolongiertes Nierenversagen handelt, wird spätestens vor Entlassung aus dem Krankenhaus ein anderer Gefäßzugang angelegt werden (meist Vorhofkatheter, Planung Shuntanlage).

▪ **Vorhofkatheter**
Der Name Vorhofkatheter stellt den Oberbegriff von dauerhaften Dialysekathetern dar, deren Katheterspitze im rechten Herzvorhof liegt. Zu dieser Gruppe zählen die häufig besser bekannten Eigennamen wie „Demers-Katheter", „Permcath", „Hämosplit" und sicher viele weitere.

Wie oben bereits beschrieben, ist der Unterschied zum Shaldon-Katheter der über mehrere Zentimeter getunnelte Verlauf unter der Haut nach Austritt aus der zentralen Vene. In diesem Verlauf befindet sich oft noch ein Cuff – ein über ca. 1 cm Strecke rings um den Katheter fest am Katheter befestigtes filzartiges Gewebe (Dacron), welches

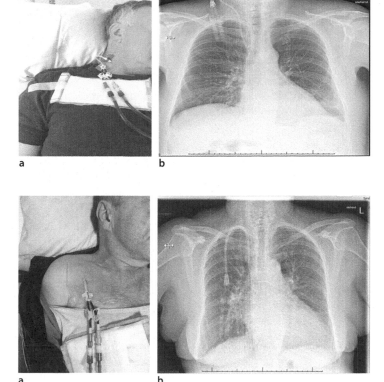

□ **Abb. 6.5** Shaldon-Katheter: **a** Patient und **b** zugehöriges Röntgenbild

□ **Abb. 6.6** Vorhofkatheter: **a** Patient und **b** zugehöriges Röntgenbild

a   b

in das körpereigene Gewebe im Tunnel einwachsen kann. Dadurch ist der Katheter nach ca. 2–4 Wochen Einheilungsphase fest am Patienten fixiert und bildet zusammen mit dem langen Tunnel einen besseren Schutz vor sich an der Katheteraußenseite entlang ausbreitenden Infektionen. Die Anlage dieser Katheter ist etwas aufwendiger als die Anlage des Shaldon-Katheters, erfolgt meist in Lokalanästhesie im Operationssaal und unter Röntgenkontrolle. Der Nachweis der korrekten Lage nach Anlage ist neben der Funktionsprüfung noch im OP Pflicht. Aufgrund des nach wenigen Wochen eingewachsenen Cuffs ist auch die Katheterentfernung ein kleiner operativer Eingriff in Lokalanästhesie.

Ursprünglich waren auch diese Katheter nur für den kurzfristigen Einsatz gedacht. Fachinformationen der Katheter empfahlen noch vor wenigen Jahren eine maximale Liegedauer von 3 Monaten. Häufig finden sich aber Patienten, deren Katheter schon mehrere Jahre liegt und hoffentlich auch noch läuft.

Indikationen zur Anlage eines Vorhofkatheters und ggf. auch dauerhaften Nutzung sind:
- Überbrückung der Zeit bis zur Funktionsfähigkeit eines bereits angelegten oder geplanten Shunts
- Patienten ohne Möglichkeit zur Anlage eines Shunts oder mit rezidivierenden Fistelverschlüssen
- Anderweitig limitierte Lebenserwartung

Komplikationen der Zugänge in eine zentrale Vene

Bei den Komplikationen der zentralen Zugänge ist es sinnvoll, Komplikationen im Rahmen der notwendigen Eingriffe (Katheteranlage und Katheterentfernung) und Komplikationen des Katheters zu unterscheiden.

▪ Komplikationen bei der Anlage

Die Häufigkeit von Komplikationen ist – wie so oft in der Medizin – von der Erfahrung und dem Geschick des punktierenden Arztes abhängig.

Die Katheteranlage kann erschwert werden durch:

- Kollaps der Gefäße bei geringer Füllung der zentralen Venen bei Exsikkose
- Untypischen Verlauf der Blutgefäße
- Gestörte Blutgerinnung durch entweder notwendige Antikoagulation oder Gerinnungs- störungen aufgrund der Grunderkrankungen des Patienten

Die Komplikationsrate bei der Anlage ist durch die Verwendung von Ultraschallgeräten deutlich gefallen. Mit dieser Methode können vor der Katheteranlage geeignete Gefäße lokalisiert werden, thrombosierte oder atypisch verlaufende Gefäße werden erkannt und ggf. kann das Gefäß auch direkt unter Ultraschallkontrolle punktiert werden.

Die möglichen Komplikationen sind je nach punktiertem Gefäß aufgrund der anatomischen Lage etwas unterschiedlich:

- V. jugularis interna und V. subclavia :
  - Punktion der A. carotis: Nachblutung, Hämatom
  - Nervenverletzungen von Plexus brachialis, N. vagus, Zervikalnerven
  - Pleurakuppenverletzung mit Pneumothorax (Kollaps der Lunge auf der punktierten Seite)
  - Herzrhythmusstörungen durch Irritation des Reizleitungssystems, wenn der Führungsdraht zu sehr in Herznähe gelangt
  - Luftembolie durch Ansaugen von Luft durch eine offene Verbindung des zentralen Venenkatheters zum zentralen Blutgefäß- system. Durch die Atembewegungen des Patienten entsteht im Brustkorb ein Unter- druck, der dieses Ansaugen hervorruft.
- V. femoralis:
  - Bei zu hoher Punktion sind retro- oder intraperitoneale Blutergüsse oder eine Verletzung des Darms möglich.

▪ Infektion

Passagere oder permanente Katheter (sowohl zentral als auch in peripheren Venen) perforieren die natürliche Infektionsbarriere Haut. Gleichzeitig stellen sie einen direkten Weg ins Blutgefäßsystem dar und zentrale Venenkatheter liegen zusätzlich noch in der Nähe der Herzklappen. Der Weg einer Infektion außen am Katheter entlang oder auch durch den Katheter hindurch führt direkt ins Blutgefäßsystem und an die Herzklappen. Das Risiko für einen Infekt am Katheter entlang ist bei den nicht getunnelten und nicht gecufften Kathetern deutlich höher, jedoch sind diese auch nur für den kurzfristigen (wenige Tage bis Wochen) Einsatz gedacht. Vorhofkatheter sind durch die Tunnelung und den Cuff weniger anfällig, durch die längere Liegedauer besteht aber auch hier ein erhöhtes Infektionsrisiko, welches deutlich über dem Risiko von Prothesenshunts und nativen Shunts liegt. Katheterinfekte sind neben der Katheterdys- funktion die häufigste Ursache für die Entfernung des jeweiligen Katheters. Dies kann bei chronischen Dialysepatienten mit oft schlechten Venenverhältnis- sen ein großes Problem sein, da es mit jeder Kathe- terentfernung und Neuanlage schwieriger wird, ein geeignetes Gefäß zu finden. Durch den direkten Weg in die Blutbahn sind die Infekte meist schwerwie- gend im Sinne einer Blutvergiftung (Sepsis) oder Herzklappenentzündung (Endokarditis), treffen auf oft schwerkranke Patienten, sind häufig Ursache für Krankenhauseinweisungen von Dialysepatien- ten, benötigen oft eine intravenöse Antibiotikathe- rapie bei kompliziertem Keimspektrum mit häufi- gen Resistenzen und sind nicht selten Todesursache der chronischen Dialysepatienten. Die beste Thera- pie ist wie immer die Prophylaxe dieser Infektionen. Dies beginnt mit der kritischen Indikationsstellung zur Katheteranlage, der möglichst frühen Entfer- nung, sobald diese nicht mehr gebraucht werden, und erfordert während der Liegedauer sowohl vom Pflegepersonal als auch vom Patienten selbst strenge hygienische Vorkehrungen.

Lokale Infekte sind bei den regelmäßigen Ver- bandwechseln durch Rötung, Sekretion und manch- mal Schmerz an der Katheteraustrittsstelle rasch zu erfassen. Insbesondere wenn die jeweilige Dialyse- abteilung gehäuft Problemkeime hat, sollten immer ein Abstrich und auch Blutkulturen zur Keimanalyse und Feststellung des Antibiogramms zur gezielten Antibiotikatherapie erfolgen. Solange keine System- reaktionen (Fieber, Schüttelfrost, erhöhtes CRP etc.) vorliegen, kann ein Versuch mit einer systemischen Antibiotikatherapie unter Erhalt des Katheters gemacht werden. Bei Verschlechterung des Zustan- des des Patienten oder mangelndem Ansprechen der klinischen Zeichen nach einigen Tagen muss der Katheter entfernt und ein neuer – am besten nach einigen Tagen auf der Gegenseite – angelegt werden.

Systemische Infekte im Sinne einer Sepsis oder auch Endokarditis können ohne Zeichen an der Kathetereintrittsstelle auftreten. Fieber ohne anderen Infektionsfokus, Fieber oder Schüttelfrost bei Dialysebeginn, häufige Hypotonien während der Dialyse bei nur geringem Volumenentzug sollten immer auch an einen Katheterinfekt denken lassen. In diesem Fall sind die Entzündungszeichen zu kontrollieren und Blutkulturen abzunehmen. Häufig sind die oben genannten Vorboten die ersten Zeichen für eine schwere Sepsis und erfordern neben der antibiotischen Therapie auch Intensivmedizin. Der Katheter muss bei schwerkranken Patienten mit Verdacht auf einen Katheterinfekt rasch (notfallmäßig) entfernt werden. Die weiterhin notwendigen Dialysen sollten bis zur Stabilisation des Patienten und negativen Blutkulturen über einen passageren Shaldon-Katheter erfolgen, um eine Reinfektion des dann neu angelegten Vorhofkatheters zu vermeiden.

Die häufigsten Keime sind sowohl bei der lokalen als auch bei der systemischen Infektion Hautkeime wie Staphylococcus aureus und Staphylococcus epidermidis. Bei Patienten mit bekannter Besiedlung mit Methicillin-resistenten Staphylococcus aureus (MRSA) muss die initiale Antibiotikatherapie auch immer gegen MRSA wirksam sein.

- **Katheterdysfunktion**

Hinweise auf eine Funktionsstörung des Dialysekatheters sind:

- Es lässt sich kein ausreichender Blutfluss aufbauen.
- Es lässt sich aus einem oder beiden Schenkeln kein Blut aspirieren, ggf. ist es auch nicht möglich, Flüssigkeiten über den Katheter zu spritzen.

Neben den initial auszuschließenden Ursachen wie nicht geöffneten Klemmen, abgeklemmten oder geknickten Schläuchen sind häufige Ursachen eine zunehmende Thrombosierung des Katheters, Katheterfehllagen oder möglicherweise auch ein hypovolämer Patient.

Bei Vorhofkatheterdysfunktion haben wir in unserem Zentrum das in ◘ Tab. 6.4 beschriebene Vorgehen etabliert.

- **Thrombosen oder Stenosen der Vene**

Die Zusammenkunft von Kunststoffoberflächen mit Blut kann die Gerinnungskaskade aktivieren. Grundsätzlich kann es bei jedem Fremdkörper im Blutgefäßsystem zu einer Thrombose im Bereich dieses Fremdkörpers (in diesem Fall des liegenden Katheters) kommen:

Katheter in der V. femoralis haben ein besonders hohes Thromboserisiko und sollten schon deshalb nach wenigen Tagen wieder entfernt werden. Zudem sollte eine Thromboseprophylaxe bei diesen Patienten erfolgen, einige Häuser führen eine therapeutische Antikoagulation durch, solange ein Katheter in der V. femoralis liegt.

Bei Kathetern in der V. subclavia sind Thrombosen in bis zu 20% und Stenosen der Vene in bis zu 50% beschrieben. Klinisch zeigt sich eine Schwellung des gleichseitigen Armes durch Erhöhung des venösen Widerstandes. Dies ist insbesondere problematisch, wenn der Patient an diesem Arm einen Shunt hat oder angelegt bekommen soll. Aus diesem Grund sollte die Anlage von länger notwendigen zentralen Venenkathetern möglichst nicht in der V. subclavia erfolgen. Die Behandlung der Thrombose besteht in Entfernung des Katheters und Antikoagulation.

Im Zuge einer Thrombose kann es zu einer Stenose kommen. Die Stenose entsteht durch fibrotischen Umbau und lässt sich daher nicht mit Antikoagulation oder Lyse beheben, sondern nur mechanisch durch eine Dilatation.

Die Häufigkeit von Thrombosen oder Stenosen in der V. jugularis gilt als deutlich geringer – diese Lage ist für die Anlage von Vorhofkathetern zu bevorzugen, insbesondere wenn noch ein Shunt angelegt werden soll.

- **Dislokation des Katheters**

Durch Manipulation des Patienten oder auch Zug am Schlauchsystem des extrakorporalen Kreislaufs kann es zu teilweiser oder vollständiger Dislokation des Katheters kommen.

> **Auf keinen Fall darf der freiliegende Teil des Katheters wieder in das Gefäß zurückgeschoben werden. Infektionsgefahr! Gefahr der Verletzung des Gefäßes oder umliegendem Gewebe!**

◻ **Tab. 6.4** Eigene Handlungsanweisung bei Katheterdysfunktion

Vorhofkatheterdysfunktiom

a) Katheter verschlossen/keine Aspiration von Blut möglich		b) Ein sich anbahnendes Katheterproblem	
To do – Alle Klemmen offen) Katheter/Schlauchsystem abgeknickt? – Hat sich der Katheter nach Lösen der Quetschklemme nicht entfaltet? → Katheterschlauch zwischen den Fingern rollen – Haltefaden am Katheterexit noch vorhanden und fest zugezogen?		**Hinweise** – Blutfluss <300 ml/min in 2 aufeinanderfolgenden Dialysen (pro Schenkel) – Blutfluss <200 ml/min trotz Lageänderung des Patienten (pro Schenkel) – Venöser Druck >200 mmHg	
		To do – Hat sich der Katheter nach Lösen der Qutesch-klemme nicht entfaltet? → Katheterschlauch zwischen den Fingern rollen – Spülversuch (kräftiges, mehrmaliges Hin-und-Her-spülen mit NaCl in 20-ml-Spritze) – Patienten umlagern, Arm der Katheterseite abspreizen – Patient zu trocken? Wenn keine Atemnot und keine Ödeme, 500 ml NaCl	
Keine offensichtlichen Hinweise für Dislokation des Katheters – Keine Verletzungen am Exit – Muffe nicht sichtbar – Katheter nicht offensichtlich weiter herausgezogen	**Offensichtliche Dislokation**	**Dialyse möglich** 1. Dialyse durchführen 2. Anschließend mit Urokinase blocken (5000 E Urokinase pro Schenkel)	**Dialyse nicht möglich** Urokinase blocken (5000 E pro Schenkel)
1. Lyseversuch niedrigdosiert durch 30 min Blocken (5000 E Urokinase pro Schenkel)[a] 2. Lyseversuch hochdosiert mittels Perfusor (100.000 E Urokinase in 50 ml über 1 h) 3. Röntgen zur Lagekontrolle	Klinikeinweisung für 1. Röntgen zur Lagekontrolle, bei Fehllage Korrektur 2. Gute Lage des Katheters → Lyseversuch niedrigdosiert → hochdosiert[a] Kein Erfolg: Rötngenkontrolle mit Kontrastmittel		

a Blocken mit Urokinase zur Lyse bei Katheterdysfunktion: Katheterlumen mit Urokinase niedrigdosiert füllen, 30 min Verweilzeit; 0,3 ml NaCl langsam nachspritzen; Aspirationsversuch → wenn Aspiration möglich, Katheterlumen abziehen, mit NaCl mehrmals hin- und herspülen, Dialyse anschließen. Falls erfolglos, Urokinase hochdosiert.

Wenn sich bei einer teilweisen Dislokation des Katheters Blut aspirieren und unter normalem Druck Flüssigkeit injizieren lässt, kann ggf. das im extrakorporalen System befindliche Blut noch retransfundiert werden. Im Einzelfall kann auch nach gründlicher Evaluation unter Beobachtung der jeweiligen Drücke die Dialyse noch beendet werden. In der Regel muss dieser dislozierte Katheter aber zeitnah entfernt werden, um Infektionen oder Einblutungen zu verhindern.

Auch ein sichtbarer Cuff oder eine sichtbare Muffe bei den getunnelten Kathetern ist ein Indiz für eine Dislokation. Da die Infektionsbarriere durch den Cuff so nicht mehr wirksam ist, sollten auch diese Katheter entfernt werden.

Dislokationen der Katheterspitze mit häufigem Ansaugen und damit arteriellen Druckalarmen sind deutlich häufiger als die oben beschriebenen Szenarien. Wenn nicht eine behandelbare

Thrombose des Katheters Ursache für diese Katheterdysfunktion ist, muss auch dieser Katheter ersetzt werden.

- **Materialermüdung/Verletzung des Kathetermaterials**

Wenn auch sehr selten, so kommt es doch manchmal vor, dass ein Katheter beim Annähen oder bei der Fadenentfernung verletzt wird. Weiterhin kann es insbesondere bei schon sehr lange liegenden Vorhofkathetern an stark beanspruchten Stellen (Bereich der Klemmen, Katheterexit) zu Materialermüdung und Materialbruch kommen. Alle Verletzungen des Katheters oder Läsionen durch Materialermüdung stellen ein deutlich erhöhtes Risiko für Infektionen, Blutungen und Luftembolien dar. Diese Katheter müssen immer ersetzt werden.

- **Komplikationen beim Entfernen des Katheters**

Zur Dialyse verwendete Katheter sind deutlich dicker als herkömmliche zentrale Venenkatheter (ZVK). Das „Loch" in der Vene und im Gewebe ist deshalb meist auch größer. Dies erhöht die Gefahr der Nachblutung und auch die Gefahr der Luftembolie. Durch eine Verbindung zwischen zentralem Blutgefäßsystem und Außenluft (ein offener ZVK oder der noch nicht verschlossene Stichkanal nach Entfernen des Katheters) strömt Luft in das Blutgefäßsystem und damit ins rechte Herz. Ein Gemisch aus Luft und Blut führt zur Schaumbildung. Dieser gelangt dann in die Lungenstrombahn und führt zu Gefäßverschlüssen in der Lunge, wie bei einer Lungenembolie.

Symptome einer Luftembolie sind Schmerzen beim Atmen, Husten, Sättigungsabfall, Angst, Kollaps/Schock, ggf. Herzstillstand. Bei diesen Symptomen ist sofort der zuständige Arzt oder je nach Schweregrad auch das Reanimationsteam zu rufen. Sollte noch eine Verbindung in das Blutgefäßsystem bestehen, ist dieses sofort zu schließen. Durch das sog. Durant-Manöver (Patient auf die linke Seite und Kopf tief-/Beine hochlegen) soll die im Herz befindliche Luft in der rechten Herzkammer verbleiben und keine weiteren Embolien auslösen.

Gute Leitlinien zur Entfernung von zentralen Venenkathetern gibt es kaum. Die Hinweise der Patientensicherheit Schweiz können aber als guter und brauchbarer Anhalt gelten (Quick-Alert Nr. 27 (V2) | 28.06.2013; Patientensicherheit Schweiz). Mit diesen Maßnahmen sollte sowohl das Blutungsrisiko als auch das Risiko der Luftembolie minimiert sein. Bei Patienten mit Gerinnungsstörungen sollte die Gerinnung vor allem bei Kathetern in der V. subclavia optimiert, eine therapeutische Antikoagulation pausiert und die Thromboseprophylaxe mit einigen Stunden Zeitabstand verabreicht werden. Eine Kontrolle auf Nachblutung ist sinnvoll.

Die wichtigsten Punkte der Patientensicherheit Schweiz sind:

- ZVK-Entfernung bei liegendem Patienten!
- Nach ZVK-Entfernung Einstichstelle 5–10 min komprimieren und 24–48 h luftdicht verschließen!
- Bei Kreislaufkollaps und Reanimationssituationen immer auch an die Möglichkeit einer Luftembolie durch die Entfernung eines ZVKs denken!

6.2.2 Dialyseshunt

Der Begriff Shunt beschreibt in der Medizin eine Kurzschlussverbindung zwischen zwei Gefäßen oder Hohlräumen, über welche Flüssigkeiten übertreten können. Im Fall des Dialyseshunts wird durch einen medizinischen Eingriff dieser Kurzschluss zwischen einer Arterie und einer Vene hergestellt – deshalb auch arteriovenöse Fistel genannt. Ziel ist ein kräftiges Blutgefäß nah unter der Haut mit einem ausreichend hohen Blutfluss. Bei günstigen anatomischen Verhältnissen kann dieser „Kurzschluss" direkt zwischen den beiden Blutgefäßen hergestellt werden (nativer Shunt). Liegen die beiden Gefäße zu weit auseinander, kann diese Distanz mit einem „Kunststoffschlauch" überbrückt werden (Prothesenshunt). Der Dialyseshunt stellt aus prognostischer Sicht den besten Gefäßzugang zur chronischen Hämodialyse dar. Da er unter der Haut verläuft und die Hautbarriere außerhalb der Dialyse nicht unterbrochen ist, ist das Infektionsrisiko im Vergleich zu den Dialysekathetern deutlich geringer. Ein Dialyseshunt sollte wann immer möglich der bevorzugte Dialysezugang sein.

Da jedoch der Shunt bei jeder Dialyse mit 2 Nadeln punktiert werden muss (Schmerz bei der Punktion), nach der Dialyse eine „Abdrückzeit" bis zum Verschluss der Punktionsstellen nach Entfernung der Nadeln notwendig ist (Zeit), gerade die

Unterarmshunts für Außenstehende oft deutlich sichtbar sind (kosmetische Bedenken) und viele Patienten im Dialysezentrum oder am eigenen Leib die vermeintlichen Vorteile der Dialysekatheter gesehen und gespürt haben, sind Dialyseshunts bei den Patienten oft nicht so beliebt und erfordern meist einige Überzeugungsarbeit.

Laut Leitlinien sollte jeder Patient mit chronischem Nierenversagen, der sich für die Hämodialyse entschieden hat, bei Dialysebeginn über einen funktionsfähigen Shunt verfügen. Von der Operation zur Anlage des Shunts bis zur Punktierbarkeit ist meist eine „Reifungszeit" bzw. „Einheilungszeit" von 6–8 Wochen notwendig. Deshalb sollte der Patient ca. 3 Monate vor dem geplanten/vermutlich notwendigen Dialysebeginn bei einem in der Shuntchirurgie erfahrenen Chirurgen vorgestellt werden und der Eingriff zeitnah erfolgen. Der Zeitpunkt des Dialysebeginns ist jedoch selten leicht vorherzusagen, eine GFR <20–30 ml/min und rasch nachlassende Nierenfunktion kann als Faustregel für den Planungsbeginn gelten. Ein vorhandener und funktionstüchtiger Shunt zwingt jedoch auch nicht zum Dialysebeginn, wenn die Nierenfunktion noch ausreichend ist – deshalb ist früher immer besser als zu spät.

Da der Dialyseshunt das Herzzeitvolumen erhöht, kommt es zu einer höheren kardialen Belastung. Im Normalfall kann der Körper das kompensieren. Bei Patienten mit schweren Herzklappenfehlern oder schon bestehender Herzinsuffizienz kann diese Steigerung des Herzzeitvolumens jedoch ein bisher kompensiertes System zur Dekompensation bringen. Viele Nephrologen werden deshalb vor Planung eines Dialyseshunts eine Echokardiografie veranlassen und je nach Befund die kardiale Situation erst verbessern oder, falls dies nicht möglich ist, einen alternativen Dialysezugang wählen.

Die Prinzipien der Shuntlokalisation sind:
- Möglichst nativer Shunt
- So peripher wie möglich
- Wenn möglich der nicht dominante Arm

Die geeigneten Gefäße werden mittels körperlicher Untersuchung und Farbduplexsonografie an beiden Armen festgelegt. Dadurch können das Vorhandensein und der Verlauf der Venen, der Blutfluss in den Arterien und mögliche Verkalkungen in den Arterien eingeschätzt werden. Geeignete Arterien haben

mindestens einen Durchmesser von 1,6 mm (besser 2 mm) und sind nicht verkalkt. Geeignete Venen sind mindestens 1,6 mm weit und haben einen langstreckigen geraden Verlauf nicht zu tief unter der Haut. Weitere Untersuchungen sind notwendig, wenn in diesen Untersuchungen der Verdacht auf z. B. eine Engstelle im zentralen Verlauf einer Vene vermutet wird oder der Blutdruck an beiden Armen unterschiedlich ist und somit auf ein Problem der Arterien hinweist.

> ❯ **Spätestens wenn festgelegt ist, wo der Shunt angelegt wird, sollten die Venen dieses Armes von Blutentnahmen und Venenverweilkanülen verschont werden.**

Die Shuntanlage erfolgt je nach Verlauf im Rahmen eines kurzen Krankenhausaufenthalts mit einer kleinen Operation in Lokal- oder Regionalanästhesie. Die Nachbehandlung und Fadenentfernung übernimmt meist der behandelnde Nephrologe. Dieser kann auch bei den Verlaufsuntersuchungen Komplikationen bei der Shuntentwicklung feststellen und die geeigneten Maßnahmen treffen. Die Shuntreifung kann durch den Patienten unterstützt werden durch das sog. Shunttraining. Dabei wird mehrmals am Tag durch „Handübungen" wie z. B. Kneten eines Balles die Durchblutung im Unterarm erhöht. Nach Reifung bzw. Einheilen des Shunts kann dieser dann punktiert werden.

Optimale Shunteigenschaften
Nach der 6er-Regel hat der optimale Shunt diese Eigenschaften:
- Mindestens 600 ml/min Blutfluss (und nicht mehr als 1500 ml/min)
- 6 mm Lumenweite der Shuntvene nach Reifung
- Maximal 6 mm unter der Hautoberfläche
- 2×6 cm Punktionsstrecke
- 6 Wochen gereift

Die Shuntchirurgie ist zu einem sehr komplexen Fachgebiet geworden und es gibt ständig neue Entwicklungen. Die Anzahl der Dialysepatienten steigt und die Zeit an der Dialyse bis z. B. zur

Transplantation ist lang. Ein Shunt wird somit über viele Jahre benötigt. Die Zusammenarbeit mit einem guten und erfahrenen Shuntchirurgen ist deshalb für eine gute Qualität der Shunts, damit eine gute Dialysequalität und damit auch für die Lebensqualität der Dialysepatienten essenziell.

Shuntarten

Wie oben schon kurz erwähnt, kann man zwischen Shunts aus körpereigenem Material (native Shunts) und unter Zuhilfenahme von Fremdmaterial (Prothesenshunt, Kunststoffshunt) unterscheiden.

▪ Nativer Shunt

Die klassische Form des nativen Dialyseshunts ist der Cimino-Brescia-Shunt. Dieser wurde 1966 erstmals von Cimino und Brescia beschrieben und stellt eine Verbindung zwischen A. radialis und V. cephalica am Unterarm dar. Dazu wird die V. cephalica durchtrennt, der zur Hand führende Venenanteil verschlossen und der zum Herz führende Venenanteil seitlich an die A. radialis angenäht (End-zu-Seit-Anastomose) (◪ Abb. 6.7).

Ist die A. radialis am Unterarm nicht geeignet oder die V. cephalica am Unterarm zu klein, kann man als häufig genutzte Alternative einen Oberarmshunt anlegen. Hier gibt es 2 Möglichkeiten: Verbindung der A. brachialis mit der oberflächlich verlaufenden V. cephalica am Oberarm oder Verbindung der A. brachialis mit der tiefer verlaufenden V. basilica am Oberarm. Letztere Möglichkeit hat den Nachteil der oft sehr tief liegenden Vene am Oberarm und erfordert die Vorverlagerung dieser Vene unter die Haut.

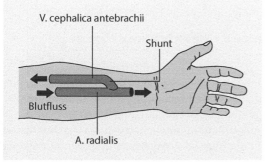

◪ **Abb. 6.7**   Schema eines nativen Unterarmshunts

direkt bei der Shuntanlage oder in einem zweiten Eingriff. Durch die tiefe Lage dieser Vene ist diese aber bei den meisten Patienten vorhanden und nicht durch vorhergehende häufige Blutentnahmen geschädigt.

Entscheidend für den Erfolg dieser nativen Fisteln sind die anatomischen Voraussetzungen für diese Konstruktionen. So können zu kleine oder verkalkte Arterien nicht ausreichend Blut für eine gute Shuntreifung bereitstellen oder durch Blutentnahmen oder Venenverweilkanülen geschädigte Venen können sich nicht ausbilden oder sind schon vollständig vernarbt.

Als Shunt oder Fistel wird der ab der Anastomose körperwärts verlaufende Venenanteil bezeichnet. Durch die veränderten Blutdruck- und Flussverhältnisse in dieser Vene nach dem Kurzschluss mit einer Arterie weitet sich diese Vene auf und bekommt eine stärkere Venenwand, was als Shuntreifung bezeichnet wird. Der Blutfluss im Gefäß steigt in den ersten 2–8 Wochen von initial ca. 200 ml/min auf ca. 600–800 ml/min. Diese beiden Veränderungen erlauben das vielfache Punktieren mit dicken Dialysenadeln und einen ausreichend hohen Blutfluss für eine adäquate Dialyse.

▪ Prothesenshunt

Wenn die bestehenden Gefäße durch angelegte und bereits verbrauchte/verschlossene Shunts verbraucht sind oder schon primär z. B. bei Diabetikern oder Patienten mit pAVK für einen nativen Shunt ungeeignete Gefäßverhältnisse vorliegen, kann die Verbindung zwischen Arterie und Vene auch durch eine Kunststoffprothese hergestellt werden. Diese Prothesen bestehen aus ePTFE (extended Polytetraflourethylen), sehen aus wie ein Schlauch, werden an eine Arterie und Vene normalerweise des Armes angeschlossen und stellen die für die Dialysen verwendbare Punktionsstrecke dar (◪ Abb. 6.8). Es gibt bei diesen Prothesen den geraden Shunt („Straight Shunt" oder „Straight Graft", ◪ Abb. 6.9b) und den „Loop" (◪ Abb. 6.9a), welcher eine besonders lange Punktionsstrecke bereitstellt.

Normalerweise werden auch für die Prothesenshunts die oberen Extremitäten bevorzugt. Wenn dort keine geeigneten Gefäßverhältnisse vorliegen, sollten weitere Möglichkeiten z. B. am Bein oder im Thoraxbereich überprüft werden (schematisch in ◪ Abb. 6.9c dargestellt).

◨ **Abb. 6.8** Schema eines
Prothesenshunts. (Aus Hepp und
Hegenscheid 1998)

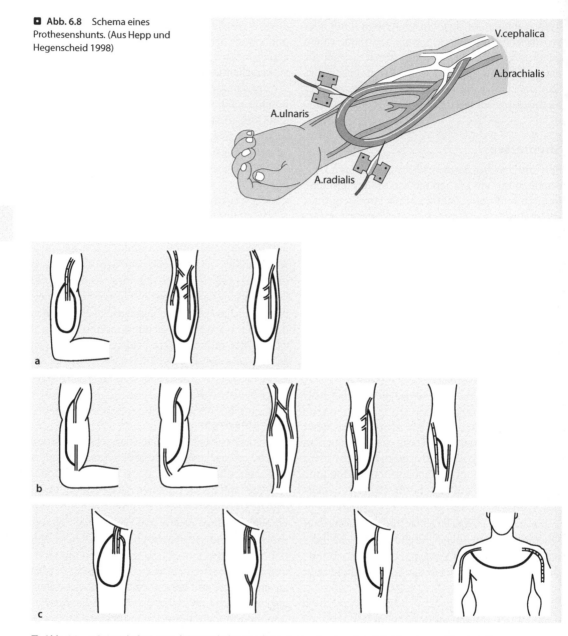

◨ **Abb. 6.9**   **a** Beispiele für Loops, **b** Beispiele für gerade Prothesenshunts, **c** Beispiele für seltenere Shuntpositionen

Prothesenshunts haben direkt nach der Operation das erforderliche Lumen und auch schon einen hohen Blutfluss, welcher sich im weiteren Verlauf nur noch wenig ändert. Sie wären also prinzipiell direkt nach der Operation für eine Dialyse verwendbar. Der Körper reagiert jedoch auf die Anlage dieser Kunststoffprothesen mit einer Entzündungsreaktion und es kommt meist zu einer deutlichen Schwellung um die Prothese oder in der gesamten Extremität. Deshalb wartet man, wenn möglich, das Einheilen des Grafts ab. Dies dauert in der Regel 1–2 Wochen. Durch Veränderungen des Prothesenmaterials kamen in den letzten Jahren auch sofort/rasch punktierbare Prothesen auf den

Markt, welche eine Punktion schon in der ersten Woche zulassen.

Gefäßprothesen haben im Vergleich zu nativen Fisteln ein höheres Infektionsrisiko und auch eine höhere Thromboserate. Insbesondere an der venösen Anastomose bilden sich Stenosen (Engstellen) aus. Bei häufiger Punktion in immer wieder derselben Region bilden sich Pseudoaneurysmen (Ausstülpungen), welche operativ versorgt werden müssen. Bei Prothesenshunts darf deshalb keine Arealpunktion, sondern immer nur die Strickleiterpunktion erfolgen (siehe auch ▶ Abschn. „Shuntpunktion").

Shuntpunktion

Jede Tätigkeit – so auch die Shuntpunktion – beginnt mit einer guten Vorbereitung. Idealerweise …

- liegt das zur Punktion notwendige Material in Griffweite bereit.
- ist ausreichend Zeit vorhanden und Punkteur und Patient haben eine bequeme Position eingenommen.
- hat der Patient zu Hause den Shuntarm von groben Verunreinigungen mit Wasser und Seife befreit und den Arm nicht durch Verwendung von Bürsten verletzt.
- wird der Shuntarm punktionsgerecht und bequem auf einem keimarmen Tuch und ggf. einer Lagerungshilfe gelagert.
- werden bei der erstmaligen Punktion von unbekannten Shunts Besonderheiten des Shuntverlaufs, genutzte Nadeln und Punktionsstellen, Punktionsprobleme bei früheren Punktionen erfragt.
- wird der Shuntarm untersucht und besonders auf Einblutungen, Infektionen und Aneurysmabildung geachtet.
- wird die ordnungsgemäße Funktion und der Verlauf des Shunts durch Tasten (Schwirren) und Abhören (Rauschen) gesichert, die Flussrichtung des Shunts steht fest und die Punktionsstellen werden festgelegt.
- wird der Shuntarm großflächig desinfiziert (Vorgehen nach betriebsinternen Richtlinien).
- werden Einmalhandschuhe getragen.

Die gelungene Punktion an sich ist eine Kombination aus verschiedenen Grundlagen und viel Übung.

Jede Punktion führt zu Gewebeveränderungen und Verletzungen am Punktionsort. Der Punktionskanal wird nach Entfernung der Kanüle durch einen Thrombus verschlossen, welcher im weiteren Verlauf bindegewebig umgewandelt wird. Dadurch kommt es zu einer minimalen Gewebezunahme, welche nach vielen Punktionen zu einer Erweiterung des Punktionsareals führt. Die Punktionstechnik beeinflusst im Langzeitverlauf das Aussehen und die Hämodynamik (Fließeigenschaften des Blutes) des Shunts maßgeblich. Ein Teil der Punktionstechnik ist die Auswahl der Punktionsstelle. Ziel sollte immer die vollständige Nutzung der zur Verfügung stehenden Punktionsstrecke sein – dies wird durch die sog. Punktion in Strickleitertechnik erreicht. Bei dieser Technik wird die Punktionsstelle zu jeder Punktion nach einem Schema gewechselt und schlussendlich jede Stelle des Shunts punktiert. Dadurch erweitert sich die Shuntvene auf der gesamten Strecke gleichmäßig und der Ausbildung von Aneurysmen und Stenosen wird vorgebeugt. Trotz der nachgewiesenen Vorteile dieser Punktionstechnik ist jedoch die schlechteste Punktionstechnik – die sog. Arealpunktion – am weitesten verbreitet. Bei dieser Punktionstechnik wird immer wieder in denselben kurzstreckigen Bereich der Shuntvene punktiert und dieser Bereich (bzw. die beiden Bereiche für arterielle und venöse Nadel) erweitern sich. Es kommt zu Aneurysmen des Shunts und auch zu vernarbter Haut über dem Shunt, welche im Verlauf sehr dünn und verletzungsgefährdet werden kann. Wenn nur eine sehr kurze oder gelenkübergreifende Punktionsstrecke zur Verfügung steht, sollte besser die Möglichkeit der sog. Knopflochpunktion überprüft werden. Dabei wird bei jeder Dialyse die immer exakt gleiche Stelle in gleichem Winkel und gleicher Richtung punktiert. Innerhalb eines Zeitraumes bildet sich dadurch ein bindegewebiger Kanal, der den Punktionskanal darstellt und für weitere Punktionen mit speziellen „halbscharf" geschliffenen „Knopflochkanülen" ermöglicht. Die Anwender der Knopflochpunktion sollten in dieser Technik theoretisch und praktisch geschult sein. Diese Technik eignet sich besonders für die Selbstpunktion (◘ Abb. 6.10).

> **Prothesenshunts müssen immer in Strickleitertechnik punktiert werden.**

⬛ **Abb. 6.10** Schematische
Darstellung der Punktionstechniken

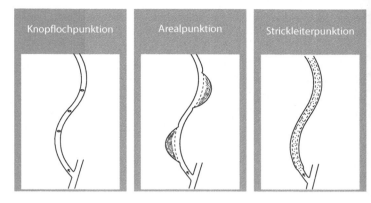

Knopflochpunktion   Arealpunktion   Strickleiterpunktion

Die zur Punktion verwendeten Dialysenadeln sind deutlich dicker als die zur Blutentnahme verwendeten Nadeln (⬛ Abb. 6.11). Meist werden Stahlnadeln mit einer Kanülendicke von 15–17 Gauche (entsprechend einem Außendurchmesser von 1,8 bzw. 1,5 mm) verwendet. Die dünneren Nadeln verursachen zwar das geringere Trauma, jedoch sind erst mit den dickeren Nadeln die für eine adäquate Dialyse erforderliche Blutflüsse möglich. Die arterielle Nadel (rot markiert) hat eine zusätzliche Öffnung am Kanülenschaft, welche das Ansaugen innen am Gefäß verhindern soll. Bei Punktion mit dem Kanülenschliff nach unten ist das Gewebetrauma geringer und punktionsbedingte Blutungen werden reduziert. Im Regelfall wird in Flussrichtung des Shunts punktiert. Wenn z. B. aufgrund einer kurzen Punktionsstrecke oder sonstiger anatomischer Gegebenheiten gegen die Flussrichtung punktiert werden muss, sind jedoch keine negativen Auswirkungen auf den Shunt zu erwarten. Bei Punktion gegen die Flussrichtung

⬛ **Abb. 6.11** Dialysenadeln.
a Arterielle und venöse Dialysekanülen mit Farbkodierung der Klemmen (*oben* arteriell, *unten* venös).
b Schemadarstellung der abreißbaren Drehflügel an der Dialysekanüle. Der schwarze Punkt markiert die Anschliffseite, auf der Rückseite befindet sich ein roter Punkt.
c Detailschema der Kanülenspitzen.
(Aus Nowack et al. 2009)

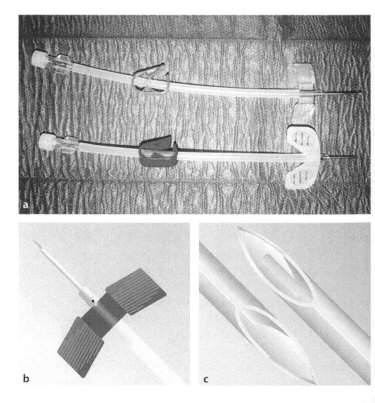

wird allerdings die Punktion mit Schliff nach oben empfohlen. Die Nadel wird nach der Punktion vollständig in das Gefäß vorgeschoben und die korrekte Lage vor dem Anschließen an die Dialysemaschine überprüft. Anschließend wird die Nadel nahe der Einstichstelle und auch das Schlauchsystem zugfrei am Patienten fixiert, um eine Dislokation der Nadel während der Dialyse zu vermeiden. Die Einstichstellen werden mit einem sterilen Tupfer abgedeckt, der Shuntarm mit den fixierten Kanülen muss während der gesamten Dialyse frei einsehbar sein.

> **Praxistipp**
>
> Anzeichen einer korrekten Lage der Dialysenadel:
> - Pulsierendes Pendelblut bei nicht entlüfteter Kanüle
> - Aspiration von Blut und widerstandsfreies Anspülen der Kanüle
> - Keine Hämatombildung im Punktionsbereich
> - Nach Anschluss an die Dialysemaschine wiederkehrende Druckwerte früherer Dialysen

> **Bei Schmerzen muss die Kanülenlage sorgfältig überprüft werden.**

Bei schwierigen Punktionsbedingungen wie z. B. tiefliegendem und daher kaum tastbarem Shunt kann die Punktion mithilfe eines Ultraschallgerätes notwendig sein.

Eine Sondersituation der Shuntpunktion stellt die erste Punktion des neuen Dialyseshunts dar. Sie kann sowohl für das Vertrauen des Patienten als auch die weitere Shuntnutzung von Bedeutung sein. Die Punktion von nativen Shunts sollte erst erfolgen, wenn der Shunt ausreichend ausgebildet ist. Eine ausreichend ausgebildete Shuntvene ist unter leichter Stauung tastbar, idealerweise hat sie einen Durchmesser von über 5 mm und einen Blutfluss von über 600 ml/min. Bei optimalen Voraussetzungen von Arterie und Vene kann dies bereits nach 3 Wochen der Fall sein. Prothesenshunts können nach Einheilung und Abdichtung der Prothese im Unterhautfettgewebe (sichtbar am Rückgang der Schwellung) punktiert werden.

> **Praxistipp**
>
> Hinweise zur Erstpunktion von Dialyseshunts:
> - Ausreichende Reifung/Einheilung des Shunts
> - Punktion durch einen erfahrenen Mitarbeiter
> - Nur leichter Stauungsdruck (ca. 60 mmHg)
> - Je nach Qualität der Vene und Punktionsstrecke anfangs nur 1 Nadel punktieren
> - Verwendung der dünneren Dialysenadeln und je nach Shunttiefe und Verlauf kürzere Kanülenlängen von 1,5–2 cm
> - Je nach anatomischen Gegebenheiten Punktion mit Ultraschallunterstützung erwägen

Nach Dialyseende und vollständiger Reinfusion des Blutes werden die Kanülen nacheinander entfernt und die Punktionsstellen abgedrückt. Dabei wird die Punktionsstelle mit einem sterilen Tupfer abgedeckt und der Stichkanal durch dosierten Druck verschlossen. Der Abdrück-Druck sollte so gewählt werden, dass nicht der Shunt durch zu starken Druck abgedrückt wird – ersichtlich an dem vorhandenen Schwirren oder Rauschen des Shunts in Richtung Körper –, auf der anderen Seite aber auch keine Blutung aus dem Stichkanal bei zu kleinem Druck entsteht. Jeder Patient, der dazu körperlich in der Lage ist, sollte die Abdrücktechnik selbst erlernen. Es ist gegenüber den technischen Abdrückhilfen die schonendste Abdrückmethode. Die Abdrückzeit ist individuell und schwankt zwischen 10–45 min pro Einstichstelle. Nach Verschluss der Eintrittsstelle wird diese mit einem sterilen Wundbettpflaster abgedeckt (■ Abb. 6.12, ■ Abb. 6.13).

> **Die venöse Kanüle wird zuerst entfernt und der Stichkanal abgedrückt. Wenn man diese Reihenfolge nicht einhält, kann bei vorher entfernter arterieller Nadel der schon verschlossene Stichkanal durch die Druckerhöhung im Shunt beim Abdrücken wieder eröffnet werden und nachbluten.**

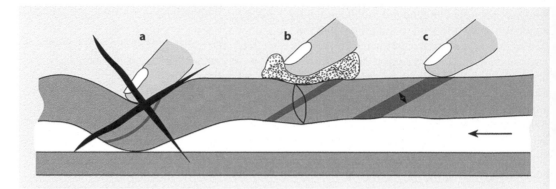

□ Abb. 6.12   Die Kompression des Punktionskanals nach der Kanülenentfernung darf nicht das Lumen der Shuntvene verschließen (**a**). Die Höhe des digitalen Kompressionsdrucks wird daher durch den Blut(gegen)druck in der Shuntvene limitiert. Entscheidend für die Kompression des Punktionskanals ist jedoch nur die auf diesem senkrecht stehende Komponente, die umso größer (kleiner) wird, je flacher (steiler) punktiert wurde (**b**). Bei der allgemein üblichen totalen Kompression des Punktionskanals (**b**) entsteht ein eher schmaler Thrombus (wenig Gewebezunahme!). Die partielle Kompression nur der Punktionskanalöffnung in der Haut (**c**) führt zu einem dickeren Punktionsthrombus (mehr Gewebezunahme!). (Aus Nowack et al. 2009)

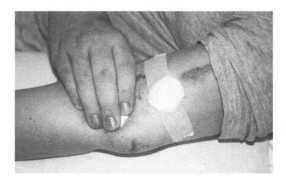

□ Abb. 6.13   Abdrücktechnik. (Aus Nowack et al. 2009)

Shuntmonitoring

Komplikationen des Dialyseshunts sind ein häufiger Hospitalisationsgrund bei Dialysepatienten. Ein funktionstüchtiger Dialyseshunt ist Voraussetzung für eine gute Dialysequalität und damit Lebensqualität. Viele der schweren Komplikationen bei Dialyseshunts haben Vorboten, allerdings sind diese nicht immer so prominent, dass sie auf jeden Fall auffallen würden. Die frühzeitige Erfassung dieser Vorboten, das Wissen und Erkennen der ersten Anzeichen und frühzeitige Therapie kann die Lebensdauer des Shunts erhöhen. Deshalb sollte eine regelmäßige Shuntüberwachung zum Standard jeder Dialyseabteilung gehören.

▪ **Klinische Untersuchung**

Diese ist ohne technische Hilfsmittel möglich und nutzt unsere Fähigkeiten zu sehen (Inspektion), zu tasten (Palpation) und zu hören (Auskultation). Untersuchungsbefunde und deren Interpretation finden Sie in □ Tab. 6.5.

❯ Die Inspektion und Palpation des Shunts sollte vor jeder Shuntpunktion erfolgen.

Bis auf den Elevationstest sind die Untersuchungen sowohl beim nativen als auch beim Prothesenshunt anwendbar und aussagekräftig.

Bei den Loop-Prothesenshunts stellt sich immer wieder mal die Frage nach der Flussrichtung. Diese sollte im OP-Bericht oder auch in der Shuntzeichnung vermerkt sein. Sie lässt sich aber auch klinisch herausfinden bzw. überprüfen. Bei kurzzeitiger vollständiger Kompression der Prothese am Scheitelpunkt des Loops ist auf der arteriellen Seite weiterhin eine kräftige Pulsation tastbar, auf der venösen Seite verschwindet die Pulsation.

▪ **Veränderungen der Druckwerte an der Dialysemaschine**

Diese Veränderungen sind Spätsymptome, hier muss sofort gehandelt werden (□ Tab. 6.6).

◻ **Tab. 6.5** Klinische Zeichen der Shuntuntersuchung und deren Interpretation

	Befund	Mögliches Zeichen für
Inspektion	Ödeme, Schwellung	Abflusshindernis, Reaktion auf neuen Prothesenshunt, Infektion
	Rötung, Schwellung, Überwärmung	Infektion
	Bluterguss	Fehlpunktion, Verletzung der Venenwand, Kanülenfehllage
	Oberflächliche Kollateralvenen an Oberarm oder gar Oberkörper	Venöses Abflusshindernis zentral/im Thorax
	Aneurysmen	Arealpunktion, Stenose hinter dem Aneurysma?
	Kalte, blaue Finger, Nekrosen der Finger	Arterielle Minderperfusion, Steal-Phänomen
Palpation	Gleichmäßiges Schwirren	Normal
	Fehlende Pulsation, kein Schwirren	Shuntverschluss
	Starkes Pulsieren	Abflusshindernis
	Lokale Erwärmung	Infektion, Reaktion auf neuen Prothesenshunt
	Verhärtung	(Teil-)Thrombose, Hämatom, verhärtete Venenwand, Aneurysma mit nachgeschalteter Stenose
Auskultation	Sonores Geräusch	Normal
	Hochfrequentes Geräusch	Stenose
	Fehlendes Geräusch	Shuntverschluss
Anheben des Armes (Elevationstest)		
Bis unterhalb Herzhöhe	Gut gefüllte Shuntvene	Normal, guter arterieller Einstrom
Bis Herzhöhe	Nachlassende Venenfüllung bis Kollaps	Arterieller Einstrom normal bis gering
Über Herzhöhe	Shuntvene kollabiert	Venöser Abfluss ist frei
	Shuntvene in einem Teilsegment prall	Stenose proximal des gefüllten Segmentes
	Gesamte Shuntvene prall gefüllt	Abflusshindernis
Absenken des Armes auf Ausgangsposition	Shuntvene füllt sich langsam	Verringerter oder guter arterieller Einstrom

■ **Messung der Rezirkulation und des Shuntflusses/Blutflusses**

Wenn das über den venösen Schenkel in die Fistel zurückgegebene Blut nicht über die Vene abfließt, sondern von der arteriellen Nadel wieder angesaugt wird, nennt man das Rezirkulation. Dies kommt insbesondere bei Stenosen in der Shuntvene proximal der venösen Nadel vor und führt dazu, dass ein Großteil des gerade dialysierten Blutes immer wieder die Dialysemaschine durchläuft (◻ Abb. 6.14). Insgesamt sinkt dadurch die Effektivität der Dialyse.

Mittels sog. Dilutionsmethoden wird sowohl die Rezirkulation als auch der Shuntfluss zuverlässig und reproduzierbar gemessen. Die Messprinzipien beruhen auf Veränderungen von Kochsalz- und

☐ Tab. 6.6 Interpretation veränderter Druckwerte an der Dialysemaschine

Druckveränderung	Hinweis für
Arteriendruck stark negativ	Ungenügendes arterielles Blutangebot z. B. durch Stenose im Anastomosenbereich, niedrigen Shuntfluss
Venendruck stark erhöht	Kanülenfehllage, Stenose im abfließenden Venenbereich
Arteriendruck gering negativ, Venendruck gering positiv; keine Änderungen zu den vorhergehenden Dialysen	Normaler Shuntfluss Möglich ist auch eine Stenose zwischen den beiden Nadeln – dies sollte durch die klinische Untersuchung erfasst worden sein.

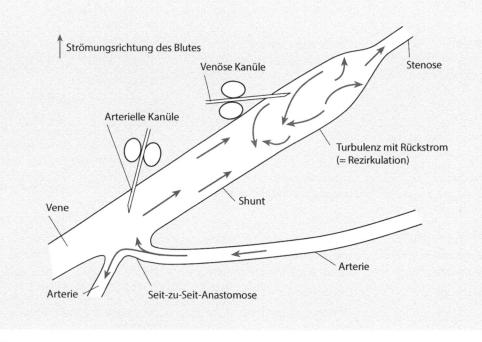

☐ Abb. 6.14   Schematische Darstellung der Rezirkulation im Shunt. (Aus Nowack et al. 2009)

Temperaturmessungen nach einer definierten kurzzeitigen Veränderung dieser Messgrößen. Für diese Messungen stehen in die Dialysegeräte integrierte Module oder separate dialysegerätunabhängige Systeme (z. B. Transsonic) zur Verfügung.

- Eine Rezirkulation über 15–20% ist pathologisch.
- Prothesenshunts mit einem Blutfluss unter 600 ml/min bzw. sinkendem Blutfluss um über 20% im Monat haben ein erhöhtes Risiko für einen Shuntverschluss.

- Native Shunts mit einem Blutfluss unter 300 ml/min haben ein erhöhtes Risiko für einen Shuntverschluss.

In diesen Fällen sollte die Ursache gesucht und ein präemptiver (vorbeugender) Eingriff in Erwägung gezogen werden.

▪ Duplexsonografie

Mittels Sonografie und Duplexsonografie kann man den Blutfluss im Shunt (auch ohne angeschlossenes

Dialysegerät) bestimmen, gleichzeitig aber auch Ursachen für eine Shuntdysfunktion feststellen und diese lokalisieren.

Neben diesen eben genannten Hinweisen in den Untersuchungen kann auch eine sinkende Dialysequalität (sinkendes Kt/V) ein Hinweis für eine Shuntinsuffizienz sein.

Shuntkomplikationen

- **Blutungen**

Durch den hohen Blutfluss im Shunt von mindestens 500 ml/min – oft auch mehr – kann es bei Blutungen aus dem Shunt rasch zu einem hohen Blutverlust kommen. Die oberflächliche Lage der Shuntvene begünstigt dabei das Verletzungsrisiko durch Schnitte, Risse, Stiche usw. Lässt sich die Blutung nicht durch lokale Kompression stillen, ist ggf. eine gefäßchirurgische Versorgung notwendig.

Für verletzungsgefährdete Berufsgruppen wie Schlosser, Schreiner, Kfz-Mechaniker können Schutzmanschetten für den Shunt sinnvoll sein.

- **Stenosen**

Bei nativen Fisteln sind anastomosennahe Stenosen die häufigste Ursache einer Shuntdysfunktion. Sie können aber auch im Punktionsbereich der Fistelvene, beim Übertritt in das tiefe Venensystem oder zentral nach z. B. früheren Kathetern auftreten. Prothesenshunts neigen zu Engstellen am Übergang von der Prothese in die abfließende Vene (venöse Anastomose). Stenosen lassen sich durch Shuntmonitoring wie klinische Untersuchung und Shuntflussmessung oder Rezirkulationsmessung frühzeitig feststellen und je nach Lokalisation operativ oder interventionell (mit Kathetertechnik) beseitigen. Dadurch kann eine in der Folge entstehende Thrombose verhindert und der Shunt erhalten werden.

- **Thrombosen**

Thrombosen wenige Stunden bis Tage nach der Shuntanlage sind meist bedingt durch mangelnde Blutzufuhr aus der zuführenden Arterie (Arteriosklerose, kleine hypoplastische Arterie) oder operationsbedingte Probleme wie zu kleine Anastomose, Kompression durch ein Hämatom, Abknickung im Gefäß.

Thrombosen im späteren Verlauf werden durch viele Faktoren beeinflusst, die den Blutfluss im Shunt und die Thromboseneigung beeinflussen können. Zu diesen Faktoren gehören:

- Entstehende Stenosen im venösen Abflussgebiet (fallen manchmal durch steigende venöse Druckwerte und Zunahmen der Rezirkulation auf)
- Verminderung des arteriellen Zuflusses (zeigt sich in ungewöhnlich hohen negativen arteriellen Druckwerten, Abnahme des intraindividuellen maximalen Blutflusses und Zunahme der Rezirkulation)
- Hypotonie und Blutdruckabfall
- Exsikkose
- Kompression durch Hämatome oder durch Kleidung, Blutdruckmanschetten, Stauschlauch usw.
- Infektionen und Sepsis
- Stase in Aneurysmen

Shuntthrombosen werden gefäßchirurgisch revidiert oder erfordern eine neue Shuntanlage. Wenn Zeichen einer drohenden Thrombose erkannt werden, kann durch frühzeitige Intervention mit Beseitigung des begünstigenden Faktors der Shunt häufig noch erhalten werden.

- **Mangelnde Shuntreifung**

Ein nativer Dialyseshunt sollte sich innerhalb 4–6 Wochen nach Anlage ausbilden. Ist dies nicht der Fall, spricht man von einer mangelnden Shuntreifung. Ursache ist meist ein zu geringer Zustrom aus der Arterie, z. B. bei schmalen oder verkalkten Arterien oder einer Engstelle an der Anastomose. In Ausnahmefällen kann auch die gewünschte oberflächliche Shuntvene sich nicht ausbilden, weil sich die Vene relativ nah hinter der Anastomose teilt und der Hauptanteil des Blutes über diese dann in der Tiefe verlaufende Vene abfließt. Mittels Ultraschall kann man die Ursache oft nachweisen und anschließend operativ beseitigen oder den Shunt neu anlegen.

- **Mangelnder Shuntfluss/Blutfluss**

Von einem zu geringen Shuntfluss spricht man bei Prothesenshunts bei einem Blutfluss von <600 ml/min und bei nativen Shunts von <300 ml/min.

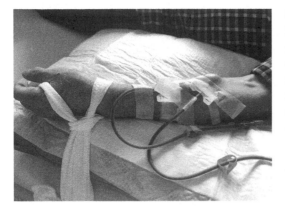

■ **Abb. 6.15**   Unterarmshunt: Arm fixiert, Nadeln fixiert, Aneurysmabildung

Für einen ausreichenden Blutfluss an der Dialysemaschine muss der Shuntfluss jedoch mindestens ca. 200 ml/min höher als der Blutfluss liegen. Für eine gute Dialysequalität wird ein Blutfluss von mindestens 300 ml/min angestrebt – damit wäre die Mindestanforderung für den Shuntfluss 500 ml/min. Das heißt, ein Shuntfluss <500 ml/min erlaubt insbesondere bei großen und kräftigen Patienten auf Dauer keine ausreichende Dialyse.

Ein niedriger Shuntfluss kann durch eine mangelnde Blutzufuhr oder einen behinderten Abfluss hervorgerufen werden. Hinweise auf die Ursache gibt die klinische Untersuchung (siehe Elevationstest ■ Tab. 6.5) oder die Shuntsonografie.

■ **Infektionen**

Infektionen am Shunt sind häufig punktionsbedingt. Bei gehäuftem Auftreten im Zentrum müssen die hygienischen Maßnahmen im Zentrum genauer unter die Lupe genommen werden. Dialysepatienten sind jedoch per se und auch aufgrund einer z. B. zusätzlich vorliegenden diabetischen Stoffwechsellage oder Durchblutungsstörungen besonders infektgefährdet. Infektionen machen sich durch Rötung, Schwellung, Überwärmung und meist Schmerz bemerkbar. Die Region mit der Infektion sollte nicht punktiert werden, ggf. muss bei kurzer Punktionsstrecke passager auf eine Single-Needle-Dialyse ausgewichen werden. An nativen Fisteln sind Infektionen oft erfolgreich konservativ mit Antibiotika behandelbar, eine Infektion an einem Prothesenshunt kann die komplette Entfernung der Prothese notwendig machen.

■ **Aneurysmenbildung**

Die Erweiterung der Fistelvene nach Anlage eines nativen Shunts ist grundsätzlich normal und ein erwünschter Vorgang. Wenn sich jedoch einzelne kurze Regionen deutlich mehr ausdehnen, nennt man das Aneurysma. Dies kann durch die oben erwähnte Arealpunktion begünstigt werden oder auch ohne Punktionen durch die veränderten Flussverhältnisse entstehen. Wenn diese Aneurysmen rasch größer werden, wandständige Thromben bilden, sich entzünden oder eine erhöhte Blutungs-/Rupturgefahr durch die sehr dünne Venenwand und darüberliegende Haut besteht, ist eine operative Entfernung und Shuntrevision indiziert (■ Abb. 6.15).

Bei Prothesenshunts kommt es durch häufige Punktionen an immer derselben Stelle zu Substanzverlust bis hin zum vollständigen Wanddefekt. In diesem Areal bilden sich sog. Pseudoaneurysmen. Diese sind nicht wie bei den nativen Fisteln von Venengewebe umhüllt, sondern lediglich von bindegewebigen Narben- und Hautschichten. Sie sind sehr rupturgefährdet und dürfen auf keinen Fall punktiert werden. Zeichen der drohenden Ruptur sind dünne, glänzende, livide verfärbte Hautareale über dem Aneurysma. Therapie ist der Austausch des dort befindlichen Prothesenanteils.

> ❯ Eine Aneurysmablutung ist eine lebensgefährliche Bedrohung.

■ **Ischämie-Syndrom**

Dies bezeichnet eine Minderdurchblutung der shunttragenden Extremität. Auf der einen Seite haben Dialysepatienten häufig einen Diabetes und/oder eine pAVK als Nebenerkrankung und die Durchblutung kann schon dadurch (auch ohne dass der Shunt dort wäre) vermindert sein. Andererseits wird ein Großteil des Blutes, welches normalerweise für die periphere Durchblutung zur Verfügung gestanden hätte, über die neu angelegte Shuntvene direkt wieder zum Herz zurückgeführt – dies nennt man Steal-Phänomen. Diese Phänomene können auch bei niedrigem Shuntfluss auftreten, sind jedoch bei hohem Shuntfluss häufiger. Klinisch findet man eine blasse, livide und/oder kühle Hand, Schmerzen unter Belastung oder an der Dialyse, Ulzerationen, Nekrosen oder Grangrän. Hauptziel ist der Erhalt der Extremität, dafür muss je nach Ursache der Shunt revidiert oder auch ganz aufgegeben werden.

- **High-output-Herzinsuffizienz**

Da zusätzlich zum normalen Kreislaufvolumen auch das Shuntvolumen vom Herz gepumpt werden muss, stellen alle AV-Fisteln eine erhöhte Dauerbelastung des Herzens dar. Patienten mit einer verminderten Herzfunktion können sich deshalb nach Shuntanlage kardial verschlechtern. In Einzelfällen muss der Shunt modifiziert (z. B. durch Reduktion des Shuntvolumens) oder ganz aufgegeben und die Dialysen über einen Katheter weitergeführt werden.

Literatur

Arbeitsgruppe Pflege (GHEAP) (2012) Gefäßzugänge Hämodialyse – Empfehlungen der Arbeitsgruppe Pflege (GHEAP), 2. Aufl. Fachverband nephrologischer Berufsgruppen, Raunheim

Deutsche Gesellschaft für Gefäßchirurgie (DGN) (2011) Leitlinie zur Anlage von arteriovenösen Gefäßzugängen zur Hämodialyse sowie zur Diagnostik und Therapie von Zugangs-assoziierten Komplikationen. http://www.gefaesschirurgie.de/fileadmin/websites/dgg/download/LL_Shuntchirurgie_2011.pdf. Zugegriffen: 27. Februar 2017

Frei U, Schober-Halstenberg H-J (2008) Nierenersatztherapie in Deutschland. Bericht über Dialysebehandlung und Nierentransplantation in Deutschland 2006–2007. QuaSi-Niere, Berlin. http://www.bundesverband-niere.de/fileadmin/user_upload/QuaSi-Niere-Bericht_2006-2007.pdf. Zugegriffen: 13. Januar 2017

Hepp W, Hegenscheid M (1998) Dialyse-Shunts. Steinkopff, Darmstadt

Hollenbeck M et al. (2009) Gefäßzugang zur Hämodialyse – Interdisziplinäre Empfehlungen deutscher Fachgesellschaften. Nephrologe 4:158–176

Nowack R, Birck R, Weinreich T (2009) Dialyse und Nephrologie für Fachpersonal, 3. Aufl. Springer, Heidelberg

Peritonealdialyse und Patient

M. Klingele

© Springer-Verlag GmbH Deutschland 2017
M. Klingele, D. Brodmann (Hrsg.), *Einführung in die Nephrologie und Nierenersatzverfahren*,
DOI 10.1007/978-3-662-54583-6_7

7.1   Anlage des Peritonealdialysekatheters

Voraussetzung für die Durchführung der Peritonealdialyse (PD) ist die Anlage eines Dialysezugangs, des Peritonealdialysekatheters (PD-Katheter). Wenngleich es verschiedene Anlagetechniken und auch Formen der Katheter gibt, sind grundsätzliche Aspekte übereinstimmend, die funktionell elementar sind:

- Das innere Ende des Katheters liegt an der tiefsten Stelle des Peritoneums, im Douglas-Raum. Nur so ist gewährleistet, dass intraperitoneales Dialysat möglichst vollständig aus dem Peritoneum abfließen kann, unabhängig von der Körperlage (Sitzen, Liegen).
- Der Katheter tritt nicht senkrecht durch die Bauchdecke nach außen, sondern verläuft nach Verlassen der Bauchhöhle für ca. 5–10 cm unter der Haut, was als „Tunnel" bezeichnet wird. Dies soll entlang des Katheters eindringende Keime daran hindern, direkten Zugang zur Bauchhöhle zu haben. Neben der zu überwindenden Wegstrecke stellt dabei insbesondere die immunologische Abwehr von potenziellen Eindringlingen im Unterhautgewebe die entscheidende Barriere dar.
- Die Katheteraustrittsstelle an der Hautoberfläche wird als Exit Point bezeichnet. Die Austrittstelle wird vor der Operation festgelegt, wobei diese idealerweise vom Patienten später einzusehen ist, nicht mit Hosenbund, Gürtellinie etc. zusammenfällt (Tragekomfort gestört, mechanische Irritationen) und so links oder rechts liegt, dass der Patient optimal einen Konnektionsvorgang durchführen kann, weshalb bei Rechtshändern der Austritt meist rechts erfolgt.

7.1.1   Einlagetechnik

Heutzutage werden die Katheter in der Regel mittels der Laparoskopie, also der Mikrochirurgie eingelegt. Neben den geringen Wundflächen, wodurch die Aufenthaltsdauer auf wenige Tage reduziert wurde,

liegt der Vorteil insbesondere in der Möglichkeit der Einlage unter Sicht. Das innere Ende des Katheters kann am optimalen Punkt des Douglas-Raums platziert werden, was bei einer offenen Technik nicht geht, da sonst ein sehr langer Hautschnitt notwendig wäre. In manchen Zentren wurde zeitweilig auch eine sehr einfache Einlagetechnik unter Lokalanästhesie durchgeführt. Dabei kann weder die Lage der Katheterspitze kontrolliert werden noch ergibt sich ein Vorteil bei der Wundheilung im Vergleich zur Mikrochirurgie. Dagegen beklagen die Patienten häufig eine unzureichende Anästhesie, zumal Manipulationen am Bauchfell äußerst schmerzhaft sind, aber letztlich nur der Bereich um die Eintrittsstelle in die Bauchfellhöhle mittels Lokalanästhesie zugänglich ist.

Durch Weiterentwicklung der Einlagetechniken des PD-Katheters ist es zwischenzeitlich möglich, ein Umschlagen des Katheters weitestgehend zu vermeiden: Anstelle eines senkrechten Durchtritts durch die Bauchmuskulatur erfolgt eine Einlage schräg nach kaudal, wodurch das Abknicken des Katheters im Eintrittsbereich vermieden wird. Zudem wird der Katheter erst tief im Becken, auf Höhe des Leistenrings in die Bauchfellhöhle eingeleitet, wodurch kaum noch die Gefahr besteht, dass er durch Darmschlingen angehoben werden kann. Postoperativ sollte eine Röntgenaufnahme des Beckens erfolgen, um den Verlauf des Katheters und die Lage seines Endes zu dokumentieren. Dies ist elementar, um bei Funktionsstörungen einen Vergleich bzw. den postoperativen Ausgangsbefund zu haben.

Elementar ist auch eine intraoperative Funktionsprüfung des Katheters. Meist wird nur ein wenig Dialysat in die Peritonealhöhle eingebracht und man lässt diese direkt wieder auslaufen. Ein solcher Test zeigt aber formal nur die Durchgängigkeit des Katheters an. Vielmehr sollte die Katheterfunktion überprüft und quantifiziert werden. Für einen solchen Funktionstest lässt man am Ende der OP, quasi als letzte Handlung des Operateurs, 1,5 l Dialysat in die Bauchfellhöhle einlaufen. Da der Patient noch in Narkose liegt und relaxiert ist, besteht kein Anlass zur Sorge vor zu hohen intraperitonealen Drücken. Anschließend erfolgt der Auslauf. Hierbei wird die Zeit notiert und welcher Anteil der Einfüllmenge direkt wieder über den Katheter abfließt. Eine gute

Katheterfunktion besteht, wenn wenigstens 90% der Füllmenge innerhalb von 5–8 min auslaufen. Die Durchführung der nächtlichen automatisierten PD (APD) setzt eine derart optimale Katheterfunktion voraus, da der Patient bei Nacht liegt und die Katheterfunktion unabhängig von der eingenommenen Lage oder dem Wechseln der Schlafposition gegeben sein sollte. Eine derartige Funktionsprüfung am Ende der OP bedeutet eine gewisse Verlängerung der OP-Dauer um einige Minuten. Allerdings macht sich diese langfristig sehr bezahlt, wenn dadurch eine gute Katheterfunktion sichergestellt ist.

7.1.2 Katheterformen und Lage

Neben verschiedenen Einlagetechniken gibt es recht verschiedene Katheter. Deren unterschiedliche Formen zielen alle darauf ab, eine möglichst gute Funktion zu gewährleisten. Letztlich spielt die Form oder Marke des eingelegten Katheters eine weniger entscheidende Rolle, vielmehr müssen die zentrumsspezifische Einlagetechnik und der gewählte Kathetertyp so harmonieren bzw. aufeinander abgestimmt sein, dass eine gute Katheterfunktion gewährleistet ist. Ein elementarer Aspekt hierbei ist auch die korrekte Lage der Katheterspitze an der tiefsten Stelle intraperitoneal, im Douglas-Raum. Nur so ist gewährleistet, dass unabhängig von der Körperlage ein problemloser Ablauf möglich ist.

7.1.3 Postoperative Phase

In den ersten postoperativen Tagen können sich intraperitoneal etwas Blut und Fibrinausfällungen sammeln. Daher wird über den Bauchfellkatheter täglich wenigstens 1- bis 2-mal das Peritoneum „gespült". Hierfür werden ca. 500 ml niederprozentiges Dialysat über den Katheter eingebracht und direkt wieder abgelassen. Anhand der Farbe und Anzahl der Fibrinausflockungen kann die Wundheilung intraperitoneal beurteilt werden. Die Spülungen sollen auch einem Katheterverschluss durch Koagel oder Fibrin vorbeugen. Bis die Wundheilung intraabdominell abgeschlossen und der Katheter gut eingewachsen ist, kann die Bauchfelldialyse

nur begrenzt eingesetzt werden. Insbesondere das Füllvolumen muss langsam gesteigert werden, um die Narbenbildung nicht durch intraabdominellen Druck zu erschweren. Zudem wird die Wundheilung durch Feuchtigkeit bzw. vom umspülenden Dialysat behindert. Daher sollte in den ersten Wochen nicht nur die Füllmenge reduziert, bzw. langsam gesteigert werden, sondern auch die Kontaktzeit des Peritoneums mit Dialysat nur stundenweise je Tag erfolgen. Eine wichtige Rolle spielt hierbei der intraabdominelle Druck. Je mehr Volumen in das Peritoneum eingefüllt wird, desto mehr steigt der Druck. Zudem wird dieser noch beeinflusst von der Körperlage: Im Stehen ist der intraabdominelle Druck deutlich höher als im Liegen. Dies kann bei der Entwicklung von Komplikationen wie der Katheterleckage oder Hernien eine Rolle spielen.

Das maximale Füllvolumen soll entsprechend der Literatur bei ca. 1–1,5 l pro m^2 Körperoberfläche liegen, d. h. ein Patient mit ca. 60 kg und 1,65 m Größe erhielte rund 2 l Füllvolumen, bei 85 kg Körpergewicht und einer Größe von 1,80 m wären es dann knapp 3 l. Häufig werden Füllvolumina oberhalb von 2–2,5 l als unangenehm empfunden. Dies liegt bei der kontinuierlichen ambulanten PD (CAPD) an dem recht hohen intraabdominellen Druck. Bei APD oder intermittierender Pd (IPD) im Liegen kann bei vorbestehender pulmonaler Erkrankung die Atemmechanik behindert werden, was der Patient als Dyspnoe empfindet. Dagegen lässt sich durch eine Steigerung der Füllvolumina die Dialysequalität verbessern. Daher sind die Füllvolumina ohnehin individuell den Bedürfnissen anzupassen.

> **Praxistipp**
>
> Als grobe Orientierung der Füllvolumina kann dienen: postoperatives Spülen mit ca. 500 ml. Sobald das Dialysat klar ist, kann mit der Bauchfelldialyse begonnen werden. Bei IPD oder APD z. B. mit 1 l Füllvolumen, bei CAPD idealerweise nur geringeres Volumen (ca. 750 ml). Steigerung der Füllmenge um ca. 250 ml/Woche. Die meisten Patienten haben letztlich Füllvolumina zwischen 1,75 und 2,5 l.

7.2   Ablauf der Peritonealdialyse

7.2.1   Dialyseverfahren und Dialyseregime

Bei der Bauchfelldialyse lassen sich die in ▶ Kap. 4 dargestellten verschiedenen Dialyseverfahren (CAPD, APD, IPD) jeweils mit individuellen Dialyseregimen kombinieren. Daraus ergibt sich eine den medizinischen und sozialen Bedürfnissen des Patienten optimal angepasste Dialysetherapie.

CAPD

Hierbei wird an 7 Tagen in der Woche über 24 h Bauchfelldialyse betrieben. Das Dialyseregime besteht meist aus 4–6 Zyklen, mit Wechseln tagsüber z. B. alle 3–4 h und einem langen nächtlichen Intervall. Ein typisches Regime wären beispielsweise 4 Wechsel am Tag nach einer Verweilzeit von 4 h und einer nächtlichen längeren Verweilzeit bis zum Aufwachen am Morgen. Durch die relativ langen Verweilzeiten gelangen auch hochmolekulare Stoffe gut über das Bauchfell ins Dialysat und bei langsamem Transportverhalten bietet sich diese Methode ohnehin an, aufgrund der dann bestmöglichen Entgiftungsleistung. Die kontinuierliche Dialyse bietet die Möglichkeit, sehr schonend den Stoffaustausch, aber insbesondere einen Volumenentzug über das Bauchfell zu gestalten. Jedoch ist die CAPD durch den Zeitaufwand für Dialysatwechsel nur schwer mit dem Berufsleben zu vereinbaren. Patienten, die nicht (mehr) berufstätig sind, stören sich dennoch häufig an den erzwungenen Unterbrechungen des Tages, da eine unbeschwerte Gestaltung des Alltags und der Freizeit nicht möglich sei. Zudem gibt es Hinweise, dass die häufigen Dialysatwechsel mit etwas höheren Peritonitisraten verbunden sind, verglichen mit den automatisierten Formen. Bislang ist dies aber wissenschaftlich nicht belegt.

APD

Der Austausch des Dialysats erfolgt über einen angeschlossenen Cycler, ein Gerät, das automatisch entsprechend den voreingestellten Zeitabständen verbrauchtes Dialysat abpumpt und danach frisches Dialysat in die Bauchfellhöhle pumpt. Daher wird diese Methode meist zur nächtlichen Dialyse verwandt. Ein typisches Regime hierfür wäre eine Gesamtdauer von 8 h, eine Verweilzeit von ca. 1 h je Zyklus bei einer Gesamtzahl von 6 Zyklen. Die Zeit des Einfüllens und Abpumpens des Dialysats geht auf Kosten der effektiven Dialysezeit. Ein solches Regime kann beispielsweise bei einem Patienten mit einer renalen Restfunktion (Restauscheidung, ggf. noch geringe Entgiftungsfunktion) gut angewandt werden. Viele Patienten wünschen sich gerade diese Form der Bauchfelldialyse, um ihren (Berufs-)Alltag unabhängig von der Dialyse gestalten zu können. Abgesehen von der Zeit des Auf- und Abbaus des Cyclers sowie der kurzen Zeit des An- und Abschließens, fallen Dialyse- und Schlafdauer zusammen. Der Zeitaufwand beträgt somit rund 30–40 min pro Tag für die APD als Nierenersatzverfahren. Da die Bauchhöhle tagsüber dialysatfrei bleibt, nennt man dieses Dialyseregime auch **nächtliche intermittierende Peritonealdialyse** (NIPD), da nur bei Nacht ein Dialysatwechsel mittels des Cyclers erfolgt. Die Zahl der Wechsel liegt dabei meist höher als bei der CAPD, da die im Vergleich fehlende Behandlungszeit während des Tages kompensiert werden muss. Die verschiedenen Formen der APD bieten sich bei Patienten mit einer hohen peritonealen Permeabilität an, den sog. schnellen Transportern, da trotz kurzer Verweilzeiten eine ausreichende Clearance ebenso wie ein adäquater Volumenentzug zu erzielen ist.

Die APD kann ggf. noch mit einer zusätzlichen Füllung für den Tag oder auch Handwechseln kombiniert werden. Der Vorteil liegt darin, dass die meisten Wechsel automatisiert ablaufen. Bei nachlassender renaler Entgiftung ist es oft notwendig, eine zusätzliche Füllung am Ende des eigentlichen APD-Regimes durchzuführen. Nach dieser letzten Füllung des Peritoneums schließt sich der Patient vom Cycler ab. Das Dialysat wird nach einigen Stunden „von Hand" abgelassen. Dadurch werden die kürzeren Zyklen mit einem längeren kombiniert, wodurch die Entgiftung höhermolekularer Stoffe und des Phosphats gebessert wird. Diese letzte Füllung kann auch mit Eicodextrin durchgeführt werden, und über die rund 16 h bis zum Abend (Anschließen an den Cycler) wäre ein kontinuierlicher Volumenentzug möglich. Dabei wird das Eicodextrin vom Cycler nach dem Anschließen abgepumpt, ehe die eigentliche APD beginnt. Dies hat auch den Vorteil, dass kein zusätzlicher Handwechsel bzw. ein Ablassen in einen Leerlaufbeutel notwendig ist, wodurch der Patient in der Gestaltung seines (Berufs-)Alltags nicht beeinträchtigt ist und die Zahl der Konnektionsvorgänge und die Gefahr der damit verbundenen Infektion gering gehalten werden kann. Diese Form der Bauchfelldialyse wird auch als **kontinuierliche zyklische Peritonealdialyse** (CCPD) bezeichnet, da das Peritoneum einerseits über 24 h mit Dialysat gefüllt ist, andererseits aber nur nachts mittels des Cyclers ein Dialysataustausch erfolgt.

Bei nachlassender renaler Restfunktion kann eine weitere Steigerung der Entgiftung über das Bauchfell notwendig sein. Hierzu kombiniert man eine Erhöhung des Füllungsvolumens mit einer hohen Zahl von Wechseln, wobei nur ein Teil des Dialysatvolumens jeweils gewechselt wird, das so. **Tidal-Volumen**. Solch ein Verfahren wird daher auch als **nächtliche Tidal-Peritonealdialyse** (NTPD) bezeichnet. Zu Beginn dieser Form der APD wird das Füllvolumen (z. B. 2,5 l) in die Peritonealhöhle gepumpt. Am Ende des ersten Zyklus wird aber nur das Tidal-Volumen (z. B. 70% des Füllvolumens, also 1,75 l) abgepumpt und gegen frisches Dialysat ersetzt (1,75 l). Am Ende des letzten Zyklus wird dann die gesamte intraperitoneal befindliche Flüssigkeit abgepumpt. Das große Dialysatvolumen (rund 18,25 l in diesem Beispiel) gewährleistet einen hohen Diffusionsgradienten zwischen Dialysat und Blut, wodurch insbesondere die Clearance der kleinen Moleküle deutlich gesteigert werden kann. Gleichzeitig ermöglicht das intraperitoneal verbleibende Dialysat (hier 30%) eine längere Kontaktzeit mit dem Peritoneum, wodurch auch die Clearance größerer und mittlerer Moleküle günstig beeinflusst wird. Entsprechend findet auch während der Füll- und Abpumpphasen ein Stoffaustausch statt. Diese spezielle Form der APD stellt hohe Ansprüche an die Katheterfunktion, weshalb die Einlagetechnik des Katheters sich eigentlich an dieser Form orientieren sollte. Leider hat dies bislang kaum Eingang gefunden in die Weiterentwicklung der Operations- bzw. Einlagetechniken. Daher scheitert dieses Regime oftmals an der unzureichenden Katheterfunktion. Zudem bedingt der hohe Materialaufwand auch recht hohe Kosten. Ungeachtet dessen stellen die hohen Dialysatumsätze auch eine logistische Herausforderung dar, denn die Belieferung der Patienten

erfolgt meist einmal im Monat. Entsprechend muss das Material palettenweise angeliefert werden.

> **Typische Beispiele für APD-Regime**
> - Einfaches APD-Regime (NIPD): Gesamtdauer 8 h, 6 Zyklen mit einer Verweilzeit von rund 1 h. Füllvolumen: 2 l. Dialysatvolumen insgesamt: 12 l
> - Erweitertes APD-Regime (CCPD): Gesamtdauer 8 h, 6 Zyklen mit einer Verweilzeit von rund 1 h. Füllvolumen: 2 l. Letzte Füllung mit 1,5 l. Dialysatvolumen insgesamt: 12+1,5 l
> - Komplexes APD-Regime: Gesamtdauer 8 h, 10 Zyklen mit einer Verweilzeit von rund 0,6 h. Füllvolumen: 2,5 l, Tidal 70%, letzte Füllung mit 1,5 l. Dialysatvolumen insgesamt: 18,25+1,5 l

IPD

Die **intermittierende Peritonealdialyse** ist eine Sonderform der APD, da sie normalerweise nur an 2–4 Tagen in der Woche im Dialysezentrum durchgeführt wird. Das dabei verwendete Regime entspricht meist einem einfachen oder erweiterten APD-Regime. Die pro Woche damit zu erzielende Clearance ist meist nur ausreichend, wenn noch eine renale Entgiftungsleistung besteht. Diese Methode eignet sich daher insbesondere für einen langsamen Volumenentzug, z. B. bei Patienten mit einem kardiorenalen Syndrom. Aber auch ältere Patienten, die ohne Nierenersatztherapie urämisch werden und bei denen die notwendige Entgiftungsleistung gering ist, wären hierfür prädestiniert. Denn der schonende Volumenentzug führt zu keiner Kreislaufbeeinträchtigung und der relativ langsame Stoffaustausch zu keiner postdialytischen Abgeschlagenheit, wie sie bei der Hämodialyse auftreten können.

7.2.2 Entwicklung eines Dialyseregimes

Da die Transporteigenschaften des Bauchfells zunächst unbekannt sind und frühestens nach 2–3 Monaten mittels des peritonealen Äquilibrationstests

(PET) bestimmt werden können, beginnt man immer mit einem „Standard-Regime". Dabei würde nach oben genannter langsamer Steigerung der Füllungsvolumina nach ca. 4 Wochen bei APD und 5 Wochen CAPD das zunächst avisierte Füllvolumen von rund 2 l erreicht werden. Lediglich bei sehr kleinen und leichten Patienten würde man zunächst 1,5–1,75 l als Füllvolumen wählen.

Bei der individuellen Entwicklung eines Dialyseregimes muss definiert werden, welches Ziel mit diesem verfolgt wird: Soll die Clearance im Vordergrund stehen? Geht es eher um die Korrektur des Volumenhaushaltes? Oder ist beides gleichermaßen von Bedeutung? Entsprechend müssen Verweildauer und Konzentration des Dialysats gewählt werden. Die oben dargestellten Regime waren bislang vor allem an der Clearance ausgerichtet. Daher standen Füllungsvolumina und Verweilzeiten im Vordergrund. Ein Volumenentzug kann dem zum Teil entgegenstehen. Bei langer Verweilzeit nimmt der Glucosegehalt und damit auch die osmotische Wirkung des Dialysats über die Zeit ab. Dadurch kann nur wenig Volumen dem Körper entzogen werden. Bei der Verwendung niedriger Gucosekonzentrationen kann es teilweise sogar zu einer leicht negativen Ultrafiltration kommen, d. h. der Körper resorbiert Volumen aus dem Dialysat. Um diesem Dilemma zu entgehen, wird in vielen Zentren standardmäßig eine niedrige und eine höherprozentige Lösung gleichzeitig verwendet. Allerdings führt dieses Vorgehen häufig zu dem Problem, dass bei nachlassender Ausscheidung kaum noch Steigerungspotenzial bei der Konzentration der Lösungen besteht. Zudem beeinflusst ein höherer Glucosegehalt des Dialysats langfristig angewandt die Transporteigenschaften des Bauchfells negativ. Bei adäquater Vorgehensweise und noch erhaltener Nierenrestfunktion kann man normalerweise auch mit einem Dialysat mit dem niedrigsten Glucosegehalt eine ausreichende Ultrafiltration erzielen.

Daher sind eine regelmäßige Überprüfung der Dialysequalität bzw. der Transporteigenschaften des Bauchfells mittels des PET unerlässlich. Durch diesen kann man individuell die Verweilzeiten für das jeweilige Dialyseziel festlegen. Manche Cycler bieten die Möglichkeit, die Zyklusdauer und auch die Füllmenge eines jeden Zyklus bei Bedarf individuell zu programmieren. Damit lassen sich die oben ausgeführten zum Teil widersprüchlichen Anforderungen während einer APD-Behandlung gleichermaßen erreichen, insbesondere wenn gleichzeitig ein komplexes APD-Regime mit Tidal angewendet wird.

7.3   Hygiene bei Peritonealdialyse

Der Bauchfelldialysekatheter stellt für Bakterien und Pilze einen direkten Zugang zur Bauchfellhöhle dar. Daher müssen mit Öffnen des Katheters, z. B. für einen Dialysatwechsel oder zum Anschließen an den Cycler, sterile Bedingungen bestehen. Hierzu müssen die Hände desinfiziert werden, um ein direktes Einbringen von Keimen zu vermeiden. Wichtig ist aber auch, das Aufwirbeln von Staub mit den darin befindlichen Keimen zu vermeiden. Daher sind Türen und Fenster zu schließen und alle im Raum befindlichen Personen sollten einen Mundschutz tragen. Werden darüber hinaus die sterilen Enden der zu konnektierenden Anteile nicht berührt, besteht keine Gefahr für eine Infektion. Patienten, die sich an diese Maßnahmen penibel halten, erleiden normalerweise keine Peritonitis. Hingegen treten zum Teil jährliche Episoden einer Peritonitis auf, wenn sich Patienten nicht an diese grundlegenden hygienischen Vorschriften halten. Statistisch gesehen kommt es in den meisten Zentren alle 2–5 Jahre zu einer Infektion eines Patienten. Diese Schwankungen sind teilweise zentrumsabhängig (z. B. in Bezug auf die Intensität der Schulungen und Nachschulungen der Patienten) und hängen auch von der verwendeten Dialyseform (CAPD oder APD) ab.

Wichtig für die Patienten zu wissen ist auch, dass zur Durchführung der Bauchfelldialyse in der Wohnung oder dem Haus kein spezieller Raum, z. B. ohne Teppichboden oder Zimmerpflanzen nötig ist. Es eignet sich formal jeder Wohnraum zur Durchführung einer Bauchfelldialyse, solange die oben genannten Maßnahmen eingehalten werden.

▪ **Katheter und Exit Point**
Eine Reinigung des Exit Points sollte nur mit Wasser oder Reinigungslösungen (z. B. Octenisept oder Lavasept) erfolgen. Das vermeintliche Desinfizieren der Austrittsstelle mit Jod oder H_2O_2 sollte aufgrund der zytotoxischen Wirkung dieser Substanzen vermieden werden. Ein postoperatives Entfernen von

Blut, Sekretkrusten oder Detritus sollte am besten nur mit Kochsalzlösung erfolgen, um die Epidermis nicht zu verletzen, wodurch die Einheilung des Sinustraktes gefährdet würde.

Sobald der Katheter nach ca. 4–6 Wochen gut eingewachsen, der Sinustrakt eingeheilt und der Exit Point epithelialisiert ist und keine Entzündungszeichen aufweist, ist normalerweise eine Reinigung im Zuge des Duschens bzw. mittels flüssiger Seife der Umgebung ausreichend, um einer bakteriellen Besiedelung vorzubeugen. Wichtig ist, den Exit Point nach jeder Reinigung gut trocknen zu lassen, ehe ein neuer Verband angelegt wird. Dies vermeidet ein feuchtes Klima unterm Verband, was ein bakterielles Wachstum begünstigen würde. Daher sollten die Verbandsmaterialien auch nicht luftundurchlässig sein. Das äußere Ende des Katheters wird normalerweise auf dem angelegten Verband fixiert. Dadurch vermeidet man, dass bei körperlichen Bewegungen ein Zug auf den Katheter ausgeübt wird. Die hier genannten Punkte einer Exit- und Katheterpflege sollten täglich, mindestens alle 2 Tage durch den Patienten erfolgen. Deshalb sind diese hygienischen und pflegerischen Maßnahmen ein wichtiger Teil des Patiententrainings.

Ein langfristiger Kontakt des Exit Points mit Wasser sollte vermieden werden. Daher muss z. B. vor dem Baden oder Schwimmen ein wasserdichter Verband angelegt werden. Da ein solcher Verband nie 100% wasserdicht ist, sollte im Anschluss an das Baden oder Schwimmen direkt eine Katheterpflege und ein Verbandswechsel wie oben dargestellt angeschlossen werden. Zudem sollte bis zu einer abgeschlossenen Einwachsung des Katheters und Epithelialisierung des Exit Points auf Schwimmen oder Baden verzichtet werden.

7.4 Komplikationen und technische Störungen

Bei den Komplikationen der Bauchfelldialyse muss unterschieden werden zwischen den eher mechanischen und den infektiös bedingten, den eher dem Katheter zuzuordnenden und solchen, die das Bauchfell betreffen. In jedem Fall resultiert eine Störung der Bauchfelldialyse in einer Minderung der Dialysequalität. In einigen Fällen, z. B. bei schweren infektiösen Komplikationen, kann dies zum Verfahrenswechsel führen.

Die Funktion des Katheters besteht darin, den Ein- und Auslauf problemlos zu gewährleisten. Störungen können dazu führen, dass die Durchführung der Bauchfelldialyse behindert wird und daher die Dialysequalität nicht mehr ausreicht, was letztlich zu einem Verfahrenswechsel führen kann. Mechanische und infektiöse Ursachen als funktionelle Katheterstörungen sind die häufigsten Gründe für einen Verfahrenswechsel. In Abhängigkeit von der Implantationstechnik (▶ Abschn. 7.1.1) und der Katheterpflege ergeben sich Schwankungen zwischen den Zentren bzw. Angaben in der Literatur.

7.4.1 Mechanisch bedingte Ablaufstörungen

Katheterdislokation

Eine Dislokation des Katheters, also ein Umschlagen der Katheterspitze nach kranial ist die häufigste Störung des Ablaufs. Durch die Bewegungen oder Lageänderungen des Patienten, aber auch die Bewegungen der Darmschlingen kann das innere Katheterende angehoben werden, was als „Umschlagen" des Katheters bezeichnet wird. Der Katheter ist intraperitoneal nicht fixiert, da sonst die Gefahr eines mechanischen Ileus besteht. Bis zu seinem Eintritt in die Peritonealhöhle ist der Katheter hingegen fixiert, weshalb der Katheter direkt im Eintrittsbereich in die Bauchhöhle abknicken kann, der physikalisch hierfür prädestinierten Stelle. Dabei wird das innere Ende des Katheters, das eigentlich von der inneren Eintrittsstelle an der vorderen Bauchwand nach kaudal (unten) zum Douglas-Raum verlaufen soll, angehoben. Die Katheterspitze liegt dann meist auf Höhe der Beckenschaufel oder sogar noch höher. Dadurch kann zwar Dialysat problemlos in die Bauchfellhöhle eingelassen werden, aber der Ablauf ist deutlich gestört. Patienten berichten dann meistens, dass sie durch Seitneigung oder ein Vorbeugen des Oberkörpers wenigstens einen Teil des Dialysats ablassen können. Eine adäquate Funktion des Katheters besteht damit aber nicht mehr, weshalb die Wechsel bei CAPD nur unter größten Schwierigkeiten erfolgen können, eine APD ist meistens nicht mehr möglich. Beweisend für ein Umschlagen des

Katheters ist eine Röntgenaufnahme des Beckens bzw. Abdomens, auf der die Katheterspitze dann kranial umgeschlagen liegt, verglichen mit dem postoperativ angefertigten Röntgenbild.

In erster Linie muss daher wieder die korrekte Lage des Katheters sichergestellt werden. Zunächst empfiehlt sich ein Leeren der Harnblase und des Rektums durch abführende Maßnahmen, wodurch die Katheterspitze wieder leichter ins kleine Becken gelangen kann. Manchmal reichen bereits diese Maßnahmen aus, dass der Katheter, der bei korrekter Einlagetechnik unter einer gewissen Eigenspannung steht und sich daher – wenn mechanisch wieder möglich – in die Ausgangslage zurücklegt. Körperliche Bewegung und eine Anregung der Darmtätigkeit sind ggf. flankierende Maßnahmen. Wenngleich dies etwas rustikal anmutet: in den meisten Fällen lassen sich umgeschlagene Katheter dadurch aber wieder in ihre Ausgangslage zurückführen. Gelingt dies nicht, kann der Versuch unternommen werden, den Katheter mithilfe eines weichen Führungsdrahtes unter Durchleuchtung zu korrigieren. Dies muss aber unter extrem sterilen Bedingungen erfolgen. Die Erfolgsquote wird in der Literatur sehr unterschiedlich beurteilt. Ein solches Vorgehen kann versucht werden, wenn der Katheter zuvor längere Zeit problemlos funktioniert hat. Hingegen dürfte eine operative Korrektur günstiger sein, wenn die Katheterfunktion im Vorfeld bereits eingeschränkt war oder der Katheter bereits mehrfach umgeschlagen ist. Letztlich ist eine optimale Einlagetechnik die beste Maßnahme gegen ein Umschlagen des Katheters.

Verlegung des Katheters durch das Bauchnetz

Eine weitere klassische mechanische Auslaufstörung ist neben der Malposition des Katheters die Verlegung des Katheters durch das Bauchnetz, das Omentum majus. Im Zuge des Ablaufens wird dabei das Omentum angesaugt, weshalb nur der Ablauf, nicht aber das Einfüllen gestört ist. Radiologisch zeigt sich eine normale Katheterlage und der Versuch, durch Blasenentleerung oder abführende Maßnahmen das Ablaufen zu verbessern, ist nicht erfolgreich. Differenzialdiagnostisch könnten kleine Gerinnsel zu einer Verlegung des Katheters führen,

allerdings ist dann meistens auch der Einlauf etwas verlangsamt und im auslaufenden Dialysat lassen sich makroskopisch sichtbare kleinere Fibrinfäden oder Gerinnsel nachweisen.

Der Nachweis einer Verlegung durch das Omentum ist radiologisch mittels Einbringung von Dialysat mit Kontrastmittel möglich. Anhand des Austritts des Kontrastmittels an der Katheterspitze wird zudem funktionell die Durchlässigkeit überprüft. Eine Fibrinscheide um den Katheter oder das Omentum lässt sich mit wenigen Millilitern des Kontrastmittels darstellen. Wichtig ist hierbei, dass eine solche radiologische Darstellung unter sterilen Kautelen erfolgt! Alternativ könnte eine Computertomografie erfolgen. Allerdings ist die Strahlenbelastung sehr viel höher und wenn Kontrastmittel verwendet wird, ist die renale Restfunktion gefährdet.

Moderne Einlagetechniken beinhalten entweder eine Omentopexie, wodurch das Netz so nach kranial fixiert wird, dass es eigentlich nicht zu einem Umhüllen des Katheters kommen kann. Oder der Katheter wird sehr kaudal, also weit unterhalb der Erreichbarkeit des Netzes in die Bauchhöhle eingeleitet. In beiden Fällen verhindert die Einlagetechnik diese netzbedingte mechanische Katheterdysfunktion.

Therapeutisch ergeben sich wenige Möglichkeiten. Bei einer Umwickelung des Netzes hilft in der Regel nur eine operative Befreiung des Katheters, idealerweise mit Omentopexie. Bei einer Ummantelung mit einer Fibrinscheide kann ein Versuch unternommen werden, diese mittels fibrinolytischer Therapie (z. B. Urokinase) zu beseitigen, was aber nur selten gelingt. Meist ist eine solche Umscheidung Ausdruck vorangegangener Infektionen, weshalb bei entsprechender Anamnese eine operative Sanierung angestrebt werden sollte.

> **Praxistipp**
>
> Klinisch kann der Verdacht einer Katheterfunktionsstörung leicht überprüft werden: Besteht ein problemloser Einlauf? Kann der Auslauf durch Änderung der Körperlage und -haltung gebessert werden? Immer zuerst Blasenentleerung und abführende Maßnahmen als harmlose und häufig effektive Methode versuchen.

7.4.2 Infektiöse Funktionsstörungen

Exit-site-Infektion

Eine Infektion der Eintrittsstelle ist klinisch an einer Rötung zu erkennen, gelegentlich begleitet von einer leichten Schwellung. Schmerzen treten nicht immer auf, manche Patienten berichten eher über ein Brennen. Durch Anheben des Katheters ist meist ein eitriges Sekret um den Katheter im Sinustakt zu sehen, von dem immer eine Abstrichuntersuchung durchgeführt werden sollte. Gelegentlich auftretende Verkrustungen allein oder positive Abstriche ohne Gewebereaktion sind nicht als Infekt zu werten. Dagegen ist ein Granulom Ausdruck einer Infektion, da diese letztlich zur Wucherung von Granulationsgewebe und damit der Bildung des Granuloms führt. Dieses kann unter Umständen recht groß werden und aus der Austrittsstelle hervortreten bzw. diese überragen.

In jedem Fall sollte eine Infektion der Austrittsstelle oder ein Granulom behandelt werden. Dabei kommt der Katheter- und Exit-Point-Pflege wie oben beschrieben eine wichtige Rolle zu.

Eine Anwendung von antibiotikahaltigen Salben kann lokal versucht werden, z. B. mit Turixin- oder Gentamycin-Salbe. Wichtig dabei ist aber, den Verband spätestens nach 12 h zu wechseln, da die meisten Antibiotika nach dieser Zeit kaum noch wirksam sind und durch die verbleibende Salbe ein feuchtes Milieu unter dem Verband besteht. Idealerweise sollte daher nach Ablauf der 12 h eine gründliche Reinigung des Exit Points erfolgen, z. B. mit Octenisept, und der anschließende Verbandswechsel ohne Salbe durchgeführt werden. Bei Wirksamkeit dieses Wechsels von antibiotikahaltigem und trockenem Verband ergibt sich nach wenigen Tagen eine Besserung des Lokalbefundes. Eine systemische Gabe von Antibiotika sollte spätestens dann erfolgen, wenn eine lokale Therapie nicht rasch greift. In vielen Zentren erfolgt in jedem Fall einer Exit-Infektion eine systemische Antibiose.

Wucherndes Granulationsgewebe kann mit Silbernitratstiften kauterisiert werden. Allerdings sollte nicht nur das Granulom oberflächlich behandelt werden, sondern auch dessen Ursache angegangen werden. Daher ist die Gabe einer systemischen Antibiose in solchen Fällen sinnvoll.

Die Initialtherapie einer systemischen Antibiose erfolgt dabei empirisch. Die häufigsten Erreger sind Staphylokokken. Pseudomonaden sollten dann vermutet werden, wenn in der Vorgeschichte bereits eine Pseudomonas-Infektion aufgetreten ist. Entsprechend sind die Antibiotika zu wählen, wobei die orale Therapie in der Regel ausreichend wirksam ist. Es ist wichtig, die Therapie ggf. einem Kulturergebnis bzw. der Resistenztestung anzupassen, weshalb immer ein Abstrich gemacht werden sollte. Die Therapie wird fortgesetzt, bis die lokalen Infektzeichen abgeklungen sind, mindestens jedoch 14 Tage. Ziel der raschen und effizienten Therapie ist die Vermeidung eine Tunnel- oder Cuff-Infektes.

Tunnel- und Cuff-Infektion

Zur Abgrenzung eines Vordringens der Infektion zum Cuff im Subkutangewebe bzw. entlang des Katheters bis zum Peritoneum sollte immer auch eine sonografische Darstellung des Tunnels und des Cuffs erfolgen. Eine solche Infektion führt zu einer Flüssigkeitsansammlung, die in der Sonografie als dunkler Saum um den Katheter nachgewiesen werden kann.

Klinisch ist die Palpation des Tunnels schmerzhaft, man erkennt eine Rötung entlang des Tunnels, begleitend gelegentlich eine Schwellung. Wenn der Tunnelinfekt die Bauchhöhle erreicht, kommt es zu einer (Begleit-)Peritonitis. Die antibiotische Sanierung eines Tunnel- oder Cuff-Infektes gelingt in der Regel nicht, weshalb zusätzlich eine Katheterentfernung erfolgen muss. Idealerweise wird ein neuer Katheter erst angelegt, wenn klinisch und laborchemisch kein Hinweis mehr für eine Infektion besteht. In manchen Zentren erfolgen zeitgleich die Katheterentfernung und -neuanlage auf der Gegenseite, was aber mit einem erhöhten Risiko einer erneuten bakteriellen Besiedelung behaftet ist.

- **Prophylaxe**

Eine lokale Therapie im Bereich der Nase mit Mupirocinsalbe (2%, z. B. Turixin) kann die Häufigkeit von Exit- und Tunnelinfektionen senken. Dies wird auf eine chronische Staphylococcus-aureus-Besiedelung der Haut und insbesondere nasal zurückgeführt, was zu einer höheren Inzidenz von Exit-site- und Tunnelinfekten führt. Eine Wiederbesiedelung nach Abschluss der Behandlung ist jedoch häufig und verlangt evtl. erneute Behandlungszyklen. Daher wird diese Methode vor allem dann zur Anwendung kommen, wenn eine entsprechende Besiedelung nachgewiesen wurde oder rezidivierend Exit- oder Tunnelinfektionen auftreten.

> **Praxistipp**
>
> Polstern und Fixieren des Katheters schützt vor mechanischer Irritation im Bereich des Exits und verhindert Verletzungen des Sinustraktes. Daneben ist eine gute Katheter- und Exit-Point-Pflege der beste Schutz vor einer lokalen Infektion.

Peritonitis

Eine Entzündung des Bauchfells ist die am meisten gefürchtete Komplikation der Bauchfelldialyse. Im Zuge verschiedener technischer Verbesserungen konnte die Häufigkeit der Peritonitis in den letzten Jahren deutlich gesenkt werden. Gemäß den Richtlinien und Empfehlungen der International Society of Peritoneal Dialysis gilt als Mindeststandard eine Peritonitisrate von weniger als eine Episode alle 18 Monate (0,67/Behandlungsjahr). In den meisten Zentren ist diese Rate weit geringer, d. h. eine Peritonitis kommt statistisch auf 3–5 Behandlungsjahre (0,2–0,33/Behandlungsjahr).

Das Grundproblem aller Peritonitiden ist eine Kontamination des Bauchfells mit Keimen (Bakterien oder Pilze). Als Kontaminationsquellen kommen in Betracht:

- Ein **transluminales Eindringen** durch den Katheter, typischerweise im Zuge eines Beutelwechsels, bzw. beim An- oder Abhängevorgang stellt den häufigsten Infektionsweg dar. Die Keime gelangen dabei durch Unachtsamkeit und unzureichende Einhaltung der hygienischen Maßnahmen (▶ Abschn. 7.3) in das Schlauchsystem. Entsprechend häufig finden sich daher in solchen Fällen Hautkeime, z. B. Staphylococcus epidermidis, Staphylococcus aureus oder Acinetobacter. Leider lassen sich manchmal auch Escherica coli nachweisen, was letztlich auf eine unzureichende Händedesinfektion hinweist, da es sich hierbei eigentlich um typische Darmkeime handelt. Auf dem Markt befinden sich einige Konnektionssysteme und mechanische Wechselhilfen (z. B. Y-System, UV-Flash), welche die Kontaminationsrate senken sollen. Dies wird allerdings recht unterschiedlich bewertet.

- Ein **periluminales Eindringen** ist im Zuge eines Tunnelinfekts möglich. Entlang des Katheters dringen die Keime dabei bis zum Peritoneum vor. Daher finden sich neben typischen Hautkeimen auch Pseudomonaden, Proteus oder Hefen.

- Bei einer **transmuralen Kontamination** kommt es zur Durchwanderung von Darmkeimen durch die Darmwand, weshalb man dies auch als Durchwanderungsperitonitis bezeichnet. Dies kann auftreten als Komplikation einer anderen Erkrankung von Bauchorganen (z. B. Appendizitis, Divertikulitis, Cholezystitis) oder im Zuge einer intestinalen Perforation (z. B. Divertikel). Meist findet sich dann eine Mischinfektion bzw. mehrere Keime können nachgewiesen werden, z. B. Escherichia coli, Anaerobier oder Pilze.

- Selten kann eine Peritonitis auch durch eine aszendierende Infektion aus dem Urogenitaltrakt entstehen. Dabei finden sich häufig Pseudomonaden oder Keime der Vaginalflora sowie Hefen.

- Eine Infektion mit atypischen Keimen ist sehr selten, allerdings ist die Diagnose und Therapie dieser meist mykobakteriellen Peritonitiden sehr komplex.

■ Symptome und Diagnose

Die meisten Patienten klagen über Bauchschmerzen. Begleitend können Fieber, Übelkeit und Erbrechen auftreten. Prinzipiell könnten diese Symptome bei verschiedenen Erkrankungen der Bauch- oder Beckenorgane auftreten. Bei einem Bauchfelldialysepatienten muss hingegen immer zunächst die Frage einer PD-assoziierten Peritonitis geklärt werden. Anamnestisch ist es daher wichtig, nach einer möglichen Infektions- bzw. Kontaminationsquelle zu fragen, um das Keimspektrum besser abschätzen zu können, z. B. ob eine hygienische Unzulänglichkeit bei einem Beutelwechsel vorkam oder ein Dialysatbeutel undicht war etc. Bei der klinischen Untersuchung ist die Palpation des Abdomens bei einer

Peritonitis schmerzhaft, daher besteht in diesen Fällen häufig eine Abwehrspannung. Meist finden sich ein Druck- und Loslassschmerz, der die peritoneale Reizung widerspiegelt. In jedem Fall muss der Exit Point klinisch untersucht und mittels Sonografie ein Tunnelinfekt ausgeschlossen bzw. nachgewiesen werden.

Eine Trübung des auslaufenden Dialysats ist fast immer gegeben und beruht auf der infektbedingt erhöhten Zellzahl (Leukozyten) in der Lösung. Idealerweise bringt der Patient den Beutel mit, in dem ihm erstmalig eine Trübung aufgefallen ist. Ansonsten kann man bei gefülltem Peritoneum einfach einen Ablauf vornehmen. Bei „leerem Bauch" wird eine Füllung von ca. 500 ml appliziert, die nach rund 30 min wieder abgelassen werden kann. In jedem Fall sollte der Auslauf zunächst makroskopisch auf eine Trübung oder Ausflockungen überprüft werden. Wenn eine Trübung nicht sofort augenscheinlich ist, kann man einen Test vornehmen, bei dem der Auslaufbetel auf eine Zeitung gelegt wird. Können die Buchstaben eines Zeitungstextes nicht mehr erkannt werden, liegt eine Trübung vor.

Laborchemisch wird die Zellzahl bestimmt, die auch einen wichtigen Verlaufsparameter darstellt. Bei einer Zellzahl von mehr als 100 Leukozyten je ml Dialysat ist eine Infektion anzunehmen. Neben der reinen Anzahl von Leukozyten sollte immer auch eine Differenzierung der Leukozyten erfolgen, deren Ergebnis für differenzialdiagnostische Überlegungen wichtig ist.

Zur Identifizierung der Keime und zur Beurteilung des Resistenzverhaltens dieser Keime muss eine mikrobiologische Kultivierung bzw. Abklärung erfolgen. Hierfür werden aerobe und anaerobe Kulturflaschen sowie eine für Pilze mit ca. 10 ml Dialysat beimpft. In den meisten Zentren wird direkt vor Ort zusätzlich noch eine mikroskopische Beurteilung des Dialysats durchgeführt, bei der Bakterien und auch Pilze direkt nachgewiesen werden können. Zudem erfolgt dann eine Gramfärbung, wodurch sog. grampositive (zumeist Staphylokokken) von den gramnegativen (z. B. Darmkeime) unterschieden werden können, was einen Einfluss auf die Wahl der Antibiose hat.

In jedem Fall ist ein Keimnachweis anzustreben. Einerseits, um die Therapie entsprechend dem Keim und dessen Resistenzlage ggf. rasch anpassen zu können. Andererseits aber sollte jedes PD-Zentrum alle Peritonitiden sehr genau erfassen, da hierüber ein für das Zentrum typisches „Keimspektrum der Peritonitiden" nachweisbar wird, was Einfluss auf die initiale empirische Therapie hat (vgl. unten). Zudem ist eine solche Statistik hilfreich, um ggf. anhand eines vermehrten Auftretens bestimmter Keime und gleichzeitig einer hohen Peritonitisrate gezielt Gegenmaßnahmen ergreifen zu können. Beispielsweise sollte eine relativ hohe Peritonitisrate und ein vermehrter Nachweis von Hautkeimen zum Anlass genommen werden, Nachschulungen durchzuführen. Dort sollte dem Patienten nochmals die Relevanz der hygienischen Aspekte bei PD näher gebracht werden. Erfahrungsgemäß lassen sich dadurch die Peritonitisraten eines Zentrums tatsächlich senken.

■ **Prinzipielle Probleme und Vorgehensweisen**

Bei einer Peritonitis ist das Transportverhalten des Bauchfells gestört. Daher ist die Entgiftungsleistung meist reduziert und die Ultrafiltration nimmt ab. Entsprechend bemerkt der Patient einen Anstieg des Körpergewichts. Neben dem Ultrafiltrationsverlust kommt es durch die Erhöhung der Permeabilität des Bauchfells auch zu einer gesteigerten Glucoseabsorption. Eine Änderung des Behandlungsregimes mit höheren Glucosekonzentrationen im Dialysat und evtl. kürzeren Verweilzeiten kann dem aber meist nur unzureichend entgegenwirken. Zudem kann die hohe Glucoseabsorption besonders bei Diabetikern die Stoffwechselkontrolle zusätzlich erschweren, die ohnehin durch die Infektion bzw. Peritonitis meist außer Kontrolle gerät. Daher ist das Anwenden hoher Glucosekonzentrationen im Dialysat im Verlauf einer Peritonitis nicht zu empfehlen.

Die Applikation von Eicodextrin während einer Peritonitis wird sehr unterschiedlich beurteilt. Je nach Restausscheidung und kardiopulmonaler Situation kann es im Zuge einer Peritonitis und des damit verbundenen Ultrafiltrationsverlusts zu einer Hypervolämie, im ungünstigsten Fall zu einer hydropischen Dekompensation kommen. Daher sollte die Trinkmenge reduziert werden und ggf. durch eine maximal mögliche diuretische Therapie zur Optimierung der Restdiurese einer Hypervolämie entgegengewirkt werden.

Bei Patienten, die APD oder vergleichbare Formen der Bauchfelldialyse durchführen, sollte bis zur Ausheilung der Peritonitis eine Umstellung auf CAPD erfolgen. Ansonsten müssen Antibiotika mittels eines langen Wechsels (z. B. Handwechsel bei Tag) erfolgen.

Bei der Ausbildung von Fibringerinnseln kann die Gabe von 1000 I.E. Heparin pro 2 l Dialysat versucht werden, wodurch sich zumindest ein mechanisches Verstopfen des Katheters vermeiden lässt. Zur Schmerzbekämpfung kann dem Dialysat ein wenig Lokalanästhetikum zugemischt werden.

Das Überleitungsstück sollte bei einer Peritonitis immer gewechselt werden, um dieses als potenzielle Keimquelle direkt auszuschalten.

■ **Therapie**

Initial erfolgt zunächst eine empirische Antibiose, bei der ggf. der anamnestische Hinweis auf einen Hygienefehler oder der mikroskopische Nachweis von Bakterien bzw. deren Gramverhalten berücksichtigt wird. Daneben spielt das Keimspektrum des jeweiligen Dialysezentrums eine wesentliche Rolle.

Die Empfehlungen der International Society of Peritoneal Dialysis heben die Bedeutung einer langfristigen Dokumentation der Peritonitisraten und -erreger sowie Therapieerfolge an jedem einzelnen Zentrum hervor. Daher solle sich die initiale Therapie, die meist noch ohne exakte Kenntnis des auslösenden Keims begonnen wird, nach zentrumsspezifischen Erfahrungen richten. Für grampositive Organismen wird ein Cephalosporin oder Vancomycin, bei gramnegativen Erregern ein Cephalosporin der dritten Generation (z. B. Ceftazidim, Fortum) und ein Aminoglykosid (z. B. Gentamycin) empfohlen.

In jedem Fall werden die Antibiotika intraperitoneal verabreicht, wobei verschiedene Antibiotika ohne Wirkungsverlust in einem Dialysatbeutel eingebracht bzw. gemeinsam appliziert werden können. Lediglich eine Mischung von Penicillinen und Aminoglykosiden sollte vermieden werden. Das antibiotikahaltige Dialysat sollte wenigstens mehrere Stunden intraperitoneal verweilen – in den Leitlinien findet man Dosierungsangaben für eine Gabe in jeden Beutel und die Gabe im langen Intervall. In der Literatur finden sich keine einheitlichen Angaben darüber, ob mehrmals täglich eine i.p.-Applikation

der Antibiotika für eine wirksame Therapie notwendig ist. Bei einigen Erregern wird eine kontinuierliche Antibiotika Gabe in jedem Beutel empfohlen, um eine unzureichende Konzentration und damit die Gefahr einer Resistenzbildung zu vermeiden. Aus Gründen der Toxizität ist bei Aminoglykosiden nur die einmalige tägliche Applikation zu wählen und es sollten die Talspiegel bestimmt werden, ehe eine erneute Gabe erfolgt. Denn über das Bauchfell werden Antibiotika auch resorbiert, sodass systemisch zum Teil sehr hohe Spiegel auftreten können. Aus diesem Grund sollte bei der i.p. Applikation von Vancomycin eigentlich der Spitzenspiegel 4 h nach der Gabe und der Talspiegel am nächsten Morgen bzw. vor jeder weiteren Gabe überprüft werden, da die therapeutische Breite eher schmal ist mit entsprechend hoher Gefahr der Toxizität bei zu hohen Spitzen- bzw. Talspiegeln. Meist ist mit einer Gabe ein ausreichender Spiegel über wenigstens 2–3 Tage zu erzielen.

Die meisten Antibiotika sind bei Raumtemperatur in den Dialysaten stabil über mehrere Tage, sodass auch bei ambulanter Therapie eine Applikation im Zentrum erfolgen und der Patient die vorbereiteten Beutel zu Hause anwenden kann. Dosierungsempfehlungen finden sich detailliert in der Literatur.

> **Praxistipp**
>
> Liegt kein mikroskopischer Befund vor, sollte initial eine Antibiose verwendet werden, die grampositive und -negative Keime abdeckt, beispielsweise ein Cephalosporin der dritten Generation plus Aminoglykosid. Bei Verdacht auf Exit-Point-Infektion kann zusätzlich die Gabe von Vancomycin erwogen werden.

■ **Rezidivierende Infektion und Komplikationen**

Kommt es zu einer rezidivierenden Peritonitis und jedes Mal werden Staphylokokken nachgewiesen, sollte zur Identifikation chronischer Staphylokokkenträger immer auch der Exit sowie nasal das Keimspektrum mittels Abstrichen untersucht werden. Bei Nachweis von Staphylokokken sollte eine prophylaktische Therapie mit antibiotischer Salbe (Mupirocin) oder systemischen Antibiotika (Rifampicin) versucht werden, was die Rezidivrate senken kann. In seltenen Fällen kann es zu einer intraabdominellen Abszessbildung kommen, was meist zu einem langwierigen Verlauf führt. Die Fähigkeit der Staphylokokken, intrazellulär in Makrophagen zu überleben, hat zudem häufig Rezidive zur Folge. Der Einsatz intrazellulär wirksamer Antibiotika (Rifampicin) ist in solchen Fällen empfehlenswert.

Unter einem Relaps versteht man das erneute Auftreten einer Peritonitis nach initialem therapeutischen Erfolg mit Nachweis desselben Erregers wie bei der vorhergehenden Episode. Ursache kann auch die Bildung eines bakteriellen Biofilms sein. Ein Behandlungsversuch mit Urokinase (7500 I.E. Urokinase in 5 ml in den Katheter einstellen über 20 min) kann zum Auflösen dieses Biofilms unternommen werden, begleitet von einer erneuten antibiotischen Behandlung über einen längeren Zeitraum (2–4 Wochen).

Peritonitiden mit mehreren gramnegativen Erregern legen den Verdacht auf eine enterale Quelle (z. B. Darmperforation) nahe und müssen rasch abgeklärt werden, z. B. mittels Ultraschall, ggf. auch einer CT. Eine Perforation eines Hohlorgans (z. B. des Darms bei Divertikulitis) sollte mittels eines Röntgenbildes (Nachweis freier Luft) ausgeschlossen werden. Die Therapie kann in solchen Fällen durch ein orales Chinolon erweitert werden, das bei vielen Erkrankungen von Bauchorganen gut wirksam ist.

Exit-site- und Tunnelinfekte mit gleichzeitiger Peritonitis (gleicher Erreger) lassen sich ebenfalls nur durch eine Entfernung des Katheters sanieren, da die Bakterien in den Dakronmuffen und an dem Katheter durch die Bildung eines Biofilms dem Zugriff durch Antibiotika entkommen.

Im Falle einer Pilzinfektion erscheint die sofortige Katheterentfernung das sicherste Mittel der Sanierung zu sein, abgesehen von einer nachgewiesenen Candidainfektion, bei der ein Behandlungsversuch mit Fluconazol erfolgreich sein kann.

Von einer therapierefraktären Peritonitis spricht man, wenn maximal 4 Tage nach Therapiebeginn keine Besserung der klinischen Peritonitiszeichen und Rückgang der Leukozyten im Dialysat auftritt, obwohl der vermeintlich verursachende Keim nachgewiesen und adäquat therapiert wurde. Ein Grund hierfür könnte ein bakterieller Biofilm im

PD-Katheter sein. Die Gabe von 7500 I.E. Urokinase in 5 ml in den Katheter über 20 min zum Auflösen des Biofilms kann zwar versucht werden, führt aber meist zu keiner Lösung dieses Problems. Ein Entfernen des Katheters stellt in solchen Fällen oft die bessere Alternative dar, zumal der vermeintliche Fokus mit dem Katheter gleich mit entfernt wird.

Neben einer Erweiterung der Antibiose sollte in diesen Fällen auch eine erneute Laboruntersuchung mit Gramfärbung, Zellzahlbestimmung und Kultur erfolgen. Hierfür können ggf. spezielle Kulturflaschen mit antibiotikaabsorbierenden Medien verwendet werden. Insbesondere sollte aber auch an den Nachweis von Mykobakterien oder anderen seltenen bakteriellen Infektionen gedacht werden. Dies gelingt meistens nicht so gut durch Kulturen, sondern besser durch eine PCR (Polymerase-Kettenreaktion), wodurch entsprechende bakterielle DNA nachgewiesen werden kann. Sollten tatsächlich Mykobakterien nachgewiesen werden, muss zur Sanierung der Katheter entfernt werden.

- **Sterile Peritonitis**

Eine sterile Peritonitis bedarf immer der besonderen Beachtung. Häufig wurde lediglich nicht der auslösende Keim nachgewiesen, weshalb meistens durch eine Intensivierung der Materialsammlung und Kultivierung ein Keimnachweis gelingt. Manchmal stellen sich vermeintlich sterile Peritonitiden auch als Pilzinfektion heraus, gelegentlich lassen sich mittels PCR aber auch langsam wachsende Keime nachweisen, die in der Kultur oft nicht zu finden sind, z. B. Mykobakterien.

Bei einer „echten" sterilen Peritonitis zeigt sich zwar eine Trübung des Dialysats, die klinischen Begleitsymptome sind aber häufig unspezifisch und sehr mild. In solchen Fällen ergibt sich auch bei einer intensiven Suche nach Keimen selbst mittels der PCR kein Hinweis auf einen auslösenden Keim. Sollte bei der Differenzierung der Leukozyten eine Eosinophilie nachzuweisen sein, besteht der Verdacht auf eine allergische Reaktion. Dies kann gelegentlich in den ersten Wochen nach der Kathetereinlage auftreten und wird einer allergischen Reaktion des Bauchfells auf den Katheter zugeordnet. Normalerweise kommt es zu einer spontanen Besserung. Durch eine dauerhafte Füllung wird der direkte Kontakt des Katheters bzw. dessen Effekt auf das Peritoneum reduziert. Dies kann oftmals ausreichen, um die Normalisierung der Leukozytenzahl zu beschleunigen. Eine weiterführende Therapie ist nicht notwendig.

7.4.3 Andere Funktionsstörungen

Blutbeimengungen im Dialysat

Postoperativ kommt es durch Verletzung kleinerer Gefäße zu kleineren lokalen Blutungen, die spontan sistieren. Auch danach können gelegentlich Blutbeimengungen im Dialysat auftreten. Dies wird bei Frauen öfter in Zusammenhang mit dem monatlichen Zyklus beobachtet, im Sinne einer retrograden Menstruation oder im Zuge der Ovulation. Entsprechend der klinischen Begleitumstände muss differenzialdiagnostisch an eine rupturierte Ovarialzyste gedacht werden. Nach sportlicher Aktivität (typischerweise Fahrradfahren), berichten manche Patienten über einen einmalig blutig tingierten Auslauf, selten verbunden mit geringen Schmerzen im Unterbauch. Diese kommt meist bei „leerem" Abdomen vor, weshalb zur Vermeidung einer mechanischen Irritation des Katheters etwas Dialysat tagsüber intraperitoneal belassen werden sollte. In jedem Fall sollte aber bei einer bestehenden Therapie mit Antikoagulanzien deren Effektivität überprüft werden. Ein Hämatoperitoneum ist formal eine Blutung in die Bauchhöhle, wobei die Blutmenge nicht definiert ist. Im Alltag wird eine kleine Blutbeimengung aber nicht als Hämatoperitoneum bezeichnet. Dieser Begriff ist eher einer schwerwiegenden Einblutung vorbehalten, z. B. der Ruptur eines Gefäßes.

Der Nachweis von Blutbeimengungen kann erfolgen mittels Urinstreifen bzw. im Labor durch Messung des Hb-Wertes oder durch die mikroskopische Auszählung der Erythrozyten.

Therapeutisch ist meist nur eine symptomatische Therapie notwendig. Diese beschränkt sich auf eine ausreichende Wechselfrequenz, damit sich keine Gerinnsel bilden können, die zu einer mechanischen Obstruktion des Katheters führen können. Beim Nachweis vieler Gerinnsel in der Spüllösung kann die Beimengung von Heparin zum Dialysat hilfreich sein (1000 I.E./2-l-Beutel). Um einer mechanischen Reizung des Bauchfells durch den Katheter vorzubeugen, sollte ein „leerer Bauch" vermieden werden

und ggf. auch in eigentlich geplant dialysatfreien Zeiten wenigstens einige Hundert Milliliter intraperitoneal belassen werden.

Chylöses Dialysat

Ein chylöses Dialysat ist eine seltene Komplikation. Dabei tritt eine Trübung des Dialysats auf, weshalb klinisch zunächst an eine Peritonitis gedacht wird. Allerdings lassen sich weder Keime noch Leukozyten im Dialysat nachweisen. Diese Form der sterilen Trübung ist bedingt durch Fette. Zugrunde liegt ein Übertritt fettreicher Lymphflüssigkeit in das Peritoneum. Dies kann in seltenen Fällen nach einer fettreichen Mahlzeit der Fall sein. Entsprechend beobachtet der Patient ein plötzliches Auftreten einer Trübung, die ebenso spontan zu verschwinden scheint, wie sie auftrat. Meist gelingt es, durch eine exakte Anamnese und eine präzise Buchführung einer solchen Trübung eine zeitliche Assoziation zur Nahrungsaufnahme herzustellen. Beweisend ist der negative Nachweis von Leukozyten und Keimen im Dialysat bei gleichzeitigem Nachweis von Fetten (Cholesterin, Triglyceride und Chylomikronen).

Verantwortlich für einen Übertritt der fettreichen Lymphe aus dem Darm ins Peritoneum kann neben einer meist spontanen und harmlosen Form auch eine sehr seltene Ursache wie ein Tumor des Darms oder ein Lymphom sein, wodurch der Lymphabfluss behindert wird und der Übertritt ins Peritoneum bedingt ist. In diesen Fällen tritt nach fast jeder Mahlzeit eine derartige Trübung auf.

Eine weitere harmlose Ursache eines chylösen Dialysats sind manchmal Kalziumantagonisten, wodurch der Übertritt von Lymphe ins Peritoneum begünstigt wird. Anamnestisch besteht daher meist ein zeitlicher Zusammenhang zwischen einem neu verordneten Kalziumantagonisten und der Trübung des Dialysats. Durch ein Pausieren dieser antihypertensiven Medikation verschwindet auch die Trübung. Da dies nur bei wenigen Patienten unter Kalziumantagonisten auftritt, braucht man diese Medikamente nicht grundsätzlich bei Bauchfelldialysepatienten zu meiden, sollte aber bei einer neu auftretenden sterilen Trübung und dem Nachweis eines chylösen Dialysats an diese seltene Nebenwirkung der Kalziumantagonisten denken.

Perforation von Hohlorganen

Nach jeglicher Operation des Abdomens bzw. nach Katheteranlage kann eine Perforation eines Hohlorgans (Magen-Darm-Trakt, Blase, Uterus) als seltene Komplikation auftreten. Daneben können aber auch infektiöse oder entzündliche sowie tumoröse Prozesse dieser Organe zu einer Perforation führen, z. B. im Zuge einer Divertikulitis. Bei immunsupprimierten Patienten besteht zudem die Gefahr, dass die eigentlich starke peritoneale Reizung mit Schmerzen nur sehr gering oder überhaupt nicht auftreten muss, weshalb die klinischen Symptome und Alarmsignale ("brettharter Bauch") in diesen Fällen nicht bestehen.

Ein fäkulenter Dialysatauslauf, eine Mischinfektion mit Keimen des Magen-Darm- oder Urogenitaltrakts sind hinweisend. Ebenso kann eine Perforation des Urogenitaltrakts zu hohen Urinmengen oder zu einer vaginalen Sekretion nach Dialysateinlauf führen. Eine chirurgische Sanierung des Grundproblems ist immer notwendig. Die Bauchfelldialyse sollte in solchen Fällen wenigstens pausiert werden, bis es zu einer kompletten Abheilung der zugrundeliegenden Erkrankung kam, wenigstens aber 4–6 Wochen. Meist muss diese Zeit durch Hämodialyse überbrückt werden.

Dialysatleck

Ein Dialysatleck kann in bis zu 20% nach einer PD-Katheteranlage auftreten. Allerdings ergeben sich je nach verwendeter Einlagetechnik deutliche Schwankungen. Prinzipiell scheint eine mikrochirurgische Einlage im Bezug auf diese Komplikation günstiger zu sein. Ein weiterer wesentlicher Faktor ist der intraperitoneale Druck postoperativ, der durch die Füllmenge und die Körperposition bestimmt wird. Entsprechend sind Füllungen in nur liegender Position und geringe Volumina (<1000 ml) günstig zur Vermeidung einer Leckage. Daneben ist auch eine adäquate Wundheilung ein relevanter Faktor. Da diese nur möglich ist bei "trockenen" Verhältnissen, kann eine dialysefreie Phase direkt nach Implantation helfen, die Komplikation Dialysatleck zu vermeiden (▶ Abschn. 7.1.3).

Der Nachweis eines Dialysatlecks entlang des Katheters führt zu einem feuchten Exit Point, was meistens durch einen feuchten Verband bemerkt wird. Die Bestimmung des Glucosegehalts mittels eines Teststreifens ist bei einer hohen Glucosekonzentration in der austretenden Flüssigkeit (deutlich höher als der Blutzuckerspiegel) beweisend. In diesen Fällen reichen meistens ein Aussetzen der PD-Therapie und die Einhaltung oben genannter Therapiegrundsätze. Eine chirurgische Intervention ist in der Regel nicht notwendig.

Selten kann eine Leckage in die Pleura bestehen. Ein solcher **Hydrothorax** ist bedingt durch den Übertritt von Dialysat durch – zumeist vorbestehende – pleuroperitoneale Verbindungen. Klinisch ist dies durch Dyspnoe nach Einlauf des Dialysats (in liegender Position) rasch zu erkennen. Bei CAPD und nächtlich "leerem Abdomen" fällt dies meistens nicht so schnell auf. Der Nachweis eines zuvor nicht bestandenen Pleuraergusses nach dem Dialysateinlauf, was sonografisch oder radiologisch leicht nachgewiesen werden kann, ist eigentlich ausreichend. Mittels Anfärben des Dialysats und einem entsprechend farblich tingierten Pleurapunktat nach dem Einlauf ist formal ein absolut sicherer Beweis für eine pleuroperitoneale Verbindung erbracht. Zudem kann im Punktat eine sehr hohe Glucosekonzentration nachgewiesen werden.

Eine derartige Leckage ist eine Kontraindikation für die Bauchfelldialyse, zumal das operative Risiko einer chirurgischen Sanierung den potenziellen Nutzen bei Weitem übersteigt.

Hernien

Hernien treten meistens im Bereich anatomisch oder narbenbedingter Bauchwandschwächen auf. Typische Lokalisationen sind daher der Bauchnabel, die Leiste oder ein offener Processus vaginalis. Letzterer führt zu einer Genitalhernie, vor allem bei Männern. Ähnlich der Ausbildung von Leckagen ist auch hier das Füllvolumen und die Körperlage bei eingefülltem Dialysat entscheidend, da eine Bauchwandschwäche durch Steigerung des intraperitonealen Drucks leichter zur Bildung einer Hernie führt. Aus diesem Grund sollten idealerweise vor bzw. spätestens zeitgleich mit der Einlage des Bauchfelldialysekatheters Bauchwandschwächen beseitigt werden. Die klinische Inspektion und Untersuchung ermöglicht meistens, bereits eine Nabel-, Leisten- Genital- oder Narbenhernie nachzuweisen. Daher sind mikrochirurgische Techniken besonders günstig, da sie zusätzlich eine Inspektion dieser potenziellen Schwachstellen und ggf. direkt eine Intervention derselben ermöglichen, z. B. das Verschließen eines offenen Processus vaginalis.

Tritt eine Hernie im Verlauf von Monaten erst auf, sollte diese möglichst früh operativ saniert werden. Zeitgleich empfiehlt sich eine Umstellung auf ein nächtliches PD-Regime mit geringen Volumina, um einem Progress der Hernie keinen Vorschub zu leisten. Selbst große Hernien können mittels Netzeinlage therapiert werden, und nach einer adäquat langen Pause (meist 6 Wochen) kann die PD wieder zum Einsatz kommen, wobei sich ein Vorgehen wie im ▶ Abschn. 7.1.3 beschrieben empfiehlt. Wichtig ist, dass der Chirurg eine Einlagetechnik wählt, bei der das einwachsende Netz möglichst das Peritoneum nur gering verändert. Dies wird meistens durch eine supraperitoneale Netzanlage erreicht.

Schmerzen

Schmerzen beim Ein- oder Ablauf sollten eigentlich nicht bestehen.

Wie weiter oben ausgeführt, sollten Bauchschmerzen immer zunächst an die häufigste und wichtigste Komplikation, eine Peritonitis, denken lassen. Erst wenn nachgewiesenermaßen weder eine Trübung noch der Nachweis von Leukozyten oder Keimen vorliegt, kann diese sicher ausgeschlossen werden.

In der Anfangsphase kann es vorkommen, dass beim Auslauf ein Ziehen im Bereich des Steißes auftritt. Dies ist bedingt durch ein Ansaugen des Katheters an das Peritoneum. Normalerweise lässt dies mit der Zeit nach. Zudem kann durch direktes Abklemmen des Katheters in der Anfangszeit versucht werden, diese Schmerzen zu umgehen. Die Ausstrahlung der Schmerzen sollte Richtung Steiß ziehen, wodurch indirekt eine korrekte Katheterlage nachgewiesen ist.

Schmerzen beim Einlaufen sind meistens durch eine lokale Reizung zu erklären, die durch einen unphysiologisch niedrigen pH-Wert des Dialysats entstehen können. Durch den Einsatz von bicarbonathaltigen Lösungen mit physiologischem pH sind diese Beschwerden normalerweise zu beheben. Daneben kann ein zu rascher Dialysateinlauf zu einem Dehnungsschmerz führen. Bei CAPD führt ein nur gering über dem Katheterniveau angebrachter Beutel zu einem geringeren Gefälle, wodurch die Einlaufgeschwindigkeit abnimmt. Bei APD lassen sich zum Teil die Volumina pro Zeit regulieren. Letztlich kann aber auch ein leichter Druck auf die Dialyseleitung (z. B. mittels einer Klemme) für eine mechanische Flussminderung sorgen und damit Abhilfe schaffen.

Sehr selten können anhaltende und beim Dialysateinlauf zunehmende Schmerzen auftreten. Dies ist meist durch eine Lage des Katheters in einem kleinen, abgekapselten Kompartiment des Peritoneums bedingt, das unter dem einfließenden Volumen gedehnt wird. Dies kann durch Verwachsungen, z. B. nach einer Peritonitis auftreten. Meist lässt sich die Katheterfunktion nur durch eine mechanische Korrektur bessern. Dies kann ggf. unter Durchleuchtung mithilfe eines flexiblen Führungsstabes versucht werden. Besser erscheint in einer solchen Situation aber eine mikrochirurgische Korrektur, wodurch gleichzeitig die gesamte Bauchhöhle beurteilt werden kann. Sollten sich hierbei vermehrte Verwachsungen zeigen, können diese in der gleichen Sitzung beseitigt werden.

Sklerosierende inkapsulierende Peritonitis

Die sklerosierende Peritonitis ist eine sehr seltene, aber schwere Komplikation der Bauchfelldialyse. Sie beginnt schleichend und führt zu einer progredienten Membranbildung, die zunehmend den Darm und andere peritoneal bedeckte Organe überzieht. Da dies förmlich zu einer Kapselbildung führt, wodurch funktionell das Peritoneum und die betroffenen Organe meistens mechanisch behindert werden, spricht man auch von einer kapselbildenden Peritonitis bzw. Inkapsulierung des Peritoneums. Die Ausbildung der Kapsel führt zu einer zunehmenden mechanischen Blockade des Darms, was klinisch meist als zunehmende Appetitlosigkeit, später bis zu ileusähnlicher Symptomatik führen kann.

Eine Ursache der sklerosierenden Peritonitis ist bislang nicht gefunden worden. Vielmehr scheint es Assoziationen zu geben mit vorangegangenen schweren Peritonitiden, der Verwendung von Chlorhexidin und Formaldehyd als Desinfektionslösung oder auch dem Einsatz hochprozentiger Glucoselösungen sowie Acetat als Puffer. Ein wesentlicher Faktor scheint die Behandlungsdauer zu sein, da eine sklerosierende inkapsulierende Peritonitis meist nach dem 5. Behandlungsjahr auftritt.

In den meisten Zentren werden zwischenzeitlich physiologische Lösungen eingesetzt, als Puffer dienen hierbei meist Laktat oder Bicarbonat anstelle von Acetat. Zudem wird Chlorhexidin als Desinfektionsmittel kaum noch eingesetzt. In der Summe scheinen diese Maßnahmen zum Rückgang der Inzidenz in den letzten Jahren beigetragen zu haben.

Frühe Anzeichen sind ein zunehmender Ultrafiltrationsverlust bei gleichzeitig geringer Glucoseabsorption aus dem Peritoneum und ein Rückgang der peritonealen Clearance. Eine Diagnose kann allenthalben anhand des klinischen Verdachts sowie mittels einer CT-Untersuchung erfolgen. Dabei lassen sich teilweise Umscheidungen nachweisen oder zumindest Kalzifikationen des Peritoneums.

Bereits beim klinischen Verdacht auf eine inkapsulierende Peritonitis sollte die Bauchfelldialyse beendet werden. Als Therapie kann in spezialisierten Zentren versucht werden, eine Adhäsiolyse mit einer vollständigen Entfernung der gesamten kapselbildenden Membran vorzunehmen. Dies ist extrem komplex und zeitaufwendig, da Darm und andere Organe dabei nicht beschädigt werden dürfen. Vereinzelt gibt es Berichte über den Einsatz von Steroiden oder Tamoxifen, wobei die Therapieerfolge unterschiedlich bewertet werden.

Zu unterscheiden von der inkapsulierenden Peritonitis ist eine zunehmende Fibrosierung und bräunliche Verfärbung des Peritoneums im Laufe der Jahre bei PD. Deren Folgen führen zu einer Änderung der Transporteigenschaften der Membran, haben aber keinen wirklich pathologischen Stellenwert.

Literatur

Meier CM, Poppleton A, Fliser D, Klingele M (2014) A novel adaptation of laparoscopic Tenckhoff catheter insertion technique to enhance catheter stability and function in automated peritoneal dialysis. Langenbecks Arch Surg 399(4): 525–532

Piraino B, Bernardini J, Brown E, Figueiredo A, Johnson DW, Lye WC, Price V, Ramalakshmi S, Szeto CC (2011) ISPD position statement on reducing the risks of peritoneal dialysis-related infections. Perit Dial Int 31(6): 614–630

Transplantation und Patient

M. Klingele

© Springer-Verlag GmbH Deutschland 2017
M. Klingele, D. Brodmann (Hrsg.), *Einführung in die Nephrologie und Nierenersatzverfahren*,
DOI 10.1007/978-3-662-54583-6_8

8.1   Wie komme ich auf die Warteliste?

In der Regel wird der erste Tag der chronischen Dialysetherapie als Beginn der Wartezeit auf eine Transplantation gewertet. Auch wenn ein Patient einer Transplantation ablehnend gegenüberstand und sich erst nach einigen Jahren der Dialyse für die Aufnahme auf die Warteliste bemüht, wird rückwirkend der erste Dialysetag als Stichtag zur Errechnung der Wartezeit herangezogen.

Bevor ein Patient aber definitiv auf die Warteliste aufgenommen werden kann, ist eine Reihe von Untersuchungen notwendig. Dieser ausgiebige Gesundheitscheck hat die Funktion, alle bestehenden Erkrankungen zu identifizieren oder potenzielle Erkrankungsherde zu erkennen und ggf. zu beseitigen, die unter Immunsuppression exazerbieren könnten. Dabei werden letztlich alle Organsysteme von A wie Augen bis Z wie Zähne erfasst:

- Herz- und Kreislauferkrankungen:
  - EKG, Belastungs-EKG, Echokardiografie
  - Bei Patienten >60 Jahre oder bekannter koronarer Herzkrankheit (KHK): Koronarangiografie
  - Doppler der Arterien der Beine und Karotiden, ggf. auch Angiografie, Röntgen Becken
- Pulmonaler Status:
  - Lungenfunktion
  - Röntgen Thorax
- Gastrointestinale Erkrankungen oder Tumoren:
  - Gastroskopie
  - Hämoccult-Test, falls positiv oder Alter >45 Koloskopie
- Augenstatus
- Urologische Untersuchungen:
  - Ausschluss Restharn mittels Ultraschall
  - Bei Blasenentleerungsstörungen urodynamische Untersuchungen, ggf. Zystoskopie
- Suche nach potenziellem Infektfokus:
  - HNO, Zahnstatus, Labor
- Ausschluss viraler Infektionen (HIV, Zytomegalie, Hepatitis B und C)
- Ausschluss maligner Erkrankungen

Bei Nachweis einer dieser viralen Infektionen kann ggf. auch ein Organ eines Spenders angeboten werden, der an derselben viralen Infektion litt, z. B. Hepatitis-C-positiver Spender für einen ebenfalls Hepatitis-C-positiven Empfänger. Das Transplantatüberleben ist hierbei vergleichbar mit dem anderer Patienten.

Grundsätzlich stellt eine maligne Erkrankung eine Kontraindikation für eine Transplantation dar, weil zu befürchten ist, dass unter Immunsuppression der Tumor erneut auftreten und sich rasch ausbreiten könnte. Allerdings ist anzunehmen, dass nach einer gewissen rezidivfreien Zeit eines kurativ behandelten Tumors die Gefahr eines Rezidivs gering sein dürfte. Daher kann nach einer gründlichen Nachsorge über mindestens 2–5 Jahre und nachgewiesener Rezidivfreiheit in Abhängigkeit von der zugrunde liegenden Tumorerkrankung dennoch eine Transplantation möglich sein. Wie lange Rezidivfreiheit vor einer möglichen Transplantation bestehen sollte, wird individuell festgelegt und ist abhängig von der Tumorentität, dem Alter, aber auch dem Gesundheitszustand. Aufgrund der Komplexität einer solchen Entscheidung wird diese in der Regel durch verschiedene Fachrichtungen gemeinsam getroffen.

Sind alle vorgenannten Voruntersuchungen erfolgreich abgeschlossen bzw. entdeckte Foki saniert, kann der Patient auf die Warteliste aufgenommen werden.

Die meisten Dialysepatienten werden in einem nephrologischen Zentrum oder in einer Dialysepraxis betreut. In den wenigsten Fällen ist ein solches Zentrum gleichzeitig auch ein Transplantationszentrum. In Deutschland ist diese Kombination von Dialyse- und Transplantationszentrum nur an manchen Universitätskliniken gegeben. In der Regel arbeiten die Dialysepraxen und -zentren mit einem Transplantationszentrum zusammen. Die Patienten werden dann in das Transplantationszentrum überwiesen, um dort einerseits über die technischen Grundlagen, aber auch den Ablauf sowie die organisatorischen Aspekte der Transplantation aufgeklärt zu werden. Entscheidet sich ein Patient für die Transplantation, muss er dann die oben aufgestellte Untersuchungsliste abarbeiten. Diese kann zwischen den Transplantationszentren geringe Unterschiede aufweisen, was den teilweise unterschiedlichen Operationstechniken geschuldet ist.

Die Aufnahme auf die Transplantationsliste erfolgt in Form einer Meldung bei Eurotransplant. Dies ist eine unabhängige Organisation, die für eine

Verteilung der Organe zuständig ist. Außer Deutschland sind auch andere europäische Länder, z. B. Österreich, Belgien, Luxemburg oder die Niederlande Eurotransplant angeschlossen. Die Verteilung der Organe zur Transplantation erfolgt durch Eurotransplant. Jedes Mitgliedsland erhält die Anzahl von Organen, die es auch gespendet hat. Um aber eine ggf. bessere HLA-Übereinstimmung zu erzielen, werden die Organe teilweise auch über Landesgrenzen hinweg verteilt, unter Wahrung des erwähnten Länderproporzes. Die Kriterien einer Organzuteilung sind in erster Linie:

- HLA-Übereinstimmung
- Wartezeit
- Medizinische Dringlichkeit (sog. HU, high urgency, bei der ohne eine zeitnahe Transplantation unmittelbare Lebensgefahr besteht).

Während der Wartezeit müssen gesundheitliche Veränderungen, die eine potenzielle Kontraindikation für eine Transplantation darstellen, dem Transplantationszentrum direkt gemeldet werden. Der Patient kann dann gegenüber Eurotransplant als „NT", momentan nicht transplantabel, gemeldet kann. Sollte ein Organangebot für den betreffenden Patienten eingehen, ginge sonst unnötig viel Zeit verloren, ehe das Organangebot abgelehnt würde und von Eurotransplant an einen neuen potenziellen Empfänger weitergegeben werden kann.

Eine derartige NT-Meldung wird beispielsweise gemacht, wenn ein Patient sich wegen einer Gallenkolik einer Operation unterziehen muss. Sobald er wieder genesen ist, kann die Aufhebung des NT-Status gemacht werden. Die Zeit des NT-Status gilt auch als Wartezeit, sodass diese nicht verloren ist, selbst wenn ein Patient wegen einer langwierigen Erkrankung für Monate NT gemeldet ist.

Es ist daher ausgesprochen wichtig, dass zwischen der Dialysepraxis oder dem -zentrum und dem Transplantationszentrum ein enger Kontakt besteht und jegliche Änderungen des Gesundheitszustandes auch unmittelbar mitgeteilt wird.

8.2 Ablauf der Organtransplantation

Eine Organspende beginnt immer mit dem Tod eines potenziellen Organspenders. Die meisten Menschen äußern sich zu Lebzeiten nicht zu der Frage einer Organspende bzw. haben dies leider nicht z. B. in Form eines Organspendeausweises schriftlich festgelegt. Der mutmaßliche Wille des Verstorbenen ist aber Grundlage dafür, ob letztlich Organe entnommen werden dürfen oder nicht. Es ist die Aufgabe des Transplantationsbeauftragten, unterstützt durch einen Transplantationskoordinator, diesen mutmaßlichen Willen auch ohne klar vorliegende Willensäußerung herauszufinden. Ein solches Gespräch mit den Angehörigen findet praktisch nach der Überbringung der Todesnachricht durch den behandelnden Arzt statt. Daher ist dies ein denkbar ungünstiger Zeitpunkt, um den Sinn und Nutzen einer Organspende zu erläutern und mit Angehörigen über den mutmaßlichen Willen des Toten zu einer Organspende zu sprechen. In dieser Situation ist die Hilfe durch die Deutsche Stiftung Organtransplantation (DSO) von elementarer Bedeutung. Die DSO ist eine gemeinnützige Stiftung und nach dem Transplantationsgesetz die beauftragte Koordinierungsstelle für die postmortale Organspende in Deutschland. Ein Krankenhaus, das einen potenziellen Organspender identifiziert hat, meldet dies der DSO. Der für die jeweilige Region zuständige Transplantationskoordinator kommt dann in das Krankenhaus. Er unterstützt die Mitarbeiter vor Ort bei der Gesprächsführung, bei administrativen Fragestellungen und bei allen organisatorischen Aspekten, einschließlich der Kommunikation mit Eurotransplant.

Liegt eine Zustimmung durch den Verstorbenen oder seine Angehörigen vor, ggf. auch zu einer Spende nur bestimmter Organe (einzelne Organe, z. B. das Herz, werden aus Glaubens- oder Überzeugungsgründen manchmal nicht gespendet), werden alle organisatorischen Maßnahmen eingeleitet, die für eine erfolgreiche Transplantation notwendig sind. Zunächst muss Eurotransplant (in Leiden, in den Niederlanden) über die Einwilligung zur Organspende informiert werden. Hierbei ist es wichtig, die zur Transplantation freigegebenen Organe einzeln zu benennen. Da beispielsweise das Herz oder die Lunge von einem Team des Zentrums entnommen werden, die auch die Transplantation durchführen. Hingegen werden die Nieren beispielsweise immer durch ein Explantationsteam aus dem nächstgelegenen Transplantationszentrum entnommen und für den Transport vorbereitet. Dieser wichtigen organisatorischen Aufgabe geht in der Regel die Allokation voraus, d. h. die Zuordnung der Organe auf potenzielle Empfänger. Im Fall der Nierentransplantation wird das Transplantationszentrum, bei dem der potenzielle Empfänger gemeldet ist, telefonisch von Eurotransplant informiert und erhält Daten über den potenziellen Spender, seine aktuelle und, soweit bekannt, auch längere Vorgeschichte.

In einem ersten Schritt klärt dann das Transplantationszentrum auf der Basis dieser zur Verfügung gestellten Daten über den Spender, ob das von Eurotransplant angebotene Organ die gewünschte Organqualität aufweist. Hierbei spielt neben dem Alter des Spenders auch dessen Anamnese eine wichtige Rolle: Erkrankungen, die zu einer Schädigung der Nieren führen können, sind kritisch zu evaluieren, insbesondere Diabetes mellitus, arterielle Hypertonie oder bekannte kardiovaskuläre Vorerkrankungen. Da bei einer Transplantation maximal 50% der Nierenleistung des Spenders übertragen werden können, führt jede Schädigung der Spenderorgane zu einer Abnahme der zu transplantierenden Nierenleistung. Zudem kommt es im Zuge der Transplantation (Explantation, kalte und warme Ischämiezeit (▶ Abschn. 8.2.1) sowie die Implantation) unvermeidbar zu einer Schädigung des Spenderorgans. Daher sollte die potenziell zu transplantierende Organqualität möglichst gut sein. Andernfalls liegt die Nierenleistung nach einer Transplantation auf einem niedrigen Niveau mit einer Clearance im Stadium der präterminalen Niereninsuffizienz. Das Transplantatüberleben, also die Zeit bis wieder eine Dialyse erfolgen muss, wäre dann vergleichsweise kurz.

Neben funktionellen Aspekten wird das angebotene Spenderorgan auch auf anatomische Besonderheiten hin überprüft, z. B. die Anzahl der Arterien und Venen sowie deren Beschaffenheit, da dies für die chirurgischen Aspekte der Transplantation bedeutsam ist. Besteht beispielsweise eine ausgeprägte Arteriosklerose der Gefäße des Spenderorgans, ist es chirurgisch ausgesprochen schwierig, diese beim Empfänger gut „anzuschließen". Postoperativ resultiert hieraus meist eine inadäquate Perfusion (Durchblutung) des Transplantats, was zu einer verzögerten Funktionsaufnahme und einer eingeschränkten Clearance führen kann.

Erscheint die Organqualität und die zu erwartende Funktion adäquat, wird der Empfänger ins Transplantationszentrum gerufen. Daher müssen alle Patienten immer erreichbar sein, auch Urlaube

müssen dem Transplantationszentrum mitgeteilt werden. Nach Eintreffen des potenziellen Empfängers im Transplantationszentrum erfolgt dort nochmals eine orientierende Untersuchung aller Organsysteme (EKG, klinische Untersuchung, Röntgen Thorax, Sonografie Abdomen, Labor), um sicherzustellen, dass kein florider Infekt, eine gestörte Organfunktion oder gar ein neu aufgetretener Tumor vorliegt. Zeitgleich wird auch Blut zur nochmaligen Bestimmung der Blutgruppe und für das Crossmatch abgenommen (▶ Abschn. 4.6).

Idealerweise sollten Patienten direkt vor einer Transplantation optimale Blutwerte aufweisen: Kalium im Normbereich, keine Urämie, das Gewicht sollte ca. 1 kg (l) über dem Trockengewicht liegen. Sind diese Bedingungen nicht gegeben, sollte eine Dialyse unmittelbar vor der Transplantation erfolgen. Die Dialysedauer richtet sich daher nach den zu erreichenden Zielen und kann folglich von der sonst üblichen abweichen. Die Antikoagulation sollte idealerweise mit Citrat erfolgen, wodurch Blutungskomplikationen der direkt nach der Dialyse sich anschließenden Operation vermieden werden. Bei Patienten, die Bauchfelldialyse durchführen, wird das Dialysat präoperativ abgelassen. Am Ende der Dialyse bzw. kurz vor der Operation wird in der Regel bereits mit der Immunsuppression begonnen.

Die Transplantationsoperation wird erst begonnen, wenn seitens des Empfängers optimale Bedingungen vorliegen bzw. hergestellt wurden und das Ergebnis des Crossmatches (negativ) schriftlich vorliegt.

Intraoperativ wird ein Blasenkatheter angelegt und die Blase mit desinfizierender Lösung gespült, was insbesondere bei Patienten mit fehlender Restausscheidung sehr wichtig ist, um einer aufsteigenden Infektion vorzubeugen.

8.2.1 Kalte und warme Ischämiezeit

Sobald die Niere des Spenders entnommen wird, besteht keine adäquate Perfusion mehr. Da die Nieren einen hohen Sauerstoffbedarf ausweisen, können die Nierenzellen nach einem Durchblutungsstopp oder einer Lagerung bei 37°C außerhalb des Körpers nur kurze Zeit überleben bzw. sich hiervon erholen.

Daher wird ein entnommenes Organ gekühlt und mit speziellen Lösungen durchspült, wodurch der Energiebedarf gesenkt werden kann und zellschädigende Mechanismen deutlich gebremst werden. Die Elektrolytkonzentrationen der Lösung sind zudem dem intrazellulären Milieu angepasst, sodass z. B. kein Konzentrationsgradient besteht. Dies verhindert die Ausbildung eines Zellödems, was zum Zelluntergang führen kann. Bei optimaler Organkonservierung (0–4°C) sind Sauerstoff- und Nährstoffverbrauch auf ein Minimum reduziert und zellschädigende Reaktionen und Mechanismen soweit verlangsamt, dass eine Lagerung des entnommenen Organs bis zu 24 h relativ problemlos möglich ist. In dieser Zeit können die notwendigen, oben beschriebenen logistischen und medizinischen Aufgaben gut bewältigt werden.

Die Zeit zwischen der Organentnahme und der Transplantation wird als Ischämiezeit bezeichnet, also die Zeitspanne, in der keine Perfusion mit Blut besteht. Der Anteil, in dem das Organ gekühlt war, ist die kalte Ischämiezeit, die warme Ischämiezeit umfasst die Zeitspanne, in der zwar keine Blutzufuhr bzw. Perfusion bestand, das Organ aber Körpertemperatur hatte. Dies umfasst in erster Linie die Zeit, die bei der Implantation benötigt wird, um die Gefäße beim Spender anzuschließen.

Grundsätzlich gilt, je kürzer die Ischämiezeiten, desto günstiger. Die warme Ischämiezeit ist aber besonders bedeutsam, da aufgrund der normalen Körpertemperatur der Transplantatniere deren Sauerstoff- und Nährstoffbedarf hoch ist und daher Zeiten deutlich über 30 min zu irreversiblen Organschäden führen können.

8.2.2 Primäre Transplantatdysfunktion

Nimmt eine transplantierte Niere nicht direkt die Funktion auf, spricht man von einer primären Transplantatdysfunktion. Dies ist an einer unzureichenden Urinmenge und entsprechend inadäquater Entgiftungsleistung zu erkennen. Die häufigste Ursache einer solchen initialen Dysfunktion ist ein akutes Nierenversagen, ausgelöst durch eine ischämische Tubulusnekrose im Rahmen der Konservierung, einer Hypotonie oder einer Hypovolämie.

Direkt postoperativ wird daher duplexsonografisch die renale Perfusion überprüft, wodurch auch chirurgisch vaskuläre Komplikationen (z. B. ein Anastomosenleck oder eine Stenose), aber auch eine Thrombosierung direkt erkannt werden können. Daneben werden sonografisch auch andere potenzielle Ursachen einer primären Transplantatdysfunktion abgeklärt, z. B. eine Blutung bzw. ein Hämatom, wodurch eine Blasentamponade oder eine Abflussstörung durch eine Kompression des Ureters von außen bestehen kann.

Zur Sicherstellung einer optimalen renalen Perfusion werden Volumenhaushalt und Kreislaufverhältnisse engmaschig kontrolliert. Sollte eine Dialyse notwendig werden, erfolgt diese nach dem gleichen Grundsatz wie vor der Transplantation (meist Citrat-Antikoagulation oder sehr sparsam mit Heparin, Volumenentzug bis maximal ein kg über Trockengewicht). Dabei muss die Ultrafiltrationsmenge pro Stunde deutlich reduziert werden, um eine Minderperfusion des Transplantats während der Dialyse zu vermeiden. Hierbei kann man sich am systolischen Blutdruck orientieren (kein Abfall unter die für den Patienten üblichen Drücke, z. B. nicht unter 120 mmHg systolisch) oder maximal 5–8 ml/kg/h Ultrafiltration. In manchen Fällen kann eine vorsichtige Gabe von Katecholaminen hilfreich sein, um die angestrebte negative Bilanz tatsächlich etablieren zu können. Allerdings wäre in solch schwierigen Fällen eine sehr langsame Ultrafiltration erstrebenswert und daher am ehesten durch ein verlängertes („sustained low efficiency dialysis" – SLED) oder ein kontinuierliches Verfahren zu erreichen.

Optimalerweise kommt es direkt nach dem Anschluss der Gefäße beim Empfänger zur Urinproduktion. Dies ist meistens ein günstiges Zeichen für die Organfunktion. Häufig weisen diese Transplantate bereits innerhalb der ersten 24 h eine (fast) adäquate Urinproduktion auf. Die Entgiftung zeigt sich im Labor entweder durch einen direkten Abfall der Retentionswerte oder durch den fehlenden Anstieg derselben. In einer solchen Phase ist es wichtig, eine der Urinmenge entsprechende Volumenzufuhr zu gewährleisten, da mitunter aufgrund eines tubulären Defektes mit mangelnder Konzentrationsfähigkeit des Urins eine Polyurie auftreten kann. Die Ursache ist dieselbe wie bei einem akuten Nierenversagen anderer Genese.

8.2.3 Hinweise für die ersten Wochen nach Transplantation

In den ersten Tagen und Wochen nach einer Transplantation stehen die Überwachung der Nierenfunktion sowie klassischer Komplikationen im Vordergrund.

Bei optimaler Transplantatfunktion fallen die Retentionswerte innerhalb weniger Tage auf ein praktisch normwertiges Niveau. Gleichzeitig besteht eine der Einfuhr adäquate Urinmenge, sodass im Zuge der täglichen Gewichtskontrollen dieses stabil auf Höhe des ehemaligen Trockengewichts liegt. In manchen Fällen waren Patienten vor der Transplantation etwas überwässert, ohne dass dies klinisch bemerkbar war, was vor allem bei jungen und herzgesunden Menschen vorkommen kann. In diesen Fällen darf das Gewicht auch langsam unter das ehemalige Trockengewicht abfallen. Allerdings sollten in solchen Fällen der intravasale Volumenhaushalt und die Kreislaufparameter engmaschig kontrolliert werden, um einen prärenalen Volumenmangel zu vermeiden.

Neben Gewicht und Ödemen sind täglich auch die Mundschleimhaut und die Wunden zu kontrollieren, da unter der Immunsuppression eine erhöhte Infektionsgefahr besteht, sich leicht orale Pilzinfektionen ausbilden können oder die Wundheilung verzögert ablaufen kann. Daher sollten die Patienten auch zu einer besonders intensiven Mundhygiene aufgefordert werden, so sollten beispielsweise die Zähne nach jedem Essen geputzt und idealerweise keine Süßigkeiten gegessen werden. Dies hilft auch, einem steroidassoziierten Diabetes vorzubeugen bzw. keinen Vorschub zu leisten. Bei allen Patienten sollten Blutzuckerkontrollen postoperativ durchgeführt werden, auch wenn bislang kein Diabetes mellitus bekannt war.

Klassische chirurgische Komplikationen wären beispielsweise ein Wundinfekt, der im Zuge der täglichen Verbandswechsel leicht erkannt werden kann. Daneben ist sonografisch zu kontrollieren, ob ein Hämatom in der Transplantatloge auftritt, bzw. die Veränderung seiner Größe. Ein kleines Hämatom ist meistens harmlos und bildet sich rasch zurück. Eine Größenzunahme, insbesondere bei zeitgleich fallendem Hb-Wert, ist klinisch außerordentlich schwierig mittels der Sonografie einschätzbar. Ein

großer Bereich des Retroperitonealraums kann so nicht eingesehen werden. Zudem kann sich ein solches Hämatom auch entlang des M. psoas bis in den Oberschenkel ausbreiten, was sonografisch kaum erkennbar ist. In diesen Fällen ist ggf. eine CT-Untersuchung ratsam. Hierbei bedarf es zunächst auch keines Kontrastmittels, da Blut gut im CT abgegrenzt werden kann.

Weniger dramatisch ist die Ausbildung einer Lymphozele. Hierbei zeigt sich, meist ausgehend von der Transplantatloge, eine größenprogrediente flüssigkeitsgefüllte Struktur. Ursächlich hierfür sind Verletzungen von Lymphbahnen im Zuge der Einpflanzung des Transplantats, die in unmittelbarer Nachbarschaft der Iliakalgefäße verlaufen. Solange diese zum Teil mehr als 10 cm durchmessenden Lymphozelen keine funktionelle Bedeutung erlangen (z. B. Aufstau durch Druck auf das Nierenbecken oder den Ureter), sind sie als harmlos anzusehen. Treten funktionelle Störungen oder Schmerzen auf, kann man die Lymphozelen abpunktieren, besser aber eine Fensterung vornehmen. Dabei wird die Wand einer solchen Lymphozele eröffnet und ins Peritoneum abgeleitet, wo die Lymphe vom Peritoneum resorbiert wird.

Ein besonderes Augenmerk sollte auch der postrenalen Situation gelten. Viele Patienten waren über mehrere Jahre vor der Transplantation anurisch. Daher ist deren Blase meistens geschrumpft. Schon bei geringen Füllungsvolumina ergeben sich hohe intravesikale Drücke und es besteht die Gefahr des Refluxes in das Transplantat. Daher wird in den meisten Zentren über wenigstens eine Woche die Harnableitung über einen transurethralen Blasenkatheter sichergestellt. Sobald dieser gezogen wurde, sind die Patienten anzuhalten, regelmäßig die Blase zu entleeren, auch wenn sie noch gar keinen „zwingenden" Harndrang verspüren. Mit der Zeit verliert sich dieses Problem, da die Blase sich wieder den normalen Urinvolumina anpasst. Häufig sind es postrenale (Abfluss-)Störungen, die zu einer Funktionsverschlechterung eines Transplantats in den ersten Wochen und Monaten führen. Bei jedem Anstieg der Retentionswerte ist daher systematisch eine Sonografie mit voller und danach leerer Blase durchzuführen. Nur auf diese Weise kann abgeschätzt werden, ob bei voller Blase ein Reflux und konsekutiv ein Aufstau ins Transplantat vorliegt, ein noch sehr geringes

Blasenvolumen besteht oder ob eine Blasenentlee-rungsstörung bei Nachweis von Restharn besteht. Diese begünstigt zudem Harnwegsinfekte, die ebenfalls für eine Funktionsverschlechterung verantwortlich sein können.

Bei ansteigenden Retentionswerten und einer Gewichtzunahme bzw. dem Auftreten von Ödemen ist formal immer an eine Abstoßung zu denken. Dennoch empfiehlt es sich, neben allen hierfür wichtigen Untersuchungen (Spiegel der Immunsuppressiva, Abklärung viraler Infektionen, Sonografie und Duplex des Transplantats etc.) immer auch an die oben beschriebenen einfachen postrenalen Störungen zu denken. Denn diese sind häufiger, als man annimmt. Nicht zuletzt ist eine Abstoßungstherapie mit vielen Nebenwirkungen verbunden, weshalb andere Ursachen im Vorfeld einer solchen Therapie sicher ausgeschlossen werden sollten.

8.3 Sonderformen der Nierentransplantation

Abgesehen von der „klassischen" Form der Nierenspende, bei der einem verstorbenen Patienten die Nieren entnommen werden und jeweils eine davon in zwei Empfänger transplantiert wird, kann in Ausnahmefällen ein gesunder Mensch eine seiner beiden Nieren spenden. Dies wird entsprechend als Lebendspende bezeichnet.

Eine Sonderform der Lebendspende stellt eine blutgruppeninkompatible Transplantation dar, bei der zwar das Prinzip der Lebendspende wie oben beschrieben besteht, aber die Transplantation trotz inkompatibler (nicht passender) Blutgruppen von Spender und Empfänger durchgeführt wird. Voraussetzung hierfür ist eine entsprechende Behandlung bzw. bereits etablierte Immunsuppression des Empfängers zum Zeitpunkt der Transplantation. Aufgrund der obligat notwendigen Vorbehandlung ist eine Transplantation zwischen inkompatiblen Blutgruppen nur bei planbarer Transplantation und daher nur bei Lebendspenden möglich.

Als eine weitere Sonderform der Nierentransplantation sind kombinierte Organtransplantationen zu sehen. Meist handelt es sich um eine Kombination aus Leber und Niere oder Pankreas und Niere (◘ Abb. 8.1).

8.3.1 Lebendspende

Die optimale Therapie eines terminalen Nierenversagens ist die Transplantation. In Deutschland übersteigt die Zahl der Wartenden bei Weitem die Zahl der gespendeten Organe, was zu einer langen Wartezeit führt. Diese lag in den letzten Jahren in Deutschland zwischen 5 und 8 Jahren. Bei Patienten, die nach Schwangerschaft oder Transfusionen entsprechende Antikörper aufweisen – sog. Immunisierte – liegt die Wartezeit bei bis zu 10 Jahren, in Einzelfällen sogar noch darüber. Bedingt durch eine nachlassende Spendenbereitschaft verschärft sich dieses Problem.

Einen Ausweg aus dieser Situation kann die Lebendspende darstellen. Die Nierenspende kann formal sogar erfolgen, noch bevor mit der Dialyse überhaupt begonnen wurde, quasi anstelle des eigentlich notwendigen Beginns der Dialyse (präemptive Transplantation). In der Regel kommt es aber zunächst zur Einleitung einer Dialyse. Meistens wird erst zu diesem Zeitpunkt über die Option einer Lebendspende innerhalb einer Lebensgemeinschaft bzw. Familie gesprochen. Daher erfolgen die meisten Lebendspenden in einer Zeitspanne zwischen wenigen Monaten nach Dialysebeginn und nach einigen Jahren, wenn die dialyseassoziierten Komplikationen steigen, aber eine Transplantation aufgrund der sich zunehmend verlängernden Wartezeit noch nicht absehbar ist.

Die rechtliche Grundlage für eine Lebendspende ist im Transplantationsgesetz geregelt. Rechtliche Voraussetzungen für eine Nierenspende sind Volljährigkeit, die Fähigkeit zur Einwilligung sowie die Freiwilligkeit der Organspende. Diese Aspekte werden von einer vom Transplantationsteam unabhängigen Kommission überprüft. Voraussetzung ist auch, dass eine Verwandtschaft oder eine emotionale Nähe nachgewiesen werden kann (z. B. eingetragene Lebenspartnerschaft). Medizinische Voraussetzung ist, dass ein Spender durch die Spende keinen medizinischen Nachteil erleidet. Daher wird dessen Gesundheitszustand in vergleichbarer Weise wie beim Empfänger zu prüfen sein. Nur wenn sichergestellt ist, dass der Gesundheitszustand des Spenders gut ist und – soweit absehbar – kein Schaden durch die Reduktion der eigenen Nierenkapazität auftreten wird, ist eine Spende aus medizinischer Sicht möglich.

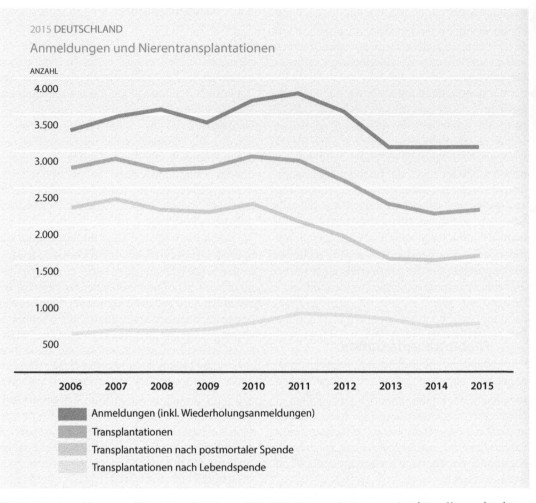

2015 DEUTSCHLAND

Anmeldungen und Nierentransplantationen

ANZAHL

4.000

3.500

3.000

2.500

2.000

1.500

1.000

500

2006   2007   2008   2009   2010   2011   2012   2013   2014   2015

Anmeldungen (inkl. Wiederholungsanmeldungen)

Transplantationen

Transplantationen nach postmortaler Spende

Transplantationen nach Lebendspende

▢ Abb. 8.1   Anmeldungen und Nierentransplantationen 2006–2015. (Datenquelle: Eurotransplant, https://www.dso.de)

Wie bei jeder Operation besteht auch bei der Organentnahme formal ein Operationsrisiko. Die Mortalität liegt bei weniger als 1:4000. In den letzten Jahren wurden zudem die Entnahmetechniken chirurgisch verbessert, wodurch neben einer geringeren Komplikationsrate auch die Wundheilung beschleunigt und damit der Krankenhausaufenthalt verkürzt werden konnte. Seit einigen Jahren gibt es in manchen Zentren sogar eine roboterassistierte, minimal-invasive Technik (sog. DaVinci-Verfahren). Dieses erlaubt, die Niere besonders schonend für den Spender zu explantieren.

Obwohl beispielsweise zwischen Ehepartnern keine HLA-Übereinstimmung besteht, sind die Funktionsraten nach einer Lebendspende besser als bei Nieren von Verstorbenen. Die Gründe hierfür sind nicht bekannt. Möglicherweise spielen hierbei die kürzere kalte Ischämiezeit, eine bessere Qualität der Lebendspendernieren oder auch der Wegfall exprimierter immunologischer Gewebeeigenschaften auf der Oberfläche der Nierenzellen, die im Zuge einer schweren Krankheit mit Intensivtherapie vor der Organentnahme bei Leichennieren auftreten können, eine Rolle.

8.3.2 Kombinierte Transplantationen

Patienten, die an einer terminalen Niereninsuffizienz und einem Diabetes mellitus Typ 1 leiden, können eine kombinierte Pankreas-Nieren-Transplantation erhalten. Erstmalig wurde diese kombinierte Form der Transplantation 1966 durchgeführt. In Deutschland werden jährlich ca. 80–100 solcher kombinierter Pankreas-Nieren-Transplantationen durchgeführt. Ein wesentlicher Vorteil dieser kombinierten Form liegt in den besseren Transplantatüberlebens- bzw. Funktionsraten des Pankreas. Man geht davon aus, dass eine Abstoßung, die gleichermaßen Pankreas und Niere betrifft, durch entsprechend engmaschiges Monitoring der Nierenfunktion besser erkennbar ist als die Abstoßung eines isoliert transplantierten Pankreas. So zeigen sich bei der kombinierten Transplantation nach einem Jahr Funktionsraten zwischen 70 und 90%, wohingegen nach einer isolierten Pankreastransplantation nach einem Jahr nur noch 50–60% funktionieren.

Technisch wird bei einer kombinierten Pankreas-Nieren-Transplantation die Niere an die Iliakalgefäße angeschlossen, wie in ▶ Kap. 4 dargestellt. Die Gefäße des Pankreas werden entweder kontralateral an die Iliakalgefäße angeschlossen oder an die Basis des Colon transversum mit Gefäßanschluss an die Aorta und die Milzvene. Das Pankreassekret wird entsprechend entweder in die Blase oder in den Dünndarm abgeleitet.

Das Ziel einer Pankreastransplantation ist eine adäquate Produktion von Insulin. Daher wäre eigentlich auch eine Transplantation von Inselzellen (Ort der Insulinproduktion) möglich. Eine solche Transplantation ist technisch deutlich einfacher, da diese Zellen lediglich mittels einer Injektion in die Pfortader eingebracht werden müssen. Allerdings sind die Langzeitergebnisse bislang noch recht enttäuschend. Zudem ist die Zahl der zu transplantierenden Inselzellen für eine adäquate Funktion sehr hoch, weshalb Zellen aus mehreren Spender-Bauchspeicheldrüsen hierfür isoliert werden müssen. Aufgrund der ohnehin bestehenden Organknappheit ist dieses Vorgehen nur bedingt anwendbar und auch ethisch fragwürdig.

8.3.3 Blutgruppeninkompatible Transplantation

Lange Zeit war die wichtigste immunologische Barriere einer Lebendnierenspende eine Blutgruppeninkompatibilität zwischen Spender und Empfänger. Dadurch waren rund 25% aller potenziellen Lebendnierentransplantationen nicht durchführbar. Die Blutgruppeneigenschaften werden durch zwei Zuckermoleküle (A und B) definiert, die sich auf allen Erythrozyten, aber auch auf anderen Zellen des Körpers befinden, insbesondere in der Niere. Wenn ein Spenderorgan fremde Epitope – auch Blutgruppeneigenschaften – auf den Zellen präsentiert, wird es immunologisch bekämpft bzw. abgestoßen (▶ Abschn. 4.6.2).

Eine Transplantation bei bestehender Inkompatibilität der Blutgruppen ist möglich, wenn das Spenderorgan keine entsprechenden Merkmale aufweist (Blutgruppe 0). Ansonsten müssten die vorhandenen Antikörper im Blut des Empfängers entfernt werden und gleichzeitig mittels einer Immunsuppression dafür gesorgt werden, dass eine erneute Bildung dieser Antikörper verhindert wird.

Nach diesem Prinzip wird seit 2004 mittels einer Immunadsorption vor einer geplanten blutgruppeninkompatiblen Transplantation beim Empfänger die Anzahl der Antikörper immer weiter reduziert. Dabei können alle Antikörper unspezifisch entfernt werden oder durch spezielle Adsorber werden nur die blutgruppenspezifischen entfernt. Zeitgleich wird durch die Gabe von Rituximab die Bildung neuer Antikörper verhindert. Nach mehreren Sitzungen der Immunadsorption, bzw. meist nach 1–3 Wochen ist die Zahl der blutgruppenspezifischen Antikörper stabil unter den vorgesehenen Grenzwert abgesenkt, sodass eine Transplantation möglich wäre. Erfahrungsgemäß muss die Bildung dieser blutgruppenspezifischen Antikörper nur in den ersten Wochen nach Transplantation unterdrückt werden. Danach kommt es zu einer Tolerierung dieser fremden Blutgruppenantigene.

Abgesehen von den hier beschriebenen Besonderheiten laufen die blutgruppeninkompatiblen Transplantationen gleich wie eine „klassische" Transplantation ab. Soweit bislang Daten vorliegen, scheinen sich auch die Langzeitergebnisse von blutgruppenfremden Transplantationen nicht von denen der „klassischen" zu unterscheiden.

8.4   Hygiene – Wissenswertes für den Alltag

Nach einer Nierentransplantation sollten im Alltag einige wichtige Regeln zur Hygiene beachtet werden. Dies beginnt bei der Mundhygiene, wie oben ausgeführt. Insbesondere in den ersten Wochen, wenn noch eine sehr hohe Steroiddosis eingenommen werden muss, besteht eine besondere Anfälligkeit für oralen Pilzbefall. Neben einer guten Mundhygiene sollte zusätzlich lokal einem Pilzbefall vorgebeugt werden mittels entsprechender Lösungen (z. B. Ampho-Moronal).

Während der ersten 2–3 Wochen ist der Patient meistens noch im Krankenhaus. Auf den entsprechenden Stationen sollten keine Infektionskrankheiten behandelt werden. Zudem empfiehlt es sich, den Transplantierten in ein Einzelzimmer zu legen. Ist dies nicht möglich, kann auch ein Zweibettzimmer gewählt werden, allerdings muss beim Zimmernachbarn sicher eine infektiöse Erkrankung ausgeschlossen sein. In einigen Transplantationszentren ist es üblich, dass bis zu einer Absenkung der Steroide auf 40 mg/Tag eine Umkehrisolierung durchgeführt wird und daher auch obligat eine Einzelzimmerunterbringung erfolgt.

Ein besonderes Augenmerk sollte der Nahrung gelten: Es besteht das erwähnte Problem eines Steroiddiabetes und einer übermäßigen Gewichtszunahme durch die Aufnahme von Zucker. Daneben sind einige Nahrungsmittel zu meiden, weil sie einen Einfluss auf den Metabolismus der Immunsuppressiva haben können (z. B. Johanniskraut, Grapefruit). Aber insbesondere die Nahrungsmittel sind zu meiden, die eine potenzielle Quelle für Erreger darstellen können. Dies sind alle Rohmilchprodukte, da sich darin Listerien befinden können. Diese Erreger führen bei Immunsupprimierten zu schweren Infektionen, die teilweise auch das Gehirn einbeziehen. Bei Blauschimmelkäse und auch unsichtbar auf (offenen) Nüssen befinden sich viele Schimmelpilze als potenzielle Infektionsquelle.

Da auch rohem Fleisch oder Fisch viele Keime anhaften können, sollte insbesondere in den ersten Monaten nach einer Transplantation durch ausreichendes Erhitzen bzw. Kochen und Garen dieser Infektquelle vorgebeugt werden. Die Zufuhr rohen Gemüses, Salates oder auch von Früchten ist abgesehen von oben erwähnten Ausnahme (Grapefruit) grundsätzlich empfehlenswert. Allerdings hat immer eine gründliche Reinigung zu erfolgen, z. B. durch Waschen oder ggf. auch durch Schälen.

Bezüglich des Alltags sollte es (zumindest in den ersten Monaten) vermieden werden, den Biomüll zu entsorgen bzw. sich längere Zeit an Müllcontainern, Altglassammelcontainern etc. aufzuhalten, da dort eine hohe Belastung der Luft mit Pilzsporen besteht. Entsprechend ist eine berufliche Tätigkeit bei der Müllabfuhr oder vergleichbaren Berufen mit hoher Exposition von Sporen nach einer Transplantation nicht möglich.

Formal befinden sich auch viele Pilze bzw. Sporen im Bereich von Topfpflanzen bzw. werden beim Umgang mit Pflanzen und Erde freigesetzt. In den ersten Wochen sollte zumindest in geschlossenen Räumen eine entsprechende gärtnerische Tätigkeit unterbleiben. Später steht dem nichts entgegen, solange anschließend bzw. vor Nahrungsaufnahme eine gründliche Reinigung der Hände erfolgt. Die berufliche Tätigkeit als Gärtner ist hingegen kritisch zu sehen und sollte je nach Aufgabengebiet ggf. individuell beurteilt werden.

8.5   Rechtliche Grundlagen und Transplantationsgesetz

Ende der 1950er Jahre beobachteten die französischen Ärzte Mollaret und Goulon an Patienten, die mithilfe damals moderner Beatmungsgeräte behandelt wurden, einen Zustand völliger Bewusstlosigkeit, bei dem jegliche Hirn- und Hirnstammfunktionen ausgefallen waren. Im weiteren Verlauf starben schließlich alle diese Patienten an einer Kreislaufdysregulation, die von außen nicht behandelbar war. Sie nannten diesen Zustand „Coma depassé". Aus der wiederholten Beobachtung entstand schließlich mehr und mehr die Frage, ob Patienten in diesem Koma überhaupt noch als lebendig bezeichnet werden können und ob die aufwendige

Intensivtherapie bis zum Herzstillstand ethisch überhaupt noch zu rechtfertigen sei.

1968 beschrieb ein Komitee der Harvard Medical School die Kriterien für die Diagnose des Hirntodes anhand klinischer Symptome. Dabei wurde der Hirntod dem Tod des Individuums, das durch die integrative Funktion des Gehirns charakterisiert sei, gleichgestellt. Diese Definition trägt der Endgültigkeit des Hirntods Rechnung, im Gegensatz zum Herz- und Atemstillstand, die ja unter bestimmten Bedingungen reversibel sind und als Todeskriterien viel zu unsicher wären.

Auf diesen Kriterien basieren die Entscheidungshilfen zur Feststellung des Hirntods, 1982 herausgegeben vom wissenschaftlichen Beirat der Bundesärztekammer. Diese wurden in den folgenden Jahren in einzelnen Punkten weiter konkretisiert und zählen zu den am genauesten definierten Hirntodkriterien mit den längsten vorgeschriebenen Beobachtungszeiten. Diese Beschreibung des Hirntods grenzt ihn eindeutig und klar gegen andere Formen der Bewusstseinsstörung ab wie ein apallisches Syndrom, den Hirnstammtod oder ein Locked-in-Syndrom. Die letztgenannten haben nichts mit Hirntod zu tun, werden aber leider in der Öffentlichkeit sehr häufig damit verglichen oder in Verbindung gebracht.

Auf den oben genannten Grundlagen wurde der Hirntod mit Gesetzesbeschluss vom 25. Juni 1997 vom Deutschen Bundestag im Rahmen der Transplantationsgesetzgebung als allgemein gültiges Todeskriterium juristisch bestätigt. Das Transplantationsgesetz regelt außer den Todeskriterien auch die Spende, Entnahme, Vermittlung und Übertragung von Organen, die nach dem Tod oder zu Lebzeiten gespendet werden. Dabei wird weiterhin dem Persönlichkeitsrecht als Grundrecht auch über den Tod hinaus die absolute Priorität gewährt, d. h. der Verstorbene bestimmt zu Lebzeiten über eine Organspende nach seinem Tod.

Mit dem 1. November 2012 wurde die bisherige erweiterte Zustimmungslösung durch die Entscheidungslösung ersetzt. Alle Bundesbürger sollen ihre eigene Bereitschaft zur Organ- und Gewebespende auf Grundlage fundierter Informationen prüfen und schriftlich festhalten. Die Krankenkassen versenden alle 2 Jahre einen Organspendeausweis und Informationsmaterial und fordern gleichzeitig dazu auf,

eine persönliche Entscheidung schriftlich festzuhalten. Niemand ist jedoch verpflichtet, sich zu entscheiden. Der Wille des Verstorbenen zu Lebzeiten hat Vorrang. Ist er nicht dokumentiert oder bekannt, entscheiden die nächsten Angehörigen auf der Grundlage des mutmaßlichen Willens des Verstorbenen.

In anderen europäischen Ländern, wie z. B. Österreich, ist dagegen der Leichnam sozusagen Eigentum des Staates und die soziale Pflicht zur Organspende zum Wohle der Gemeinschaft wird dem Persönlichkeitsrecht, das mit dem Tod endet, vorangestellt.

■ **Hirntod – Diagnosekriterien**

Das Transplantationsgesetz schreibt die Feststellung des Todes als Voraussetzung für die Organentnahme vor. Die Feststellung des Todes muss nach dem Stand der Erkenntnisse der medizinischen Wissenschaft erfolgen. Die Bundesärztekammer hat hierfür die Richtlinien zur Feststellung des endgültigen, nicht behebbaren Ausfalls der Gesamtfunktion des Großhirns, des Kleinhirns und des Hirnstamms (TPG, § 16 Abs. 1) erarbeitet. Auf Basis dieses Vorgehens kann die Diagnose des naturwissenschaftlich-medizinischen Todes eines Menschen festgestellt werden.

Zuletzt wurde die überarbeitete Richtlinie im März 2015 vom Bundesministerium für Gesundheit genehmigt und ist seit 6. Juli 2015 in Kraft. Demnach erfolgt die Diagnose des Hirntodes auf der Basis dreier Kernkriterien:

- Eine schwere primäre oder sekundäre Hirnschädigung bei Ausschluss reversibler Ursachen
- Bewusstlosigkeit (Koma) mit Ausfall aller Hirnstammreflexe (Hirnstamm-Areflexie) und der Spontanatmung (Apnoe)
- Nachweis der Irreversibilität der vorbeschriebenen Kriterien durch Verlaufsuntersuchungen nach vorgeschriebenen Wartezeiten und/oder durch ergänzende Untersuchungen

Dabei muss die Feststellung des irreversiblen Hirnfunktionsausfalls durch zwei Ärzte unabhängig voneinander erfolgen, die beide weder an der Entnahme noch an der Übertragung der Organe des potenziellen Organspenders beteiligt sind. Zudem müssen diese Ärzte entsprechende Qualifikationen erfüllen, wie Facharztstatus, davon einer Neurologe oder

Neurochirurg, langjährige Erfahrung in der Intensivmedizin oder mit Patienten mit akuten schweren Hirnschädigungen.

Literatur

Deutsche Stiftung Organtransplantation – DSO (2016) Verfahrensanweisungen nach § 11 des Transplantationsgesetzes, 2. Aktualisierung. Stand: November 2016. https://www.dso.de/dso-news-home/galerie-verfahrensanweisungen.html. Zugegriffen: 03. Februar 2017

Deutsche Stiftung Organtransplantation – DSO (2016) Leitfaden für die Organspende, Ausführliche Fachinformationen für ärztliches und pflegerisches Personal auf Intensivstationen. https://www.dso.de/uploads/tx_dsodl/Leitfaden.pdf. Zugegriffen: 03. Februar 2017

Akutdialyse

D. Brodmann

© Springer-Verlag GmbH Deutschland 2017
M. Klingele, D. Brodmann (Hrsg.), *Einführung in die Nephrologie und Nierenersatzverfahren*,
DOI 10.1007/978-3-662-54583-6_9

Der Begriff Akutdialyse lässt sich aus mehreren Blickwinkeln betrachten. Grundsätzlich handelt es sich um eine Dialyse, die akut (also schnell und nicht geplant) begonnen werden muss. Beispiele hierfür sind:

- Ein bekannter Dialysepatient, der ein Kalium von 7 mmol/l hat.
- Eine Dialyse, die ein Patient auf der Intensivstation braucht. Dieser ist meist akut (und schwer, meist instabil) krank. Dies kann ein Patient mit akutem Nierenversagen sein, jedoch auch ein Dialysepatient mit einer akuten Erkrankung.
- Eine Dialyse, die erwartungsgemäß Komplikationen machen kann und deshalb erhöhter Aufmerksamkeit und eines angepassten Dialyseregimes bedarf, z. B. die Andialyse neuer Dialysepatienten, insbesondere bei sehr hohen Retentionswerten.
- Eine Dialyse bei akuten Vergiftungen mit dialysablen Toxinen.

9.1   Indikationen zur Akutdialyse – Wann beginnen?

Über den Zeitpunkt – oder besser einen Laborgrenzwert – für den Beginn einer Nierenersatztherapie bei Patienten mit akutem Nierenversagen herrscht Uneinigkeit. Spätestens bei Eintreten von lebensbedrohlichen, therapierefraktären Komplikationen wie Hyperkaliämie, schwerer metabolischer Azidose, Urämiezeichen oder Überwässerung mit Lungenödem sollte rasch eine Nierenersatztherapie begonnen werden.

Soweit sollte man es jedoch nicht kommen lassen. Bei Nachweis eines akuten Nierenversagens empfehlen die Leitlinien, den klinischen und laborchemischen Trend zu beobachten und sich nicht auf einen einzelnen Laborwert zu stützen. Der Beginn einer Nierenersatztherapie soll vom klinischen Kontext und dem Vorhandensein durch Nierenersatztherapie verbesserbarer Zustände abhängig gemacht werden. Es ist jedoch davon auszugehen, dass der rasche Anstieg harnpflichtiger Substanzen beim akuten Nierenversagen bei schwerkranken Patienten einen anderen Stellenwert hat, als langsam steigende Retentionswerte bei sonst stabilen Patienten mit chronischer Niereninsuffizienz. Aus diesem Grund lassen sich die – auch sehr individuellen – Kriterien zum Dialysebeginn bei Patienten mit chronischer Niereninsuffizienz nicht auf Patienten mit akutem Nierenversagen anwenden. Insgesamt ist der Zeitpunkt für den Beginn einer Nierenersatztherapie bei akutem Nierenversagen von der individuellen Erfahrung des behandelnden Arztes abhängig.

> **Praxistipp**
>
> Bei Traumapatienten konnte gezeigt werden, dass eine Nierenersatztherapie vor Anstieg des Harnstoffs über 150 mg/dl (=25 mmol/l) das Outcome verbessert. Bei Patienten mit Sepsis oder septischem Schock zeigte ein Dialysebeginn nach 24 h persistierender Oligurie (<500 ml Urin in 24 h) Vorteile. Diese objektiven Grenzwerte können somit als Orientierung gelten.

Neben diesen renalen Kriterien für einen Beginn der Nierenersatztherapie gibt es bei Intensivpatienten weitere Umstände, die in die Überlegungen einbezogen werden müssen. Zum Beispiel kann bei notwendig hoher Flüssigkeitszufuhr durch parenterale Ernährung, Flüssigkeitsgabe für die Verabreichung von Medikamenten usw. eine deutliche Plusbilanz entstehen. Hier kann eine Nierenersatztherapie zum Erhalt einer ausgeglichenen Bilanz nötig werden.

Des Weiteren kann es im Rahmen von z. B. Zellzerfall beim Tumorlysesyndrom oder Rhabdomyolyse zu starken Elektrolytschwankungen kommen – insbesondere bei kardial vorgeschädigten Patienten kann dies zu Herzrhythmusstörungen führen und eine Nierenersatztherapie kann die Elektrolytschwankungen „glätten" oder einer schweren Hyperkaliämie vorbeugen.

Auch die Beseitigung einer metabolischen – oder auch Besserung einer respiratorischen – Azidose mittels Nierenersatztherapie zur Besserung kataboler Zustände kann eine Indikation sein.

Eine weitere Indikation zur Notfalldialyse auch ohne Nierenversagen ist die Intoxikation mit dialysablen Giftstoffen. Sie eignet sich hervorragend zur Entfernung von kleinmolekularen, wasserlöslichen

Substanzen mit geringer Proteinbindung. Dementsprechend wird die Dialyse insbesondere bei Intoxikationen mit den toxischen Alkoholen Methanol und Ethylenglykol, aber auch Salicylaten, Lithium und Metformin angewandt. Eine Dialyse kann auch zur Korrektur von Komplikationen einer Vergiftung – wie metabolische Azidose oder Elektrolytentgleisungen – eingesetzt werden. Eine Übersicht gibt ◻ Tab. 9.1.

Das Verfahren der Hämoperfusion zur Behandlung von Intoxikationen wird in ► Kap. 12 erklärt.

◻ Tab. 9.1 Indikationen zur Akutdialyse

Was?	Kommentar
Nierenersatztherapie	Erforderlich, wenn wenig oder keine Nierenfunktion vorhanden ist
Lebensbedrohliche Indikationen – sofort!	
Hyperkaliämie	K> 6,5 mmol/l, wenn konservativ nicht beherrschbar oder oligo-/anurischer Patient. Rasche Korrektur durch Hämodialyse, jedoch anschließend engmaschige Kaliumkontrollen und Beheben der Ursache
Azidose	pH <7,0, wenn konservativ nicht beherrschbar. Oft liegen der schweren Azidose neben dem Nierenversagen andere Ursachen zugrunde.
Lungenödem	Zur Prävention einer invasiven Beatmung oder zur Besserung der Ventilation bei beatmeten Patienten
Symptomatische Urämie oder deren Komplikationen	Ziel sollte es sein, eine Nierenersatztherapie vor dem Auftreten urämischer Komplikationen zu beginnen. Spätestens mit dem Auftreten von Komplikationen sollte man aber rasch beginnen.
Nicht notfallmäßig, jedoch notwendig	
Reduktion harnpflichtiger Substanzen	Ein Grenzwert für Harnstoff, bei welchem eine Nierenersatztherapie begonnen werden sollte, ist nicht definiert. Es wird empfohlen, den Verlauf zu beobachten und bei mangelnder Besserungstendenz den Harnstoff bei schwer kranken Patienten nicht über 150 mg/dl (=25 mmol/l) ansteigen zu lassen
Kontrolle des Flüssigkeitshaushalts	Flüssigkeitsüberladung oder mehrfache Plusbilanz. Bei mangelnder Besserungstendenz eine Indikation zur Nierenersatztherapie
Kontrolle des Säure-Basen-Haushalts	Hier existieren keine Standardkriterien
Überlegungen im Behandlungskonzept/Unterstützung der Nierenfunktion	
Volumenkontrolle	Intensivpatienten brauchen im Rahmen einer Antibiotikatherapie/medikamentösen Therapie oder parenteralen Ernährung hohe tägliche Flüssigkeitsmengen (2000–3000 ml/Tag für Ernährung, je nach Antibiotikum/Kombination ca. 500–1000 ml/Tag) Eine Nierenersatztherapie kann notwendig sein, um diese adäquate Therapie ohne Angst vor Volumenüberladung zu gewährleisten.
Ernährung	
Medikamentengabe	
Regulation im Säure-Basen- und Elektrolytstatus	Das Vermeiden von Schwankungen im Säure-Basen-Haushalt und im Elektrolythaushalt kann das Verhalten anderer Erkrankungen stabilisieren (Herzrhythmusstörungen bei Kaliumschwankungen, Hyperkapnie bei COPD)
Entfernung „toxischer" Stoffe	Die Entfernung von Abbauprodukten bei Tumorlysesyndrom, schwerer Hämolyse oder Rhabdomyolyse mit nachlassender Nierenfunktion kann die Erholung der Nierenfunktion fördern. Unklar ist die Entfernung von Zytokinen bei Sepsis durch Dialyse
Indikationen jenseits der Nierenfunktion	
Intoxikationen	Bei dialysierbarem Toxin
Hyperthermie	An Dialysemaschinen kann eine Temperatur eingestellt werden, notfalls auch um eine hohe Körpertemperatur in die Nähe der Normwerte zu senken

9.2   Wann wieder aufhören?

Eine Nierenersatztherapie soll beendet werden, wenn sie nicht mehr notwendig ist, z. B. bei erholter Nierenfunktion oder geändertem Therapieziel (palliatives Konzept).

Der Zeitpunkt einer ausreichend erholten Nierenfunktion ist im klinischen Alltag nicht ganz einfach zu bestimmen. Bei einem anurischen bzw. oligurischen Patienten setzt zunächst die Diurese wieder ein. Die Leitlinien empfehlen zu diesem Zeitpunkt keine Stimulation der Diurese durch Diuretika. Die Entgiftung hingegen ist gerade unter laufender Dialyse schwierig zu bestimmen. Daher wird bei ausgeglichener Bilanz oft ein Auslassversuch z. B. für einen Tag unternommen und der Verlauf der Retentionswerte beobachtet. Alternativ ist es möglich, ein bisher kontinuierliches Verfahren auf ein intermittierendes umzustellen und vor jeder Dialyse die Entscheidung neu zu treffen. Patienten, deren Nierenfunktion bei dem Plan einer Verlegung auf die Normalstation nicht ausreichend ist, werden einer intermittierenden Dialyse in der Klinikdialyse zugeführt. Dort kann bei Funktionsverbesserung die Dialyse beendet oder andernfalls der Patient in ein chronisches Dialyseprogramm übernommen werden. Bis zu einer Dauer von 3 Monaten gilt ein akutes Nierenversagen als akut. Innerhalb dieses Zeitrahmens kann es noch zu einer deutlichen Besserung der Nierenfunktion kommen.

Die wiedererlangte Entgiftungsleistung der Nieren kann anhand des über den Urin ausgeschiedenen Kreatinins und Harnstoffs elegant abgeschätzt werden. Hierfür reicht die Entnahme des Spontanurins und die Bestimmung des darin enthaltenen Kreatinins. Je höher dieser Wert, desto besser die Nierenfunktion. Ungeachtet der Verfälschung durch die Reduktion des Kretainins im Serum durch die Dialyse lässt sich hierüber eine grobe Aussage zur Nierenfunktion machen.

> **Praxistipp**
>
> Kleinere Studien sehen eine gemessene Kreatinin-Clearance von >15 ml/min als Kriterium für eine erfolgreiche Beendigung der Nierenersatztherapie.

Wie der Beginn eines Nierenersatzverfahrens ist auch dessen Ende von der Erfahrung des behandelnden Arztes abhängig.

9.3   Mögliche Dialyseverfahren auf der Intensivstation

◘ Tab. 9.2 und ◘ Tab. 9.3 geben vorbereitend einen Überblick über die verwendeten Abkürzungen und deren Aufbau.

◘ **Tab. 9.2** Bedeutung der Abkürzungen der einzelnen Verfahren

	Applikation/ Intensität	Gefäß Blutzufuhr	Gefäß Blutrückgabe	Verwendetes Prinzip/Behandlungsmodus
	C – Continous (kontinuierlich) I – Intermittierend	A – Arterie V – Vene	V – Vene	H – Hämofiltration HD – HämoDialyse HDF – HämoDiaFiltration UF – UltraFiltration
CAVH	kontinuierliche	arterio	venöse	Hämofiltration
CVVH	kontinuierliche	veno	venöse	Hämofiltration
CVVHD	kontinuierliche	veno	venöse	Hämodialyse
CVVHDF	kontinuierliche	veno	venöse	Hämodiafiltration
SCUF	(Slow) kontinuierliche	(arterio)	(venöse)	Ultrafiltration
IHD (oder HD)	intermittierende	(veno)	(venöse)	Hämodialyse

⊡ **Tab. 9.3** Terminologie und Kürzel von Hybridverfahren. (Aus Geberth und Nowack 2011)	
PIRRT	Prolonged (daily) intermittent renal replacement therapy
SLED	Slow extended dialysis Sustained low efficiency dialysis
SLEDD	Slow extended daily dialysis Sustained low efficiency (daily) dialysis
SLEDD-f	Sustained low efficiency (daily) diafiltration
EDD	Extended daily dialysis
SCD	Slow continous dialysis
AVVH	Accelerated venovenous hemofiltration
„SHIFT"	Umgangssprachlich für Dialysebehandlung, die innerhalb einer pflegerischen Schicht durchgeführt wird

9.3.1 Kontinuierliche Verfahren

Der Begriff kontinuierlich bedeutet eine kontinuierlich durchgeführte Dialyse über einen langen Zeitraum, meist 24 h am Tag und über mehrere Tage bis Wochen. Bei Patienten auf der Intensivstation kann eine kontinuierliche Dialyse für mehrere Wochen ohne Unterbrechung eingesetzt werden. Im Gegensatz hierzu werden intermittierende Dialysen für wenige Stunden alle 2 oder 3 Tage typischerweise im Rahmen einer chronischen Dialyse eingesetzt.

Bei kontinuierlichen Verfahren unterscheidet man solche, die den arteriovenösen Druckgradienten nutzen (arteriovenöse Verfahren = SCUF und CAVH) und Verfahren, bei denen der Druckgradient mechanisch durch Pumpen erzeugt wird (pumpenunterstützte venovenöse Verfahren = CVVH, CVVHD, CVVHDF).

Historisch: Arteriovenöse Verfahren (CAVH und SCUF)

Bei der kontinuierlichen arteriovenösen Hämofiltration (CAVH) und der spontanen langsamen Ultrafiltration (SCUF) erfolgt die Blutzufuhr zum Gerät über einen in einer großlumigen Arterie (meist A. femoralis) liegenden großlumigen Katheter. Der Blutrückfluss aus dem Gerät erfolgt über

einen großlumigen Katheter in eine Vene. Hierbei wird keine Pumpe eingesetzt, weshalb der Blutfluss durch das System und die Höhe der Ultrafiltration vom Blutdruck des Patienten bzw. der Druckdifferenz zwischen dem arteriellen Mitteldruck und dem zentralvenösen Druck (ZVD) abhängig sind. Um den Widerstand extrakorporal klein zu halten, werden Filter mit kleiner Oberfläche (ca. 0,5 m²) und kurze Schlauchsysteme verwendet. Dadurch wird eine adäquate Ultrafiltration erreicht. Durch den Verzicht auf Luftfallen wird die Thrombogenität verringert.

Die Menge der Ultrafiltration hängt ab vom Widerstand des Filters, dem erreichten Blutfluss, dem Blutdruck (arteriellen Mitteldruck), dem Hämatokrit und dem kolloidosmotischen Druck des Patienten. Sie kann – jedoch nur begrenzt – durch die Höhe des Filters relativ zum Patienten reguliert werden.

Bei der SCUF erfolgt lediglich eine Ultrafiltration. Diese kann bei ca. 3–5 l/Tag liegen. Hierüber kann zwar der Volumenhaushalt ausgeglichen werden, die hierüber erzielbare Entgiftungsleistung ist jedoch unzureichend für eine effektive Dialyse. Eine effektive Entgiftung erfordert höhere Filtrationsmengen im Sinne eines Filtrationsverfahrens.

Wird die über die gewünschte Ultrafiltration hinausgehende Flüssigkeitsmenge durch Substituat ersetzt, nennt man dieses Verfahren CAVH (⊡ Abb. 9.1).

❯ Mit diesem Verfahren sind Blutflüsse von 30–80 ml/min und Filtrationsraten von bis zu 600 ml/h – entsprechend einem Austauschvolumen von bis zu 14 l/Tag – möglich.

Eine Steigerung der Filtrationsleistung ist bei diesem Verfahren durch den Blutdruck des Patienten als treibende Kraft limitiert. Mittels einer am Filtratablauf angebrachten Filtratpumpe kann der transmembranöse Druck durch einen Sog im Filtratkompartiment erhöht werden – die Filtration steigt. Allerdings steigt damit auch die Konzentration des Blutes im Filter und die Gefahr der Thrombenbildung.

Insgesamt führten diese Verfahren nicht zu einer ausreichenden Entgiftung und wurden durch pumpenunterstützte Verfahren – unabhängig vom Blutdruck des Patienten einsetzbar – abgelöst.

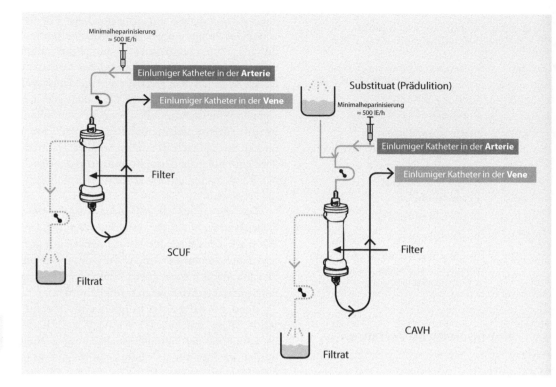

□ **Abb. 9.1**   Prinzip von **a** SCUF und **b** CAVH. (Mod. nach Geberth und Nowack 2014)

Pumpenunterstützte Verfahren: CVVH, CVVHD, CVVHDF

Da die pumpenunterstützten Verfahren nicht mehr auf den arteriovenösen Druckunterschied als treibende Kraft angewiesen sind, ist auch der arterielle Zugang als Blutzufluss nicht mehr notwendig. Der Blutzufluss erfolgt aus dem als „arteriell" bezeichneten Schenkel eines doppellumigen, großlumigen Gefäßzugangs in einer großlumigen zentralen Vene des Patienten (z. B. Shaldon-Katheter). Über Blutpumpen wird das Blut durch das System transportiert und über den als „venös" bezeichneten Schenkel des Shaldon-Katheters in den Patienten zurückgeführt.

❯ Mit einer Blutpumpe sind bei kontinuierlichen Verfahren Blutflüsse von 100–200 ml/min möglich.

▪ **Kontinuierliche venovenöse Hämofiltration (CVVH)**

Durch Steuerung des Blutflusses über Blutpumpen ist die Verwendung von Filtern mit großer Oberfläche möglich, wie sie bei der intermittierenden Dialyse verwendet werden. Dadurch kann die Filtrationsleistung gesteigert werden. Die CVVH arbeitet ausschließlich nach dem Filtrationsprinzip. Die im Filtrat gelösten Stoffe werden mit dem Wasser abfiltriert – dies nennt man Konvektion (▶ Kap. 3). Für eine ausreichende Entgiftung mittels Konvektion sind Austauschmengen von mindestens 15 l/Tag erforderlich.

Praxistipp

Nach derzeitiger Datenlage sollte für eine adäquate Nierenersatztherapie ein Mindestumsatz von 20 ml/kg KG/h – entsprechend 1400 ml/h, entsprechend 34 l/Tag für einen Patienten mit 70 kg – angestrebt werden. Um diesen Mindestumsatz auch zu erreichen, wenn die Dialyse aufgrund von Untersuchungen oder Maschinenumbau unterbrochen wird, plant man in der Praxis einen Umsatz von 25 ml/kg KG/h.

Bei der CVVH kann das Substituat dem System vor dem Filter (Prädilution) oder danach (Postdilution) zugesetzt werden. Das Substitutionsvolumen wird anhand des angestrebten Austauschvolumens pro Stunde festgelegt und entspricht dem Filtrationsvolumen abzüglich der Ultrafiltration (dem beim Patienten effektiv gewünschten Flüssigkeitsentzug).

Am Gerät kann der gewünschte Blutfluss, die gewünschte Austauschmenge pro Stunde und die Ultrafiltration pro Stunde eingestellt werden. Über verschiedene Pumpen- und Wiegesysteme werden diese Eingaben reguliert, überwacht und auch korrekt erreicht. Wenn wir bei einem Patienten eine Ultrafiltration von 200 ml/h und ein Austauschvolumen von 2000 ml/h eingeben, so wird die Maschine über die verschiedenen Regelmechanismen 2200 ml filtrieren und verwerfen, gleichzeitig werden 2000 ml Substituat zugeführt. Dem Patienten wurden effektiv 2200 ml – 2000 ml = 200 ml Flüssigkeit entzogen und 2000 ml ausgetauscht (◘ Abb. 9.2).

■ **Kontinuierliche venovenöse Hämodialyse (CVVHD)**

Wie bei der CVVH wird auch bei der CVVHD der Blutfluss über Pumpen gesteuert. Filtriert wird hier jedoch nur die gewünschte effektive Ultrafiltration. Der Stofftransport erfolgt nicht über Filtration und Konvektion, sondern über die Diffusion. Dafür wird das Dialysat im Gegenstromprinzip durch den Filter geleitet und dann verworfen. Während der Kontaktzeit von Blut und Dialysat an der Membran des

Dialysefilters kommt es zur Diffusion. Als Dialysat kann die in sterilen Beuteln vorliegende Substitutionslösung für die Hämofiltration verwendet werden. Bei einem Dialysatfluss mit 20–30 ml/min wird eine ähnliche Menge Substitutionslösung wie bei der CVVH benötigt. Der effektive Dialysatfluss ist gegenüber dem Dialysatfluss einer normalen Hämodialyse von 500 ml/min pro Stunde zwar deutlich geringer, durch die kontinuierliche Anwendung ist dieses Nierenersatzverfahren jedoch ähnlich effektiv (◘ Abb. 9.3).

> **Praxistipp**
>
> Auch bei der CVVHD plant man für eine adäquate Dialyse einen Dialysatfluss von 25 ml/kg KG/h.

■ **Kontinuierliche venovenöse Hämodiafiltration (CVVHDF)**

Dieses Verfahren kombiniert die beiden vorgenannten Verfahren. Die Entgiftung erfolgt über Filtration und Konvektion per Flüssigkeitsaustausch gegen Substituat und gleichzeitig per Diffusion in das Dialysat über die Dialysemembran (◘ Abb. 9.4).

Gefäßzugänge für die Akutdialyse

Für rasch benötigte Nierenersatzverfahren sind sofort nutzbare Gefäßzugänge notwendig. Bei

◘ **Abb. 9.2** Prinzip der CVVH. (Mod. nach Geberth und Nowack 2014)

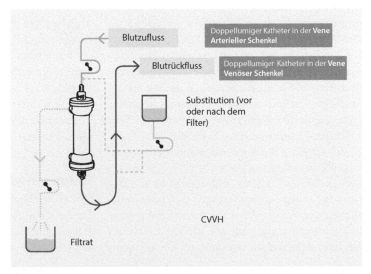

Blutzufluss

Doppellumiger Katheter in der **Vene** Arterieller Schenkel

Blutrückfluss

Doppellumiger Katheter in der **Vene** Venöser Schenkel

Substitution (vor oder nach dem Filter)

CVVH

Filtrat

■ **Abb. 9.3** Prinzip der CVVHD.
(Mod. nach Geberth und Nowack
2014)

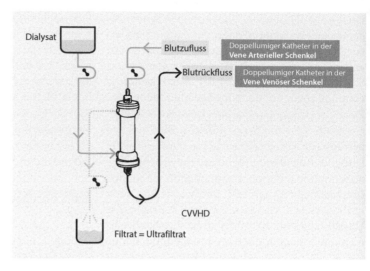

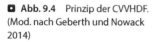

■ **Abb. 9.4** Prinzip der CVVHDF.
(Mod. nach Geberth und Nowack
2014)

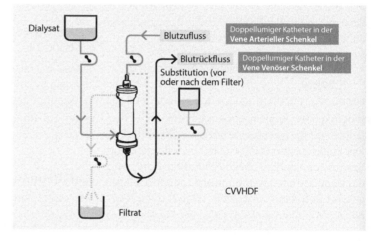

pumpengestützten Verfahren hat sich der Shaldon-Katheter (oder auf diesem Prinzip beruhende Katheter anderer Anbieter) bewährt. Der Shaldon-Katheter ist ein großlumiger, doppellumiger Katheter, welcher in eine zentrale Vene über die sog. Seldinger-Technik (über einen korrekt liegenden Führungsdraht) platziert wird. Als zentrale Vene sollte die V. jugularis interna bevorzugt werden. Bei zu erwartenden Blutungskomplikationen und zur kurzzeitigen Nutzung kann auch die V. femoralis verwendet werden. Laut Leitlinien ist für die Dialysen bei akutem Nierenversagen kein getunnelter Katheter notwendig. Wenn es sich um ein prolongiertes Nierenversagen handelt, wird vor Entlassung aus dem Krankenhaus ein anderer Gefäßzugang

angelegt werden (meist Vorhofkatheter, Planung Shuntanlage).

Für ein auf arteriovenösem Druckgefälle beruhendes Verfahren ist ein arterieller großlumiger Zugang meist in der A. femoralis notwendig. Der venöse Katheter kann in der gegenüberliegenden V. femoralis oder auch der V. jugularis oder V. subclavia platziert werden.

Besonderheiten der Antikoagulation

Bei kontinuierlichen Verfahren ist wegen der langen (24 h/Tag) Kontaktzeit des Blutes mit künstlichen Oberflächen und im Vergleich zur Hämodialyse niedrigerem Blutfluss eine Antikoagulation notwendig. Diese muss kontinuierlich während der gesamten Dialysezeit laufen. Eine systemische Antikoagulation kann jedoch bei schwerkranken Patienten mit hohem Blutungsrisiko problematisch sein.

Historisch begründet liegen die meisten Erfahrungen für die Antikoagulation mit Heparin vor. Zur Kontrolle der Gerinnung werden die aktivierte Gerinnungszeit (ACT) als Bedside-Methode und die partielle Thromboplastinzeit (PTT) im Gerinnungslabor genutzt (◘ Tab. 9.4).

Praxistipp

Bei einem Blutfluss <100 ml/min sollte die Heparindosis erhöht werden.

Für die Gerinnungswahrscheinlichkeit spielt auch der Substitutionsmodus des Substituats eine Rolle.

> Bei Substitution als Prädilution ist das Risiko der Thrombosierung im Filter geringer.

Entsprechend den aktuellsten Leitlinien wird inzwischen aber für kontinuierliche Verfahren bei allen Patienten die regionale Citrat-Antikoagulation empfohlen. Einzige Ausnahme hierbei stellt eine Kontraindikation gegen Citrat dar. Vorteil dieses Verfahrens ist die Steuerung der extrakorporalen Antikoagulation völlig unabhängig von der Blutungsgefahr oder notwendigen Antikoagulation beim Patienten. Zudem kann dieses Verfahren gerade bei chirurgischen Patienten prä- und postoperativ problemlos eingesetzt werden.

Einzelheiten hierzu sind in ▶ Abschn. 4.3 beschrieben.

Filter und Membranen

Bei den pumpenunterstützten Verfahren werden herkömmliche Dialysefilter verwendet. Viele Hersteller bieten einfach zu handhabende Systeme für einen raschen Systemanbau und -wechsel an. Bei Verwendung von Citrat zur Antikoagulation sind Filter- und Systemwechsel normalerweise entsprechend den Herstellerangaben alle 72 h Laufzeit notwendig. Bei Verwendung von Heparin oder anderen Antikoagulationsverfahren sind die Stand- und Wechselzeiten meistens kürzer – abhängig von der Erfahrung des Zentrums. Der Anstieg des venösen Druckes zeigt eine nachlassende Filtrationsleistung an. Vorübergehend kann das Freispülen des Filters mit Kochsalzlösung versucht werden.

Praxistipp

Bei diesen Anzeichen wird ein Filterwechsel notwendig:
- Der Filter färbt sich von oben nach unten dunkel.
- Der Venendruck steigt.
- Das Blut kühlt im venösen Schlauch aus.
- Plasma und Erythrozyten trennen sich im Schlauch.
- Die Filtratproduktion nimmt rasch ab.

Substitutionslösungen

Entsprechend der verwendeten Antikoagulation ergeben sich Unterschiede bei den Substitutionslösungen. Diese enthalten für citratbasierte Verfahren kein Kalzium.

◘ **Tab. 9.4** Zielwerte der Gerinnungszeiten

	Patient mit thromboembolischen Komplikationen	Keine spezifischen Risiken	Patient mit erhöhtem Blutungsrisiko
ACT	150–220 s	150–200 s	100–150 s
PTT	1,5- bis 2-Faches des Ausgangswertes	10–15 s oberhalb des Normwertes	Im oberen Normwert

ACT aktivierte Gerinnungszeit, *PTT* partielle Thromboplastinzeit.

> **Praxistipp**
>
> Werden in einem Zentrum citrat- und heparinbasierte kontinuierliche Verfahren durchgeführt, dürfen die jeweils spezifischen Substituatlösungen nicht verwechselt werden: Dies würde sonst zu einer schweren symptomatischen Hypokalzämie bei Verwendung von Heparin bzw. einem raschen Verschluss des Systems bei Citrat führen.

Die Kaliumkonzentration in den Substitutionslösungen beträgt meist 2, 3 oder 4 mmol/l (diese Konzentrationen werden ggf. vor Ort durch Zumischen definierter Kaliumlösungen in einen Standardsubstituatbeutel erreicht). Substituate enthalten entweder kein Phosphat (0 mmol/l) oder eine physiologische Menge an Phopsphat. Die Verwendung physiologischer Konzentrationen an Kalium und Phosphat ist insbesondere beim längerfristigen Einsatz eines kontinuierlichen Verfahrens ratsam, um einer Depletion bzw. der Notwendigkeit einer Substitution vorzubeugen.

> **Praxistipp**
>
> Während der Therapie müssen die Elektrolyte engmaschig überwacht werden – einschließlich Magnesium und Phosphat. Insbesondere bei hohen Austauschvolumen kann es abhängig von den eingesetzten Substituaten zu schweren Konzentrationsabfällen kommen.

Als Puffer wird in diesen Lösungen Laktat oder Bicarbonat verwendet. Teilweise werden die kostengünstigeren Substitutionslösungen mit Laktat noch verwendet. In den meisten Zentren wird aber zunehmend auf die bicarbonatbasierte Pufferung gesetzt.

> **Praxistipp**
>
> - Bei gestörter Laktatverwertung (z. B. bei Leberversagen) oder gesteigertem Anfall von Laktat (z. B. Herzinsuffizienz oder Sepsis) sollte auf eine Lösung mit Bicarbonat gewechselt werden.
> - Auch bei einem Anstieg von Laktat ohne ersichtlichen medizinischen Grund sollte die laktathaltige Substitutionslösung durch eine bicarbonathaltige ersetzt werden.

Die Substitutionslösungen liegen meist steril in Mehrkammerbeuteln vor. Diese müssen vor dem Einsatz gemischt werden.

Einige Maschinen erlauben den Anschluss an einen Dialysatanschluss einer Ringleitung. In diesem Fall wird das Substituat nicht aus Beuteln, sondern aus dem Dialysatkreislauf bezogen, wie bei der intermittierenden Dialyse.

Die Substitutionslösung kann dem System vor (Prädilution) oder nach dem Filter (Postdilution) zugeführt werden (◘ Tab. 9.5).

9.3.2 Intermittierende Verfahren

Die Hämodialyse wird in ► Kap. 4 und ► Kap. 6 ausführlich erklärt.

9.3.3 Hybridverfahren: „Sustained low efficiency (daily) dialysis" – SLED(D)

Nierenersatzverfahren, die zwar intermittierend, aber im Vergleich zur normalen Hämodialyse durch eine verlängerte Dialysezeit und geringeren Blutfluss insgesamt schonender und auch bei

◘ Tab. 9.5 Vor- und Nachteile von Prä- und Postdilution

	Prädilution	Postdilution
Vorteile	Weniger Thrombosierung des Filters	Effektivere Entgiftung
Nachteile	Für gleiche Effektivität wird mehr Austauschvolumen benötigt	Höheres Risiko für Thrombosierung des Filters, da das Blut durch die Filtration eingedickt wird

instabilen Patienten anwendbar sind, werden Hybridverfahren genannt.

Mit jeder normalen Hämodialysemaschine

Eine niedrig dosierte und in der Zeit verlängerte Dialyse kann mit fast jeder Dialysemaschine durchgeführt werden. Der dafür notwendige niedrigere Blutfluss und Dialysatfluss lässt sich leicht einstellen.

Die Nutzung der normalen Hämodialysemaschine auf der Intensivstation setzt jedoch einen Dialysatanschluss voraus. Weiterhin muss geklärt sein, wer die Dialyse überwacht: Wenn eine Dialyseschwester für die z. B. 8 h dauernde Dialyse auf der Intensivstation bleiben muss, ist das Verfahren nicht mehr wirtschaftlich.

Mit dem Genius-System

Das Genius-System ist ein Tankniersystem und eignet sich durch seine technischen Eigenschaften besonders für den Einsatz auf einer Intensivstation. Es wird elektrisch an einer 220-V-Steckdose betrieben, ein interner Akkumulator überbrückt Stromausfälle. Die gesamte Dialyseflüssigkeit befindet sich in einem vollständig gefüllten luftfreien Glasbehälter mit einem Volumen von 75 oder 90 l. Die Dialysierflüssigkeit wird an der Basisstation individuell nach der verordneten Rezeptur für den Patienten hergestellt und in die Glasflasche gefüllt. Das gesamte Gerät ist auf großen Rollen montiert – somit kann eine Dialyse theoretisch an jedem Ort mit einer Steckdose durchgeführt werden.

Über eine doppelseitige Rollenpumpe wird das Blut des Patienten und gleichzeitig das Dialysat im Gegenstromprinzip durch den Dialysator geleitet. Blutfluss und Dialysatfluss stehen somit in einem festen Verhältnis (1:1 oder 2:1), der maximale Fluss ist 300 ml/min.

Das verbrauchte Dialysat wird durch ein gläsernes Verteilerrohr in den Glasbehälter zurückgeführt und unterschichtet dabei die frische Dialysierflüssigkeit. Diese bleibt während der gesamten Behandlung aufgrund von physikalischen Effekten wie Dichte- und Temperaturunterschied stets von der gebrauchten Dialysierflüssigkeit getrennt. Wenn der Inhalt der Glasflasche verbraucht ist, ist

die Dialyse beendet, je nach Blut- und Dialysatfluss nach 4–16 h.

Da das gesamte System einschließlich aller Schläuche flüssigkeitsgefüllt (d. h. luftleer) ist, kann auf die luftführenden Tropfkammern verzichtet werden. Dadurch besteht besonders wenig Blut-Luft-Kontakt und die Aktivierung des Gerinnungssystems wird vermindert – der Heparinbedarf sinkt. Weiterhin erlaubt das geschlossene System eine einfache volumetrische Ultrafiltration über eine Pumpe mit Ultrafiltrationsraten von 20–1000 ml/h.

Das Genius-System ist durchaus für hocheffiziente intermittierende Dialysen geeignet. Im Intensivbereich erlaubt es jedoch auch längere Behandlungszeiten und damit die schonende verlängerte tägliche Dialyse.

Vorteilhaft ist die Unabhängigkeit von Dialysat-, Wasser- und Abwasseranschlüssen. Das Gerät kann in praktisch jedem Raum genutzt werden. Weiterhin ist das Gerät durch die einfache und übersichtliche Konstruktion leicht zu bedienen und ist sehr „laufstabil" mit wenig Alarmen. Dies erlaubt die Überwachung durch das Intensivpersonal ohne Anwesenheit einer Dialyseschwester über die gesamte Dialysezeit (◘ Abb. 9.5).

Da nur eine Blutpumpe vorhanden ist, ist ein zweilumiger Dialysezugang oder ein Shunt notwendig. Single-Needle-Verfahren sind nicht möglich. Weiterhin ist zu bedenken, dass sich im Dialyseverlauf das Dialysekonzentrat nicht mehr ändern lässt. Für Änderungen z. B. der Kaliumkonzentration muss die Maschine neu hergerichtet werden. Eine Antikoagulation mit Citrat ist nicht möglich.

9.3.4 Überlegungen zur Verfahrensauswahl

In Studien konnte bislang nicht eindeutig belegt werden, ob die Auswahl eines kontinuierlichen oder intermittierenden Dialyseverfahrens Vorteile für das Überleben von Intensivpatienten mit Nierenversagen hat. Für Aspekte wie kürzere Aufenthaltsdauer und renale Erholung zeigten sich Vorteile durch Einsatz der kontinuierlichen Verfahren.

Dennoch wird in der Praxis die Auswahl des Verfahrens überwiegend von den im eigenen Haus vorhandenen Möglichkeiten abhängen.

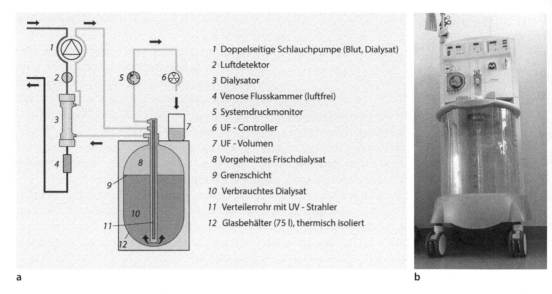

1 Doppelseitige Schlauchpumpe (Blut, Dialysat)
2 Luftdetektor
3 Dialysator
4 Venose Flusskammer (luftfrei)
5 Systemdruckmonitor
6 UF - Controller
7 UF - Volumen
8 Vorgeheiztes Frischdialysat
9 Grenzschicht
10 Verbrauchtes Dialysat
11 Verteilerrohr mit UV - Strahler
12 Glasbehälter (75 l), thermisch isoliert

a   b

☐ **Abb. 9.5**   Genius-Dialyse. **a** Prinzip (aus Nowack et al. 2009), **b** Gerät

Wenn man die Wahl hat, wird aus rein medizinischer Sicht bei einem kreislaufinstabilen Patienten mit hoher Ultrafiltrationsrate eher ein kontinuierliches Verfahren und bei einem stabilen Patienten mit Lungenödem oder Hyperkaliämie eher ein intermittierendes Verfahren zum Einsatz kommen. ☐ Tab. 9.6 vergleicht die Verfahren nach den wichtigsten Entscheidungskriterien.

9.4   Dialysebeginn bei Patienten mit hohen bis sehr hohen Retentionswerten

Patienten mit chronischer Niereninsuffizienz, die dialysepflichtig werden, haben nicht selten deutlich erhöhte Retentionswerte. Diese sind langsam über Monate angestiegen und der Patient ist daran

☐ **Tab. 9.6** Vor- und Nachteile der einzelnen Verfahren für die Akutdialyse

	Kontinuierliche Verfahren	HybridverfahrenSLED(D)	Intermittierende Verfahren
Behandlungszeit	Kontinuierlich (theoretisch)	5–12 h/Tag, 3-mal/Woche bis täglich	3–5 h/Tag, 3-mal/Woche bis täglich
Strofftransport	Diffusion, Konvektion	Diffusion	Diffusion, ggf. Konvektion
Membranen	High Flux	High Flux, Low Flux	High Flux, Low Flux
Blutfluss	Niedrig (100–200 ml/min)	Niedrig (100–250 ml/min)	Hoch (200–350 ml/min)
Dialysatfluss	Niedrig (um 20–30 ml/min)	Niedrig (um 250 ml/min)	Hoch (≥500 ml/min)
Dialysepersonal	Evtl. zeitweise, meist Intensivpersonal zuständig	Notwendig evtl nur für Auf- und Abbau Dialysepersonal, dazwischen Intensivpersonal	Notwendig, die gesamte Zeit anwesend
Pflegerischer Aufwand	Relativ niedrig	Niedrig	Hoch (bindet eine Fachkraft)
Mobilisation	Kaum möglich	Möglich in dialysefreier Zeit	Möglich in dialysefreier Zeit

◘ **Tab. 9.6** Fortsetzung

	Kontinuierliche Verfahren	Hybridverfahren SLED(D)	Intermittierende Verfahren
Kosten/ Verbrauchsmaterial	Hoch (sterile Substitutionslösung)	Niedrig (Online-Dialysatproduktion)	Niedrig (Online-Dialysatproduktion)
Dialysemaschinen nutzbar	Nein	Ja	Ja
Antikoagulation	Kontinuierlich	Intermittierend	Intermittierend, anti-koagulationsfreie Dialyse bei kurzen Dialysen ggf. möglich
Flüssigkeitsentzug	Kontinuierlich Kann auch bei niedrigen UF-Raten über 24 h recht hoch sein Für eine UF von 3000 ml/Tag braucht man 125 ml/h	Intermittierend Für eine UF von 3000 ml/ Dialyse braucht man 375 ml/h (bei 8 h Dialyse)	Intermittierend Für eine UF von 3000 ml/Tag braucht man 750 ml/h (bei 4 h Dialyse)
Entgiftung	Kontinuierlich Langsam	Intermittierend Langsam	Intermittierend Schnell
Hämodynamische Stabilität	Gut	Recht gut	Schlecht, vor allem bei schon vorher instabilen Patienten und hohem Flüssigkeitsentzug
Elektrolytkorrektur	Kontinuierlich, langsam	Intermittierend, langsam	Intermittierend, schnell
Mindestdialysedosis	Mindestumsatz von 20–25 ml/kg KG/h (um diesen Bereich effektiv zu erreichen, muss meist eine höhre Dosis verordnet werden → Behandlungs-unterbrechungen für Untersuchungen)	Ein Kt/V von >0,9 bei täg-licher oder >1,2 bei 3-mal wöchentlicher Dialyse sollte erreicht werden	Ein Kt/V von >0,9 bei täg-licher oder >1,2 bei 3-mal wöchentlicher Dialyse sollte erreicht werden
Besonders geeignet für	Kreislaufinstabile Patienten, hoher Flüssigkeitsentzug angestrebt, große Elekt-rolytschwankungen oder Anfall von Elektrolyten (z. B. Rhabdomyolyse)	Kreislaufinstabile Patienten, moderater bis hoher Flüssig-keitsentzug angestrebt, Alter-native zu kontinuierlichen Verfahren	Schnelle Elektrolytkor-rekturen, Vergiftungen, rascher Flüssigkeitsent-zug gewünscht (z. B. bei Lungenödem)
Nicht/wenig geeig-net für	Schnelle Elektrolytkorrektu-ren, Vergiftungen	(Schnelle Elektrolytkorrekturen)	Hohe UF-Raten bei kreislauf-instabilen Patienten, wenn eine rasche Korrektur von Elektrolyten/Säurehaushalt oder harnpflichtigen Stoffen nicht erwünscht ist
Häufige Nebenwirkungen	Hypophosphatämie Hypomagnesiämie Temperaturverlust	Elektrolytschwankungen außerhalb der Dialysezeit	

SLED(D) Sustained low efficiency (daily) dialysis, *UF* Ultrafiltration.

gewöhnt. Die Blutwerte spiegeln nur die im Blut vorhandenen Konzentrationen wider – die Konzentration von Abbauprodukten im Gewebe bleibt unberücksichtigt. Durch eine Korrektur dieser hohen Retentionswerte im Blut durch Dialyse wird das sich langsam über Monate eingestellte Gleichgewicht innerhalb weniger Stunden deutlich verändert. Auch wenn man denkt, man macht es besser – erstmal bringt man es durcheinander. Dass eine Dialyse notwendig ist, steht außer Frage. Diese sollte jedoch so schonend wie möglich begonnen werden.

Kritisch ist, dass Harnstoff und andere Urämietoxine osmotisch wirken. Durch Korrektur dieser Stoffe im Blut fällt diese osmotische Wirkung rasch ab. Der im Gewebe vorhandene Harnstoff kann jedoch nicht so schnell zurück ins Blut diffundieren und wirkt nun hier osmotisch – es kommt zum Flüssigkeitseinstrom und ein Gewebeödem entsteht. In den meisten Geweben ist dies unproblematisch. Passiert das jedoch im Gehirn, kommt es zum Hirnödem, welches in diesem Fall als Dysäquilibriumsyndrom bekannt ist.

> **Praxistipp**
>
> Klinische Zeichen des Dysäquilibriumsyndroms sind in leichten Fällen Kopfschmerzen, Übelkeit, Desorientierung, Ruhelosigkeit, Sehstörungen, Flattertremor etc. Bei schwerer Ausprägung können Verwirrtheit, epileptische Anfälle, Koma und auch Tod eintreten.

Die beste Therapie eines Dysäquilibriumsyndroms ist dessen Vermeidung – die Prävention. Dies kann durch besonders schonende Dialysen an den ersten Dialysetagen erreicht werden. Besonders schonend heißt in diesem Zusammenhang wenig effektiv. Eine zu starke Senkung des Harnstoffes (>30%) sollte vermieden werden. Je höher der prädialytische Harnstoff ist, desto vorsichtiger sollte vorgegangen werden.

> **Praxistipp**
>
> Maßnahmen zur Verminderung der Dialyseeffektivität:
> - Kleiner Filter, Low-Flux-Filter
> - Blutfluss reduzieren

> - Dialysatfluss reduzieren
> - Dialysezeit verkürzen auf z. B. 2 h
> - Auf Gegenstromprinzip verzichten

Eine weitere Möglichkeit besteht darin, den Abfall der osmotischen Wirkung durch die Harnstoffelemination im Blut unter der Dialyse zu vermindern.

> **Praxistipp**
>
> Dies kann durch Zufuhr osmotischer wirksamer Substanzen erfolgen:
> - Erhöhung der Dialysatglucose (damit steigt der Blutzuckerspiegel, Glucose ist osmotisch wirksam)
> - Infusion von osmotisch wirksamen Substanzen wie Glucose oder Mannitol

Die meisten Nephrologen werden dem von Fiedler (2013) vorgeschlagenen Vorgehen zustimmen.

> **Praxistipp**
>
> Dialyseeinleitung bei neuen Dialysepatienten:
> - Erste Dialyse 2 h
> - Steigerung der Dialysezeit um 0,5 h je HD mit dem Ziel 4 h
> - Die ersten 3 Dialysen an 3 aufeinanderfolgenden Tagen
> - Blutfluss maximal 200 ml/min
> - Dialysatfluss auf 300 ml/min vermindern
> - Gleichstromprinzip
> - Maximale UF 800 ml/h je nach Wasserhaushalt

In Einzelfällen bei z. B. starker Hypervolämie oder deutlich höheren Retentionswerten als bei einem gewöhnlichen Dialysebeginn kann auch ein kontinuierliches Verfahren oder SLED notwendig werden.

Literatur

Fiedler R (2013) Die erste Dialyse – was ist zu beachten? Dialyse aktuell 17(1): 40–45

Geberth S, Nowack R (2011) Praxis der Dialyse. Springer, Berlin
      Heidelberg
Geberth S, Nowack R (2014) Praxis der Dialyse, 2. Aufl.
      Springer, Berlin Heidelberg
Jörres A (2010) Akutes Nierenversagen auf der Intensivstation.
      Deutscher Ärzteverlag, Köln
KDIGO (2013) KDIGO clinical practice guideline for acute kid-
      ney injury. Kidney Int Suppl 2(1). doi:10.1038/kisup.2012.1
Kielstein JT, Kielstein R (2014) Extrakorporale Therapie von Ver-
      giftungen. Nephrologe 9: 273–277
Klingele M, Fliser D (2014) Nephrologie auf der Intensivstation –
      Verfahrenswahl. Nephrologe 9: 278–283
Nowack R, Birck R, Weinreich T (2009) Dialyse und Nephrologie
      für Fachpersonal, 3. Aufl. Springer, Berlin Heidelberg
Schneider AG et al. (2013) Choice of renal replacement thera-
      py modality and dialysis dependence after acute kidney
      injury: a systematic review and meta-analysis. Intensive
      Care Med 39(6): 987–997
Schwenger V (2014) Indikationen zur Nierenersatztherapie.
      Nephrologe 9: 268–272

Technische Störungen und Komplikationen bei der Hämodialyse

M. Breit

© Springer-Verlag GmbH Deutschland 2017

M. Klingele, D. Brodmann (Hrsg.), *Einführung in die Nephrologie und Nierenersatzverfahren*, DOI 10.1007/978-3-662-54583-6_10

Idealerweise erfolgen Dialysebehandlungen ohne jegliche Störungen. Moderne Dialysegeräte der heutigen Generation sind auf ca. 40.000 Betriebsstunden und länger ausgelegt. Diese lange Laufzeit wird durch regelmäßige Wartungen und rechtzeitigen Austausch von Verschleißteilen erreicht. Aber aufgrund der vielen Therapiestunden ist es verständlich, dass trotzdem technische Störungen auftreten können – glücklicherweise haben sie meist keine größeren Auswirkungen auf die Dialysebehandlung. Diesen Störungen zu begegnen zum Schutz der Patienten ist mit eine der großen Herausforderungen für die Pflege in der Dialyse.

Insbesondere bei älteren Geräten kann es zu Störungen und/oder Defekten einzelner Bauteile kommen, die durch einen speziell geschulten Techniker behoben werden müssen. Ist kein Techniker vor Ort oder eine Reparatur nicht möglich, so muss das Gerät durch ein anderes ersetzt werden.

Bei allen technischen Störungen an Hämodialysegeräten sind die Empfehlungen des Geräteherstellers zu beachten.

Viele Geräte zeigen nicht nur eine Alarmmeldung, sondern auch mögliche Ursachen des Alarms an und geben gleichzeitig Hinweise zur Behebung dieser Störungen.

Geräteseitige Störungen können in 4 Kategorien eingeteilt werden:

- Störungen der Strom- und Wasserversorgung des Dialysegerätes
- Störungen im Bereich der Kommunikation eines Dialysegerätes
- Störungen im Bereich der Hydraulik eines Dialysegerätes
- Störungen im Bereich des extrakorporalen Systems

10.1 Störungen der Strom- und Wasserversorgung des Dialysegerätes

Üblicherweise wird in Dialyseeinheiten das „Rohwasser", also das Wasser aus dem Wasserhahn, welches Trinkwasserqualität aufweist, in einer Aufbereitungskaskade zu dem für die Dialyse notwendigen Reinwasser, dem Permeat, aufbereitet (▶ Kap. 4).

Das Permeat wird in ein Leitungssystem eingespeist und mittels einer Pumpe über eine Ringleitung zu den Dialyseplätzen geleitet. Eine Ringleitung hat den Vorteil, dass das Permeat ständig im Fluss ist. Hierdurch werden Stillstand und dadurch begünstigte Verkeimungen vermieden. Zusätzlich wird auf diese Weise das nicht verbrauchte Permeat dem Wasserkreislauf wieder zugeführt.

Neben dem Permeat wird in vielen Dialysezentren auch die saure Dialysekonzentratkomponente über Ringleitungen zu den Dialyseplätzen transportiert, um sie dort über eine Entnahmekupplung dem Dialysegerät zuzuführen.

Nachfolgend sind typische Störungen dargestellt, die zeitgleich bei mehreren/allen Geräten auftreten können.

10.1.1 Wassermangel

Mögliche Ursache	Mögliche Behebung
Wasseraufbereitungsanlage ist nicht eingeschaltet	– Wasseraufbereitungsanlage einschalten
Wasserleck im Bereich der Umkehrosmose	– Wasserleck beheben, Wasserdetektor neu starten
Störung im Bereich der Wasseraufbereitungsanlage	– Neustart der Umkehrosmoseanlage – Umschaltung auf „Weichwasser-Versorgung" zur Überbrückung
Störung im Bereich der Zentralversorgung	– Permeatpumpe neu starten
Pumpenausfall oder -defekt	– Techniker verständigen

Ist keine dieser Maßnahmen erfolgreich, muss das weitere Vorgehen mit dem verantwortlichen Arzt abgesprochen werden:

- Beenden aller laufenden Dialysetherapien, bis der Schaden behoben ist
- Sequenzielle Therapien zum Flüssigkeitsentzug als Überbrückung (Cave: mögliche Auskühlung des Patienten beachten)
- Um- oder Neuterminierung der Dialysetherapien
- Evtl. Verlegung von Patienten bei unaufschiebbarer Dialyse in ein anderes Dialysezentrum

10.1.2 Stromausfall

Mögliche Ursache	Mögliche Behebung
Kompletter Stromausfall durch den Energieversorger	– Bei einem kompletten Stromausfall ist das Vorhandensein eines Notstromaggregats von Vorteil. Dieses übernimmt dann die Strombereitung, bis der Energieversorger die Störung beheben kann. Bei einem länger anhaltenden Ausfall können die laufenden Dialysen beendet und zu einem späteren Zeitpunkt wiederholt werden.
	– Ist kein Notstromaggregat vorhanden, müssen die laufenden Dialysen von Hand beendet werden. Hierbei ist zu beachten, dass die venöse Leitung aus dem venösen Quetschventil herausgenommen werden muss, da dieses bei einem Stromausfall automatisch schließt und so ein Druck im extrakorporalen Kreislauf aufgebaut würde.
Partieller Stromausfall, zimmer-/abteilungsweise	– Sicherung wieder aktivieren, nach sichtbaren Ursachen suchen
	– Ist dies nicht möglich, Dialysen von Hand beenden und evtl. in anderen Räumen und/oder zu einem späteren Zeitpunkt wiederholen
	– Techniker verständigen

> **Praxistipp**
>
> — Da auch die Lufterkennung nicht funktioniert, niemals mit Luft abschließen, sondern mit ausreichend Flüssigkeit; in der Regel 0,9%-NaCl-Lösung. Um solchen Störungen wirksam zu begegnen, empfiehlt es sich, im Vorfeld den Ernstfall zu üben. Hinweise des Geräteherstellers unbedingt beachten!
> — Ebenfalls sollten alle wichtigen Telefonnummern von den Energie- und Wasserversorgern für jeden Mitarbeiter hinterlegt und bekannt sein; z. B. gut sichtbar als laminierte Folie in Posterform im Stationszimmer, idealerweise über einem Telefon, oder als Deckblatt in einem Ordner „Verhalten im Notfall".

10.2 Störungen im Bereich der Kommunikation eines Dialysegerätes

Störungen in der Kommunikation oder am Bildschirm eines Gerätes sind meistens Softwarefehler. Bei vielen modernen Dialysegeräten fungiert der Bildschirm als Touch-Screen; d. h., durch Berührung von Icons auf dem Bildschirm werden direkt Aktionen aufgerufen. Um bei einem Bildschirmausfall die Sicherheit zu gewährleisten, sind bei modernen Dialysegeräten wichtige Funktionen wie z. B. die Steuerung der Blutpumpen oder Alarmquittierungen auch durch Drucktasten außerhalb des Bildschirms angebracht.

10.2.1 Softwarefehler: Gerät „hat sich aufgehängt"

Mögliche Ursache	Mögliche Behebung
Aktionen können nicht mehr ausgelöst werden	– Gerät an manueller Taste aus- und wieder einschalten (Restart)
Kompletter Bildschirmausfall	– Techniker verständigen
	– Beendigung der Behandlung; abhängig vom Behandlungsfortschritt und Arztanweisung
	– Gerätetausch, evtl. unter Behandlung

10.3 Störungen im Bereich der Hydraulik eines Dialysegerätes

Der Hydraulikteil eines modernen Dialysegerätes gliedert sich in zwei Komponenten.

Die erste Komponente umfasst die Aufbereitung der Dialysierflüssigkeit aus dem Permeat sowie dem sauren und dem basischen Konzentrat. Die Dialysierflüssigkeit wird erwärmt und entgast und über die Leitfähigkeitsmessung auf die korrekte Zusammensetzung überprüft. Erst bei korrekter Zusammensetzung und einer physiologischen Temperatur wird diese dann im Dialysebetrieb durch den Dialysator geleitet.

Die zweite Komponente befindet sich hinter dem Dialysator und dient zur korrekten Bilanzierung und Messung der Ultrafiltration und somit zum kontrollierten Gewichtsentzug.

Bei modernen Dialysegeräten haben sich zwei Verfahren etabliert:

- das Bilanzkammersystem,
- das Differenzial-Flussmessersystem.

Praxistipp

Bei Störungen im Bereich der Hydraulik muss das Dialysegerät immer in den Bypass-Status geschaltet werden; d. h., die Dialysierflüssigkeit wird am Dialysator vorbeigeleitet, damit das Blut und somit der Patient nicht durch eine fehlerhaft aufbereitete Dialysierflüssigkeit oder durch eine falsche Ultrafiltration gefährdet wird.

10.3.1 Wassermangelalarm

Dieser Alarm wird ausgelöst, wenn das Dialysegerät zu wenig oder gar kein Permeat bekommt.

Mögliche Ursache	Mögliche Behebung
Zeitgleich an mehreren Geräten: siehe oben	– Zeitgleich an mehreren Geräten: ▶ Abschn. 10.1.1
Undichte oder komplette Dekonnektion zur Ringleitung	– Konnektion überprüfen und ggf. wieder herstellen
Knick im Permeatzulaufschlauch beim Geräterangieren	– Permeatzulaufschlauch überprüfen und ggf. richten
Defektes Einlass-/Reduzierventil	– Techniker verständigen
	– Gerätetausch unter Behandlung

10.3.2 Entgasungsalarm, Entgasungsdruck nicht ausreichend

Dieser Alarm tritt auf, wenn das Permeat nicht ausreichend entgast wird oder wenn der negative Entgasungsdruck eine vorgegebene Norm nicht erreicht.

Mögliche Ursache	Mögliche Behebung
Technischer Defekt	– Techniker
	– Gerätetausch unter Behandlung

Tritt der Alarm gegen Dialyseende auf, kann man versuchen, die Dialyse zu Ende zu fahren, evtl. durch mehrfache Dekonnektion der abführenden Dialysatkupplung Luft aus dem Dialysator entweichen lassen.

10.3.3 Temperaturalarm

Die Dialysierflüssigkeitstemperatur wird in den Dialysegeräten auf eine physiologische Temperatur geregelt, die vom Anwender innerhalb dieser Grenzen individuell eingestellt werden kann (meist zwischen 33° und 40°Celsius). Lediglich in der Desinfektionsphase wird die Temperatur im Wasserkreislauf auf über 90°Celsius hochgeregelt.

Mögliche Ursache	Mögliche Behebung
Technischer Defekt (überwiegend)	– Techniker
Unregelmäßige Dialysierflüssigkeitsflüsse	– Gerätetausch unter Behandlung

10.3.4 Leitfähigkeitsalarm

Dieser Alarm erscheint, wenn die Leitfähigkeit und damit die korrekte Elektrolytzusammensetzung der Dialysierflüssigkeit nicht der eingestellten Konzentration entsprechen. Erscheinen Leitfähigkeitsalarme zeitgleich an mehreren Geräten, so muss die Fehlerquelle in der Zentralversorgung gesucht und behoben werden. An einzelnen Maschinen ist meist ein leerer Konzentratkanister oder ein Pumpendefekt die Ursache

Mögliche Ursache	Mögliche Behebung
Bei dezentraler Versorgung ist das saure und/oder basische Konzentrat nicht angeschlossen	– Saures und/oder basisches Konzentrat korrekt anschließen
Bei zentraler Versorgung ist die Entnahmekupplung nicht richtig konnektiert, ggf. mit Luftansaugung	– Entnahmekupplung korrekt anschließen, auf Undichtigkeiten oder Materialdefekt überprüfen
Bei Bicarbonatkartuschen wird das Salz nicht richtig aufgelöst durch zu wenig Permeat	– Bicarbonatkartusche korrekt einlegen, wenn kein sichtbarer Erfolg, Bicarbonatkanister verwenden
	– Bicarbonatkartusche auf Fehlerhaftigkeit überprüfen

Mögliche Ursache	Mögliche Behebung
Bei Kanisterversorgung:	Bei dezentraler Kanister-
– Der Ansaugstab ist nicht ausreichend tief im Kanister	versorgung auf korrekte Maßnahmen achten
– Der Ansaugstab ist abgeknickt	
– Der Kanister ist leer	
Undichte oder defekte Konzentratleitungren	– Konzentratleitungen auf Defekte überprüfen
Falsches Mischungsverhältnis: Manche Geräte arbeiten mit einem Mischungsverhältnis von 1:34, andere mit einem Mischungsverhältnis von 1:44. Wird nun versehentlich ein falsches Konzentrat angeschlossen, so kann die richtige Leitfähigkeit nicht erreicht werden.	– Konzentratkanister auf das Mischungsverhältnis überprüfen und anpassen
Softwarefehler bei der Steuerung der Konzentratpumpen	– Bei Softwarefehler Gerät aus- und einschalten (Restart)
Technische Defekte:	– Techniker
– Defekte Konzentratpumpen	– Gerätetausch unter Behandlung
– Defekte Leitfähigkeitsmess-Sonden	

10.3.5 Dialysierflüssigkeitsfluss gestört, Bilanzkammer oder Membranstörung

Dieser Alarm erscheint, wenn der Dialysatfluss unregelmäßig ist.

Mögliche Ursache	Mögliche Behebung
Technischer Defekt	– Störung mehrmals quittieren(bis die Luft evtl. ausgeschieden ist)
Luftansaugung, die zu Unregelmäßigkeiten in der Bilanzierung führt	– Techniker
	– Gerätetausch unter Behandlung

10.3.6 Fasche Ultrafiltration in Verbindung mit TMP-Alarmen

Der Transmembrandruck(TMP)-Alarm erscheint, wenn die Bilanzierung gestört ist.

Mögliche Ursache	Mögliche Behebung
Ein zu kleiner Ultrafiltrationskoeffizient des Dialysators im Verhältnis zu einer zu hohen Ultrafiltration in einer zu kurzen Zeit	– Ultrafiltrationsvolumen und/oder Zeit anpassen
	– Angepasster Dialysator, evtl. Wechsel unter Behandlung
Luft im Dialysator	– Luft aus dem Dialysator entweichen lassen durch kurzzeitiges Abkuppeln des abführendes Teils
Undichte Dialysatorenanschlüsse	– Dialysatorenanschlüsse auf Undichtigkeiten visuell überprüfen
Clotting im Dialysator	– Gerinnungsüberprüfung und Antikoagulansanpassung, evtl. Wechsel des Dialysators und/oder des gesamten Blutschlauchsystems
Technischer Defekt	– Techniker
	– Gerätetausch unter Behandlung

10.3.7 Blutleckalarm

Blutleckalarme werden ausgelöst, wenn nach der Passage im Dialysator eine Verfärbung im Dialysat durch eine photoelektrische Messung festgestellt wird. Hierbei ist jedoch ein echtes Blutleck, das meist schon mit bloßem Auge zu erkennen ist, von einer anderen Ursache zu unterscheiden. Davon ist die Behebung der Störung maßgeblich abhängig.

Mögliche Ursache	Mögliche Behebung
Luft im Dialysat	– Alarmquittierung, bei
Sonstige Trübungen	Erfordernis mehrmals
Hämolyse	– Auf Hämolysesymptome achten (Blutverfärbung im Schlauchsystem in den Lilabereich)
Blut im Dialysat durch eine Ruptur im Dialysator	– Herabsetzen der Blutflussgeschwindigkeit und der Ultrafiltration auf ein Minimum über einen Zeitraum von ca. 10 min mit der Hoffnung auf einem spontanen Verschluss des Blutlecks
	– Dialysatorwechsel unter Behandlung
	– Je nach Schweregrad des Blutlecks mit oder ohne Blutreinfusion

Von jedem Hersteller und von jedem Gerät ist die Gerätebeschreibung mit möglichen Störungen und deren möglichen Behebungen zu beachten.

10.4 Störungen im Bereich des extrakorporalen Systems

Für eine möglichst effektive Hämodialyse wird ein angepasst hoher Blutfluss benötigt (wenigstens 200 ml/min, meist werden 250–300 ml/min oder mehr erreicht). Mittels einer okklusiven Rollenpumpe wird das Blut aus dem Patienten angesaugt und dann weiter durch das extrakorporale System gepumpt. Die Überwachung des extrakorporalen Kreislaufs erfolgt durch unterschiedliche Kontroll- und Messstellen. Mögliche Störungen werden dabei am Dialysegerät angezeigt. Die Ursachen für diese liegen meist im Bereich des Gefäßzugangs des Patienten oder im übrigen extrakorporalen System (► Abschn. 6.2).

Im extrakorporalen System werden hauptsächlich Drücke und Flussgeschwindigkeiten gemessen. Abweichungen von eingestellten Grenzen führen zum Alarm, z. B. sinkt bei fehlendem Blutangebot der arterielle Druck, was bei Unterschreiten eines Grenzwertes einen Alarm auslöst. Bei den Dialysegeräten der neueren Generation werden die Alarmgrenzen nach einer gewissen Zeit, meist nach 30 s, automatisch neu gesetzt (Grenzwertfenster). Durch Veränderung des Blutflusses kann man beispielsweise darauf Einfluss nehmen. Eine solche Veränderung führt automatisch zu einer Neu-Justierung der Grenzwerte. Allerdings sollte die Pflegekraft sich immer erst vergewissern, ob die neue Justierung auch plausibel ist.

10.4.1 Alarm an der arteriellen Ansaugdruckmessung

Die arterielle Druckmessung überwacht im Blutschlauchsystem die Strecke vom Patienten bis zur Blutpumpe. Der gemessene Druck liegt in der Regel im negativen Bereich. Lediglich in der Vorbereitung und Therapieinitialphase kann der Druck positiv sein.

■ **Arterieller Alarm oberer Grenzwert**

Mögliche Ursache	Mögliche Behebung
Dislokation der arteriellen Punktionsnadel	– Korrektur der arteriellen Punktionskanüle, auf Lufteintritt im Blutschlauchsystem achten und ggf. entfernen
Zu niedriger Blutfluss, vor allem bei Prothesenshunts	– Blutfluss anpassen
Falsche Grenzwerteinstellung	– Durch Veränderung der Blutflussgeschwindigkeit die Grenzwertjustierung erneuern
Rasche Infusion/ Transfusion	– Infusions-/Transfusionsgeschwindigkeit anpassen
Technischer Defekt	– Techniker – Gerätetausch

■ **Arterieller Alarm unterer Grenzwert: am häufigsten (erhöhter Ansaugdruck)**

Mögliche Ursache	Mögliche Behebung
Mangelhafte arterielle Gefäßpunktion	– Korrektur der arteriellen Punktion, ggf. Neupunktion
Insuffizienter proximaler Anteil eines zentralvenösen Katheters	– Tausch von Proximal auf Distal für ca. 30 min, dann wieder korrekter Anschluss – Wenn keine Besserung, eine Dialyse mit reduziertem Blutfluss (Rezirkulation) und mit dem Arzt weiteres Vorgehen besprechen
Klemmen der Punktionskanüle und/oder am Schlauchsystem nicht geöffnet	– Klemmen öffnen
Verwindungen, Knicke im arteriellen Schlauchsystem	– Auf korrekten Verlauf des Blutschlauchsystems achten
Zu hohe Blutflussgeschwindigkeit	– Blutflussgeschwindigkeit anpassen
Falsche Grenzwerteinstellung	– Durch Veränderung der Blutpumpe Grenzwerte neu justieren
Blutdruckabfall	– Bei einem Blutdruckabfall die Blutflussgeschwindigkeit der Therapie anpassen
Nadeldislokation, unruhiger Patient	– Bei einem unruhigen Patienten besondere Nadelfixierung beachten; ggf. Neupunktion

Mögliche Ursache	Mögliche Behebung
Veränderung der Körperlage	– Lagerung des Shuntarms in eine für den Patienten bequeme Position
Defekter Druckaufnehmer	– Überprüfung des Druckaufnehmers auf Undichtigkeit oder Flüssigkeitsbefüllung; ggf. austauschen
Technischer Defekt	– Techniker

Praxistipp

Ein Shuntverschluss oder ein Prothesenverschluss sollte nicht durch einen mangelhaften, insuffizienten Blutfluss diagnostiziert werden. Dies sollte vielmehr vor der Punktion durch eine regelhafte Shuntanamnese erfolgen.

Wenn sich die Druckanzeige im Verlauf nicht maßgeblich verändert, muss der Druckaufnehmer auf Undichtigkeit überprüft werden. Manchmal hat sich der Druckaufnehmer beim Vorbereiten komplett mit klarer NaCl-0,9%-Lösung gefüllt. Hier hilft dann nur ein Austausch des Druckaufnehmers oder das Freispülen mithilfe einer Spritze und Entlüften des Druckaufnehmers.

10.4.2 Alarm an der Blutpumpe

Mögliche Ursache	Mögliche Behebung
Blutpumpenstillstand als Folge eines anderen Alarmzustandes	– Anderen Alarm beheben und Neustart
Versehentliches Ausschalten	– Einschalten
Technischer Defekt	– Techniker
Verlust des Magneten zur Türverriegelung	– Gerätetausch
Mechanischer Defekt	– Austausch der Rollenpumpe

10.4.3 Alarm durch gestörten Heparinfluss

Da die integrierte Heparinpumpe in den geräteseitigen Testablauf eingebunden ist, sind Alarme im Dialysebetrieb zumeist Handling-Fehler.

Mögliche Ursache	Mögliche Behebung
Falsche Spritzengröße	– Richtige Spritzengröße
Spritze nicht korrekt eingelegt	– Heparinspritze richtig einlegen und Alarm quittieren
Klemme an der Heparinleitung nicht geöffnet	– Klemme öffnen
Heparinpumpe in der Vorbereitung versehentlich abgewählt	– Heparinpumpe wieder anwählen, Daten eingeben
Technischer Defekt	– Heparinspritze im Dialysegerät abwählen und durch einen externen Perfusor ersetzen oder stündliche Boli-Gaben
	– Techniker

10.4.4 Alarm an der blutseitigen Dialysatoreingangsdruckmessung (PBE)

Manche Geräte verfügen über diesen zusätzlichen Druckaufnehmer (PBE = „pressure blood entrance"). Dieser misst den positiven Druck des Blutes von der Blutpumpe kommend in den Dialysator hinein und überwacht den Druckverlauf bis zum venösen Druckaufnehmer. Diesen gemessenen Wert benötigt der Rechner eines Dialysegerätes zur Ermittlung des Transmembrandrucks. Abhängig ist der Bluteingangsdruck direkt von der Blutpumpengeschwindigkeit.

- **Alarm PBE oberer Grenzwert**

Mögliche Ursache	Mögliche Behebung
Zu schnelle Blutpumpe	– Angepasste Blutflussgeschwindigkeit
	– Grenzwert neu justieren
Knick in der venösen Leitung nach dem Dialysator (bei gleichzeitigem Abfall des venösen Rücklaufdrucks)	– Knick beseitigen, beim Aufrüsten Geräteführung benutzen
	– Verwindungen durch Drehen des Blutschlauches beheben
Clotting im Filter (bei gleichzeitigem Abfall des venösen Rücklaufdrucks)	– Wechsel des Dialysators unter Behandlung
Clotting nach dem Filter im extrakorporalen Kreislauf (bei gleichzeitigem Anstieg des venösen Rücklaufdrucks)	– Wechsel des venösen Blutschlauchsystems unter Behandlung
Defekter Druckaufnehmer	– Druckaufnehmer überprüfen und ggf. austauschen
Technischer Defekt	– Techniker
	– Gerätetausch

■ **Alarm PBE unterer Grenzwert**

Mögliche Ursache	Mögliche Behebung
Blutpumpenstillstand	– Start der Blutpumpe
Knick in der Leitung zwischen Blutpumpe und Dialysator	– Knicke in der Leitung entfernen
	– Beim Geräteaufrüsten die Führungen für die Blutschläuche nutzen
Defekter Druckaufnehmer	– Druckaufnehmer überprüfen; ggf. austauschen
Druckaufnehmer ist in der Vorbereitung nass geworden	
Technischer Defekt	– Techniker
	– Gerätetausch

Praxistipp

— Konsequenzen ergeben sich vor allem beim Druckanstieg, sodass im Vorfeld ein neuer Dialysator ohne Zeitnot für den Austausch vorbereitet werden kann. Natürlich sollte zuerst das zugehörige Schlauchsystem auf evtl. Verwindungen überprüft werden.

— Gerade bei Schwankungen der gemessenen Drücke im Blutkreislauf kann und darf man die Werte nicht mehr isoliert sehen. Sie stehen immer in Zusammenhang mit anderen gemessenen Drücken. Diese richtig zu interpretieren erleichtert es, die Ursache für die primäre Störung zu finden.

10.4.5 Alarm am venösen Druckaufnehmer

Die venöse Druckmessung überwacht im extrakorporalen Blutschlauchsystem die Strecke vom Dialysator zum Patienten. Ein Abfall des venösen Druckes ist oft ein Folgealarm im vorhergehenden System. Die Ursache sollte also auch dort gesucht und geklärt werden. Zur Vermeidung einer Luftinfusion ist bei Dialysegeräten die untere venöse Alarmbegrenzung immer im positiven Bereich angesiedelt, je nach Hersteller bei +15 mmHg oder +20 mmHg.

■ **Alarm venöser Druck unterer Grenzwert**

Mögliche Ursache	Mögliche Behebung
Blutpumpenstillstand	– Blutpumpe starten
Blutpumpe dreht zu langsam (meist bei Behandlungsbeginn)	– Erhöhung der Geschwindigkeit
Bei zentralvenösen Kathetern und/oder „Erst-Dialyse" mit reduziertem Blutfluss	– Erhöhung des venösen Rücklaufwiderstandes durch Erhöhung des Bettes oder Aufrichten des Patienten
Verwindungen und/oder Knicke im Blutschlauchsystem nach der Blutpumpe	– Störungen entfernen, beim Aufrüsten die geräteseitigen Führungsprofile benutzen
Clotting im Dialysator	– Auswertung des PBE
	– Dialysatorwechsel unter Behandlung
	– Angepasste Antikoagulation
Dislokation der venösen Punktionskanüle	– Korrektur der Nadel, evtl. Neupunktion (je nach Dauer mit Kurzschluss des Blutsystems)
	– Nadelfixierung!
	– Unruhiger Patient, mehrfache Fixierung erforderlich
Ruptur im Dialysator/ Schlauchsystem Diskonnektion zwischen den einzelnen Blutschlauchkomponenten und evtl. dem zentralvenösen Katheter	– Dialyse beenden, Gerät neu aufrüsten
	– Im Vorfeld sorgsam arbeiten
	– Dialysestart nochmals alle Konnektionsstellen überprüfen und ggf. nachdrehen
	– Konnektionsstellen nicht während der Dialyse bedecken
	– Blutpumpe stoppen, alle Leitungen abklemmen, Konnektionsstellen desinfizieren, nach der Einwirkzeit neu verbinden, Klemmen entfernen und Dialyseneustart
Druckaufnehmer undicht, defekt, feucht	– Druckaufnehmer überprüfen, ggf. austauschen
Technischer Defekt	– Techniker
	– Gerätetausch

Ein Anstieg des venösen Rücklaufdrucks weist auf ein Geschehnis auf dem Weg zum Patienten hin.

▪ **Alarm venöser Druck oberer Grenzwert**

Mögliche Ursache	Mögliche Behebung
Bei Dialysestart nicht geöffnete Klemmen (Punktionsnadel, Schlauchklemme, ZVK)	– Alle Klemmen öffnen
Stauband vergessen	– Stauband öffnen und entfernen
Zu hohe Blutflussge-schwindigkeit	– Blutfluss anpassen
Knicke/Verwindungen im venösen Schlauchsystem	– Knicke/Verwindungen beseitigen, durch Fixierung vermeiden
Nadelfehllage, meist mit Patientenhinweis	– Korrektur der venösen Nadel – Bei Dialyseneustart besondere Beobachtung des venösen Rücklaufdrucks
Veränderung der Körper-lage	– Körperlage anpassen
Husten mit Anstieg des intrathorakalen Druckes	– Alarm quittieren – Bei anhaltendem und neu auftretendem Husten ggf. an eine Luftembolie denken – Blutschlauchsystem optisch überprüfen
Clotting der venösen Tropfkammer	– Austausch des venösen Systems unter Behandlung – Überprüfung und ggf. Anpassung der Antikoagulation
Technischer Defekt	– Techniker – Gerätetausch

> **Praxistipp**
>
> Ist ein permanenter venöser Druckanstieg über einen gewissen Zeitraum bei sonst fast identischen Gegebenheiten wie Blutfluss und Betthöhe zu beobachten, so muss natürlich auch an ein Geschehnis in der abführenden Shuntvene gedacht werden. Ursache kann eine Teilthrombosierung oder eine Stenose im weiteren Verlauf sein. Ultraschall und/oder andere bildgebende Untersuchungen sind dann zur weiteren Abklärung angezeigt.

10.4.6 Luftdetektoralarm (SAD)

Luftfallenalarme (SAD = „safety air detector") sind sehr ernst zu nehmen, da eine Luftembolie für den Patienten tödlich enden kann. Die Ursache muss immer abgeklärt werden, ehe eine laufende Dialyse fortgesetzt wird. Aus Sicherheitsgründen ist daher werksseitig bereits als Sicherheitsmechanismus in die Dialysegeräte eingebaut, dass bei einem Luftfallen-alarm die Blutpumpe abgeschaltet und das Quetsch-ventil geschlossen wird. Damit wird verhindert, dass Luft bzw. lufthaltiges Blut in das Gefäßsystem des Patienten gelangen kann.

Bei den SAD-Alarmen unterscheidet man grundsätzlich zwischen „echter Luft" und dem Mik-roschaum. Echte Luft kann eigentlich nur vor der Blutpumpe, also im negativen Bereich mit angesaugt werden. Ausnahme hier: Im positiven Bereich wird mit Infusionspumpen gearbeitet. Dann kann auch hier echte Luft infundiert werden.

Mikroschaum bildet sich eher im Verlauf der Blutlinie, wenn sehr wenig Luft mit eingesaugt wird oder wenn aufgrund einer negativen Druck-erhöhung die Gase aus dem Blut gelöst werden (Sprudelflascheneffekt).

Die Art und Weise der Luftentfernung sollte sich immer an der Beschreibung des Geräteherstellers orientieren.

> **Praxistipp**
>
> Bei der Behebung des Lufteintritts und der Luftentfernung sollte aus Sicherheitsgründen der Patient abgeschlossen und das extrakorporale Blut kurzgeschlossen werden. Erst wenn die Ursache gefunden und die Luft vollständig entfernt ist, kann der Patient wieder angeschlossen werden.

Mögliche Ursache	Mögliche Behebung
Mangelhafte Konnektio-nen vor der Blutpumpe	– Konnektionen erneuern
Undichte, fehlerhafte Zu-lauf- oder Injektionsstellen	– Zulaufstelle verschließen, evtl. mit einer Zusatzklemme – Wechsel des Blutschlauchsystems
Undichter, fehlerhafter arterieller Druckauf-nehmer	– Druckaufnehmer überprüfen, ggf. austauschen
Zu hohe Blutflussge-schwindigkeit	– Blutflussgeschwindigkeit anpassen
Knicke/Verwindungen vor der Blutpumpe	– Knicke/Verwindungen entfernen, neu fixieren
Leere Infusionen	– Schlauchklemmen schließen

Mögliche Ursache	Mögliche Behebung
Blutschlauch nicht korrekt im SAD eingelegt	– Sitz überprüfen, ggf. korrigieren
Technischer Defekt	– Techniker
	– Gerätetausch

10.4.7 Transmembrandruckalarm (TMP)

Bei dem TMP („transmembrane pressure") handelt es sich nicht um einen gemessenen, sondern um einen errechneten Druck im Dialysator. Wie schon vom Namen ausgehend, ist es der Differenzdruck entlang der Membrane zwischen den Flüssigkeiten Blut und Dialsat. Er bezieht sich auf die Ultrafiltration, im Dialysebetrieb also auf den gewünschten Flüssigkeitsentzug.

Errechnet wird der TMP nach der Formel:

$$\frac{Bluteingangsdruck + Blutausgangsdruck}{2}$$
$$- \frac{Dialysierflüssigkeitseingangsdruck + Dialysatausgangsdruck}{2}$$

Liegt also eine Störung des TMP vor, ist die Ursache immer im Bereich der genannten Einflussgrößen zu suchen.

Abhängig ist der TMP von dem Ultrafiltrationskoeffizienten des Dialysators und der stündlichen Ultrafiltrationsmenge. Somit kann der TMP nach der einfachen Formel UF-Rate/h geteilt durch den UF-Faktor des Dialysators (diesen kann man der Beschreibung entnehmen) ganz leicht und schnell auf seine Plausibilität hin errechnet und überprüft werden.

■ **Alarm TMP unterer Grenzwert**

Mögliche Ursache	Mögliche Behebung
Blutseitige Druckerhöhung durch venöse Abflussstörung	– Knicke, Verwindungen entfernen
	– Senkung des venösen Druckes
Filter mit zu hohem Ultrafiltrationsfaktor (UFF)	– Dialysatorwechsel
	– Dialysezeit verkürzen
	– UF-Menge erhöhen

Ultrafiltrationsprofil eingestellt mit abnehmender UF-Rate	– TMP-Grenzen neu justieren
Technischer Fehler	– Überprüfung aller relevanten Druckaufnehmer auf Undichtigkeit und korrekten Sitz
	– Techniker
	– Gerätetausch

■ **Alarm TMP oberer Grenzwert**

Mögliche Ursache	Mögliche Behebung
Dialysator mit nicht angepasstem, zu kleinem UF-Faktor/zu hohe UF-Rate	– Dialysezeit verlängern
	– UF-Menge reduzieren
	– Dialysatorwechsel mit angepasstem UF-Faktor
Clotting im Dialysator	– Visuelle Überprüfung
Clotting im Blutschlauchsystem	des Blutschlauchsystems auf mögliche Clottingzeichen
	– Gerinnungskontrolle, angepasste Antikoagulation
	– Blutschlauchsystem mit NaCl 0,9% spülen
	– Dialysatorwechsel
	– Wechsel Blutschlauchsystem, Antikoagulation anpassen
Versehentlich HDF angewählt	– HDF ausschalten
Knicke/Verwindungen in den Dialysatschläuchen	– Visuelle Überprüfung und ggf. Knicke/Verwindungen lösen
Technischer Defekt	– Techniker
	– Gerätewechsel unter Behandlung

Bei den heutigen modernen Dialysegeräten wird der TMP zur Ultrafiltration nicht mehr wirklich benötigt, da der Gewichtsentzug volumetrisch gesteuert und geregelt wird. Die TMP-Anzeige dient daher überwiegend der Dokumentation. Bei steigendem TMP im Verlauf einer oder mehrerer aufeinanderfolgender Dialysebehandlungen lassen sich aber hieraus Informationen z. B. bezüglich der Effektivität der Antikoagulation ablesen, z. B. im Hinblick auf das Clotting im Filter.

Bei manchen Geräten kann die TMP-Überwachung auch ausgeschaltet werden. Bei diesen Geräten erscheinen dann Ultrafiltrationsalarme:

Mögliche Ursache	Mögliche Behebung
UF gestört	
– Faktor des Dialysators zu klein	– Angepasster Dialysator
– Zu hohe UF Menge	– Zeit verlängern, UF-Menge reduzieren
– Technischer Defekt	– Techniker
	– Gerätetausch
Rückfiltration möglich	
– Zu geringe UF-Menge/Zeit	– UF-Menge erhöhen/Zeit verkürzen
– Zu hoher Faktor des Dialysators	– Dialysator mit kleinerem UF-Faktor
– Technischer Defekt	– Techniker
	– Gerätetausch
Ultrafiltrationsmengenab-weichung	– Patient zwischenwiegen
	– Techniker
	– Gerätetausch
UF-Menge überschritten: Technischer Defekt	– Techniker
	– Gerätetausch
UF-Rate zu hoch:	
– Zu große UF-Menge	– UF-Menge verringern/Zeit verlängern
– Zu niedriger Faktor des Dialysators	– Dialysator mit größerem UF-Faktor
– Technischer Defekt	– Techniker
	– Gerätetausch

Mögliche Ursache	Mögliche Behebung
Zu lange Umschaltzeiten für die einzelnen Pumpen	– Umschaltzeiten/Druckzeiten dem Blutangebot anpassen
Zu lange Druckzeiten	– Verringerung der arteriellen Blutpumpe/Erhöhung der venösen Blutpumpe
Mögliche Hypotonie	– Hypotonietherapie
Undichte, fehlerhafte Druckaufnehmer	– Druckaufnehmer überprüfen, ggf. austauschen
Störung der Steuerungssoftware	– Reset
	– Techniker
	– Gerätetausch
Technischer Defekt	– Techniker
	– Gerätetausch

10.5 Störungen bei der Hämodiafiltration

Bei der Hämodiafiltration (HDF) handelt es sich um ein Verfahren, bei welchem zu der üblichen Hämodialyse zusätzlich eine Filtration zur Anwendung kommt. Neben dem Dialysat ist daher auch das Substituat notwendig. Dieses wird dann dem Patientenblut vor dem Filter (Prädilution) oder nach dem Dialysator (Postdilution) zugesetzt. Da das Substituat ins Patientenblut gegeben wird, erfolgen zur Sicherheit vorher nochmals zwei Filtrationen an an Sterilfiltern.

Die möglichen Alarme bei der HDF entsprechen allgemein den Alarmen der Hämodialyse; lediglich die speziellen Alarme im Bereich des Substituats sind je nach Gerätehersteller zu beachten.

10.4.8 Single-Needle-Alarm

Der Single-Needle-Betrieb unterscheidet sich je nach Gerätehersteller, von daher sind die Alarme in dieser Betriebsart auch sehr unterschiedlich.

Aber wie beim Double-Needle-Betrieb liegt die Ursache für Störungen größtenteils am mangelnden Blutangebot vom Patienten, oder es liegt ein vom Anwender verursachter Fehler im Rahmen der Vorbereitung vor.

Mögliche Ursache	Mögliche Behebung
Single-Needle Modus nicht angewählt	– Single-Needle Modus anwählen
Nicht angewählte 2. Blutpumpe	– 2. Blutpumpe anwählen
Nicht eingelegtes 2. Blutpumpensegment	– 2. Blutpumpensegment einlegen
Nicht eingelegtes 2. Absperrventil	– 2. Absperrventil einlegen
Zu geringes Blutangebot	– Korrektur am Katheter
	– Evtl. Klemmen öffnen
	– Korrektur der Blutschläuche

10.6 Genius-System

Beim Genius-System handelt es sich um ein Tank-nierensystem, bei dem die Dialysierflüssigkeit in dem sog. Präparator hergestellt und im Tank des Dialyse-geräts gespeichert wird. Auch das verbrauchte Dialysat wird in diesen Tank nach unten geschichtet zurückgegeben. Das „frische" und das „verbrauchte" Dialysat vermischt sich aufgrund physikalischer Effekte wie Dichte- und Temperaturunterschiede nicht. Beim Blick auf den gläsernen Tank sieht man eine Trennschicht zwischen dem verbrauchten gelbli-chen und dem eher klaren, leicht bläulichen frischen Dialysat. Bei der Dialysetherapie sind diese Geräte unabhängig von einer Ringleitung für Permeat oder Abwasser und deshalb mobil und flexibel einsetzbar.

Das Dialysegerät wird mit Niederspannung betrieben. Eine Rollenpumpe fördert doppelseitig Blut und Dialysierflüssigkeit, je nach Anwendung und Durchmesser des Pumpensegmentes im Verhältnis 1:1 oder 2:1.

Das Genius-Dialysegerät verzichtet gänzlich auf Druckaufnehmer. Angezeigt wird lediglich der Systemdruck; ein Sammeldruck bestehend aus dem negativen arteriellen Ansaugdruck, dem positiven venösen Rücklaufdruck und aus dem Dialysateinlauf- und Dialysatauslaufdruck im Dialysator. Hinzu kommt der UF-Druck, der in der Regel positiv ist, da die „UF-Pumpe" eher als Drossel fungiert. Durch diese „Einfachheit" sind auch die Störungen sehr überschaubar.

▪ **Alarm im Blutdetektor**

Mögliche Ursache	Mögliche Behebung
Blutleck im Dialysator	– Herabsetzen der Blutflussgeschwindigkeit und der Ultrafiltration auf ein Minimum über einen Zeitraum von ca. 10 min mit der Hoffnung auf einen spontanen Verschluss des Blutlecks
	– Dialysatorwechsel unter Behandlung
	– Je nach Schweregrad des Blutlecks mit oder ohne Blutreinfusion

Bei dem Genius-Dialysegerät befindet sich der SAD vor dem Dialysator. Dies soll verhindern, dass Luft in den Dialysator gelangen kann. Gleichzeitig fungiert dieser SAD aber auch als „arterielle Druckerkennung"; bei einem zu hohen Unterdruck wird das gelöste Gas sofort erkannt und als Alarm ausgewiesen.

▪ **Luftdetektoralarm**

Mögliche Ursache	Mögliche Behebung
▶ Abschn. 10.4.6	▶ Abschn. 10.4.6
Zu hoher negativer arterieller Ansaugdruck	– Korrektur der arteriellen Punktion
	– Anspülen eines möglichen zentralvenösen Katheters
	– Hypotonietherapie
Zu hohe Blutflussgeschwindigkeit	– Angepasster Blutfluss

▪ **Alarm Systemdruck unterer Grenzwert**

Mögliche Ursache	Mögliche Behebung
Klemme des Dialysatzulaufs geschlossen	– Klemme öffnen
Kissen der UF-Leitung nicht richtig eingelegt	– Kissen richtig einlegen
Pumpensegment der UF-Pumpe nicht richtig eingelegt	– Pumpensegment richtig einlegen
Alarmfenster nicht angepasst	– Justierung des Alarmfensters
Folgealarm arteriellen Alarms	– Primärursache beheben
Klemme der arteriellen Leitung geschlossen	– Klemme öffnen
Dislokation der venösen Punktionsnadel	– Korrektur der Nadel, evtl. Neupunktion
Clotting im Dialysator	– Systemspülung
	– Dialysatorwechsel
	– Angepasste Antikoagulation

▪ **Alarm Systemdruck oberer Grenzwert**

Mögliche Ursache	Mögliche Behebung
Klemme des Dialysatablaufes geschlossen	– Klemme öffnen
Klemme der UF-Leitung geschlossen	– Klemme öffnen
Klemme venöse Leitung geschlossen	– Klemme öffnen
Klemme venöse Nadel/ZVK geschlossen	– Klemme öffnen
Verlegung der venösen Rückflussbahn	– Ursache beheben
Clotting venöse Luftfalle	– Systemspülung
	– Blutschlauchsystemwechsel
	– Angepasste Antikoagulation

Durch die mittlerweile recht lange Erfahrung im Bereich der Hämodialyse haben die Geräte der heutigen Generation einen hohen Sicherheitsstandard erlangt. So wird beim Einschalten des Gerätes und Anwählen des Dialysemodus automatisch der Selbsttest des Gerätes aktiviert. Bei diesem Selbsttest werden alle dialyserelevanten Parameter angesteuert und geprüft, alle internen Druckaufnehmer und Ventile werden auf Dichtigkeit und Funktion überprüft. Zusätzlich existiert bei vielen Geräten ein doppelt ausgelegtes Sicherheitskonzept: der Funktionsprozessor und der Kontrollprozessor. Dies sind zwei Schaltkreise, die sich ständig selbst überprüfen. Bei einer Abweichung über eine vorgegebene Grenze erscheint im Betrieb ein Alarm mit entsprechendem Hinweis. Zudem wird in der Industrie weiter innovativ an möglichen Sicherheitskonzepten gearbeitet.

Trotz all dieser technischen Sicherheitssysteme kann ein Gerät aber nicht alle Probleme und Gefahren im Bereich der Dialyse erkennen. Hierfür bedarf es auch der Beobachtung des Patienten damit die von den Dialysegeräten angezeigten Sicherheitshinweise auch richtig interpretiert werden. Dies ist Aufgabe der Pflege, weshalb eine gute Schulung eminent wichtig ist.

Das Zusammenspiel zwischen geschultem Pflegepersonal und technisch ausgereiften Sicherheitssystemen garantiert eine gute und sichere Dialysebehandlung.

Literatur

Gebrauchsanweisung (2017) Dialysegerät DIALOG+. Braun, Melsungen

Gebrauchsanweisung (2017) 5008 Hämodialysesystem. Fresenius Medical Care, Bad Homburg

Gebrauchsanweisung (2017) AK 200. Gambro, Unterschleißheim

Breusch G, Müller E (Hrsg) (2014) Fachpflege Nephrologie und Dialyse, 5. Aufl. Urban & Fischer, München

Schönweiß G (2006) Dialysefibel 3. Abakiss, Nüdlingen

Ernährung des Dialysepatienten aus Sicht der Pflege

M. Breit, M. Klingele

© Springer-Verlag GmbH Deutschland 2017
M. Klingele, D. Brodmann (Hrsg.), *Einführung in die Nephrologie und Nierenersatzverfahren*,
DOI 10.1007/978-3-662-54583-6_11

Die Nieren haben u. a. die Funktion, die Homöostase des Wasser- und Elektrolyt-, aber auch des Säure-Basen-Haushaltes aufrechtzuhalten, ungeachtet der zugeführten Menge und Zusammensetzung von Nahrung und Getränken. Gleichzeitig werden Abbauprodukte des Metabolismus renal ausgeschieden, wie z. B. das Kreatinin aus dem Muskelstoffwechsel oder der Harnstoff, der letztlich dem Eiweißstoffwechsel entstammt.

11.1   Ernährung und Diät im Rückblick

Die Bedeutung der Ernährung für den Metabolismus und die Nierenfunktion sind lange bekannt. Mittels der Menge und Zusammensetzung der Ernährung kann Einfluss auf die Nierenfunktion genommen werden.

Entsprechend dem Stand des Wissens in den 1920er/1940er Jahren wurden „Diäten" bei Niereninsuffizienz vorgeschlagen wie im nachfolgenden Beispiel:

Beispiel

„Dutch Gruel" (holländische Grausamkeit):	„Hammersmith-Cocktail":
– 100 g Butter	– 100 g Erdnussöl
– 100 g Eiersaucenpulver	– 400 g Zucker
– 150 g Zucker	– Gummi arabicum
– aufgelöst in 1,5 l Wasser/Tag	– gelöst in 1 l Wasser/Tag

Ziel dieser Diäten war es, möglichst wenig Eiweiß zuzuführen, damit die im Körper anfallende Menge an Harnstoff möglichst gering ausfällt. Entsprechend kam der Ernährung bei der Ausbildung nephrologischer Pflege eine wichtige Rolle zu, wie nachfolgend gezeigt:

Nephrologische Pflege historisch

Die Anfänge der nephrologischen Pflege gehen bis in die 1920er Jahre zurück. Die pflegerischen Aufgaben bei nephrologisch erkrankten Patienten wurden wie folgt beschrieben (entnommen aus dem Europäischen Kernlehrplan für die Weiterbildung in der nephrologischen Pflege der EDTNA [European Dialysis and Transplant Nurses Association] und ERCA [European Renal Care Association]):

- ▬ Aufzeichnung der Ein- und Ausfuhr; (Bilanzierung)
- ▬ Kontrolle der Diät
- ▬ Stimulierung der Elimination von Stoffwechselendprodukten durch den Gastrointestinaltrakt
- ▬ Vermeidung von Infektionen
- ▬ Verringerung der Muskelaktivität, um die Produktion von Stoffwechselendprodukten zu verringern
- ▬ Sorge für Nachtruhe und Bequemlichkeit

Eine Diät oder eine Ernährungsempfehlung wie im obigen Beispiel dargestellt, ist heute natürlich nicht mehr zeitgemäß, denn sie führt zu einer Mangelernährung. Ungeachtet dessen ist die Grundidee auch heute noch bedeutsam: nämlich mittels diätetischer Maßnahmen den Verlauf einer Erkrankung beeinflussen zu können. Der Begriff „Diät" kommt aus dem Griechischen und bedeutet sinngemäß Lebensführung oder Lebensweise. Die Diätetik beschäftigt sich heute hauptsächlich mit der richtigen Lebens- und Ernährungsweise. Diäten werden meist aus zwei Gründen angewandt: zur Gewichtsreduktion oder zur Unterstützung bei der Behandlung von Krankheiten (z. B. Ernährungsempfehlungen für Patienten mit Zöliakie/Diabetes mellitus).

Da das Wort Diät zum Teil negativ behaftet ist, spricht man heutzutage eher von „bewusster" oder „zeitgemäßer, moderner Ernährung".

> ❯ Durch eine bewusste Ernährung kann die Nierenersatztherapie positiv unterstützt werden. Bestimmte unerwünschte Nahrungsinhaltstoffe, die erst gar nicht bzw. reduziert aufgenommen werden, müssen durch die Dialyse auch nicht entfernt werden.

Eine gesunde Niere arbeitet 24 h am Tag. Weder eine kontinuierliche zyklische Peritonealdialyse (CAPD) noch eine 3-mal wöchentlich durchgeführte Hämodialyse (HD) erreichen eine der gesunden Nierenfunktion entsprechenden Leistung. Beide Verfahren kommen auf rund 10–20% der gesunden

Nierenfunktionsleistung. Zur Unterstützung und Ergänzung der Nierenersatztherapie ist daher eine begleitende medikamentöse Therapie und eine Ernährungsumstellung oder besser eine Ernährungsanpassung erforderlich.

11.2 Moderne Ernährungsberatung

Eine Einheitsernährung für nierenkranke Menschen gibt es nicht. Die Ernährung richtet sich nach den individuellen Bedürfnissen und Gegebenheiten und dem Stadium der Nierenerkrankung.

Die chronische Niereninsuffizienz wird in 5 Stadien eingeteilt (▶ Abschn. 2.2). Bereits in frühen Stadien ist die Ausscheidung des Phosphats reduziert. Daher sind erste Beratungsgespräche zur Ernährung und einer ggf. hierfür notwendigen medikamentösen Therapie bereits im Stadium 3 sinnvoll.

Mit dem Voranschreiten der Niereninsuffizienz ist dann auch eine sukzessive Anpassung der Ernährung an die jeweiligen individuellen Bedürfnisse notwendig. Dem sollte durch eine zielgerichtete und individuelle Ernährungsberatung Rechnung getragen werden.

In der Phase der Prädialyse ändert sich für den Patienten und seine Angehörigen viel, mit Beginn der Nierenersatztherapie entsteht eine ganz neue Lebenssituation mit vielen Neuerungen und Umstellungen, auch für den Tagesablauf. Deshalb ist ein besonders einfühlsames und empathisches Vorgehen auch bei der Ernährungsberatung angebracht, um den Patienten und seine Angehörigen nicht zu überfordern.

Hier gilt oft „weniger ist mehr"; d. h., die Beratungen sollten in mehreren und kleineren, aber den Bedürfnissen des Patienten und seiner Angehörigen angepassten Etappen erfolgen.

> **Im Vorfeld ist festzustellen, wer den Dialysepatienten eigentlich zu Hause betreut und verköstigt? Diese Person muss unbedingt ebenso geschult und beraten werden.**

Die Ziele einer Ernährungsberatung sind daher aus pflegerischer Sicht:

— Wünsche des Patienten im Rahmen des Machbaren berücksichtigen

— Eigenständigkeit des Patienten erhalten und fördern
— Vermeidung einer Malnutrition mit den Folgen von Untergewicht, Katabolismus, Immunschwäche, Muskelschwund
— Vermeidung von Überwässerung, Hyperkaliämie, Hyperphosphatämie
— Ausgeglichener Elektrolythaushalt

11.2.1 Grundlagen der Ernährung

Warum essen wir? Jeder Organismus braucht Energie. Diese wird dem Körper in Form von Nahrung zugeführt. Die Maßeinheit für die Arbeit ist das Joule. In der Ernährung wird aber meist weiterhin mit den Kalorien gerechnet und gearbeitet.

Umrechnung der Maßeinheiten Joule und Kalorien
— $1 \text{ kJ} = 0{,}24 \text{ kcal}$
— $1 \text{ kcal} = 4{,}2 \text{ kJ}$

Im Verdauungstrakt wird die Nahrung aufgeschlossen und die Nährstoffe aufgenommen. Der Rest wird als Abbauprodukt über den Darm als Fäces und über die Nieren als Urin, in welchem die eigentlichen Stoffwechselendprodukte gelöst sind, ausgeschieden.

Grundumsatz, Leistungsumsatz und Gesamtumsatz

Als Grundumsatz oder basale Stoffwechselrate bezeichnet man die Energiemenge, die zur Aufrechterhaltung der Körpergrundfunktionen ohne zusätzliche Arbeit benötigt wird. Selbst in Ruhe ist das Gehirn aktiv, das Herz schlägt, die inneren Organe arbeiten. Allein das Gehirn verbraucht ca. 6 g Glucose/h. Der Grundumsatz kann anhand des Alters, der Größe, dem Gewicht und dem Geschlecht berechnet werden.

Der durchschnittliche geschätzte Grundumsatz wird mit einer kcal/kg KG/h angegeben. Bei einem 85 kg schweren Menschen wären dies rund 2000 kcal/Tag:

$$1 \text{ kcal/kg/h} \times 85 \text{ kg} \times 24 \text{ h/Tag} = 2040 \text{ kcal/Tag}$$

Jede Steigerung über den Grundumsatz hinaus wird als Leistungsumsatz oder Arbeitsumsatz bezeichnet. Beeinflussende Faktoren für den Leistungsumsatz sind alle körperlichen und geistigen Aktivitäten, bei Kindern auch das Wachstum.

Mit dem PAL-Wert (PAL = „physical activity level" oder körperliches Aktivitätsniveau) wird aus dem Grundumsatz durch Multiplikation mit einem Aktivitäten-Faktor der Leistungsumsatz ermittelt (◘ Tab. 11.1).

Verbringt man rund ein Drittel eines Tages mit je 8 h Schlaf, Arbeit und Freizeit, kann wie in ◘ Tab. 11.2 dargestellt der ungefähre individuelle Energiebedarf berechnet werden.

Arbeit und Freizeit werden von der tatsächlichen Aktivität beeinflusst: Bei sportlicher Betätigung mehrmals in der Woche steigt der PAL-Faktor Freizeit um rund 0,3.

Energiebilanz

Jede zugeführte Energie, die nicht verbraucht wird, wird im Körper als Fett gespeichert. Man spricht von einer anabolen Stoffwechselsituation. Diese Fette können im Bedarfsfall in Energie umgewandelt werden. Ist die zugeführte Energiemenge kleiner als der eigentliche Bedarf, wird die entsprechende Differenz durch den Abbau körpereigener Substanz gewonnen. Dies entspricht einer katabolen Stoffwechselsituation.

11.2.2 Nährstoffe

Nährstoffe braucht der Organismus zur Energiegewinnung, aber auch zur Regeneration der Körperzellen und zur Aufrechterhaltung der Homöosstase.

Die moderne Ernährung unterscheidet verschiedene Nährstoffe und Nährstoffgruppen.

Die wichtigsten Nährstoffe sind:

Kohlenhydrate Kohlenhydrate sind chemisch betrachtet Zuckermoleküle, die als Monosaccharide (Glucose, Fructose), Disaccharide oder Polysaccharide vorkommen. Die Mehrfachzucker werden im Organismus zu Einfachzucker aufgespalten und dienen der schnellen Energiegewinnung. 1 g Kohlenhydrate liefern 4 kcal (16,8 kJ).

Eiweiß (Protein) und Aminosäuren Eiweiß ist für jede Zelle bzw. den gesamten Organismus ein wesentlicher Baustoff. Eiweiß kann nicht gespeichert werden und muss deshalb täglich über die Nahrung zugeführt werden. Das Nahrungseiweiß besteht aus verschiedenen Aminosäuren und wird im Zuge der Verdauung in diese zerlegt. Der Organismus baut aus diesen wiederum seine körpereigenen Proteine auf.

Von diesen Aminosäuren kann der menschliche Organismus 11 selbst herstellen, die übrigen 9 müssen über die Nahrung zugeführt werden und werden daher essenzielle Aminosäuren genannt.

Die biologische Wertigkeit von Nahrungseiweißen beschreibt, wie effizient dieses in körpereigene Proteine umgewandelt werden kann, was sich letztlich an der Aminosäurenzusammensetzung orientiert. Man unterscheidet daher zwischen tierischem Eiweiß, das wegen der Verwandtschaft als höherwertig betrachtet wird, und dem pflanzlichen Eiweiß.

Als Energielieferant wird das Eiweiß des Körpers nur als letzte Reserve genutzt, z. B. im ausgeprägten Hungerzustand. 1 g Eiweiß liefert 4 kcal (16,8 kJ).

◘ **Tab. 11.1** Leistungsumsatz bei körperlichen Aktivitäten

Körperliche Aktivität	PAL-Faktor
Schlafen	0,95
Liegen oder Sitzen	1,2
Ausschließlich sitzende Tätigkeit mit keiner oder wenig körperlicher Aktivität	1,4
Sitzende Tätigkeit mit zeitweiliger gehender oder stehender Aktivität	1,6
Überwiegend stehende oder gehende Tätigkeit	1,8
Körperlich anstrengende Arbeit	2,0

◘ Tab. 11.2 Berechnung des Gesamtumsatzes			
Tätigkeit	Grundumsatz (kcal)	PAL-Faktor	Summe (kcal)
8 h Schlaf	2000	×0,95	1900/3=630
8 h Arbeit	2000	×1,8	3600/3=1200
8 h Freizeit	2000	×1,2+0,3 (1,5)	3000/3=1000
Gesamtumsatz			*=2830*
Gesamtumsatz –Grundumsatz = Arbeitsumsatz, also 2830 kcal –2000 kcal = 830 kcal			

Fette, Fettsäuren   Fette sind neben den Kohlenhydraten die wichtigsten Energielieferanten. Sie sind aus Molekülketten verschiedener Bausteine, den Fettsäuren, aufgebaut. Gesättigte Fettsäuren sind Molekülketten ohne Doppelbindungen zwischen den Kohlenstoffatomen. Ungesättigte Fettsäuren weisen eine oder mehrere dieser Doppelbindungen auf, einige davon sind für den Menschen essenziell. Diese müssen über die Nahrung zugeführt werden, da sie im menschlichen Körper nicht synthetisiert werden können. Viele dieser essenziellen Fettsäuren sind ungesättigt und tragen Doppelbindungen an bestimmten Positionen, die sog. Omega-3-Fettsäuren

Fette können im Organismus als Energievorrat gespeichert werden. Fett ist wichtig zur Isolation gegen Kälte. Zur Fixierung und zum Schutz gegen Stöße von außen sind die Organe in eine Fetthülle eingebettet. 1 g Fett liefert 9 kcal (37,8 kJ).

Ballaststoffe   Ballaststoffe sind Kohlenhydrate, die in langen Ketten vorkommen. Diese können vom Verdauungstrakt nur sehr schwer und langsam aufgespalten werden. Ballaststoffe sind für das Sättigungsgefühl und als Füllstoff für die Darmbewegung unerlässlich.

Alkohol   1 g Alkohol liefert 7 kcal (29,4 kJ). Aufgrund seiner Nebenwirkungen sollte man den Alkoholkonsum aber möglichst gering halten, weshalb er als relevanter Energielieferant in die Ernährung normalerweise keine Rolle spielt.

Weitere Nährstoffe
- Wasser und Flüssigkeiten
- Elektrolyte und Mineralien:
  - Natrium
  - Kalium
  - Kalzium
  - Phosphor und Phosphat
- Vitamine:
  - Wasserlösliche Vitamine
  - Fettlösliche Vitamine

11.2.3 Essen und Lebensqualität

Das Sprichwort „Essen und Trinken hält Leib und Seele zusammen" zeigt, dass es bei der Nahrungsaufnahme nicht nur um die Versorgung mit Nährstoffen geht. Essen ist auch ein Ausdruck von Lebenslust und Lebensfreude. Ein schön gedeckter Tisch oder auswärts in ein schickes Restaurant „essen gehen"; wen erfreut dies nicht? Essen steht daher auch für Lebensqualität. Zudem haben Essen und Trinken natürlich auch eine soziale Komponente. In der Gesellschaft zusammen speisen und trinken fördert das gemeinschaftliche Verhalten.

Nierenkranke Menschen sind in dieser Hinsicht nicht mehr ganz so frei wie Nierengesunde, aber diese Einschränkung darf und soll sie nicht in eine soziale Isolation treiben. Die Grundlagen der Ernährung für Dialysepatienten sollten dabei aber umfassen:
- Ausreichende Energiezufuhr
- Eiweißreiche Ernährung
- Kaliumarme Ernährung
- Phosphatarme Ernährung
- Natriumarme Ernährung
- Individuell der Restdiurese angepasste Trinkmenge

Empfehlungen der EDTNA und der Deutschen Arbeitsgemeinschaft Klinischer Nephrologie für die Aufnahme von Nährstoffen/Tag zeigt ◘ Tab. 11.3.

□ **Tab. 11.3** Empfehlungen der EDTNA und der Deutschen Arbeitsgemeinschaft Klinischer Nephrologie für die Aufnahme von Nährstoffen/Tag. Die genannten Werte sind Durchschnittsangaben, die individuell angepasst werden müssen

Nährstoffe	Nierengesunde	Prädialyse	Hämodialyse	Peritonealdialyse
Kohlenhydrate (kcal/kg)	30–35	30–35	35–40	35–40
Eiweiß (g/kg)	0,8–1,0	0,8–1,0	1,0–1,2	1,0–1,5
Kalium (g)	4–5	2–2,5	2–2,5	2–2,5
Phosphor (mg)	2000	<1200	<1400	<1400
Natrium (mg)		1800–2500	1800–2500	1800–2500
Kochsalz (g)	5–6, tatsächlich meist 8–12	5–6	5–6	5–6
Flüssigkeit	>1,5 l	±1,5 l	Ausscheidung +500 ml	

11.2.4 Energiebedarf und Energiezufuhr

Der Energiebedarf richtet sich nach dem Körpergewicht und liegt bei Dialysepatienten bei ca. 35 kcal/kg KG/Tag. Auf eine bedarfsgerechte Energiezufuhr ist zu achten. Diese liegt dann vor, wenn weder eine Gewichtszunahme noch eine Gewichtsabnahme zustande kommt.

Kohlenhydrate

Der Energiebedarf sollte zu 50% über Kohlenhydrate gedeckt werden. Bei der Peritonealdialyse wird ein Teil der Glucose im Dialysat resorbiert, wodurch sich eine positive Kalorienbilanz ergibt. Diese Menge, ca. 400 kcal/Tag bei niederprozentiger Lösung sollte berücksichtigt werden, um einer ungewollten Gewichtszunahme vorzubeugen.

Kohlenhydratreiche Lebensmittel sind vor allem die in der modernen Küche genannten Sättigungsbeilagen wie Kartoffeln, Reis, Nudeln etc., natürlich auch die Produkte aus Getreide, welches zu Mehl weiterverarbeitet und letztendlich zu Backwaren wie Brot, Brötchen, Kuchen etc. endgefertigt wird.

Proteine

Der Anteil von Eiweiß im täglichen Speiseplan sollte ca. 15–20% des Gesamtnährstoffangebotes ausmachen. Als Faustregel kann gelten: mindestens 0,8 und maximal 1,5 g/kg KG. Für einen rund 80 kg schweren Mann wären dies 0,8–1,5 g/kg × 80 kg = 64–120 g Eiweiß täglich. Idealerweise sollten wenigstens 50% davon hochwertiges tierisches Eiweiß sein. Für Vegetarier oder Veganer ist der Eiweißbedarf insgesamt zwar gut abzudecken, allerdings muss hierbei darauf geachtet werden, auch die essenziellen Aminosäuren in ausreichender Menge zuzuführen.

Anhand der in □ Tab. 11.4 gezeigten Auswahl an Nahrungsmitteln kann beispielhaft der tägliche Eiweißbedarf zusammenstellt werden, wobei auch die Portionsgröße zu beachten ist.

Aminosäuren sind kleine Moleküle und können während der Dialyse ins Dialysat übertreten. Auf diesem Weg besteht ein Aminosäurenverlust von bis zu 2 g/h während der Hämodialyse. Dieser Verlust muss durch die Ernährung ausgeglichen werden.

Bei der Peritonealdialyse ist der Verlust an Aminosäuren vergleichbar. Allerdings verliert der Körper über das Peritoneum zusätzlich körpereigene Eiweiße, die er zuvor aus Aminosäuren synthetisiert hat, z. B. Albumin. Daher muss der Verlust an Aminosäuren sowie der von Eiweiß über das Dialysat ausgeglichen werden. Die körpereigene Syntheseleistung ist nicht beliebig steigerbar, kann aber bei Gesunden diesen Verlust oder den kurzzeitig gesteigerten Verlust im Rahmen einer Peritonitis ausgleichen. Hingegen kann dieser Verlust bei Lebererkrankungen durch die eingeschränkte Syntheseleistung nicht ausgeglichen werden.

⬛ **Tab. 11.4** Eiweißgehalt unterschiedlicher Lebensmittel

Lebensmittel	Ungefährer Eiweißgehalt(g/100 g)
Frischfisch, auch tiefgefroren	20
Geflügel, Schwein, Rind, Kalb, Kochschinken	20
Schnittkäse, Camembert, Brie	20
Wurstwaren, Quark, Frischkäse, Pasta, Eierspeisen	13
Tofu, Polenta, Grieß	11
Brot, Brötchen, Kuchen, 1 Ei,	7
Obst, Gemüse, Kartoffeln	1–3

11.2.5 Besonderheiten der Mineralien und Elektrolyte

Phosphor/Phosphat

Phosphor ist ein sehr reaktionsfreudiges Element, das deshalb in der Natur nur in Form von Salzen, den Phosphaten vorkommt. In der Nahrung wird der Phosphorgehalt bestimmt, im Serum jedoch der Phosphatgehalt. Man unterscheidet zwischen organischem und anorganischem Phosphat. Das anorganische Phosphat ist ein wesentlicher Bestandteil des Knochens in Form von Kalziumphosphat und Hydroxyapatit.

Insgesamt enthält der menschliche Organismus ca. 700 g Phosphat, 80% in den Knochen und Zähnen, 10% in der Muskulatur, 10% als organisches Phosphat hauptsächlich in den Zellen. Organische Phosphatverbindungen sind vor allem die Phospholipide als zentraler Bestandteil der Zellmembranen, aber auch als Adenosintriphosphat (ATP) zur Energiespeicherung und -gewinnung in den Zellen. Weitere Bedeutungen erlangt das organische Phosphat bei der Sauerstoffbindungsfähigkeit von Hämoglobin und als Bestandteil der Erbsubstanz (DNS, RNS).

Phosphat ist elementar für den menschlichen Körper und muss über die Nahrung zugeführt werden. Das Phosphat wird praktisch nur über die Nieren ausgeschieden, die Aufnahme aus dem Darm erfolgt passiv und kann nicht reguliert werden. Bei nachlassender Nierenfunktion wird die zugeführte Menge nicht mehr komplett ausgeschieden – es entwickelt sich eine Hyperphosphatämie. Dies führt zu dem in ▶ Kap. 1 beschriebenen Phänomen des sekundären Hyperparathyreoidismus, der renalen Osteopathie und der Arteriosklerose (Gefäßverkalkung). Zudem lagern sich die Kalzium-Phosphat-Verbindungen teilweise auch in Geweben, der Muskulatur und der Haut ab. Dies führt zu Verkalkungen außerhalb des Knochens, sog. extraossären Verkalkungen. Möglicherweise ist diese Ablagerung in der Haut für den erhöhten Juckreiz mancher Dialysepatienten verantwortlich.

Daher sollte die Phosphorzufuhr bei Dialysepatienten begrenzt werden und 1200 mg/Tag nicht überschreiten.

Nach der Empfehlung der Deutschen Gesellschaft für Ernährung (DGE) sollte die tägliche Phosphataufnahme selbst bei Nierengesunden 1000 mg nicht überschreiten; tatsächlich nehmen wir aber durchschnittlich 1200–1500 mg Phosphat zu uns. Dies ergibt eine Wochenbelastung von rund 8500 mg.

Der Phosphatgehalt im Serum liegt normalerweise im Referenzbereich von 2,3–4,7 mg/dl oder 0,84–1,45 mmol/l. Liegt er darüber, spricht man von einer Hyperphosphatämie.

Grundsätzlich ergeben sich zwei Ansätze, um einem Phosphatüberschuss bei Niereninsuffizienz vorzubeugen bzw. zu therapieren:

- **Adäquate Elimination mittels Dialyse**

Mit einer Hämodialyse über 4–5 h können rund 700 mg Phosphat aus dem Serum entfernt werden, mit der CAPD bis zu 300 mg/Tag. Mit beiden Verfahren werden wöchentlich vergleichbare Mengen an Phosphat eliminiert, nämlich ca. 2100 mg. Die mit der Nahrung aufgenommene Menge (ca. 8500 mg/Woche) übersteigt diese Eliminationsmenge deutlich. Limitierender Faktor ist der langsame Übertritt des Phosphats ins Serum, weshalb zur optimalen Entfernung des Phosphats 6-mal 2,5 h Dialyse günstiger sind als 3-mal 5 h, obwohl in beiden Fällen 15 h/Woche dialysiert wird. Alternativ müssten 3-mal 8 h dialysiert werden, um ähnlich effektiv das Phosphat an der Dialyse zu eliminieren. Ein solches Regime ist jedoch aus organisatorischen und Kostengründen in den meisten Zentrumsdialysen nicht möglich.

▪ Aufnahme des Phosphats senken mittels Phosphatbindern und Diät

Eiweiß und Phosphor in der Nahrung gehören untrennbar zusammen, da sie meistens gemeinsam vorkommen. Deshalb ist es eminent wichtig, den Patienten eiweißreiche und gleichzeitig phosphatarme Nahrungsmittel aufzuzeigen. Dies wird mit dem Eiweiß/Phosphat-Quotienten ausgedrückt. Dieser wird aus dem Phosphorgehalt (mg) je Gramm Eiweiß errechnet. Ein Quotient unter 20 ist optimalerweise für entsprechende Nahrungsmittel anzustreben, wie in ◘ Tab. 11.5 am Beispiel des Camemberts dargestellt. Hieraus ergibt sich, dass der 45%ige Camembert das günstigste Verhältnis aufweist, d. h. einen recht hohen Eiweißanteil bei relativ geringem Phosphatgehalt.

Besonders phosphatreiche Lebensmittel sind in ◘ Tab. 11.6 beschrieben ebenso wie mögliche Alternativen.

Dialysepatienten müssen nicht auf Milchspeisen verzichten. Statt Milch können sie sich ein Sahne-Wasser-Gemisch herstellen und dies als Milchersatz verwenden. Das Verhältnis kann abhängig vom Geschmack 4:1 oder 3:1 sein.

250 ml Milch	250 ml Wasser-Sahne-Gemisch: 200 ml Wasser + 50 ml Sahne
Phosphor: 230 mg	Phosphor: 32 mg
Kalium: 395 mg	Kalium: 56 mg

Man beachte auch die zusätzliche Kaliumeinsparung!

Zudem ist in vielen Lebensmitteln Phosphor als Emulgator, Stabilisator oder zur Konservierung enthalten. Diese werden von den Produzenten durch die E-Nummern kenntlich gemacht. Beispiele sind:

E-Nummer und Wirkstoff	Vorkommen in Lebensmittel
E 330: Phosphatsäure	Sterilisierte ultrahocherhitzte Milch, Cola
E 339: Natriumphosphat	Kondensmilch
E 340: Kaliumphosphat	Milchpulver
E 341: Kalziumphosphat	Schmelzkäse
E 450: Diphosphate	Bratwurst

Die E-Nummern müssen auf den Produkten kenntlich gemacht und als Mengenangaben ersichtlich sein.

Durch diätetische Maßnahmen allein lässt sich zwar eine große Menge an Phosphaten einsparen, letztlich aber übersteigt diese noch immer die durch Dialyse eliminierbare. Daher sollte ein Teil der über die Nahrung in den Magen-Darm-Trakt gelangenden Phophate mittels Phophatbindern gebunden werden, wodurch die Aufnahme in den Körper unterbunden wird.

Im Alltag ist das Abschätzen der tatsächlich im Essen enthaltenen Menge an Phosphat trotz entsprechender Ernährungstabellen schwierig. Daher wurde das PEP-System eingeführt. PEP steht für „Phosphat-Einheiten-Programm". Bei diesem Programm werden die Lebensmittel nach dem Phosphatgehalt in Einheiten, den sog. Phosphat-Einheitswerten ähnlich den Berechnungs- oder Kohlenhydrateinheiten (BE/KHE) bei Menschen

◘ **Tab. 11.5** Berechnung des Eiweiß/Phosphat-Quotienten

Lebensmittel: 100 g	Phosphor (mg)	Eiweiß (g)	Quotient
Emmentaler 45%	630	30	21
Camembert 30%	534	23	23
Camembert 45%	340	20	17
Camembert 60%	307	17	18

◼ Tab. 11.6 Phosphatgehalt von Lebensmitteln: Ernährungsempfehlungen

Nahrungsmittel	Eher ungeeignet	Eher geeignet
Fleisch; Rind, Schwein, Geflügel	Alle Innereien	Magere Muskelstücke
Fisch	Konserven Ölsardinen	Frisch, tiefgefroren Heringe
Käse	Hart- und Schnittkäse Schmelzkäse, Scheibletten	Weichkäse, Brie, Limburger, Roquefort, Frischkäse
Milch, Milchprodukte	Milch Joghurt	Sahne-Wasser-Gemisch Quark
Wurstwaren	Brüh- und Kochwürste	Schinken (roh und gekocht) Corned Beef
Backwaren	Vollkornbrot	Weißbrot
Beilage	Naturreis	Polierter weißer Reis
Süßes	Milchschokolade, Schokoladen- kekse, Cracker	Gummibären, Löffelbiskuit Butterkekse

mit Diabetes mellitus eingeteilt. Der Phosphatgehalt auf dem Teller wird dabei grob eingeschätzt, wobei 100 mg Phosphat eine Einheit darstellen. Entsprechend kann dann pro Einheit eine vom Arzt festgelegte Stärke/Menge von Phosphatbindern eingenommen werden, z. B. 1 Tablette Phosphatbinder je 2 PEP-Einheiten. Ziel dieser PEP-Schulung von Patienten und deren Angehörigen ist es, auch im Restaurant rasch den Phosphatgehalt der Nahrung auf dem Teller abschätzen zu können, um eine adäquate Dosierung des Phosphatbinders selbstständig vorzunehmen. Auf diesem Wege kann individuell adäquat auf sehr unterschiedliche Phosphatmengen der Mahlzeiten reagiert werden.

Kalium

Kalium ist ein ionisiertes Metall, das als wasserlöslicher Mineralstoff zu 90% im Gastrointestinaltrakt resorbiert wird. Der Kaliumhaushalt wird über die Nieren geregelt. 92% werden beim nierengesunden Menschen mit dem Urin ausgeschieden, 7% mit dem Stuhlgang und lediglich 1% über den Schweiß.

Mit nachlassender Nierenfunktion steigt die Gefahr der Hyperkaliämie im Serum. Die Verteilung des Kaliums zwischen dem intra- und extrazellulären Kompartiment ist für die nervale Reizleitung und für die Muskelkontraktion unerlässlich.

Durch ein Missverhältnis werden diese Funktionen gestört. Die Folgen sind daher muskulare Schwäche und Herzrhythmusstörungen.

Bei nachlassender Nierenfunktion nimmt die Gefahr der Hyperkaliämie zu und ist bei anurischen Patienten am größten. Idealerweise sollten daher kaliumhaltige Lebensmittel gemieden werden.

Kaliumreiche Lebensmittel sind:
- Obst, auch die entsprechenden Säfte, wie Traubensaft oder auch Wein
- Nüsse
- Kakao, Schokolade, Schokoladenpulver
- Gemüse und Pilze, ebenso (konzentrierte) Gemüsesäfte wie z. B. Tomatenmark
- Kartoffeln mit Schale sowie Kartoffelfertigprodukte wie Chips, Kroketten, Pommes
- Diätsalz (Natrium wird durch Kalium ersetzt)

Da Kalium ein wasserlösliches Kation eines Metalls ist, kann man dieses, im Gegensatz zum Phosphat, durch einige küchentechnische Tricks bei der Zubereitung in den Nahrungsmitteln reduzieren:
- Wässern: Geputztes und zerkleinerte Gemüse in ca. 10-fache Wassermenge über 24 h einlegen und das Wasser anschließend verwerfen (ca. 20–30% Kaliumeinsparung)

- Kochen: Gemüse stark zerkleinern und in reichlich Wasser kochen, das Wasser anschließend verwerfen (30–50% Kaliumeinsparung)
- Schmoren/Dünsten: Fleisch und Fisch in 2 Etappen dünsten. Der erste Fond sollte verworfen, der zweite Fond kann zur Soßenherstellung genutzt werden.
- Raspeln/Ausdrücken: Kartoffel und Salatgemüse werden geraspelt und anschließend kräftig ausgedrückt.
- Kartoffeln wässern nach Björn-Schott:
  1. Kartoffeln schälen und in fingerdicke Scheiben schneiden
  2. 10-fache Menge an Wasser auf 70°Celsius erwärmen, Herd ausschalten und Kartoffeln hineingeben
  3. 3 h stehen lassen
  4. Wasser abgießen
  5. Dreifache Wassermenge dazu geben und fertig garen
  6. Kaliumreduktion von ca. 80%!

Mögliche Alternativen zu oben genannten kaliumreichen Nahrungsmitteln sind:
- Limonaden, Schorlen als Ersatz für Säfte
- Obst und Gemüse aus der Konserve, aber ohne den Saft. Gemüse nochmals zusätzlich unter fließendem Wasser abspülen zur Reduktion von Kochsalz.
- Tiefkühlgemüse bei Zimmertemperatur auftauen lassen und das Abtauwasser verwerfen, anschließend nochmals unter fließendem Wasser abspülen.
- Frischobst zur Hälfte durch Dosenobst ersetzen, kein kompletter Verzicht wegen der Vitamine.

Natrium und Kochsalz

Der tägliche Kochsalzbedarf beträgt ca. 5–6 g, das entspricht 1800–2500 mg Natrium. Tatsächlich nehmen wir aber eher das Doppelte an Kochsalz zu uns, meist versteckt in unterschiedlichen Nahrungsmitteln wie Back- oder Fleischwaren, Käse usw., zum Teil auch durch eine Gewöhnung des Geschmacks an einen hohen Salzgehalt bzw. Fehlverhalten wie das Nachsalzen von Speisen, ohne

diese im Vorfeld auf ihren Geschmack oder Salzgehalt überprüft zu haben.

Das über die Nahrung aufgenommene Salz wird über den Urin ausgeschieden. Bei Menschen mit eingeschränkter Nierenfunktion ist dies gestört. Die Zufuhr von Kochsalz korreliert eng mit dem Flüssigkeitshaushalt, da 8–10 g Kochsalz rund 1 l Wasser binden. In der Folge verbleiben Salz und die hieran gebundene Flüssigkeit im Körper, es kommt zur Volumenüberladung mit der Bildung von Ödemen.

> **Praxistipp**
>
> Tipps zum Salzsparen:
> - Würzen, z. B. mit Pfeffer, Curry, Paprika, aber auch mit Kräutern
> - Fertiggerichte meiden, vor allem aber nicht mehr nachsalzen
> - Salzstreuer nicht offen auf dem Tisch, am besten im Schrank belassen
> - Immer zuerst probieren und dann entscheiden, ob nachgewürzt werden muss

11.2.6 Flüssigkeit und Trinkmenge

Bei nachlassender Nierenfunktion ist die Regulierung des Wasserhaushaltes gestört. Daher sollte sich die Zufuhr von Volumen an der (Rest-)Ausscheidungsmenge orientieren. Die tägliche Trinkmenge errechnet sich durch die Addition der 24-h-Urinausscheidung plus ca. 500–1000 ml zusätzlicher Flüssigkeitsverlust aufgrund von Schweißneigung, Atemluft, Stuhlgang etc. Da die Resturinausscheidung mit der Dauer der Hämodialysetherapie abnimmt, muss diese im Verlauf überprüft und die Trinkmenge entsprechend angepasst werden.

Unter optimalen Bedingungen läge die Gewichtszunahme zwischen den Hämodialysetherapien, in der Regel 3/Woche mit einem langen Intervall am Wochenende, bei rund 3% des Körpergewichtes (bei einem Mann mit 80 kg KG also rund 2,4 l bzw. kg). Dieser Volumenüberschuss kann während einer Dialyse über 4–5 h relativ unproblematisch entfernt werden.

Bei der Berechnung der Trinkmenge sind auch „versteckte" Flüssigkeiten zu beachten. Hierbei kann man unterscheiden zwischen Pudding, Gelees, Früchtequark, Joghurts, Speiseeis, Dosenobst usw., die fast zu 100% als Flüssigkeit anzusehen sind, und Eintöpfen oder Breien, die zu ca. 70% in die Flüssigkeitsbilanz eingehen.

All diese Nahrungsmittel werden gegessen und nicht getrunken, und deshalb ist bei einem Ernährungsgespräch die Überraschung oft groß, wenn diese Thematik zur Sprache kommt. Aber gerade am Beispiel des „Puddingkochens" mit dem großen Anteil flüssiger Milch (ab jetzt natürlich ein Wasser-Sahne-Gemisch) und der geringen Menge an Puddingpulver wird dies am anschaulichsten für die Patienten und Angehörigen.

Der Durst und die damit verbundene Flüssigkeitsaufnahme gehören zu den größten Problemen bei der Hämodialyse. „Durst ist schlimmer als Heimweh" oder „das kann doch gar nicht sein" oder „dann trinken Sie mal nur ein paar Tropfen am Tag" oder vergleichbare Aussagen führen immer wieder zu Diskussionen und Spannungen zwischen Dialysepatienten und dem Pflegepersonal, wenn das Gewicht zwischen zwei Dialyseterminen zu stark zugenommen hat (Volumenüberschuss!) und daher die Ultrafiltration erhöht werden muss, um wieder auf das Trockengewicht zu kommen. Dies ist aber ohne adäquate Verlängerung der Dialysedauer meist mit Hypotonien oder Krämpfen verbunden.

Praxistipp

Tipps gegen den Durst und zur Flüssigkeitseinsparung:
- Regelmäßige Überprüfung der 24-h-Urinrestausscheidung, Anpassung der Trinkmenge
- Flüssigkeitsgehalt der Nahrung beachten, versteckte Volumina identifizieren (Joghurt etc.)
- Kein Trinkritual entwickeln, so natürlich wie möglich mit der Einschränkung umgehen
- Bei Durst eher mal eine Kleinigkeit essen oder lutschen; saure Gurke, Zitrone, saure Bonbons, zuckerfreier Kaugummi, Eiswürfel mit Geschmack

---

- Salziges und Süßes nach Möglichkeit meiden
- Medikamenteneinnahme mit dem Essen und nicht mit Flüssigkeit.
- Trinkflasche, in der sich die gesamte tägliche Trinkmenge befindet, zur besseren Einschätzung der tatsächlichen Trinkmenge
- Trinken aus kleinen, immer nur halb gefüllten Gläsern. Das Nachschenken wird als Maß der Trinkmenge wahrgenommen
- Trinken in kleinen Schlucken, da auch jeder Schluck als Maß der Trinkmenge wahrgenommen wird
- Vermeidung von trockener Raumluft zur Vermeidung trockener Schleimhäute

11.2.7 Vitamine

Vitamine sind essenzielle organische Verbindungen, die der Organismus selbst nicht herstellen kann; sie müssen deshalb über die Nahrung zugeführt werden. Die Aufgaben der Vitamine sind sehr unterschiedlich und zahlreich; beispielsweise wirken sie katalytisch beim Stoffwechsel oder unterstützen das Immunsystem.

Eine Unterscheidung erfolgt in wasserlösliche und fettlösliche Vitamine. Wasserlösliche Vitamine, dies sind vor allem das Vitamin C und der Vitamin-B-Komplex, sind dialysabel und werden somit während der Dialyse aus dem Blut entfernt. Zudem werden bei der Zubereitung der Nahrung zur Kaliumeinsparung ebenfalls die wasserlöslichen Vitamine ausgeschwemmt. Wie hoch der Verlust hierbei ist, ist schwierig abzuschätzen. Es stehen spezielle Vitaminpräparate zur Verfügung, um diesen Verlust auszugleichen.

Fettlösliche Vitamine (ADEK) werden formal über die Dialyse nicht entfernt. Allerdings kann durch die Besonderheiten der Ernährung auch hierbei ein unzureichendes Angebot auftreten. Durch die unkontrollierte Einnahme von Vitaminpräparaten kann jedoch auch eine Überladung, speziell von Vitamin A, auftreten. Diese Überladung kann eine Kalziumüberladung begünstigen.

11.2.8 Fazit

Die Ernährungsumstellung bei Nierenerkrankung ist für Patienten und Angehörige anfänglich eine eher schwierige Angelegenheit. Das Ziel einer guten Schulung sollte daher sein, die Besonderheiten der Ernährung und der Zubereitung so einfach und anschaulich wie möglich zu vermitteln.

Ein gutes Beispiel wie dies erfolgen kann, sind die Ernährungspyramiden der Firma Vitasyn GmbH Nephrologie (2013a,b), die in Anlehnung an die allgemeingültige Ernährungspyramide der Deutschen Gesellschaft für Ernährung (DGE) in eine Pyramide für nierenkranke Menschen und eine Pyramide für Dialysepatienten angepasst wurde (◘ Abb. 11.1, ◘ Abb. 11.2). Die Pyramiden sind in 7 Gruppen unterteilt und den Gruppen die Nahrungsmittel zugeordnet.

Diese Pyramiden können dem Patienten und seinen Angehörigen als Broschüre kostenfrei zur Verfügung gestellt werden (http://www.vitasyn.de). Enthalten sind dort auch Informationen zu Portionsgrößen und Zubereitung der Lebensmittel mit Tipps zur Einsparung von Kalium, Phosphor und Flüssigkeiten.

Von der Ernährung für Dialysepatienten ist die Ernährung von Patienten mit chronischer Nierenerkrankung abzugrenzen, wie sie in ◘ Abb. 11.2 aufgezeigt wird.

11.3 Praktische Aspekte der Ernährungsberatung

Interview In einem Interview wird der Patient über seine Ernährungsgewohnheiten befragt. Dabei muss er diese aus der Erinnerung heraus beschreiben. Diese Methode ist zwar schnell durchführbar, ist aber recht unzuverlässig und bildet nicht immer die tatsächlichen Ernährungsgewohnheiten ab.

Ernährungsprotokoll Beim Ernährungsprotokoll soll der Patient zusammen mit seinen Angehörigen über einen gewissen Zeitraum, idealerweise eine Woche, seine Ernährung aufschreiben. Dabei muss die Dokumentation so detailliert wie möglich sein. Wichtig ist auch der Verweis auf eventuelle Zwischenmahlzeiten, sei es ein Joghurt oder ein Stück Obst. Alles, aber auch wirklich alles sollte erfasst werden (auch „das Feierabendbierchen" oder das „Gläschen Wein"

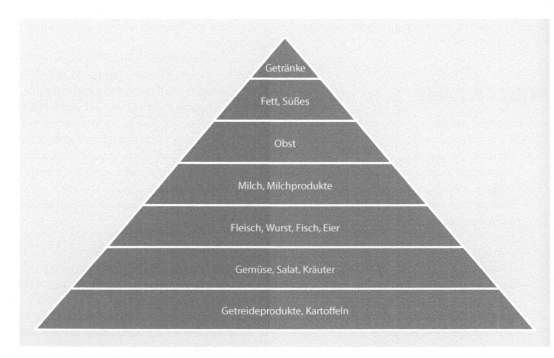

◘ **Abb. 11.1**   Ernährungspyramide für Dialysepatienten

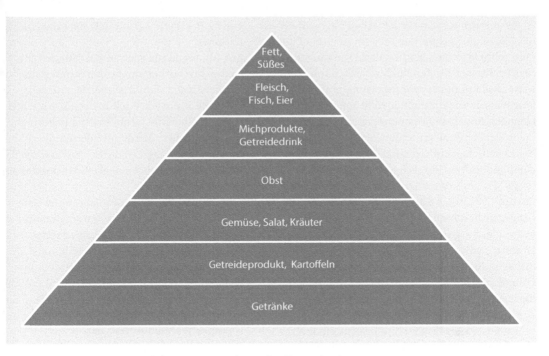

Fett,
Süßes

Fleisch,
Fisch, Eier

Michprodukte,
Getreidedrink

Obst

Gemüse, Salat, Kräuter

Getreideprodukt, Kartoffeln

Getränke

◻ **Abb. 11.2**   Ernährungspyramide für Patienten mit chronischer Nierenerkrankung

am Abend). Dieses Protokoll wird dann ausgewertet und stellt gemeinsam mit Laborergebnissen und der individuellen Krankengeschichte die Grundlagen für ein erstes Ernährungsgespräch dar. Dabei werden mit dem Patienten und seinen Angehörigen die ersten Erkenntnisse besprochen und diskutiert. Zur Veranschaulichung sollten unterschiedliche Medien eingesetzt werden (Poster, Broschüren; Tassen und Gläser usw., der Phantasie sind hierbei keine Grenzen gesetzt). Wichtig sind bei einem solchen Gespräch das Benennen von Zielen sowie die Vereinbarung von Wiederholungsterminen. Dadurch wird dem Patienten und den Angehörigen die Bedeutung der Ernährung als ein wichtiger Faktor der Therapie vermittelt.

❯ **Ein Ernährungsgespräch bietet daher auch die Möglichkeit, sich aktiv mit der Erkrankung auseinanderzusetzen, und stellt damit einen wichtigen Beitrag zur Bewältigung dar.**

Laborwerte   Anhand von Laborwerten lassen sich objektiv und sehr zuverlässig „Ernährungssünden" nachweisen. Wichtige Laborparameter sind hierbei das Kalium, das Kalzium, das Natrium und das

Phosphat. Idealerweise liegen diese Parameter beim ersten Ernährungsgespräch vor, wodurch die Objektivierbarkeit des therapeutischen Erfolges der Ernährung dokumentiert wird.

> **Praxistipp**
>
> Laborkontrollen sollen dem Patienten aber nicht das Gefühl von Kontrolle oder Misstrauen vermitteln, sondern als Werkzeug, mit dem Erfolge, aber auch Misserfolge gemessen werden können. Dies soll helfen, ggf. zukünftig Fehler zu vermeiden.

11.4   Malnutrition

> **Definition**
>
> Unter einer Malnutrition (Mangelernährung, Unterernährung) versteht man eine Fehlernährung, bei der dem Körper durch unzureichende Nahrungsaufnahme weniger Energie, Nähr- und Vitalstoffe zugeführt werden als benötigt.

Malnutrition ist eine in der Dialyse allgegenwärtige Thematik. Entsprechend den Angaben der Literatur sollen in Deutschland in jedem Dialysezentrum ca. 30–50% der Patienten eine Mangelernährung aufweisen – allerdings ist der Ausprägungsgrad und die jeweils angewandte Definition recht unterschiedlich. Dennoch sind diese Zahlen erschreckend hoch.

In der Nephrologie ist eine Malnutrition meist mit Eiweißmangel gleichzusetzen. Von der „International Society of Renal Nutrition and Metabolism" (ISRNM) wurde deshalb der Begriff „protein-energy wasting" (PEW = Protein-Energie-Mangelernährung) zur Beschreibung dieses speziellen Krankheitsbildes festgelegt. Die Ursachen hierfür können Urämie und der damit verbundene Appetitverlust sein, inadäquate Ernährung bzw. diätetische Gründe, aber auch der Verlust von Nährstoffen durch die Dialyse. „Banale" Gründe wie schlechtsitzende Zahnprothesen, Schluckstörungen, keine Kraft zum Einkaufen u. a. als Ursache für eine mangelnde Nahrungsaufnahme sollten jedoch auch nicht außer Acht gelassen werden.

Praxistipp

Diese Zeichen können auf eine Malnutrition hinweisen: dünne Extremitäten mit wenig Muskelmasse, schleichender kraftloser Gang, ungewollter Gewichtsverlust oder auch Besonderheiten des Essverhaltens wie Essensmenge, Schwierigkeiten beim Kauen oder Schlucken.

Zur eher objektiven Erfassung einer Malnutrition können herangezogen werden:
- SGA – Subjective Global Nutrition Assessment: Ein Fragebogen, der 4 Komponenten wie Gewichtsverlust, Appetit und Übelkeit sowie das Vorhandensein von subkutanem Fettgewebe und Muskelmasse erfasst.
- BMI (Body-Mass-Index): Das Verhältnis vom Körpergewicht zu Körpergröße zum Quadrat (kg/m^2) mit einem Normwert zwischen 20

und 25. Bei Werten <18 spricht man von einer Kachexie.
- BIA – Bioimpedanzanalyse: Hierbei wird ein nieder- und ein hochfrequenter Strom ipsilateral durch den Körper geleitet. Der niederfrequente Strom leitet sich an den Körperzellen vorbei, der hochfrequente Strom durchdringt die Körperzellen. Aus dem Widerstand errechnet ein Computer die Körperzusammensetzung, unterteilt in Flüssigkeit, Muskelmasse und Fettgewebe.
- Laborparameter: Ein wesentlicher Hinweis auf Mangelernährung ist das Serumalbumin. In mehreren Publikationen konnte gezeigt werden, dass die Höhe des Serumalbumins negativ mit der Mortalität korrelierte, wie in ◘ Tab. 11.7 gezeigt.

- **Therapie der Malnutrition bei Dialysepatienten**

Die Therapie der Malnutrition ist langwierig und bedarf der engen Zusammenarbeit von Pflege, Arzt und evtl. einer professionellen Ernährungsberatung gemeinsam mit dem Patienten und seinen Angehörigen/dem Heim. Gemäß den Leitlinien ist die parenterale Ernährung als Ultima Ratio anzuwenden. Wenn Patienten noch enteral ernährt werden können, ist aufgrund der physiologischen Vorteile und der geringeren Kosten die enterale Ernährung durch eine vollbilanzierte, speziell angepasste Zusatznahrung (z. B. kaliumarm, eiweißreich) der parenteralen Ernährung vorzuziehen.

◘ **Tab. 11.7** Serumalbumin und Mortalitätsrisiko. (Nach Lowrie et al. 1990)

Serumalbumin (g/l)	Mortalitätsrisiko
4,5–4,0	1,0
3,9–3,5-	2,2
3,4–3,0	6,7
2,9–2,5	15,3
<2,5	18,5

◘ Tab. 11.8 Lehrplan für die nephrologische Weiterbildung. (Quelle: BANP, nach Fernsebner et al. 2012)

Lernbereich 1: Kernkompetenzen der nephrologischen Pflege	Lernbereich 2: Pflegerisches Handeln in speziellen Situationen	Lernbereich 3: Rahmenbedingung und Kontext der Fachpflege	Lernbereich 4: Sich selbst im beruflichen Handeln wahrnehmen
1: Menschen mit Nierenerkrankungen betreuen und begleiten	4: Menschen mit Transplantationen betreuen und begleiten	7: Profession der Fachpflege ausüben und weiterentwickeln	9: Menschen zu Selbstmanagement/Behandlung führen
2: Extrakorporale Blutreinigungsverfahren bei nierenkranken Menschen durchführen	5: Spezielle extrakorporale Blutreinigungsverfahren bei erkrankten Menschen durchführen	8: Prozesse strukturieren und organisieren	10: Schulung und Beratung durchführen
3: Peritonealdialyse bei Menschen mit Nierenerkrankungen durchführen	6: Nierenkranke Kinder betreuen und begleiten		

11.5 Nephrologische Fachkrankenpflege und Ernährung

Elementarer Bestandteil der modernen Krankenpflege war und ist die Beratung und Schulung von Patienten und Angehörigen. Speziell die nephrologische Fachkrankenpflege, die 1995 aus dem europäischen Kernlehrplan heraus in Deutschland entwickelt wurde, hat sich dieser Thematik gegenüber schon immer sehr offen gezeigt. Im Jahr 2007 hat die Bundesarbeitsgemeinschaft nephrologischer Weiterbildungsstätten in Deutschland unter der Schirmherrschaft der AfnP (Arbeitsgemeinschaft für nephrologisches Personal) und dem FNB (Fachverband nephrologischer Berufsgruppen) die Inhalte für die Fachweiterbildung in einem kompetenzorientierten Rahmenlehrplan neu definiert und im Jahr 2009 verabschiedet. Im September 2011 hat die DKG (Deutsche Krankenhaus-Gesellschaft) den in ◘ Tab. 11.8 gezeigten Lehrplan in ihre Weiterbildungsempfehlungen übernommen. Mittlerweile hat die BANP (Bundesarbeitsgemeinschaft nephrologische Pflege) die Schirmherrschaft übernommen.

Die Aufteilung des Lehrplanes erfolgt in 4 übergeordneten Lernbereichen und dazu angepasst 10 untergeordneten Themenfeldern. Die Themenfelder 1–6 beziehen sich unter den Lernbereichen 1 und 2

auf die speziellen nephrologischen Aspekte nierenkranker Menschen aller Altersstufen, während die Themenfelder 7–10 unter den Lernbereichen 3 und 4 sich auf die allgemeinen Aspekte der Fachpflege beziehen.

Kompetenzorientierung bedeutet, die Pflegekraft wird befähigt, Zusammenhänge zu erkennen und mögliche Störungen abzuleiten, um dann hilfreich zu intervenieren.

Für die Ernährungsberatung bedeutet dies: Die Pflegekraft hat Kenntnisse über Nahrungsmittel und den Metabolismus und weiß um die Störungen bei nephrologischen Erkrankungen und Urämie. Gleichzeitig verfügt sie über Kenntnisse und Fähigkeiten in Kommunikation und Didaktik, um erfolgreich beraten und schulen zu können.

Literatur

AMGEN (2003) Ernährung des chronischen Dialysepatienten. AMGEN GmbH, München

Bundesverband Niere e.V. (2007) Der Dialysepatient – Sonderheft: Elektrolyte

Eder H (2012) Dialysegerechte Ernährung, Grundlagen, Nährwerte und Rezepte. Kirchheim, Mainz

Fernsebner T, Bundschu M, Küntzle W, Reichardt M, Schlieben S (2012) Nephrologische Fachweiterbildung, Kompetenzbasierter Rahmenlehrplan. Dialyse aktuell 16(5, Sonderdruck BANP). 3–15

fnb – Fachverband nephrologischer Berufsgruppen (2007)
    Nephrologische Pflege – Der Pflegeprozess in der Praxis.
    fnb, Raunheim
Kauer R (2012/2014) Ernährungsunterricht in der Weiter-
    bildung nephrologische Fachpflege. Bildungsinstitut
    Brüderkrankenhaus Trier, Trier
Landthaler I (2011) Abwechslungsreiche Ernährung für Dialy-
    sepatienten. Hygieneplan, Fresenius, Bad Homburg
Lowrie EG, Lew NL (1990) Death risk in hemodialysis patients:
    the predictive value of commonly measured variables
    and an evaluation of death rate differences between faci-
    lities. Am J Kidney Dis 15(5): 458–482
Nowack R, Birck R, Weinreich T (2009) Dialyse und Nephrologie
    für Fachpersonal, 3. Aufl. Springer, Berlin Heidelberg
Vitasyn Medical GmbH (2013a) In 3 Schritten zur richtigen
    Ernährung, eine Anleitung für Dialysepatienten. Vitasyn
    Medical GmbH, Berlin. http://www.vitasyn.de/sites/
    default/files/downloads/3-schritte_dialysepatien-
    ten_460031_web.pdf. Zugegriffen: 28. Februar 2017
Vitasyn Medical GmbH (2013b) In 3 Schritten zur richtigen
    Ernährung, eine Anleitung für Patienten mit chroni-
    scher Nierenerkrankung ohne Dialysebehandlung.
    Vitasyn Medical GmbH, Berlin. http://www.vitasyn.de/
    sites/default/files/downloads/3-schritte_nierenpatien-
    ten_460041_web.pdf. Zugegriffen: 28. Februar 2017

Internetadressen

Arbeitsgemeinschaft für nephrologisches Personal e.V. (AfnP):
    http://www.afnp.de
Deutsche Gesellschaft für Ernährung e.V.: http://www.dge.de
Fachverband nephrologische Berufsgruppen e.V. (fnb): http://
    www.nephro-fachverband.de

Extrakorporale Sonderverfahren

M. Klingele

© Springer-Verlag GmbH Deutschland 2017
M. Klingele, D. Brodmann (Hrsg.), *Einführung in die Nephrologie und Nierenersatzverfahren*,
DOI 10.1007/978-3-662-54583-6_12

Alle Verfahren, bei denen Blut außerhalb des Körpers des Patienten einer Behandlung unterzogen wird, werden als extrakorporale Verfahren bezeichnet. Hierzu gehört die Hämodialyse, alle anderen Verfahren werden unter dem Begriff der extrakorporalen Sonderverfahren zusammengefasst: Apherese- und Adsorptionsverfahren, Plasmaseparation, Hämoperfusion und die Leberersatztherapie.

12.1 Apherese

Der Begriff Apheresis stammt aus dem Griechischen und bedeutet so viel wie „auftrennen, entfernen" oder „herausnehmen". Im medizinischen Kontext beschreibt Apherese ein extrakorporales Verfahren zur Entfernung von Substanzen, meist Eiweiße aus dem Blut, beispielsweise krankheitsauslösende Autoantikörper. Letztlich basiert dies auf der Vorstellung, Krankheiten zu behandeln, indem definierte Blutbestandteile entfernt werden.

Historisch betrachtet geht die Idee der Plasmapherese zurück auf den Aderlass, das älteste Therapieprinzip in der Medizin. Grundlage des Aderlasses ist die sog. Humoralpathologie, wonach eine „fehlerhafte" Zusammensetzung von Körpersäften und Blut Krankheiten auslösen soll. Der Begriff der Plasmapherese wurde erstmals 1914 verwendet: Abel und Kollegen behandelten die Urämie bei Hunden, denen die Nieren entfernt worden waren, indem sie das Plasma aus dem Blut abtrennten und verwarfen, anschließend wurden die zellulären Blutbestandteile mit einer Infusionslösung wieder den Hunden zugeführt. Die Entfernung des Blutplasmas als therapeutisches Prinzip wurde von ihnen als Plasmapherese bezeichnet. Auf dieses Verfahren und die historisch eingesetzte Zentrifugen-Plasmaseparation geht auch die Transfusionsmedizin zurück, da dieses Verfahren die Gewinnung von Plasma oder die Herstellung von Erythrozytenkonzentraten etc. ermöglicht.

Durch den zunehmenden klinischen Einsatz der Plasmapherese wurde in den 1970er Jahren die Entwicklung von Plasmaseparationsmembranen vorangetrieben, mit denen technisch einfacher eine Plasmaseparation durchgeführt werden kann.

Im klinischen Alltag wird die Plasmapherese meistens eingesetzt, um Proteine (z. B. Antikörper) aus dem Blut zu entfernen. Diese können in der Regel

nicht direkt aus dem Blut entfernt werden, sondern zunächst muss eine Plasmaseparation erfolgen. Hierbei wird das Plasma vom Blut getrennt (separiert), um es dann anschließend weiterzuverarbeiten, z. B. in einem Adsorptionsverfahren, bei dem dann z. B. die Antikörper aus dem Plasma entfernt werden.

Diese Trennung des Plasmas vom Blut ist nur in wenigen Ausnahmefällen nicht als erster Schritt notwendig. Kann das Ziel-Agens direkt aus dem Blut herausgetrennt werden, spricht man daher von Vollblut-Verfahren, z. B. die Low-Density-Lipoprotein(LDL)-Apherese mittels DALI-Verfahren (direkte Adsorption von Lipoproteinen).

> **Die meisten extrakorporalen Sonderverfahren haben eine Plasmaseparation als ersten Schritt, ehe dann die eigentliche Behandlung, z. B. eine Adsorption, erfolgt (◘ Abb. 12.1).**

12.1.1 Plasmaseparation

Technisch unterscheidet man zwei Verfahren, mit denen das Plasma vom Blut getrennt werden kann: Zentrifugation und die Membranfiltration.

▪ Zentrifugation

Bei der Zentrifugen-Plasmaseparation wird das Plasma durch eine schnell rotierende Blutzentrifuge von den übrigen, zellulären Blutbestandteilen abgetrennt. Das Prinzip ist dabei ähnlich dem einer Salatschleuder, bei der das Wasser durch die Rotation nach außen gedrängt wird und ein Sieb den Salat zurückhält (◘ Abb. 12.2).

Bei der Rotation wirkt die Zentrifugalkraft auf alle Bestandteile des Blutes. Entsprechend der Rotationsgeschwindigkeit und der unterschiedlichen spezifischen Gewichte ordnen sich die Blutbestandteile in Schichten an und können dann jede für sich abgesaugt werden. In Abhängigkeit von der Zentrifugengeschwindigkeit lassen sich beispielsweise auch einzelne Blutzellarten wie Thrombozyten oder weiße Blutkörperchen abtrennen. Daher sind Blutzellzentrifugen elementare Instrumente für eine Blutbank. Theoretisch können alle Bestandteile des Blutes getrennt werden, ohne Einschränkung mit Blick auf die Molekülgröße im Vergleich zur Membranplasmaseparation.

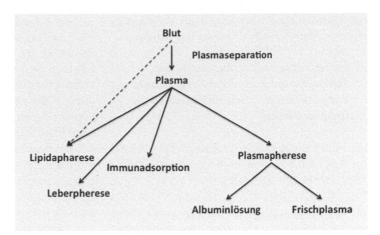

Abb. 12.1 Überblick über die verschiedenen extrakorporalen Sonderverfahren, bei denen der erste Schritt eine Plasmaseparation darstellt. Die *gestrichelte Linie* soll die Möglichkeit eines Vollblutverfahrens bei der Lipidapherese darstellen.

■ **Membranplasmaseparation**

Diese basiert auf dem Prinzip der Filtration, ähnlich wie bei der Dialyse. Dabei determiniert die Porengröße der Membranen, welche Bestandteile aus dem Blut abgetrennt werden bzw. sich dann im separierten Plasma befinden. Man spricht daher auch von Plasmafiltern zur Filtration der Plasmaeiweiße. Durch die Porengröße wird der Siebkoeffizient definiert, d. h. welcher Anteil eines im Blut befindlichen Stoffes ins Filtrat gelangt. Wird ein Stoff komplett entfernt, wäre der Siebkoeffizient 1,0, wird gar nichts entfernt, entsprechend 0. Der Siebkoeffizienten der heute eingesetzten Plasmaseparationsmembranen liegt bei rund 0,7–0,8 für großmolekulare Plasmaeiweiße wie das Immunglobulin M (IgM, Molekulargewicht 900.000). Entsprechend werden kleinere Eiweiße wie das Albumin (Molekulargewicht 68.000) fast vollständig filtriert, d. h., ihr Siebkoeffizient liegt über 0,9.

Bei der membranbasierten Separation des Plasmas kann keine vollständige Trennung des Plasmas von den korpuskulären Bestandteilen erfolgen, da mit Entfernen des Plasmawassers das verbleibende Blut deutlich viskös bzw. eingedickt wird. Um ein Verstopfen der Kapillaren des Filters zu vermeiden, werden maximal 30% des Blutflussvolumens als Plasma abfiltriert. Bei einem Blutfluss von ca. 100 ml/min werden daher rund 25–30 ml Plasma pro Minute abfiltriert. Entsprechend liegt die Mindestblutflussrate bei rund 50 ml/min. Der maximal mögliche Blutfluss ist abhängig von der Oberfläche des verwendeten Filters. Bei einer Oberfläche von ca. $0,5\,m^2$ beträgt dieser rund 300 ml/min.

Ein wichtiger Parameter bei der Filtration ist der transmembrane Druck (TMP). Dieser sollte <100 mmHg gehalten werden, um eine Hämolyse zu vermeiden. Der Blutfluss bzw. der gewünschte Plasmafluss haben hierauf einen Einfluss und sind daher entsprechend einzustellen, sollte der TMP zu hoch liegen.

Wie bei jedem extrakorporalen Verfahren muss eine adäquate Antikoagulation erfolgen, um einer Gerinnung im extrakorporalen Bereich

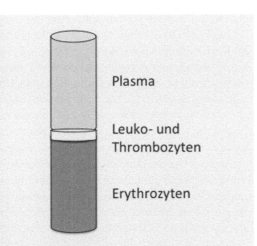

Abb. 12.2 Wird ein mit Blut gefülltes Röhrchen zentrifugiert, lassen sich die Bestandteile mittels Zentrifugation trennen und können aus den Schichten dann abgesaugt werden.

entgegenzuwirken. Allerdings liegt der Bedarf an Heparin deutlich höher als bei der Hämodialyse.

> **Für eine adäquate Antikoagulation bei Plasmaseparation ist erfahrungsgemäß die doppelte Menge an Heparin notwendig wie bei einer Dialyse.**

Die Verwendung von Citrat kann im Hinblick auf Blutungskomplikationen oder eine extrakorporale Gerinnung vorteilhaft sein im Vergleich zum Heparin. Allerdings muss die gesamte Menge des verwendeten Citrats vom Patienten metabolisiert werden, da es nicht wie bei der Dialyse zum größten Teil über das Dialysat entfernt wird. Hieraus resultiert eine deutliche Zufuhr von Citrat mit der Gefahr der Alkalose. Wird eine Plasmapherese mit Frischplasma und einer Antikoagulation mittels Citrat durchgeführt, besteht eine zusätzliche Zufuhr von Citrat (▶ Abschn. 12.1.2). Dadurch wird die Alkaloseneigung deutlich verstärkt, weshalb Blutflussraten und Austauschmengen individuell angepasst werden müssen.

12.1.2 Plasmapherese

Im klinischen Alltag wird der Begriff der Plasmapherese entsprechend dem historischen Begriff der Elimination des Plasmas verwendet, mit dem Ziel, darin befindliche pathogene Stoffe zu entfernen. In einem ersten Schritt erfolgt eine Plasmaseparation, wobei das abgetrennte Plasma des Patienten dann verworfen wird. Dieses muss aus physiologischen Gründen wieder ersetzt werden: Einerseits käme es zu einem Volumenverlust in Höhe des separierten Plasmavolumens, andererseits ist das Plasma eiweißhaltig, weshalb der Verlust dieser Eiweiße im Hinblick auf den onkotischen Druck auszugleichen ist. Andernfalls käme es zu einer Volumenverlagerung aus dem Intravasalraum ins Interstitium. Ähnlich wie bei der Hämofiltration erfolgt daher eine genaue Bilanzierung der abfiltrierten Plasmamenge und der zugeführten Substitutionslösung mittels Wiegeeinheiten.

Für einen Volumen- und onkotischen Druckausgleich gibt es zwei unterschiedliche Ansätze: Die Gabe von Albuminlösung oder Frischplasma. Die Wahl eines dieser beiden Substituate hängt vom

Ziel der Plasmapherese bzw. der Blutungsgefahr ab. Wird das Plasma eines Patienten mit Albuminlösung ersetzt, werden viele im Plasma enthaltene Eiweiße, z. B. auch die Gerinnungsfaktoren, nicht ersetzt. Die Leber muss diese erst nachbilden. Daher besteht in diesen Fällen potenziell eine höhere Blutungsgefahr. Gleichzeitig werden durch eine Albuminlösung auch keine Entzündungsmediatoren ersetzt. Insbesondere das Komplementsystem ist für eine antikörpervermittelte Schädigung von zentraler Bedeutung. Bei einer Erkrankung mit einer antikörpervermittelten Schädigung werden Entzündungsmediatoren und das Komplementsystem mittels Plasmaseparation entfernt und bewusst durch eine Albuminlösung nicht ersetzt. Bei einer Plasmapherese kommt daher der Wahl der Substituatlösung (Frischplasma oder Albuminlösung, ggf. auch beides) eine tragende Rolle zu.

Zusätzlich zu diesen pathophysiologischen Überlegungen ergeben sich aber auch mögliche Komplikationen durch die Substituate: Sowohl Frischplasma wie auch Albumin sind letztlich Fremdeiweiße, weshalb es immer zu einer Unverträglichkeits- oder allergischen Reaktion kommen kann. Aufgrund der Vielzahl verschiedener Eiweiße im Plasma ist diese Gefahr entsprechend höher bei der Verwendung von Frischplasma. Ein weiterer Aspekt ist die Citratzufuhr bei der Substitution von Frischplasma. Plasma wird seitens der Blutbank mit einer Citratlösung versetzt, wodurch freies Kalzium gebunden und damit das Auslösen der Gerinnungskaskade unterbunden wird. Wenngleich die Menge an Citrat je Beutel Frischplasma gering ist, ergibt sich bei einem Plasmaaustausch von ca. 3 l eine insgesamt recht hohe Citratbelastung. Hieraus resultiert häufig eine metabolische Alkalose, da beim Abbau des Citrats Bicarbonat entsteht. Im klinischen Alltag sind daher Beschwerden eines Patienten im Rahmen einer Plasmapherese mit Austausch gegen Frischplasma wie Unwohlsein, Unruhe, Sensibilitätsstörungen oder Hautveränderungen schwer zu interpretieren, da diese sowohl bei einer Alkalose wie auch einer Unverträglichkeits- oder allergischen Reaktion auftreten können. Eine Blutgasanalyse kann helfen, dies zu differenzieren, auch wenn im Alltag aus Sicherheitsgründen meist direkt die Gabe von Antihistaminika und Steroiden erfolgt. Sollte sich dann eine Alkalose als die wahrscheinliche Ursache der Beschwerden herausstellen, wäre es möglich auch weiterhin Frischplasma zu verwenden; die Austauschmenge würde dann aber verringert bzw. die Flussmenge etwas reduziert werden.

12.1.3 Immunadsorption

Ziel einer Immunadsorption ist die Entfernung von Antikörpern aus dem Blut. Dieses Verfahren wird daher eingesetzt, wenn pathologische Antikörper entfernt werden sollen, z. B. bei neurologischen Erkrankungen wie der Myasthenie oder dem Guillain-Barré-Syndrom, Hauterkrankungen wie dem bullösen Pemphigus oder internistisch-nephrologischen Erkrankungen wie beispielsweise einem Goodpasture-Syndrom. In all diesen Fällen kann durch die Elimination der die jeweilige Erkrankung auslösenden Antikörper diese gebessert, zum Teil auch geheilt werden. Eine Sonderform stellt hierbei die Elimination von Blutgruppenantikörpern, den sog. Isoagglutininen, vor einer geplanten AB0-inkompatiblen Transplantation dar. Dadurch können die vom Empfänger vorgebildeten Antikörper gegen die fremden Blutgruppenantigene reduziert werden, wodurch eine Abstoßung verhindert werden kann.

Technisch basiert die Immunadsorption auf einem zweistufigen Ansatz: Zunächst erfolgt eine Plasmaseparation. Anschließend wird das Plasma über einen Adsorber geleitet, der spezifisch Antikörper bindet. Die Oberflächen des Absorbers tragen meist Protein A, an das Immunglobuline über das Fc-Fragment selektiv binden (□ Abb. 12.3). Dies erklärt auch, warum in erster Linie IgG und deutlich weniger effektiv IgA und IgM entfernt werden

können. Technisch einfacher und kostengünstiger sind phenylalanin- oder tryptophanbeschichtete Säulen. Allerdings sind diese auch weniger selektiv und können im Gegensatz zur Protein-A-Säule nicht mehrfach benutzt werden. Das von Antikörpern befreite Plasma wird dem Blut wieder zugeführt und beides dem Patienten wieder zurückgegeben. In der Summe erfolgt eine Entfernung von Antikörpern aus dem Blut, weshalb in manchen Büchern dieses Verfahren auch als Immunapherese bezeichnet wird.

Ein solcher Adsorber kann nicht unendliche Mengen von Antikörpern binden. Das effektiv „gereinigte" Plasmavolumen ist daher je Adsorber begrenzt und liegt meist bei rund 2,5 l. Einzelne Anbieter haben daher ein System entwickelt, bei dem zwei solcher Adsorber eingesetzt werden, meist auf Basis des oben beschriebenen Protein A. Dabei wird ein Adsorber vom Plasma durchflossen und nimmt Antikörper auf, der zweite wird gleichzeitig regeneriert, d. h., durch spezielle Lösungen werden die adsorbierten Antikörper abgespült. Der dann wieder aufnahmefähige Adsorber wird dann wieder vom Plasma durchspült, der zuvor adsorbierende wieder regeneriert. Auf diese Weise kann ein sehr viel höheres Plasmavolumen pro Behandlung von Antikörpern befreit werden.

Eine spezifische Form der Immunadsorption ist die Entfernung von Blutgruppenantikörpern vor einer geplanten AB0-inkompatiblen Organspende. Hierzu werden meist Anti-A- oder -B-Glycosorb-Säulen eingesetzt. Blutgruppenantigene (A oder B) sind über Kohlenhydratketten auf dieser Säule angebracht (daher der Name „Glyco"). Die im Blut des Patienten befindlichen Antikörper (IgG oder

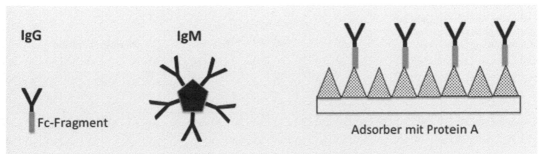

□ **Abb. 12.3** Immunglobulin G und M im Vergleich, Fc-Fragment *grau* dargestellt. Adsorptionsprinzip: FC-Fragment bindet an Protein A

IgM) gegen die Blutgruppe des AB0-inkompatiblen Organspenders werden auf diesem spezifischen Absorber durch das aufgebrachte Antigen gebunden und damit aus dem Plasma entfernt. Sollen beispielsweise Anti-A-Antikörper aus dem Blut des Empfängers mit der Blutgruppe B entfernt werden, da der Spender Blutgruppe A besitzt, wird eine Glycosorb-Säule mit einer Antigen-A-Beschichtung gewählt.

Obwohl eine Säule ähnlich aussieht wie ein (Dialyse-)Filter, verwendet man bewusst den Begriff „Säule", da das zugrunde liegende physikalische Prinzip der Trennung nicht auf einer Filtrationstechnik, sondern auf dem Prinzip der spezifischen Bindung bzw. Absorption beruht.

12.1.4 Lipidapherese

Mit einer Lipidapherese können Blutfette, die Lipoproteine, aus dem Blut entfernt werden. Dieses Verfahren wird eingesetzt, wenn die Blutfette trotz diätetischer und medikamentöser Maßnahmen nicht adäquat gesenkt werden können. Solche schweren Fettstoffwechselstörungen (Hyperlipidämien) sind häufig vererbt und führen als Hypercholesterinämien zu ausgeprägten Gefäßveränderungen einhergehend mit Infarkten wie beispielsweise des Herzens oder durch eine extreme Hypertriglyceridämie zu Entzündungen der Bauchspeicheldrüse.

Technisch betrachtet gibt es drei gängige Verfahren der Lipidapherese: die Kaskadenfiltration, ein Plasmaadsorptions- und ein Vollblutverfahren (◘ Abb. 12.4).

▪ Kaskadenfiltration

Bei der Kaskadenfiltration wird in einem ersten Schritt das Plasma vom Blut abgetrennt. In einem zweiten Schritt wird dann das gewonnene Plasma durch ein zweites Filter gepumpt, wobei aufgrund der Porengröße die großen LDL-Cholesterine zurückgehalten werden, die übrigen Plasmaeiweiße aber durch die Poren gelangen. Auf diese Weise wird das LDL-Cholesterin des Blutes deutlich abgesenkt. Da hier zwei Filtrationen nacheinander erfolgen, spricht man von einer Kaskadenfiltration.

▪ Plasmaadsorption

Die Lipidadsorption ist technisch ähnlich der Immunadsorption – nur dass der Adsorber hier Blutfette und nicht Antikörper bindet. Nach der Plasmaseparation wird das gewonnene Plasma über eine Adsorber geleitet, an den Blutfette adsorbieren. Das so gereinigte Plasma wird dem Patienten mit dem Blut zurückgegeben.

▪ Vollblutverfahren

Beim Vollblutverfahren wird das Blut am Adsorptionsmedium vorbeigeleitet ohne vorangehende Plasmaseparation. Die selektive Adsorption der Lipoproteine beruht hierbei auf einer negativ geladenen Oberfläche des Adsorbers, an den der positiv geladene Anteil der Lipoproteine bindet. Die räumliche Anordnung und Orientierung der Bindungsstellen der Lipoproteine begünstigen zudem die Bindung. In der Summe lassen sich daher mit diesem Verfahren (DALI) aus dem Vollblut spezifisch und effektiv Lipoproteine entfernen.

◘ **Abb. 12.4** Verschiedene technische Ansätze und Verfahren der Lipidapherese. (DALI direkte Adsorption von Lipoproteinen)

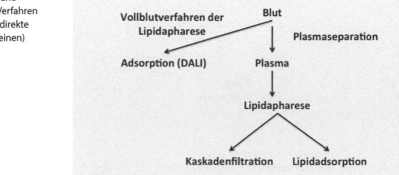

Ungeachtet der eingesetzten Technik müssen Lipidapheresen meist regelmäßig wiederholt werden, ähnlich der Dialyse, da es aufgrund der genetischen Defekte nach Beenden der Lipidapherese wieder zu einem Anstieg der Fette auf pathologische Werte kommt. Je nach individueller Ausprägung müssen Lipidapheresen daher ein- bis mehrfach pro Monat erfolgen. Die Adsorber stehen teilweise in unterschiedlicher Größe zur Verfügung, wodurch individuell die Absenkung bzw. die zu entfernende Menge beeinflusst werden kann.

12.2 Hämoperfusion

Die Hämoperfusion ist ein Verfahren, bei dem das Blut über einen Adsorber geleitet wird. Dieser enthält in der Regel Aktivkohle oder ein Austauschharz und bindet sehr unspezifisch. Ziel einer Hämoperfusion ist die Entfernung von Giftstoffen aus dem Blut, die mittels einer Hämodialyse nicht adäquat und rasch entfernt werden können, beispielsweise bei manchen Pilzvergiftungen.

Das Problem der Hämoperfusion basiert auf der unspezifischen Bindung, da auch körpereigene Substanzen, vor allem Gerinnungsfaktoren, aber auch Blutplättchen gebunden werden. Die Folge sind häufig Blutungskomplikationen. Letztlich kann zwar effektiv eine entsprechende Vergiftung behandelt werden, allerdings sind die Komplikationen meist erheblich. Eine solche Therapie wird daher nur unter intensivmedizinischen Bedingungen bzw. an entsprechend ausgerüsteten Zentren durchgeführt.

Manche Kliniken sind vor dem Hintergrund der ausgeprägten Komplikationen dazu übergegangen, entsprechend den physikalischen Gegebenheiten im Hinblick auf Wasserlöslichkeit, Verteilungsvolumen oder auch Plasmabindung der zu eliminierenden Zielsubstanz ein extrakorporales Verfahren bzw. die Kombination von Verfahren zu wählen, die eine möglichst hohe Elimination erlaubt, dabei aber die schweren Komplikationen der Hämoperfusion vermeidet. Inzwischen gibt es auf dem Markt unspezifische Vollblut-Adsorber. Die Kombination dieser beiden Verfahren, quasi eine in Reihe geschaltete Adsorption mit einer Dialyse, erlaubt eine sehr gute Elimination von wasserlöslichen und hydrophoben Substanzen. Unter physikalischen Gesichtspunkten können mit einem solchen Ansatz die meisten Intoxikationen ähnlich wie bei der Hämoperfusion therapiert werden, allerdings ohne hierbei die Blutgerinnung zu beeinträchtigen.

12.3 Filtration von Zytokinen und deren Adsorption

Ähnlich der Idee, mittels extrakorporaler Verfahren Eiweiße oder Fette aus dem Blut zu entfernen, können auch Zytokine, also Entzündungsmediatoren, entfernt werden. Diese werden im Rahmen einer Sepsis häufig in großer Menge von Entzündungszellen produziert, wodurch viele Körper- und Organfunktionen negativ beeinflusst werden. Dies führt beispielsweise zu einem Blutdruckabfall. Zur Elimination der überschießend produzierten Zytokine gibt es technisch zwei Varianten: die Filtration im Zuge einer Dialyse mit sehr großporigen Filtern oder mittels unspezifischer Adsorption an einen Zytokinadsorber, z. B. CytoSorb, der einem Dialyseverfahren einfach in Reihe geschaltet wird.

Die wissenschaftliche Beurteilung dieser neuen, zumindest theoretisch recht vielversprechenden Verfahren ist noch nicht abgeschlossen. Daher kommen diese vergleichsweise teuren Verfahren bislang meist nur an großen Zentren oder im Rahmen von Studien zum Einsatz.

12.4 Leberersatztherapie

Bei der Leberersatztherapie müssen wasserlösliche und eiweißgebundene Stoffe eliminiert werden. Daher verfolgen alle Verfahren einen ähnlichen Ansatz, nämlich die Kombination von Dialyse und einer Adsorption oder wie beim MARS-Verfahren einer Albumindialyse.

Historisch wurde zum Zweck der Leberersatztherapie eine Hämodialyse durchgeführt und dem Dialysat Albumin zugesetzt, wodurch im Dialysefilter neben der Diffusion wasserlöslicher Substanzen auch in Lösung befindliche eiweißgebundene Toxine eliminiert werden können. Grundsätzlich ist dieser Ansatz möglich, es werden aber sehr große

Mengen an Albumin benötigt und die Effektivität ist überschaubar.

▪ MARS

Eine Weiterentwicklung dieses Ansatzes war das MARS-Verfahren („molecular adsorbent recirculating system"). Anstatt das verbrauchte albuminhaltige Dialysat zu verwerfen, wird es mittels Dialyse, Ionenaustauscher und Aktivkohleadsorber wiederaufbereitet (◘ Abb. 12.5). Dieses Verfahren ermöglicht zu einem gewissen Grad die Elimination von wasserlöslichen und eiweißgebundenen Stoffen, wie beispielsweise dem Bilirubin. Gleichzeitig ist der Bedarf an Albuminlösung vergleichsweise gering.

▪ Prometheus-Verfahren

Technisch verfolgt das Prometheus-Verfahren einen anderen Ansatz: Hier werden eine fraktionierte Plasmaseparation (FPSA) und eine Adsorption mittels Ionenaustauscher und Aktivkohleadsorber mit einer klassischen Hämodialyse in Reihe geschaltet. Vereinfacht könnte man sagen: Man spart sich hier den Schritt einer Albumindialyse und reinigt direkt das körpereigene Albumin (◘ Abb. 12.6).

▪ Leberpherese

Nach einem ähnlichen Prinzip funktioniert die Leberpherese. Dabei wird zunächst eine Plasmaseparation durchgeführt, das Plasma dann über einen Adsorber geleitet. Eine Hämodialyse wird unabhängig hiervon durchgeführt (◘ Abb. 12.7). Dieses

Vorgehen der zeitlichen Trennung von Dialyse und Entfernung eiweißgebundener Stoffe macht jeden dieser Schritte technisch sehr einfach im Vergleich zu MARS.

12.5 Effektivität und Überwachung extrakorporaler Sonderverfahren

Ähnlich wie bei der Hämodialyse werden mittels der extrakorporalen Sonderverfahren aus dem Blut Stoffe eliminiert. Allerdings kommt es wie bei der Dialyse zu einem Nachlaufen dieser Stoffe aus dem Interstitium, wie beispielsweise von Antikörpern. Zudem kann es zusätzlich noch zu einer relevanten Nachproduktion kommen, was am Beispiel der Blutfette bei familiären Fettstoffwechselstörungen besonders gut zu erkennen ist.

Im Zusammenhang mit der Entfernung von Antikörpern spricht man daher von einem Antikörper-Rebound, da es in der Zeit zwischen den Verfahren zu einem Wiederanstieg der Antikörper kommt. An einem Beispiel kann dies stellvertretend für alle extrakorporalen Sonderverfahren verdeutlicht werden: Unter einer Immunadsorption ergibt sich ein rascher Abfall von Antikörpern. Allerdings kommt es während der Zeit bis zur nächsten Immunadsorption zu einem Wiederanstieg im Plasmaraum, bedingt durch eine Verschiebung aus dem Interstitium und die anhaltende Produktion. Erst nach

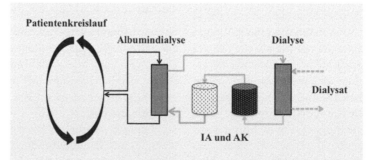

◘ **Abb. 12.5**   Aufbau MARS: In einem ersten Schritt erfolgt einen Albumindialyse, wodurch aus dem Patientenblut wasserlösliche und eiweißgebundene Stoffe ins albuminhaltige Dialysat übertreten können. In einem zweiten Schritt wird das Dialysat mittels Dialyse von wasserlöslichen Toxinen befreit, dann werden die hydrophoben ans Albumin gebundenen Stoffe im Aktivkohleadsorber *(AK)* und Ionenaustauscher *(IA)* entfernt und so das albuminhaltige Dialysat wiederaufbereitet.

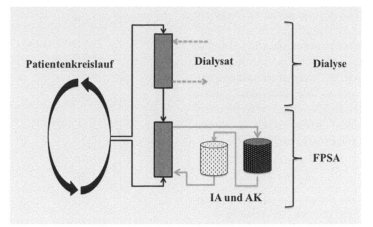

◘ Abb. 12.6   Prinzip des Prometheus-Verfahrens: Dialyse und fraktionierte Plasmaseparation *(FPSA)* werden nacheinander durchgeführt. Das körpereigene Plasma bzw. Albumin wird mittels Aktivkohleadsorber *(AK)* und Ionenaustauscher *(IA)* von hydrophoben bzw. eiweißgebundenen Stoffen befreit.

einigen Immunadsorptionen ist dieser Wiederanstieg gering ausgeprägt, da die Gesamtmenge der Antikörper inzwischen reduziert ist. In vielen Fällen werden daher zunächst 5–7 Immunadsorptionen geplant. Abhängig vom klinischen Bild und anhand der messbaren Reduktion der Antikörper werden der Erfolg des Verfahrens beurteilt und dann ggf. individuell zusätzliche Immunadsorptionen durchgeführt.

Zur Entfernung einer adäquaten Menge eines Stoffes aus dem Plasma ist letztlich auch das „gereinigte" Plasmavolumen maßgeblich. Wird nur 1 l über einen Adsorber geleitet, ist eine Immunadsorption sicherlich deutlich weniger effektiv verglichen

mit einem Plasmavolumen von 2,5 l. Als Faustregel werden 35–40 ml Plasma je kg Körpergewicht zur Berechnung eines effektiven Plasmavolumens zugrunde gelegt. Bei einem Mann mit 80 kg wäre demnach ein Plasmavolumen von 2,8–3,2 l anzustreben. In Abhängigkeit hiervon müssen Adsorber mit einer entsprechenden Kapazität gewählt werden.

Im Hinblick auf Komplikationen kommt es bei den meisten extrakorporalen Verfahren zu mehr oder weniger ausgeprägten unspezifischen Bindungen von Gerinnungsfaktoren und Blutplättchen an verschiedene Materialkomponenten. Dieser Effekt kann durch die Auswahl eines Antikoagulans noch

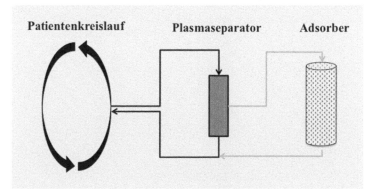

◘ Abb. 12.7   Prinzip einer Leberpherese: In einem ersten Schritt erfolgt eine Plasmaseparation. Das Plasma wird über einen Adsorber geleitet, der lebertypische, eiweißgebundene Toxine adsorbiert

verstärkt werden. Daher ist bei all diesen Verfahren die Wahl des Antikoagulans entsprechend der Empfehlung des Herstellers zu verwenden. In jedem Fall sollte aber die Blutgerinnung (Quick, Antithrombin III, Fibrinogen) sowie die Thrombozytenzahl engmaschig kontrolliert werden. Denn individuell kann es zu sehr ausgeprägten Abfällen einzelner Komponenten kommen, z. B. des Fibrinogens mit der hieraus sich ergebenden Gefahr von Komplikationen.

Literatur

Abel JJ, Rowntree LG, Turner BB (1994) Plasma removal with return of corpusceles (plasmapheresis). J Pharmacol Exp Ther 5: 625–641

Bacher A (2011) Extracorporeal liver support with multipass albumin dialysis or plasmapheresis and filtering systems in acute liver failure. Liver Int 31 (Suppl 3): 16–18

Hinz B. et al. (2015) CytoSorb, a novel therapeutic approach for patients with septic shock: a case report. Int J Artif Organs 38(8): 461–464

Servicetiel

© Springer-Verlag GmbH Deutschland 2017
M. Klingele, D. Brodmann (Hrsg.), *Einführung in die Nephrologie und Nierenersatzverfahren*,
DOI 10.1007/978-3-662-54583-6

Stichwortverzeichnis

Ihr Bonus als Käufer dieses Buches

Als Käufer dieses Buches können Sie kostenlos das eBook zum Buch nutzen. Sie können es dauerhaft in Ihrem persönlichen, digitalen Bücherregal auf **springer.com** speichern oder auf Ihren PC/Tablet/eReader downloaden.

Gehen Sie bitte wie folgt vor:

1. Gehen Sie zu **springer.com/shop** und suchen Sie das vorliegende Buch (am schnellsten über die Eingabe der eISBN).
2. Legen Sie es in den Warenkorb und klicken Sie dann auf: **zum Einkaufswagen/zur Kasse.**
3. Geben Sie den untenstehenden Coupon ein. In der Bestellübersicht wird damit das eBook mit 0 Euro ausgewiesen, ist also kostenlos für Sie.
4. Gehen Sie weiter **zur Kasse** und schließen den Vorgang ab.
5. Sie können das eBook nun downloaden und auf einem Gerät Ihrer Wahl lesen. Das eBook bleibt dauerhaft in Ihrem digitalen Bücherregal gespeichert.

EBOOK INSIDE

eISBN
Ihr persönlicher Coupon

Sollte der Coupon fehlen oder nicht funktionieren, senden Sie uns bitte eine E-Mail mit dem Betreff: **eBook inside** an **customerservice@springer.com.**

978-3-662-54583-6
tNnyQjgh5hXPwhH

Printed by Printforce, the Netherlands